凤凰含章

用 心 创 造 现 代 阅 读 之 美

人体穴位一找就准

真人视频演示版

陈飞松 赵鹏 主编

江苏凤凰科学技术出版社 · 南京

图书在版编目（CIP）数据

人体穴位一找就准：真人视频演示版 / 陈飞松，赵鹏主编. -- 南京：江苏凤凰科学技术出版社，2025.6. -- ISBN 978-7-5713-5018-5

Ⅰ. R245.9

中国国家版本馆CIP数据核字第2025BR4261号

人体穴位一找就准 真人视频演示版

主　　编　陈飞松　赵　鹏
责任编辑　汤景清
责任设计　蒋佳佳
责任校对　仲　敏
责任监制　方　晨

出版发行　江苏凤凰科学技术出版社
出版社地址　南京市湖南路1号A楼，邮编：210009
编读信箱　fhhzbook@163.com
出版社网址　http://www.pspress.cn
印　　刷　天津睿和印艺科技有限公司

开　　本　718 mm × 1 000 mm　1/16
印　　张　14
插　　页　1
字　　数　200 000
版　　次　2025年6月第1版
印　　次　2025年6月第1次印刷

标准书号　ISBN 978-7-5713-5018-5
定　　价　49.80元

前言

养生是一种生活方式，也是一种对生命的呵护与尊重。在中医文化中，养生之道以调和阴阳、平衡气血、涵养精神为原则，通过一系列方法，如调神养性、导引吐纳、顺应四时、合理饮食、药物调养、节制欲望、辟谷养生及按摩穴位等，实现健康长寿的目标。在中医理念中，养生是“治未病”思想的深刻体现。随着现代化进程的加速，生活节奏的日益加快，人们所面临的健康问题也日益凸显。环境污染、工作压力、不良生活习惯等因素，使得人们的身体状态逐渐失衡，疾病悄然“滋生”。因此，养生之道在现代社会显得尤为重要。而在众多养生手段中，经穴疗法因经济、简便、安全且适用的特点，受到广大养生爱好者的青睐。

在中医穴位中，有一首脍炙人口的《四总穴歌》，歌中云：“肚腹三里留，腰背委中求，头项寻列缺，面口合谷收。”这四句话不仅易于记忆，而且蕴含着对人体四个关键部位与相应穴位的深刻认识。通过刺激这些穴位，可以有效缓解相应部位的疼痛，改善身体状况。然而，尽管这首歌谣广为流传，但大多数人仍难以准确找到这些穴位。至于气海、关元、膻中、百会等穴位，虽名字耳熟能详，但其在养生中的关键作用却鲜为人知。因此，刮痧、艾灸、按摩等中医传统疗法，在许多人眼中仍显得神秘莫测。很多人都希望通过穴位来达到缓解疼痛、保健养生、预防疾病，甚至治愈疾病的目的，往往因为缺乏相关知识而望而却步。

为解决这一问题，本书应运而生。它旨在帮助广大养生爱好者准确找到人体各个穴位的位置，并了解它们的功效和作用。书中详细介绍了十二正经、任督二脉及经外奇穴等中医知识，并列出了人体396个穴位的不同功效。书中对每个穴位的位置、作用及对应病症都进行了深入的剖析，使读者能够全面了解穴位的奥秘。此外，本书还详细列举了诸如按摩、艾灸、刮痧、拔罐等多种穴位的治疗手段，以及这些手段配合使用时的疗效。书中对每种疗法的使用技巧及注意事项都进行了详细的说明，使读者能够轻松掌握，并应用于实际生活。为了方便读者更直观地选取穴位及简便、快捷地进行操作，书中给每个穴位都配有真人同步演示视频，只需扫描二维码，读者就能边观看边学习边实践，轻松在家进行自我养生保健。

本书内容充实、精彩实用，不仅适合养生爱好者阅读学习，也可以作为中医爱好者的参考书籍。通过阅读本书，读者可以深入了解养生之道的奥秘，掌握经穴疗法的精髓，为自己和家人的健康保驾护航。相信在养生之路上，本书将成为您不可或缺的得力助手。

目录

第1章 了解经络穴位疗法

第2章 手太阴肺经

第3章 手阳明大肠经

第4章 足阳明胃经

第5章 足太阴脾经

第6章 手少阴心经

第7章 手太阳小肠经

第8章 足太阳膀胱经

第9章 足少阴肾经

第10章 手厥阴心包经

第11章 手少阳三焦经

第12章 足少阳胆经

第13章 足厥阴肝经

第14章 督脉

第15章 任脉

第16章 经外奇穴

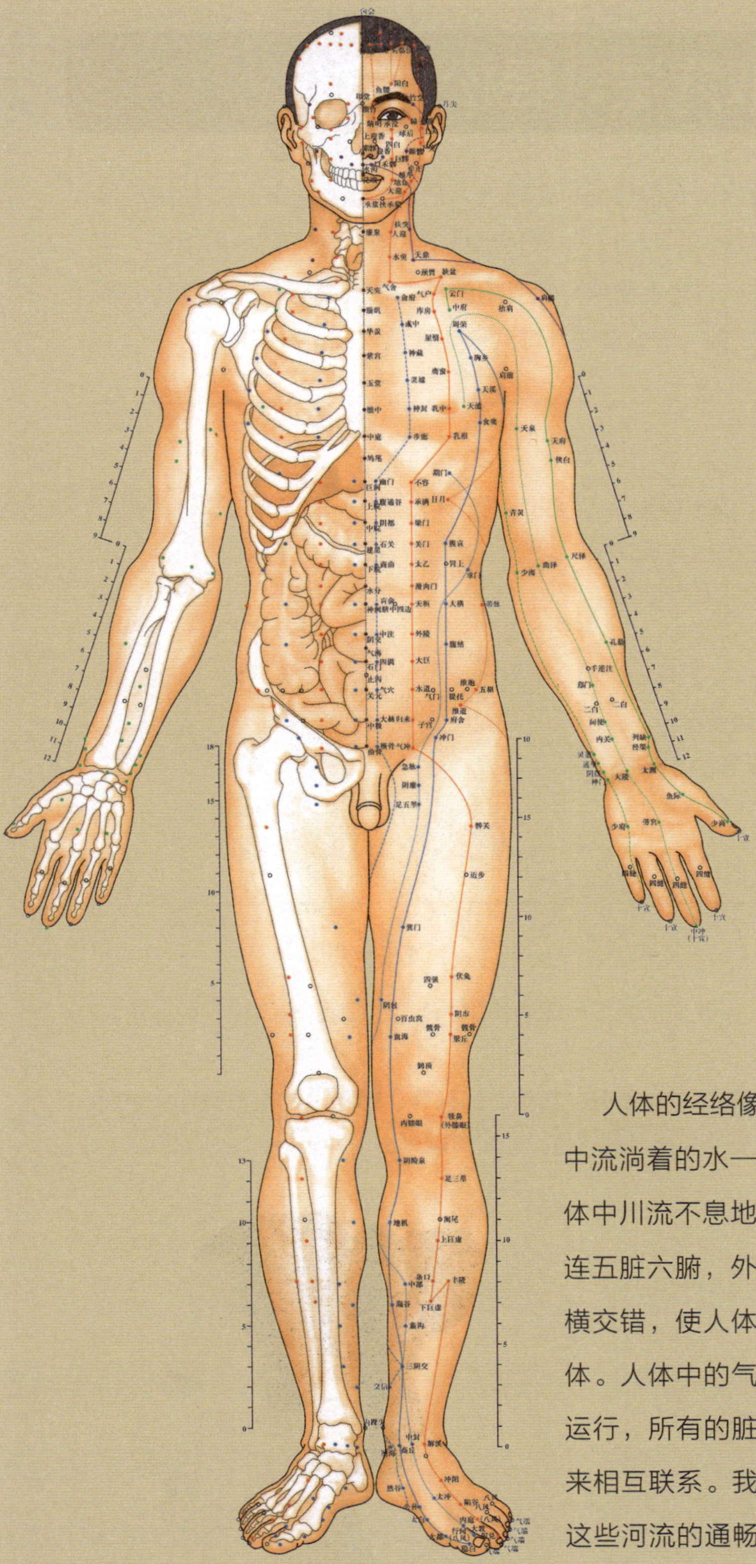

第1章 了解经络穴位疗法

人体的经络像是生命的大河，河中流淌着的水——经气和血，在人体中川流不息地运行着。经络“内连五脏六腑，外连筋骨皮毛”，纵横交错，使人体形成一个有机的整体。人体中的气血精微都在经络中运行，所有的脏腑和器官都通过它来相互联系。我们平时一定要保持这些河流的通畅，只有这样，才能呵护身体健康。

简便取穴法，轻松找穴位

在养生知识日益普及的今天，穴位疗法早已融入人们的生活中。不过，使用经络穴位既是一项技术活，也可以说是一把双刃剑，如果找对了穴位，加上适当的手法，便可以达到益寿延年的目的；如果在一窍不通或一知半解的情况下胡乱操作，则往往会弄巧成拙。所以，在进行穴位疗法之前，一定要先了解穴位、找准穴位。

依据手指尺寸定位取穴

手指同身寸定位法，是指依据患者本人手指为尺寸折量标准来量取穴位的定位方法，又称“指寸法”。由于每个人的手指粗细不等，寸的长度也不一样。

1寸：大拇指指幅横宽。

1.5寸：食指和中指二指指幅横宽。

3寸：食指、中指、无名指和小指四指指幅横宽。

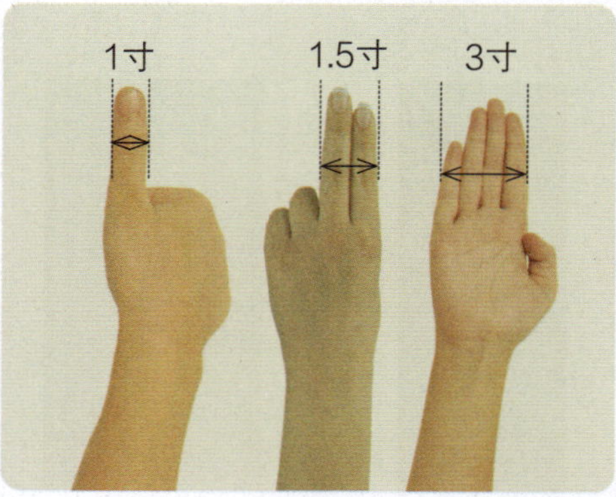

依据体表标志取穴

体表解剖标志定位法是以人体解剖学的各种体表标志为依据来确定腧穴位置的方法，又称自然标志定位法。

固定标志：常见的判别穴位的标志有眉毛、乳头、脚踝等，如膻中穴位于两乳头中间。动作标志：需要作出相应的动作姿势才能显现穴位，如张口取耳屏前凹陷处即为听宫穴。

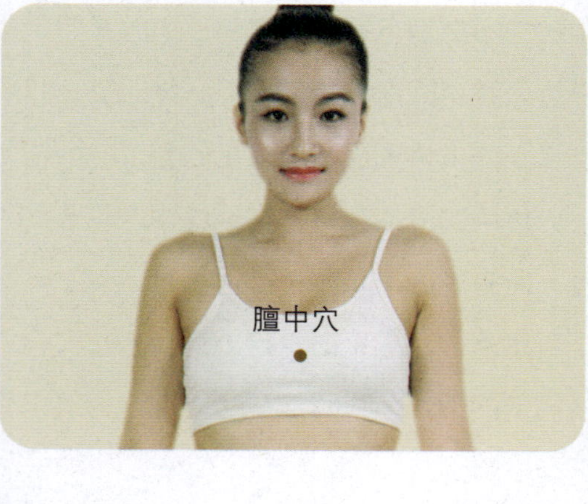

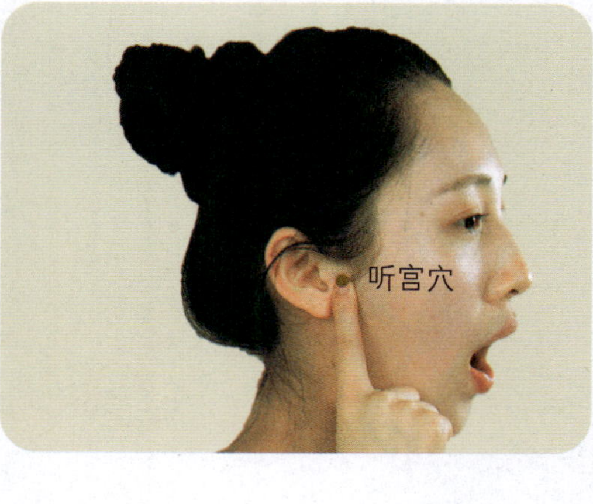

身体度量法

利用身体及线条的部位作为简单的参考度量，如眉间（印堂穴）到前发际正中为3寸。

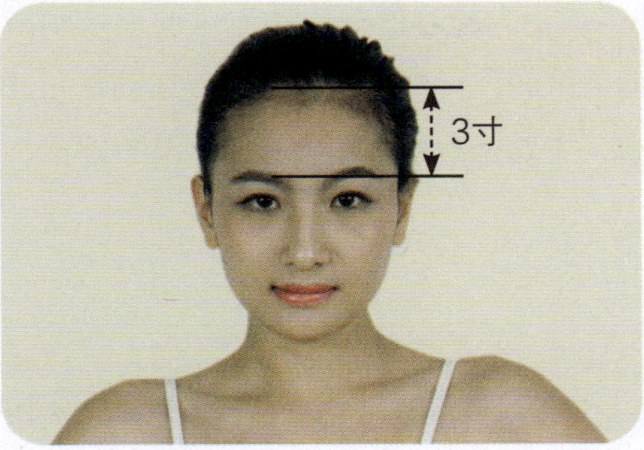

感知找穴法

身体感到异常时，用手指压一压，捏一捏，摸一摸，如果有痛感、硬结、瘙痒等感觉，或和周围皮肤有温度差，如发凉或发烫，或皮肤出现黑痣、斑点，那么这个地方就是所要找的穴位。感觉疼痛的部位，或者按压时有酸、麻、胀、痛等感觉的部位，可以作为阿是穴来治疗。阿是穴一般在病变部位附近，也可在距离病变部位较远的地方。

依据人体骨度定位取穴

始见于《灵枢·骨度》篇。它将人体各个部位分别规定为折算长度，作为量取穴位的标准。如前后发际之间为12寸；两乳头之间为8寸；胸骨体下缘至脐中为8寸；脐孔至耻骨联合上缘为5寸；肩胛骨内缘至后正中线为3寸；腋前（后）横纹至肘横纹为9寸；肘横纹至腕横纹为12寸；股骨大粗隆（大转子）至膝中为19寸；膝中至外踝尖为16寸；胫骨内侧髁下缘至内踝尖为13寸。

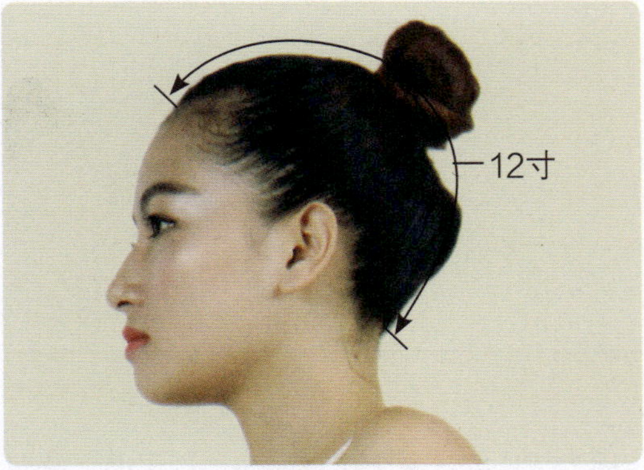

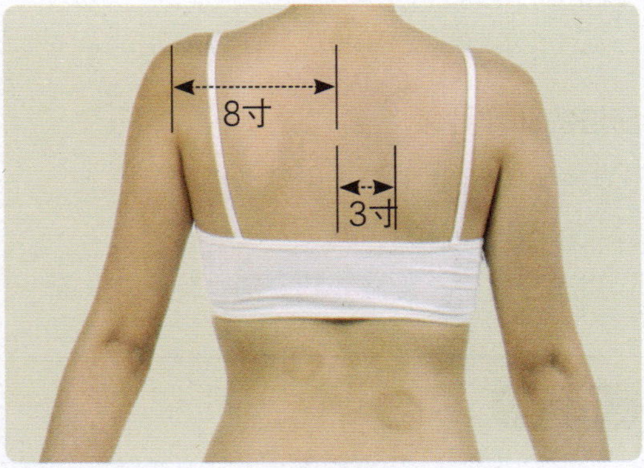

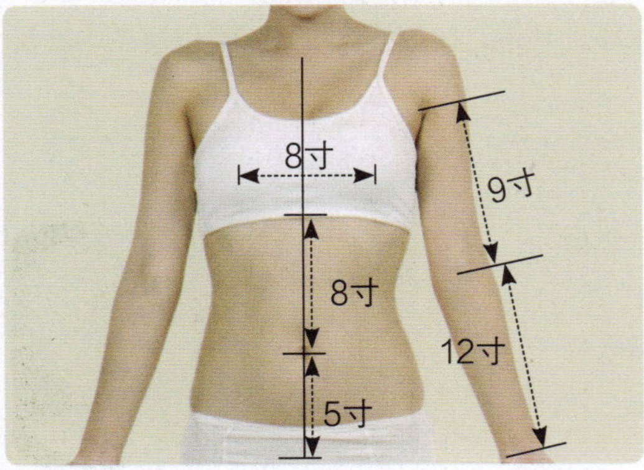

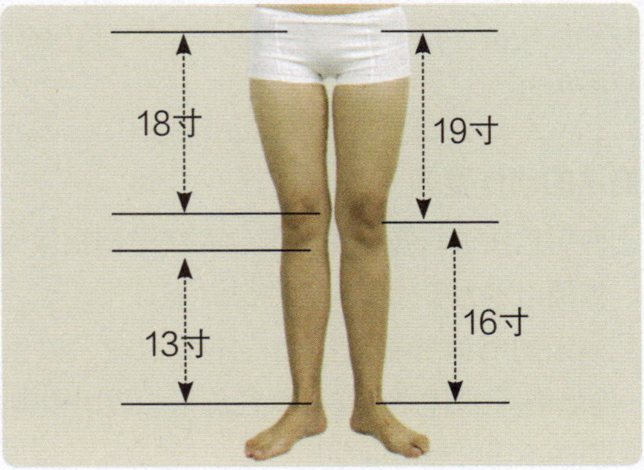

中医穴位基础理疗方法

中医穴位理疗是以中医理论为基础，以经络理论为指导的外治法。主要通过刺激人体的一定部位（腧穴），以起到疏通经络、调节脏腑、行气活血的作用，达到扶正祛邪、治疗疾病的目的。它有一套完善的治疗方法，主要包括推拿按摩疗法、艾灸疗法、拔罐疗法和刮痧疗法等。

按摩

有文字记载的经络按摩方法有110余种，流传至今，变化颇多。根据其在实际临床应用中所属流派的不同，共分为三十几种。临床常用的手法一般分为以下六大类：挤压类手法、振动类手法、摆动类手法、摩擦类手法、叩击类手法和复合类手法。现选取常用的几种手法一一介绍。

压法

以肢体部位（指、掌、肘）在施术部位压而抑之的按摩方法，称为压法。压法具有疏通经络、活血止痛、镇惊安神、祛风散寒、舒展筋骨的作用，常用于进行胸背、腰臀以及四肢等部位的按摩。

压法的动作要领

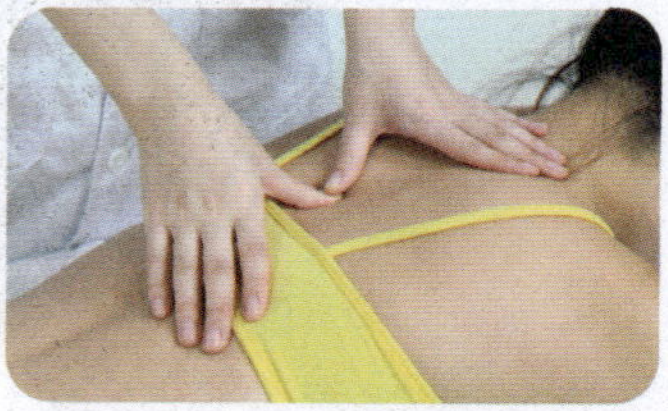

①力度由轻到重，切忌用暴力猛然下压。

②定位准确，压力深透。

③深压而抑之，缓慢移动，提则轻缓，一起一伏。

掐法

掐法指的是以拇指指甲在一定部位或穴位上用力按压的一种手法。掐法适用于面部及四肢部位穴位，是一种强刺激的手法，具有开窍解痉的功效。比如掐人中穴，可以解救中暑及晕厥患者。

掐法的动作要领

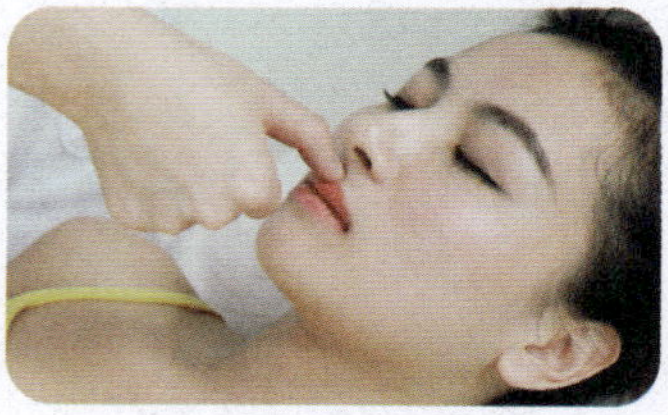

①使用掐法进行按摩的时候，要注意拇指微屈，以拇指指甲着力于体表穴位进行掐压。

②掐压的时候要垂直用力，不能扣动，以免掐破皮肤。掐后常需继续运用揉法施治，以缓和刺激。

③掐法不适合长时间使用。

按法

用指、掌或肘深压于体表一定部位或穴位的按摩方法，称为按法。按法是一种较强刺激的手法，有镇静止痛、开通闭塞、放松肌肉的作用。指按法适用于全身各部位穴位；掌根按法常用于腰背及下肢部位穴位；肘按法施加的压力最大，多用于腰背臀部和大腿部位穴位。

按法的动作要领

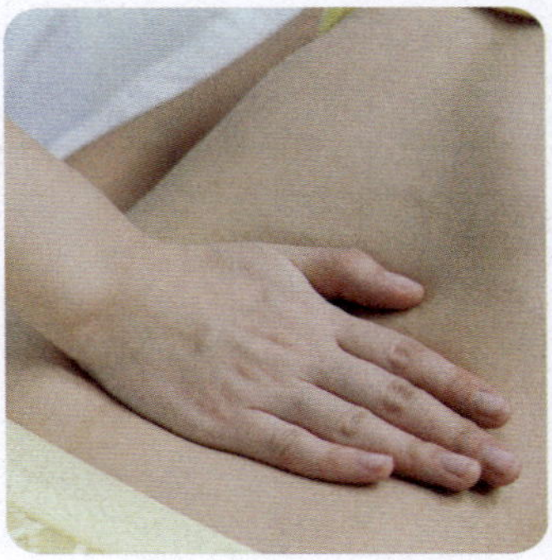

①手腕微屈，着力部位要紧贴体表，不能移动。

②按压的方向要垂直向下。操作按法时要紧贴体表，并着力于一定部位或穴位，做一掀一压的动作，不可移动。

③用力要由轻到重，稳而持续，使刺激充分到达肌体组织深部，忌用暴力。

④结束按法时，不宜突然放松，应当慢慢减轻按压的力度。

揉法

揉法指的是用指、掌、肘部吸附于肌体表面的某些部位或穴位，或在反射区上做柔和缓慢的回旋转动或摆动，并带动皮下组织一起揉动的一种按摩手法。揉法具有宽胸理气、消积导滞、祛风散寒、舒筋通络、活血化瘀、消肿止痛、缓解肌肉痉挛、改善肌肉营养、强身健体等作用。

揉法的动作要领

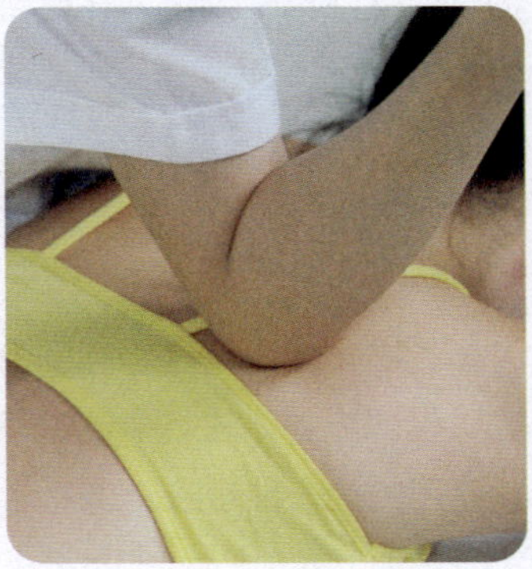

①使用揉法进行按摩的时候，手掌、腕部及前臂要自然放松，着力部位要吸附于操作部位，做缓慢、柔和、深透的回旋揉动，不得在皮肤表面进行摩擦与滑动。

②压力要轻柔，以轻而不浮、重而不滞为原则，动作灵活连续而有节律性地带动皮下深层组织。

③揉动要圆滑，着力部位及力的转换点要自然过渡且均匀一致。

艾灸

在保健养生的过程中，有一些部位是药物达不到、针也不能刺及的地方，那么这就要寻求另外的方法，比如采用艾灸疗法。艾灸疗法是指将艾绒在体表穴位上进行烧灼、温熨，借助灸火的热力及药物的作用，通过经络的传导，起到温通气血、扶正祛邪的作用，从而达到防治疾病目的的一种治法。

艾条温和灸

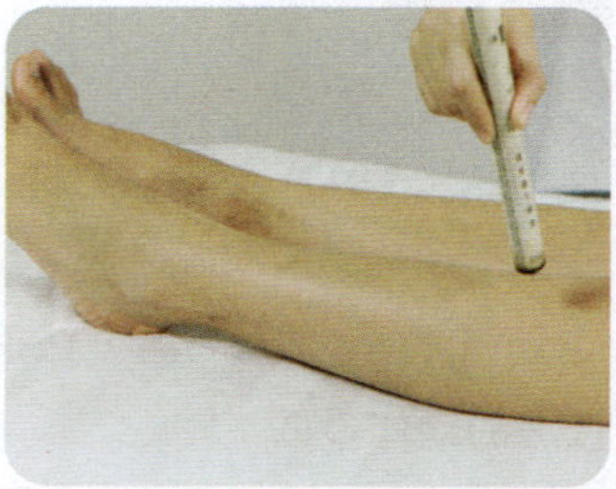

施灸者手持点燃的艾条，对准施灸部位，在距离皮肤3厘米左右的高度进行固定熏灸，使施灸部位温热而不灼痛，一般每处需灸5分钟左右。进行温和灸时，在距离上要由远渐近，以患者自觉能够承受为度；而当对小儿施行温和灸时，则应以小儿不会因疼痛而哭叫为度。

艾炷隔姜灸

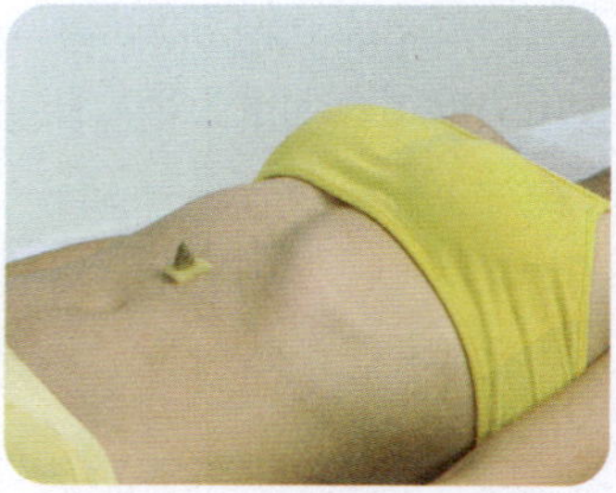

取厚约0.3厘米的生姜一片，在中心处用针穿刺数孔，上置艾炷，放在穴位上施灸。患者感觉灼热而不可忍受时，可用镊子将生姜片向上提起，下面衬一些纸片或干棉花，放下再灸；或用镊子将生姜片提举以稍离皮肤，灼热感缓解后重新放下再灸，直到局部皮肤潮红。

艾炷直接灸

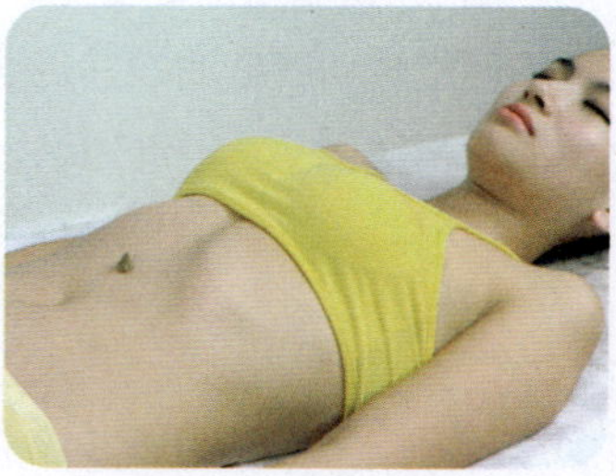

即把艾炷直接放在皮肤上施灸，以达到防治疾病的目的一种灸法。这是灸法中最基本、最主要且常用的一种灸法。古代医家均以此法为主，现代临床上也常用。施灸时，多用中、小艾炷。可在施灸穴位的皮肤上涂少许石蜡油或其他油剂，使艾炷易于固定，然后将艾炷直接放在穴位上，用火点燃尖端进行熏灸。

拔罐

“拔火罐”是我国民间流传很久的一种独特的治疗方法，古称“角法”，是以杯罐为工具，借助热力排去其中的空气以产生负压，使其吸着于皮肤上，造成瘀血现象，以达到防治疾病目的的一种方法。

常规拔罐疗法

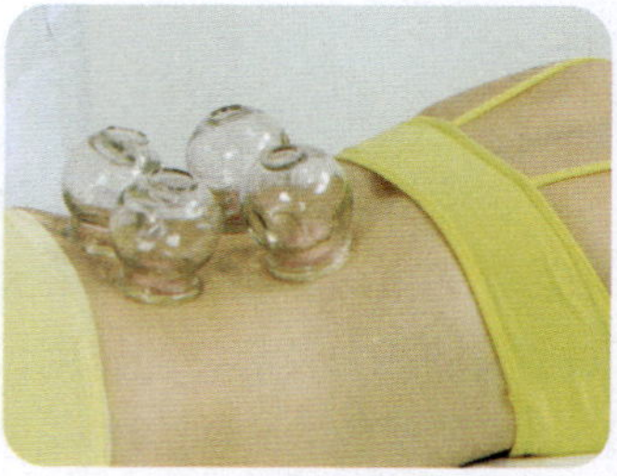

用于病变范围比较广泛的疾病。可按病变部位的解剖形态等情况，酌量吸拔数个乃至十几个罐子。如某一肌束劳损时，可按肌束位置成行排列吸拔多个火罐，称为“排罐法”。治疗某些内脏或器官的瘀血性疾病时，可按脏器解剖部位的范围，在相应的体表部位纵横并列吸拔几个罐子。

走罐法

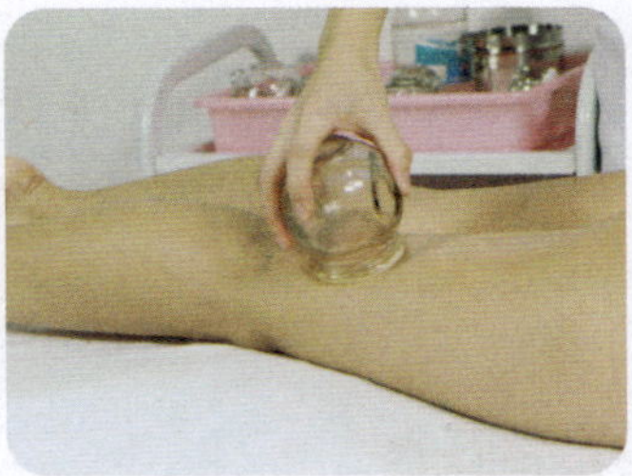

走罐法又称行罐法、推罐法及滑罐法等。一般用于治疗病变部位较大、肌肉丰厚而平整，或者需要在一条或一段经络上拔罐的情况。走罐法宜选用玻璃罐或陶瓷罐，罐口应平滑，以防划伤皮肤。具体操作方法是，先在将要施术的部位上涂抹适量润滑液，然后用闪火法将罐吸附于皮肤上，循着经络或需要拔罐的线路来回推罐，直至皮肤出现瘀血。

走罐法应对不同部位采用不同的行罐方法：腰背部沿垂直方向上下推拉；胸胁部沿肋骨走向左右平行推拉；肩、腹部采用罐具自转或在应拔部位旋转移动；四肢部沿长轴方向来回推拉等。

闪罐法

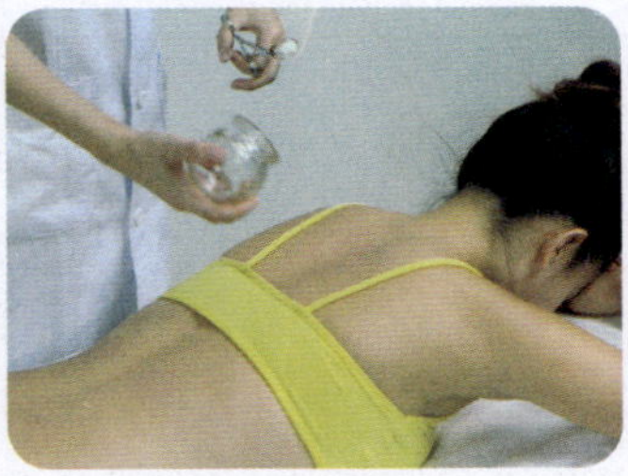

闪罐法是临床常用的一种拔罐手法，一般多用于皮肤不太平整、容易掉罐的部位。具体操作方法是，用镊子或止血钳夹住蘸有适量酒精的棉球，点燃后送入罐底转几圈，立即抽出，将罐吸附于施术部位，然后将罐立即起下，按上法再次吸附于施术部位，如此反复吸拔起多次，至皮肤潮红为止。通过反复的吸拔、起罐，使皮肤反复地紧、松，反复地充血、不充血，再充血，形成物理刺激，对神经和血管产生一定的兴奋作用，可提高细胞组织的通透性，改善局部血液循环及营养供应，适用于肌萎缩、局部皮肤麻木酸痛或一些较虚弱的病症。采用闪火法操作时，罐口应始终向下，棉球应送入罐底；棉球经过罐口时动作要快，避免罐口反复加热，以致烫伤皮肤；操作者应随时掌握罐体温度，如感觉罐体过热，可更换另一个罐继续操作。

留罐法

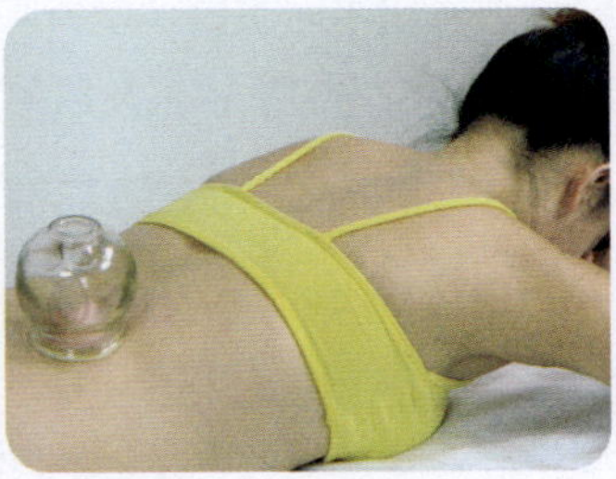

留罐法又称坐罐法，是指将罐吸附在应拔部位后留置一段时间的拔罐方法。此法是临床最常用的一种罐法，主要用于以寒邪为主的病症及其他脏腑病。如经络受邪（外邪）、气血瘀滞、外感表证、皮痹麻木、消化不良、神经衰弱、高血压等病症，用之均有良效。治疗实证用泻法，即用单罐口径大、吸拔力大的泻法；或用多罐密排、吸拔力大的，吸气时拔罐，呼气时起罐的泻法。治疗虚证用补法，即用单罐口径小、吸拔力小的补法；或用多罐疏排、吸拔力小的，呼气时拔罐，吸气时起罐的补法。留罐法可与走罐法配合使用，即先走罐，后留罐。

刮痧

刮痧疗法是我国传统医学的重要组成部分，它以中医的脏腑经络学说为理论基础，博采针灸、按摩、拔罐等中国传统非药物疗法之长，治疗方法极具特色而又自成体系，堪称中国传统医学的瑰宝。

角刮法

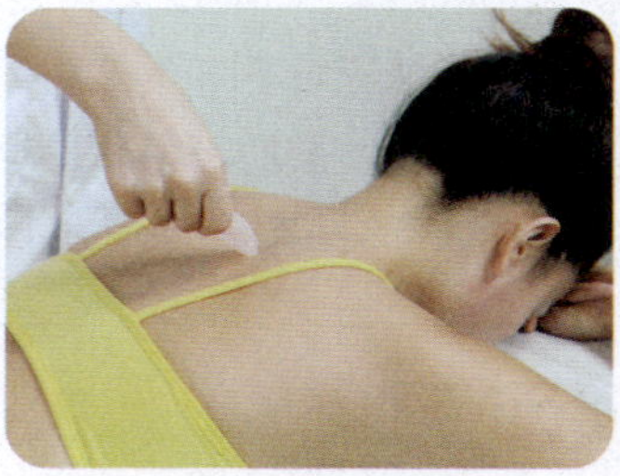

单角刮法是用单刮痧板的一个角，朝刮拭方向倾斜45°，在穴位处自上而下刮拭的刮痧法。双角刮法是以刮痧板凹槽处对准脊椎棘突，凹槽两侧的双角放在脊椎棘突和两侧横突之间的部位上，刮痧板向下倾斜45°，自上而下地刮拭的刮痧法，多用于脊椎部。

面刮法

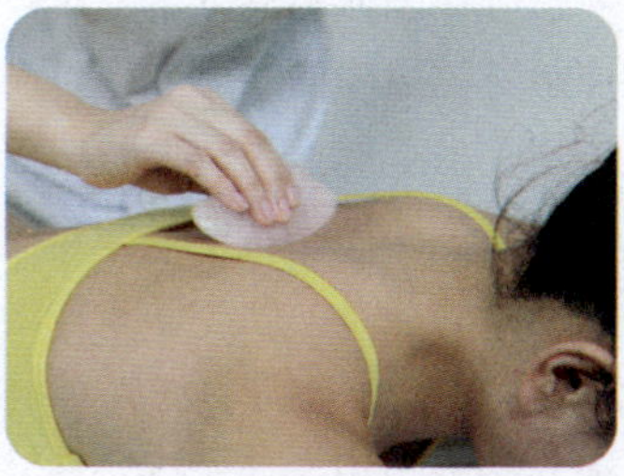

用右手持刮痧板，刮拭时用刮板的1/3边缘接触皮肤，刮板朝刮拭方向倾斜，倾斜的角度大小以能减轻患者的疼痛，又使刮拭者便于操作为原则，一般倾斜30°~60°，自上而下或从内到外均匀地朝同一方向直线刮拭。这种手法适用于身体部位比较平坦的经络和穴位。

揉刮法

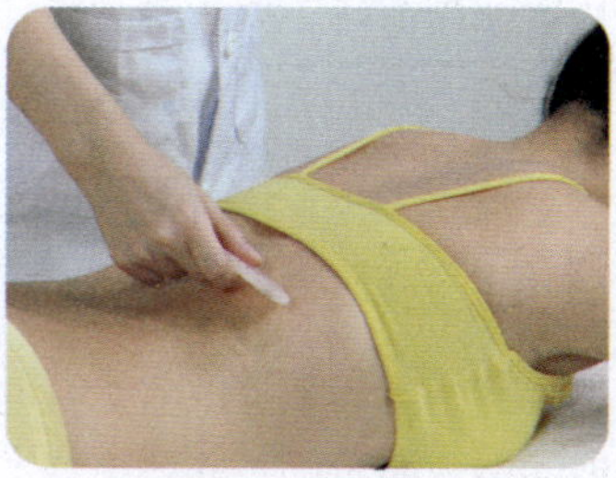

以刮痧板整个长边或一半长边接触皮肤，刮痧板与皮肤的夹角小于20°，做柔和的旋转运动。刮痧板平面始终不离开所接触的皮肤，速度较慢，力度深透至皮下组织或肌肉。常用于对脏腑功能有强壮作用的穴位，如合谷穴、足三里穴、内关穴，以及后颈背腰部疼痛敏感点的治疗。

立刮法

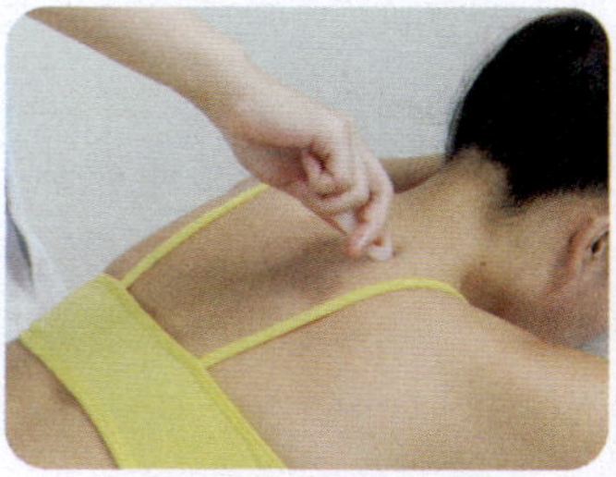

将刮痧板与穴位区呈90°垂直，向下按压，由轻到重，力度逐渐加大，片刻后猛然抬起，使肌肉状态复原，多次重复，手法连贯，刮痧板始终不离接触的皮肤，并施以一定的压力，做短距离前后或左右的摩擦刮拭。这种手法适用于无骨骼的软组织和骨骼凹陷部位。

中医穴位理疗法功效及注意事项

研究表明，采用适当的中医穴位理疗方法既可促进血液循环，改善营养状态，加速代谢产物的排出，又可刺激感觉神经末梢，温和地刺激神经系统，有利于病损组织的修复，提高身体抵抗力。但需要注意的是，理疗时必须注意一些细节，否则稍有不慎，便会引起身体不适。

按摩

按摩的作用

疏通经络，调和气血

作为运行气血的通路，经络内属于脏腑，外络于肢节，它将人体的各个部分有机地联系在一起。当经络不通时，机体便会发生疾病。通过按摩，可以疏通经络，促进气血流通，进而治疗疾病。

强壮筋骨，通利关节

骨伤病症会直接影响到运动系统功能，按摩则能够强健筋骨，令患者的正常功能得以恢复。此外，按摩具有解痉松粘、滑利关节的作用，对于因肌肉等软组织痉挛、粘连而导致关节失利的患者也有帮助。

活血化瘀，消肿止痛

跌打损伤时常伴有局部肿胀，这或由损伤之处离经之血瘀积于体表所致；或因骨缝错开，气血瘀滞，为肿为痛。按摩伤处，可使筋骨复旧，瘀血消散，肿胀减轻，疼痛随之缓解。

按摩需遵循的三个原则

施术有度

按摩施术有度，即要求施术手法达到“均匀、有力、持久、柔和”的完善状态：手法着实中肯，避免虚飘无力；操作频率恒定，避免时快时慢；手法连贯，操作满规定的时间而不间断；手法刚柔相济，柔软深透，轻而不浮，重而不滞，避免时轻时重。

施术有节

按摩施术有节，即要求施术的时间及用量安排适当。施术的次数根据年龄、体质而定，一般每天2次即可；每次施术的时间也要根据年龄、体质及施术部位而定，一般在半小时左右即可；全身的养生按摩则不应少于1小时。施术手法的强度宜先轻后重、先慢后快而循序渐进。

施术有序

按摩讲究施术有序，一般每次施术应由上而下，自外而内，自前而后。如此按序操作，便于协调局部与整体之间的关系。

艾灸

艾灸的作用

温经散寒

灸法应用其温热刺激，可起到温经通痹的作用。通过热灸对经络穴位产生的温热性刺激，可以温经散寒，加强机体气血运行，达到临床治疗目的。

行气通络

经络分布于人体各部，内联脏腑，外布体表肌肉、骨骼等组织。灸治一定穴位，可以起到调和气血、疏通经络、平衡机能的作用。

扶阳固脱

由于艾叶具有纯阳的性质，加上火本属阳，两阳相得，往往可以起到扶阳固脱、回阳救逆、挽救垂危之疾的作用。

升阳举陷

《灵枢·经脉》篇云："陷下则灸之。"故气虚下陷致脏器下垂之症者多用灸疗。灸疗不仅可以起到益气温阳、升阳举陷、安胎固经等作用，对卫阳不固、腠理疏松者亦有效果。这也是灸法的独特作用之一。

艾灸注意事项

①施灸时要聚精会神，以免烧烫伤被灸者的皮肤或损坏被灸者的衣物。

②对昏迷者、肢体麻木及感觉迟钝者和小儿，在施灸过程中，灸量不宜过大。

③如果被灸者情绪不稳，或状态不佳，要尽量避免使用艾灸疗法。

④被灸者在艾灸前后最好喝一杯温水，水的温度以略高于体温为宜。

⑤施灸时间应该逐步延长，施灸的穴位也应该由少至多，热度也要逐渐增高。

⑥被灸者在艾灸过程中尽量不要食生冷的食物，否则不利于疾病的治疗。

⑦被灸者的心脏附近和大血管及黏膜附近应少灸或不灸，身体有炎症的部位禁止采用艾灸的方法进行治疗，孕妇的腹部及腰骶部也属于禁灸部位。

拔罐

拔罐的作用

负压作用

人体在用火罐负压吸拔的时候，皮肤表面会有大量气泡溢出，从而加强局部组织的气体交换。通过检查，也可观察到负压使局部毛细血管通透性发生变化和毛细血管破裂，少量血液进入组织间隙，从而产生瘀血，红细胞受到破坏，血红蛋白释出，则出现自身溶血现象。在机体自我调整中，会产生行气活血、疏经活络、消肿止痛、祛风除湿等功效，起到一种良性刺激，促其正常功能恢复的作用。

温热作用

拔罐法对局部皮肤有温热刺激的作用，以大火罐、水罐、药罐最明显。温热刺激能使血管扩张，促进以局部为主的血液循环，改善充血状态，加速新陈代谢，使体内的废物、毒素加速排出，从而改变局部组织的营养状态，增强血管壁的通透性，增强白细胞和网状细胞的吞噬活力，提高局部耐受性和机体抵抗力，从而达到促使疾病好转的目的。

调节作用

拔罐法的调节作用建立在负压或温热作用的基础之上，首先是对神经系统的调节作用，由于自身溶血等给予机体一系列良性刺激，作用于神经系统末梢感受器，经向心传导，到达大脑皮质；加之拔罐法对局部皮肤的温热刺激，可通过皮肤感受器和血管感受器的反射途径传到中枢神经系统，从而引起反射性兴奋，借以调节大脑皮质的兴奋与抑制过程，使之趋于平衡，并加强大脑皮质对身体各部分的调节功能，使患部皮肤的相应组织代谢旺盛，吞噬作用增强，也能促使机体功能恢复，阴阳失衡得以调整，促使疾病逐渐痊愈。

拔罐注意事项

①拔罐时，室内需保持20℃以上的温度。最好在避风向阳处操作。

②患者以俯卧位为主，充分暴露施术部位。

③拔罐时的吸附力过大时，可按挤一侧罐口边缘的皮肤，稍放一点空气入罐内；初次拔罐者或年老体弱者，宜用中、小号罐具。

④拔罐顺序应从上到下，罐的型号则应上小下大。

⑤一般病情轻或有感觉障碍者（如下肢麻木者）的拔罐时间要短；病情重、病程长、病灶深及疼痛较剧者，拔罐时间可稍长，吸附力可稍大。

刮痧

刮痧的好处

刮痧是以中医脏腑经络学说为理论指导，集针灸、按摩、点穴、拔罐等非药物疗法之所长，用水牛角为材料做成刮痧板，配合刮痧油进行的一种自然疗法，对人体有活血化瘀、调整阴阳、舒筋通络、排出毒素、扶正祛邪等作用，既可预防保健，又可治病疗疾。它的保健和治疗作用主要有以下特点。

预防保健作用

刮痧疗法的预防保健作用又分为健康保健预防与疾病防变两类。刮痧疗法的作用部位是体表皮肤。皮肤是机体暴露于外的最表浅部分，直接与外界接触，且对外界气候环境等变化起到适应与防卫的作用。健康人常做刮痧（如取背俞穴、足三里穴等）可增强卫气。卫气强则护表能力强，外邪不易侵表，机体自可安康。若外邪侵表，引起恶寒、发热、鼻塞、流涕等表证，及时刮痧（如取肺俞穴、中府穴等）可将表邪及时祛除，以免表邪侵入五脏六腑而生大病。

治疗作用

①活血化瘀。刮痧可调节肌肉的收缩性和舒张性，使组织之间的压力得到调节，以促进刮拭组织周围的血液循环，增加组织流量，从而起到活血化瘀、祛瘀生新的作用。

②调整阴阳。刮痧可以改善和调整脏腑功能，使脏腑阴阳得到平衡。

③排出毒素。刮痧过程可使局部组织形成高度充血，血管神经受到刺激，使血管扩张，血流及淋巴液循环增快，吞噬作用及搬运力量加强，体内废物、毒素加速排出，组织细胞得到营养，从而使血液得到净化，全身抵抗力得到增强，进而减轻病势，促进康复。

④行气活血。气血（通过经络系统）的传输，对人体起着濡养、温煦等作用。刮痧作用于肌表，可以使经络通畅、气血通达，则瘀血化散，局部疼痛得以减轻或消失。

刮痧注意事项

避风和注意保暖很重要

刮痧时，皮肤汗孔处于开放状态，如遇风寒之邪，邪气就会直接进入体内，不但影响刮痧的疗效，还会引发新的疾病。因此，刮痧半小时后，才能到室外活动。

刮完痧要喝一杯热水

刮痧过程会使汗孔开泄，邪气排出，消耗体内部分津液，所以刮完痧后喝一杯温水，既可补充水分，还可促进新陈代谢。

刮痧3小时内不要洗澡

刮痧后毛孔都是打开的，所以要等毛孔闭合后再洗澡，避免风寒之邪侵入体内。

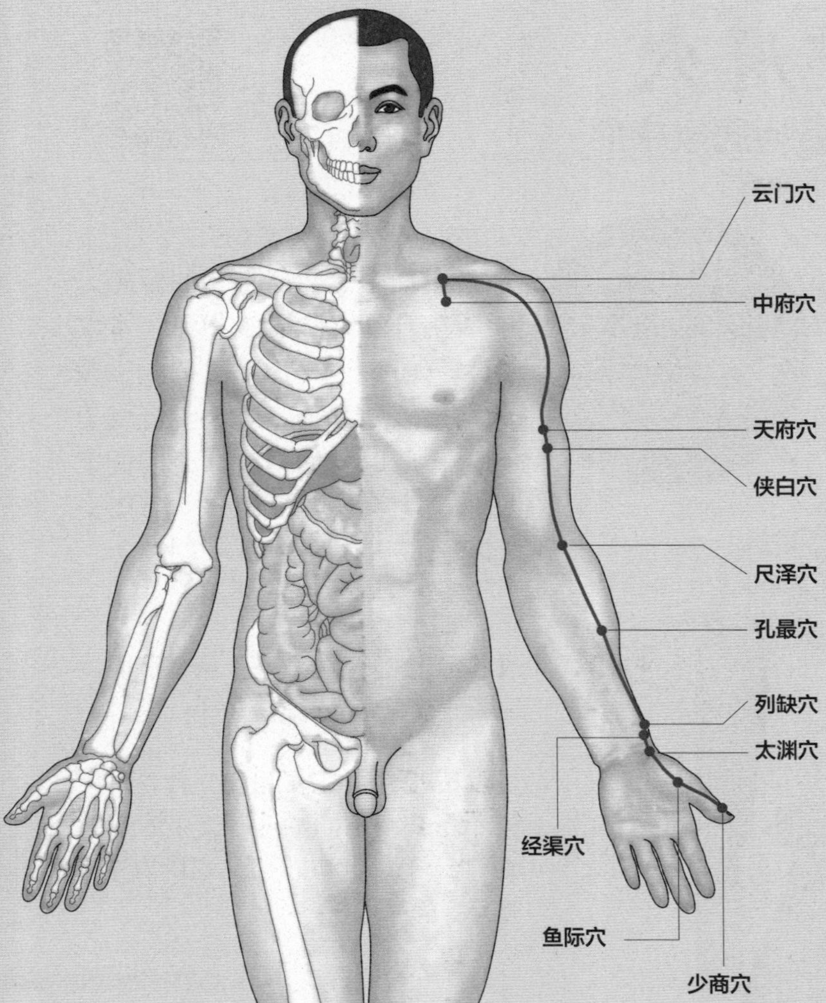

第2章 手太阴肺经

经脉循行

手太阴肺经起于中焦，向下联络大肠，回过来沿着胃上口穿过膈肌，入属肺，从肺系横行出于胸壁外上方，出腋下，沿上肢内侧前缘下行，过肘窝入寸口上鱼际，直出拇指桡侧端少商穴。其分支从前臂列缺穴处分出，沿掌背侧走向食指桡侧端，于商阳穴与手阳明大肠经相接。

手太阴肺经主治病症

咳嗽、气喘、气急、肺胀满等呼吸系统疾病和胸痛、肩背痛及经脉循行部位发生的病变。

001 中府穴

诸类肺病按中府

穴位定位

位于胸前壁的外上方，云门穴下1寸，平第一肋间隙，距前正中线6寸处。

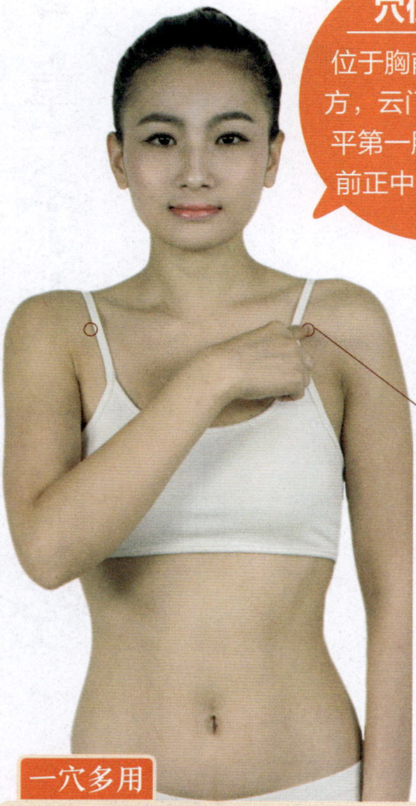

中指中焦；府是聚的意思。手太阴肺经之脉起于中焦，本穴为中气所聚，又为肺之募穴，藏气结聚之处。肺、脾、胃合气于此穴，所以名为中府。又因位于膺部，为气所过之腧穴，所以又称膺俞。

【主治】 咳嗽、气喘、胸部胀满、心胸疼痛、肩背痛等。

【配伍】 ①中府配风门、合谷，可防治寒热病症、喉痹。②中府配肺俞、云门、天府、华盖，可防治外感咳嗽、哮喘。

一穴多用

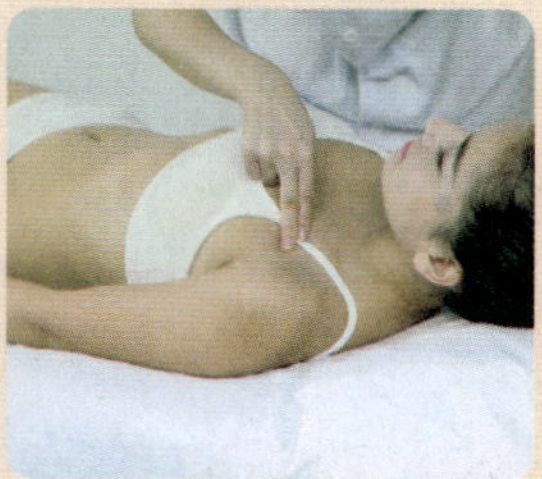

按摩

合并食指、中指，两指揉按中府穴100次，每天坚持，能够预防肺炎、胸痛和哮喘。

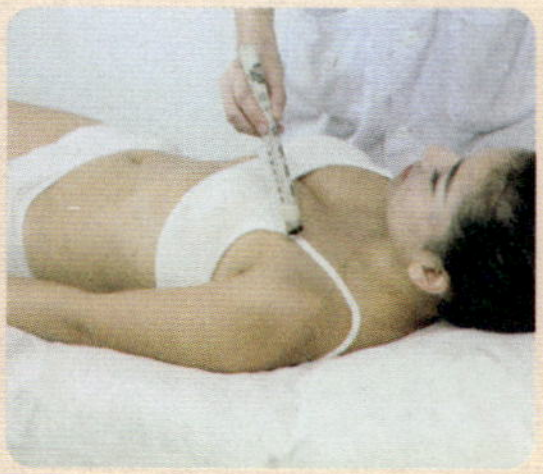

艾灸

用艾条温和灸熏灸中府穴5～10分钟，长期坚持，可改善体虚和中气不足。

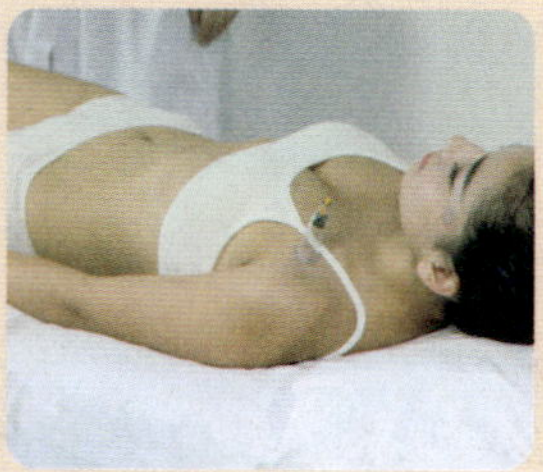

拔罐

用拔罐器将气罐吸附在中府穴上，留罐5～10分钟，隔天1次，可缓解肺热引起的鼻炎。

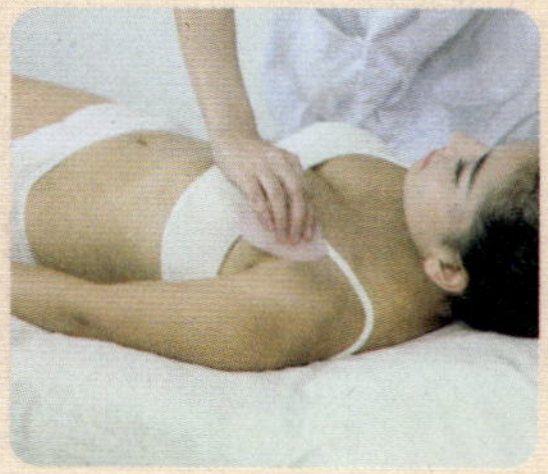

刮痧

用角刮法从上向下刮拭中府穴3～5分钟，隔天1次，可泻热，改善偏热体质。

002 云门穴

清肺理气除烦热

穴位定位

位于胸前外侧部，肩胛骨喙突上方，锁骨下窝凹陷中，前正中线旁开6寸处。

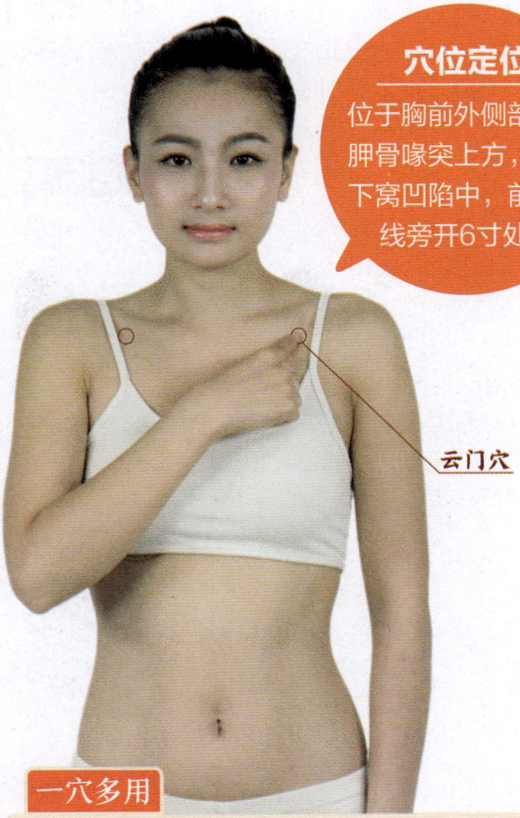

云，气血物质犹如云；门，出入的门户。本穴为手太阴肺经气出入的门户，故名云门。云门穴是宣通肺气之要穴，有开肺、宽胸、理气之功。主要用于治疗肺气郁滞、邪气阻塞、肺气不宣等病症，如胸满、咳嗽和哮喘等。

【主治】 咳嗽、气喘、胸痛等肺部病症及热证、呃逆、肩背痛等。

【配伍】 ①云门配天宗、巨骨，可治疗肩背痛。②云门配尺泽、肺俞，则能治疗支气管炎。③云门配肺俞、中府、天府，可治外感咳嗽、哮喘。

一穴多用

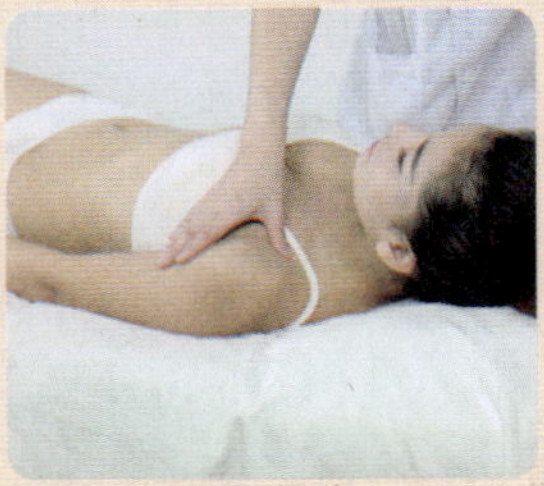

按摩

用拇指按揉云门穴100～200次，每天坚持，能防治肺部病症。

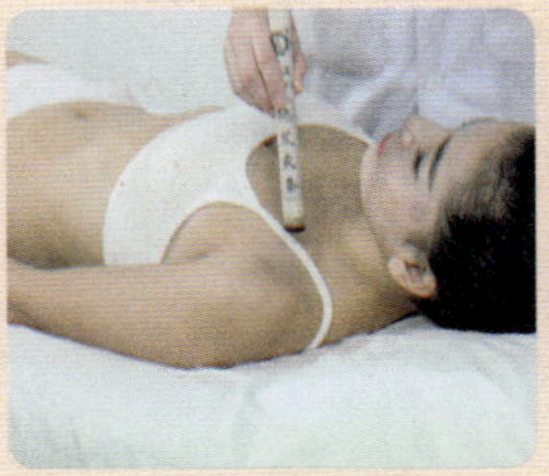

艾灸

用艾条温和灸熏灸云门穴5～10分钟，长期坚持，可改善肺气不足，或寒饮伏肺。

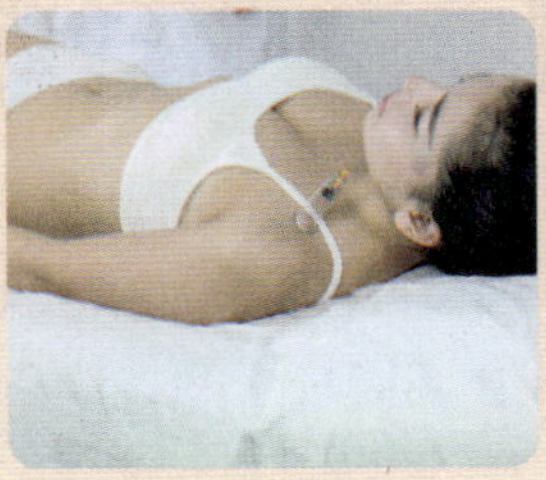

拔罐

用拔罐器将气罐吸附在云门穴上，留罐5～10分钟，隔天1次，可缓解胸闷、胸痛等。

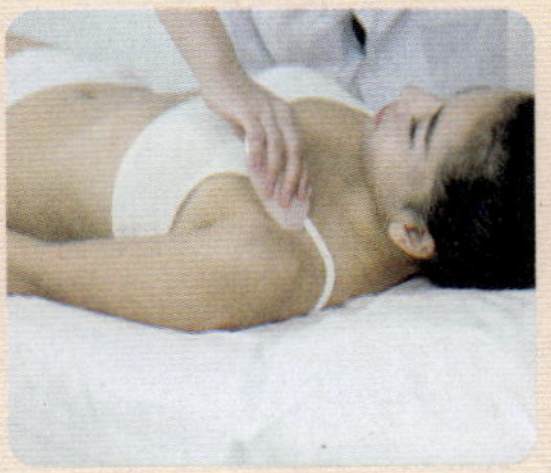

刮痧

用角刮法从上向下刮拭云门穴3～5分钟，以出痧为度，隔天1次，可改善热证、呃逆等。

003 天府穴
平喘安神调肺气

【主治】
肺部病症、上臂疼痛等。

穴位定位

位于上臂内侧面，肱二头肌桡侧缘，腋前纹头下3寸处。

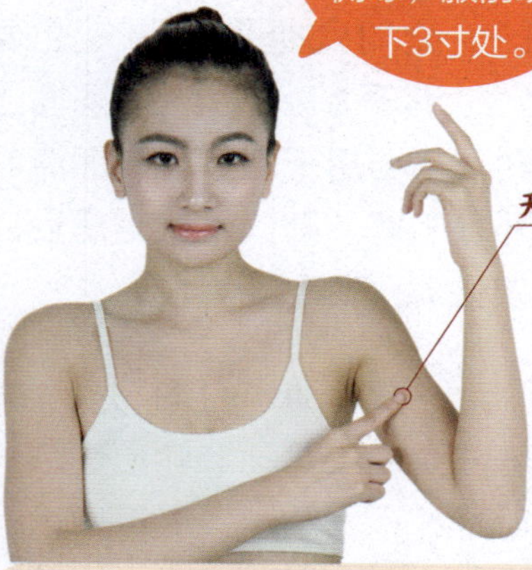

天，天部；府，府宅、门府。本穴为肺经阳气上输天部之门府。本穴物质由云门穴传输而来。

一穴多用

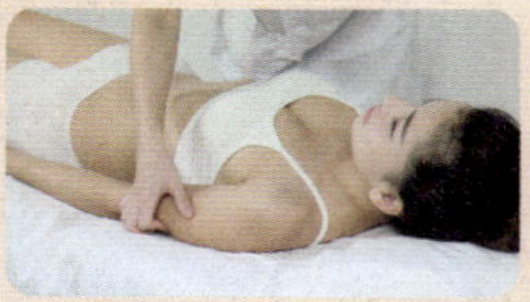

按摩

用拇指揉按天府穴100~200次，每天1次，能防治肺部病症。

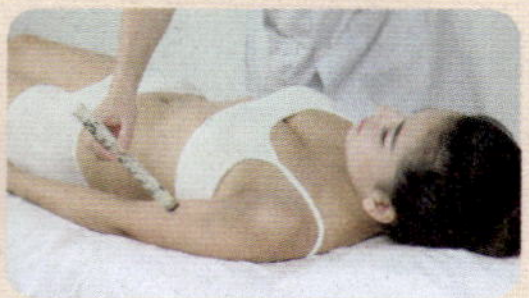

艾灸

用艾条温和灸熏灸天府穴10分钟，每天1次，可缓解着凉引起的上臂疼痛。

004 侠白穴
宽胸和胃宣肺气

【主治】
咳嗽、咳喘、干呕、烦闷等。

穴位定位

位于上臂内侧面，肱二头肌桡侧缘，腋前纹头下4寸，或肘横纹上5寸处。

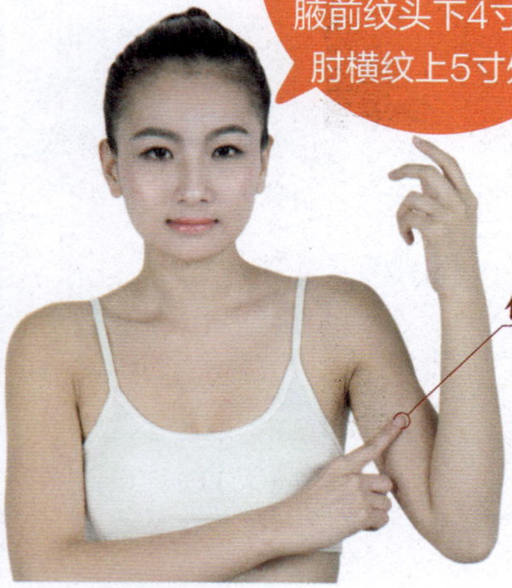

侠，挟，指穴位的功能作用；白，肺之色，气血物质经过本穴的变化转变后所表现的特征。指肺经气血在此分清降浊。

一穴多用

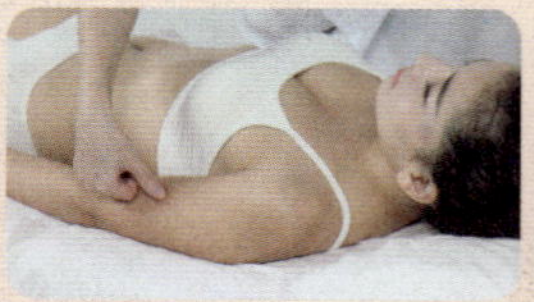

按摩

用拇指揉按侠白穴100~200次，每天1次，能防治咳嗽、气喘、干呕等。

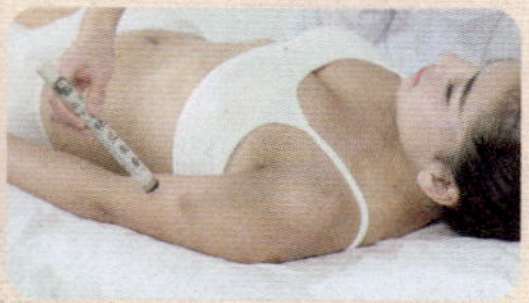

艾灸

用艾条温和灸熏灸侠白穴5~10分钟，每天1次，可缓解肺气不足之咳喘。

005 尺泽穴

清肺化痰平咳喘

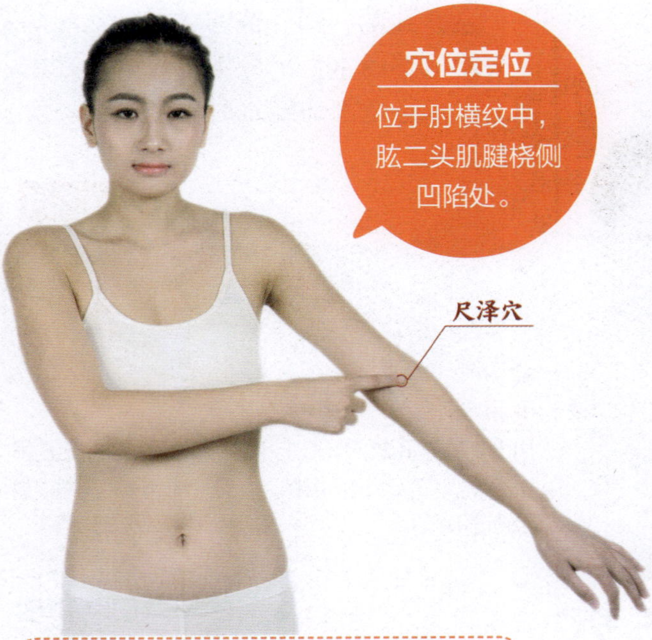

穴位定位

位于肘横纹中，肱二头肌腱桡侧凹陷处。

尺，长度单位；泽，指水之聚处。尺泽穴为手太阴肺经的合穴，经气充盛，由此深入，进而汇合于脏腑，恰似百川汇合入海，所以名尺泽。穴名意指侠白穴浊降之雨在地部形成的小泽。

【主治】 气管炎、咳嗽、咳喘、心烦、咽喉肿痛、肘臂痛、吐泻、中暑、小儿惊风等。

【配伍】 ①尺泽配中府、肺俞，可治疗咳嗽。②尺泽配曲泽，能治疗手臂挛痛。③尺泽配膻中、膈俞，则能治疗急、慢性乳腺炎。

小贴士

现代研究发现，针刺尺泽穴有降血压的作用，还可调整结肠蠕动，缩短排空时间。

一穴多用

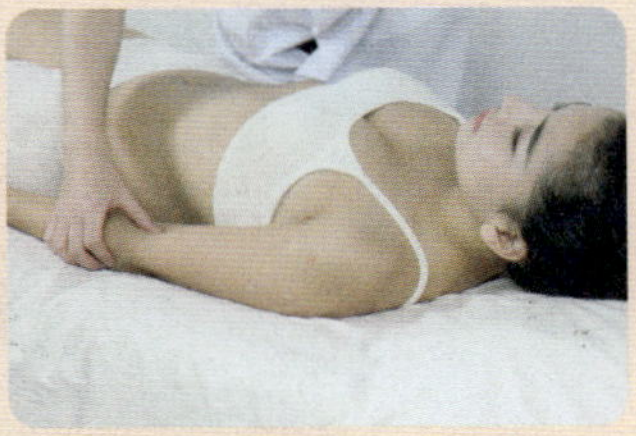

按摩

用拇指弹拨尺泽穴100～200次，每天坚持，能防治气管炎、咳嗽、咯血、膝关节疼痛等。

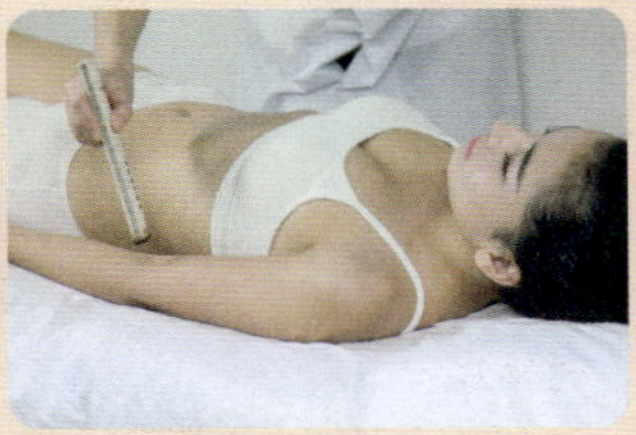

艾灸

用艾条温和灸熏灸尺泽穴5～10分钟，每天1次，可缓解肘痛、上肢痹痛等。

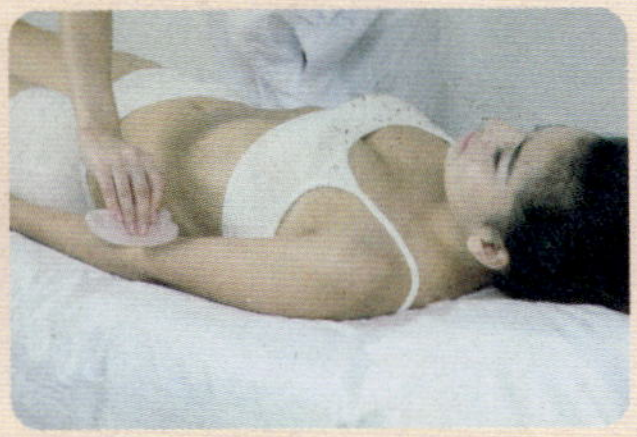

刮痧

用面刮法从上向下刮拭尺泽穴3～5分钟，隔天1次，可治疗咳喘、心烦、呕吐等。

006 孔最穴

清热润肺治咯血

【主治】
肺部病症、前臂酸痛、头痛等。

穴位定位

位于前臂掌面桡侧，当尺泽穴与太渊穴连线上，腕横纹上7寸处。

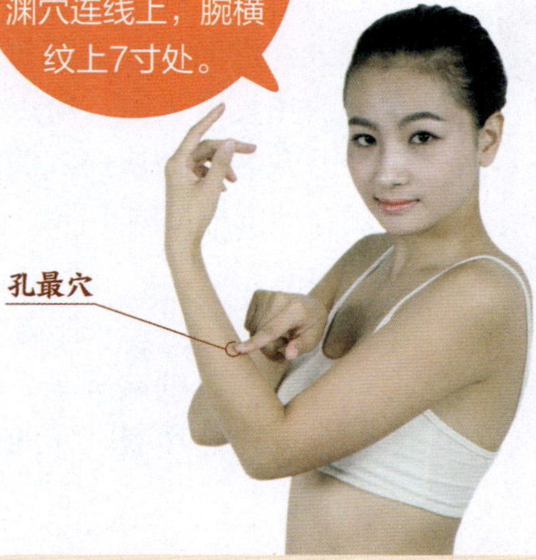

孔，孔隙；最，多的意思。从尺泽穴而来的地部经水大部分渗透入脾土之中，脾土在承运地部的经水时就像过筛一般，故名孔最。

一穴多用

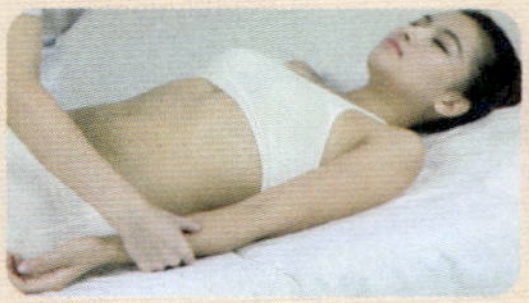

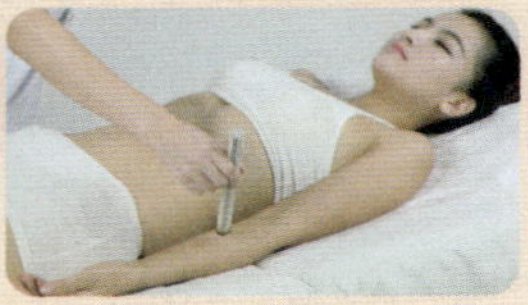

按摩
用拇指弹拨孔最穴100～200次，每天1次，能防治肺部病症。

艾灸
用艾条温和灸熏灸孔最穴5～10分钟，每天1次，可缓解前臂冷痛。

007 列缺穴

头项疾病找列缺

【主治】
肺部病症、头痛、颈痛、咽痛等。

穴位定位

位于前臂桡侧缘，桡骨茎突上方，腕横纹上1.5寸，当肱桡肌与拇长展肌腱之间。

列，指分解；缺，器破的意思。本穴物质为孔最穴下行而来的地部经水，经水在此向外溢流破散，故名列缺。

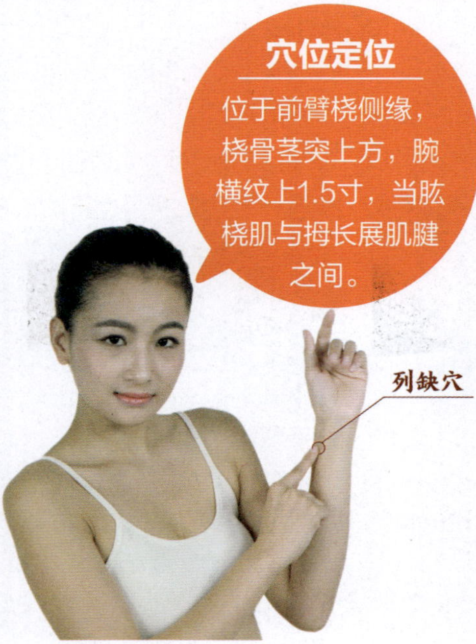

一穴多用

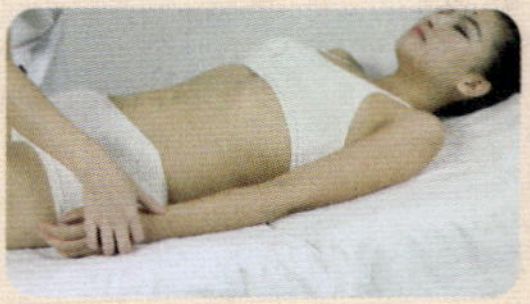

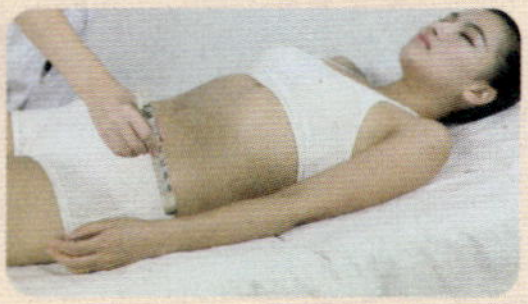

按摩
用拇指揉按或弹拨列缺穴100～200次，每天1次，能清泻肺热。

艾灸
用艾条雀啄灸熏灸列缺穴5～10分钟，每天1次，可改善桡骨茎突腱鞘炎。

008 经渠穴

宣肺利咽平喘咳

【主治】
肺部病症、前臂冷痛、手腕痛、疟疾等。

穴位定位

位于前臂掌面桡侧，桡骨茎突与桡动脉之间凹陷中，腕横纹上1寸处。

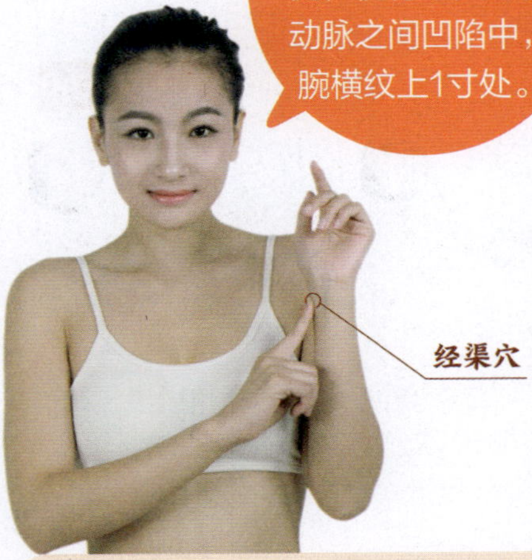

经，经过、路径；渠，水流之路。本穴为肺经经水流经的渠道。因处于列缺穴之下部，列缺穴溢流溃缺之水在此回流肺经，故名经渠。

一穴多用

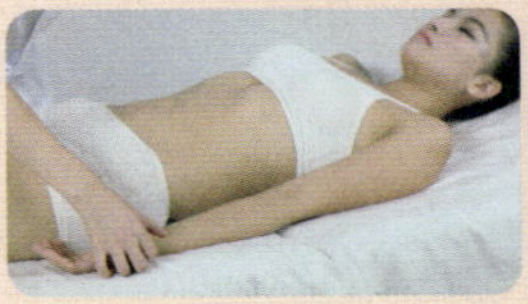

按摩
用拇指弹拨经渠穴100～200次，每天1次，能防治肺部病症。

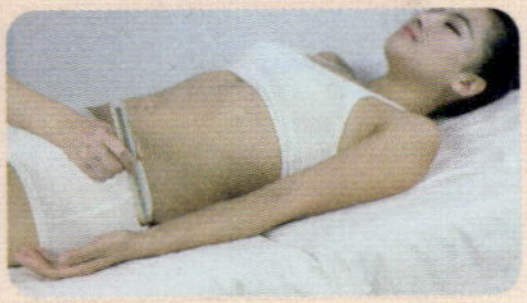

艾灸
用艾条温和灸熏灸经渠穴5～10分钟，每天1次，可缓解前臂冷痛。

009 太渊穴

定喘止咳调血脉

【主治】
咯血、胸闷、手掌麻木等。

穴位定位

位于腕掌侧横纹桡侧，桡动脉搏动处。

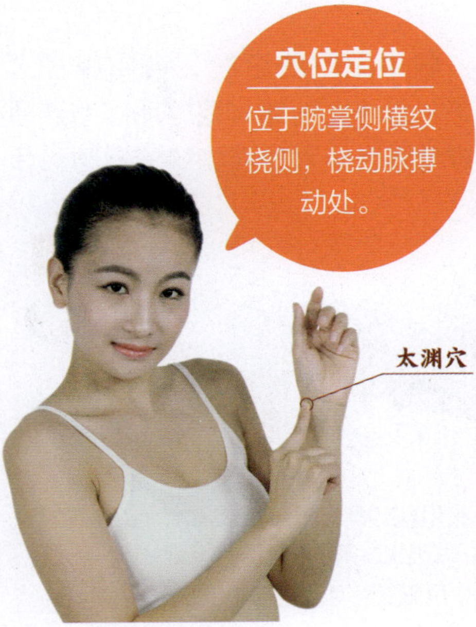

太，大，达到极致；渊，深涧、深洞。此处穴位在手腕横纹的凹陷处，经水的流向是从地之天部流向地之地部的，故名太渊。

一穴多用

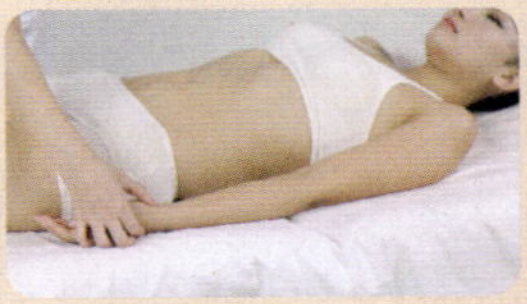

按摩
用拇指按揉太渊穴片刻，然后松开，每遍操作5～10次，可改善手掌冷痛。

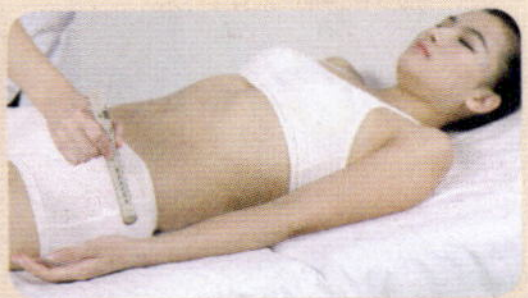

艾灸
用艾条温和灸熏灸太渊穴5～10分钟，每天1次，可缓解咯血、胸闷等。

010 鱼际穴
小儿常按助消化

【主治】
咳嗽、牙痛、咽痛、身热等。

穴位定位

位于手拇指本节（第一掌指关节）后凹陷处，约当第一掌骨中点桡侧，赤白肉际处。

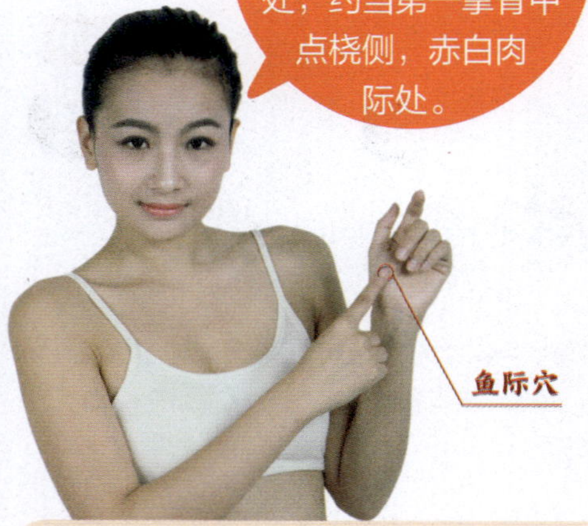

鱼，喻水中之物，阴中之阳；际，际会、会聚。鱼际穴位于大拇指后内侧，在隆起如鱼形的肌肉边际凹陷处，故名鱼际。

一穴多用

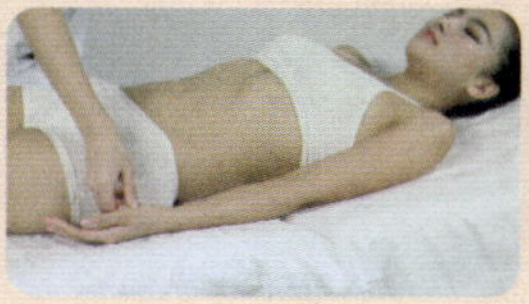

按摩
用拇指指尖用力掐揉鱼际穴10~15次，每天1次，可缓解咳嗽、咽痛、身热。

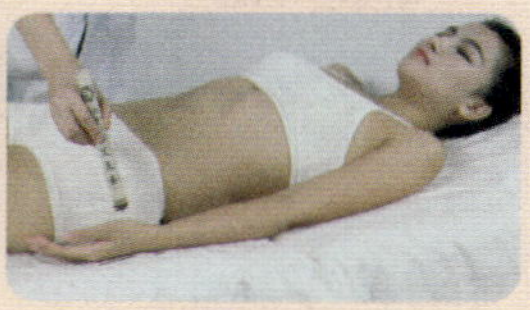

艾灸
用艾条温和灸熏灸鱼际穴5～10分钟，每天1次，可治疗牙痛。

011 少商穴
昏迷急救求少商

【主治】
咽痛、身热、中暑、中风昏迷等。

穴位定位

位于手拇指末节桡侧，距指甲角0.1寸（指寸）处。

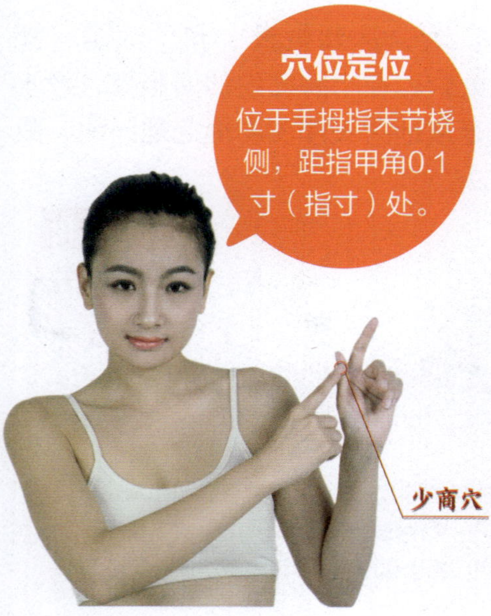

少，阴中生阳的意思；商属肺经之根。少商穴为地之天部与地之地部的连通之所，肺经体表经水如漏滴般滴向肺经体内经脉。

一穴多用

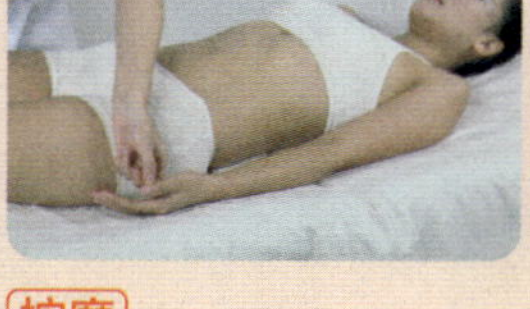

按摩
用拇指指尖用力掐揉少商穴3分钟，每天1次，可治疗中暑、中风昏迷等。

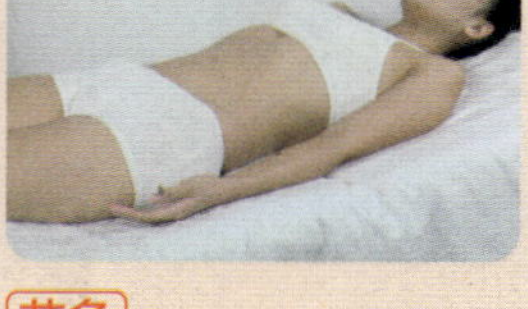

艾灸
将艾炷点燃，灸少商穴5分钟，每天1次，可改善失眠、咽痛等。

第3章

手阳明大肠经

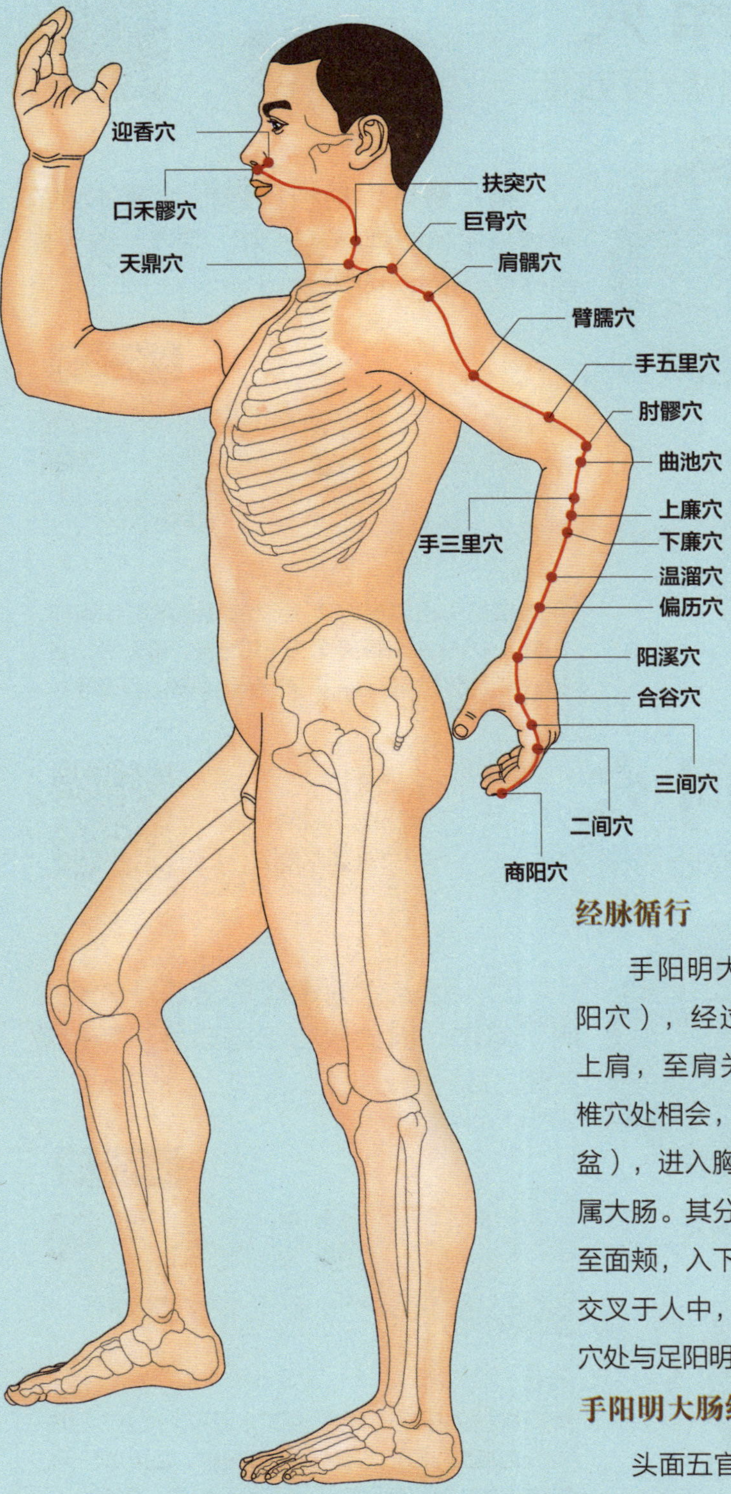

经脉循行

手阳明大肠经起于食指桡侧端（商阳穴），经过手背行于上肢伸侧前缘，上肩，至肩关节前缘，向后与督脉在大椎穴处相会，再向前下行入锁骨上窝（缺盆），进入胸腔络肺，通过膈肌下行，入属大肠。其分支从锁骨上窝上行，经颈部至面颊，入下齿中，回出夹口两旁，左右交叉于人中，至对侧鼻翼旁，经气于迎香穴处与足阳明胃经相接。

手阳明大肠经主治病症

头面五官病症、咽喉病、热病、皮肤病、胃肠病、神志病等及经脉循行部位的其他病症。

012 商阳穴

晕厥中风疗效佳

【主治】
中风昏迷、中暑、咽喉肿痛、牙痛等。

穴位定位

位于食指末节桡侧，距指甲角0.1寸处。

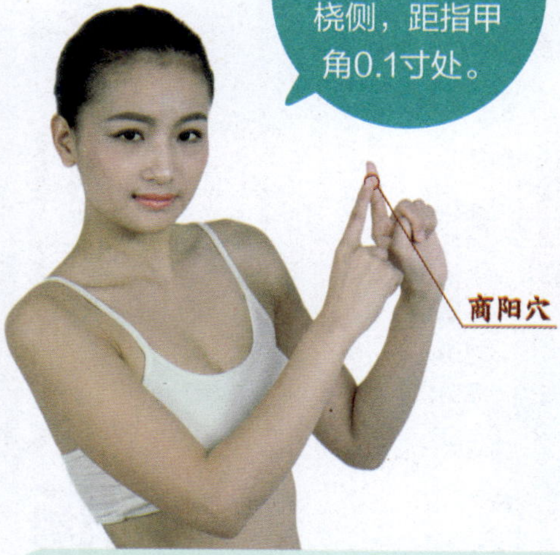

商，漏刻，古之计时器，此指本穴的微观形态如漏刻滴孔；阳，阳气。指大肠经经气由本穴外出体表。

一穴多用

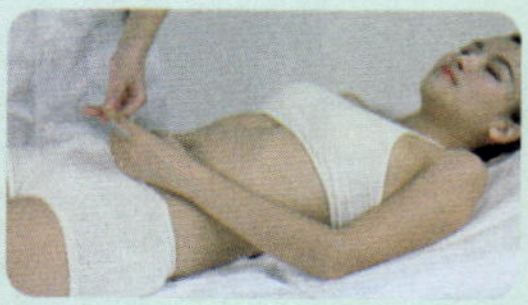

按摩

用拇指指尖用力掐按商阳穴3～5分钟，每天坚持，可治疗中风昏迷。

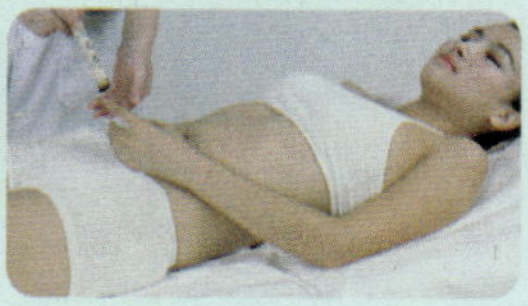

艾灸

用艾条温和灸熏灸商阳穴5~10分钟，每天1次，改善牙痛、耳鸣、耳聋等。

013 二间穴

清热解表利咽喉

【主治】
鼻出血、牙痛、咽喉及眼部疾病。

穴位定位

位于食指本节（第二掌指关节）前，桡侧凹陷处。

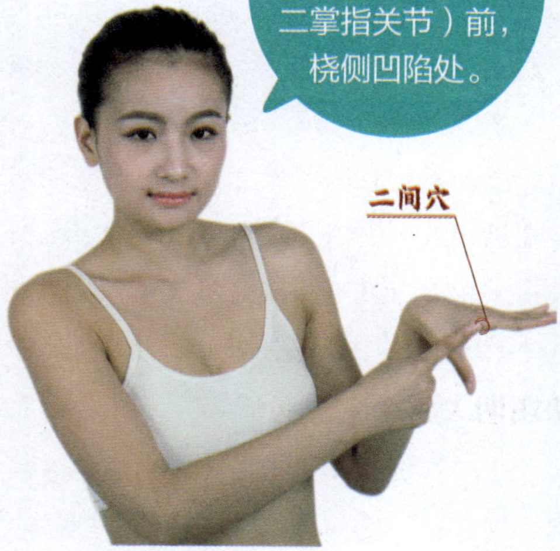

二，指此穴为本经的第二个穴位；间，间隙，因此穴位于隙陷处，所以称二间。

一穴多用

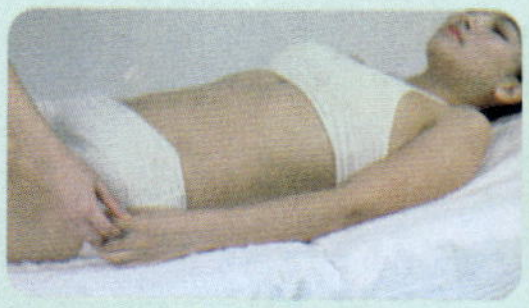

按摩

用拇指指尖按揉二间穴100~200次，每天坚持，能防治咽喉及眼部疾病。

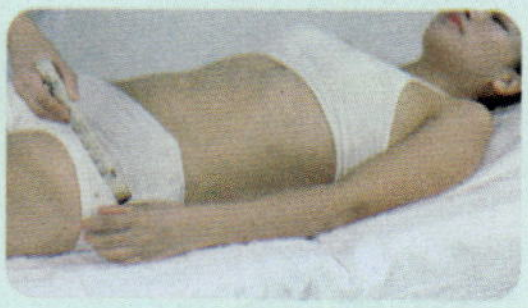

艾灸

用艾条温和灸熏灸二间穴5~10分钟，每天1次，可改善咽喉肿痛、湿疹等。

014 三间穴

清热利咽治喉痹

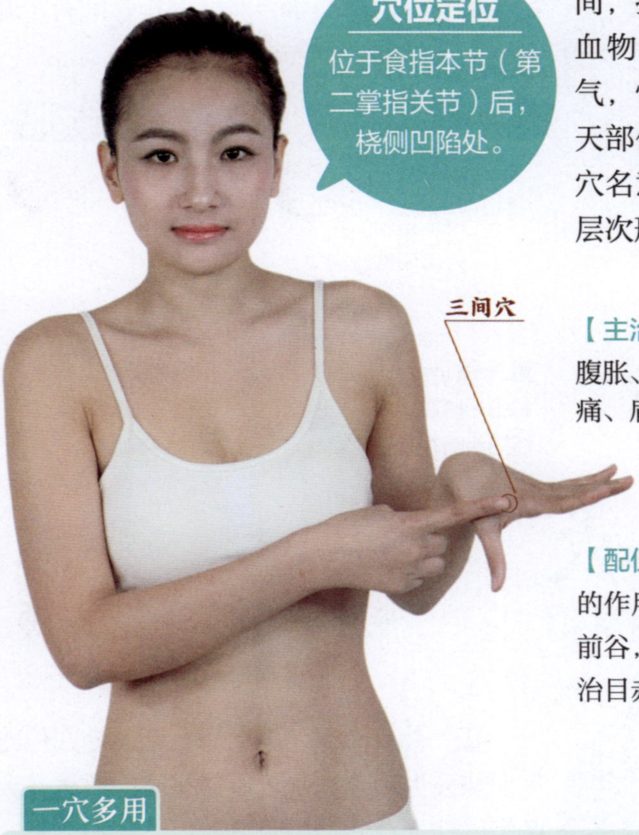

穴位定位

位于食指本节（第二掌指关节）后，桡侧凹陷处。

三，概数，与二相比稍大；间，指间隔、间隙的意思。此处气血物质是从二间穴传来的天部清气，性温热，上行至三间后所处的天部位置比二间高，所以名三间。穴名意指大肠经气血在稍高的天部层次形成风气。

【主治】 鼻出血、咽喉及眼部疾病、腹胀、三叉神经痛、扁桃体炎、手指肿痛、肩周炎等。

【配伍】 ①三间配阳溪，有清利咽喉的作用，主治喉痹咽如哽。 ②三间配前谷，有清热、泻火、明目的作用，主治目赤肿痛。

一穴多用

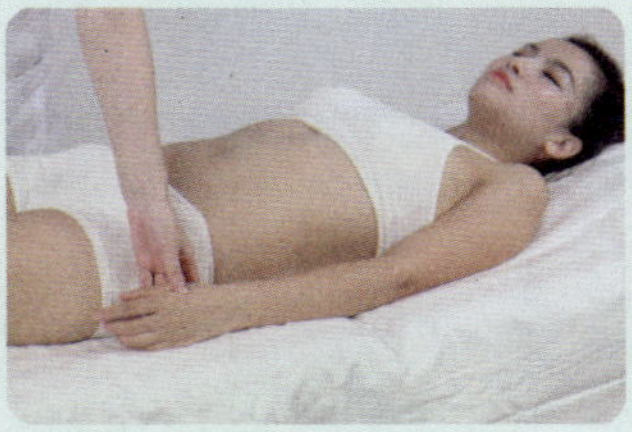

按摩

用拇指指尖用力掐揉三间穴100～200次，每天坚持，可治疗鼻出血、三叉神经痛等。

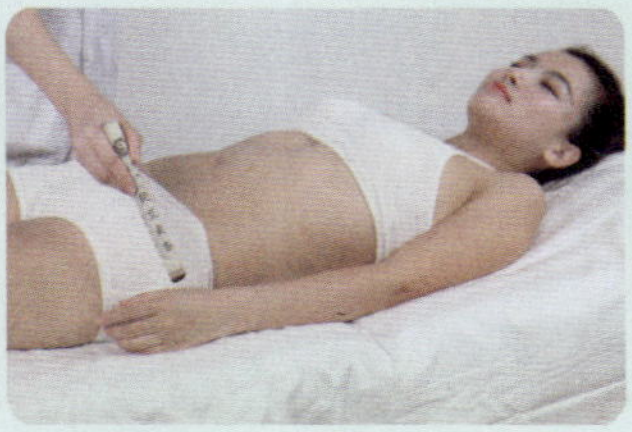

艾灸

用艾条温和灸熏灸三间穴5～10分钟，每天1次，可治疗咽喉肿痛、扁桃体炎、腹胀等。

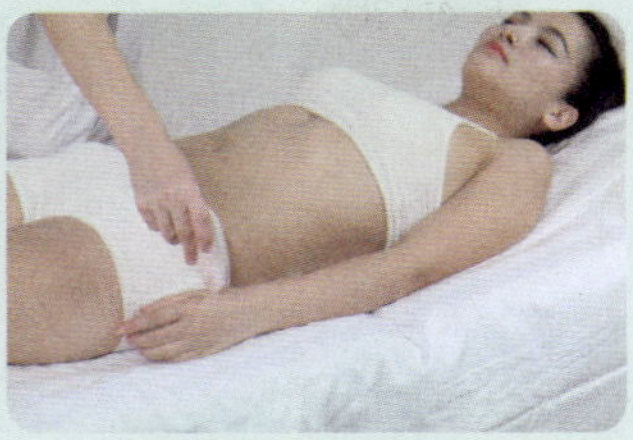

刮痧

用角刮法从上而下刮拭三间穴，力度微重，以出痧为度，每天1次，可改善咽喉疾病。

015 合谷穴

面口疾病找合谷

【主治】

头痛、头晕、目赤肿痛等面口部疾病。

穴位定位

位于手背第一、二掌骨间，当第二掌骨桡侧的中点处。

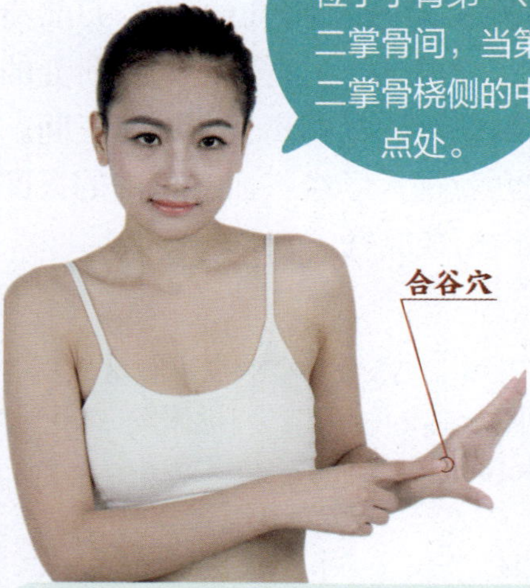

合，会合之意；谷，山谷之意。本穴在拇指和食指的指尖相合时，两指骨间有一处低陷如山谷的部位，故名合谷。

一穴多用

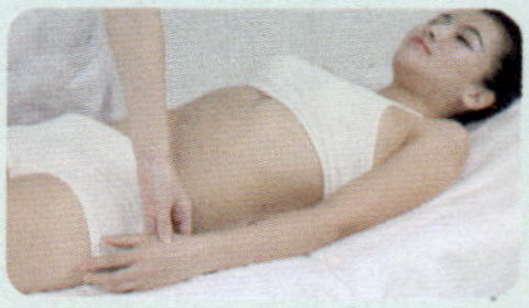

按摩

用拇指指尖按揉合谷穴100~200次，每天坚持，能防治咽喉及眼部疾病。

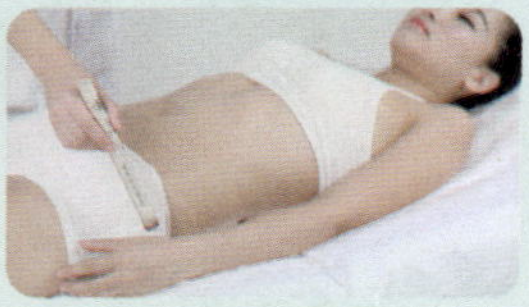

艾灸

用艾条温和灸熏灸合谷穴5~10分钟，每天1次，可缓解腹痛、腹泻。

016 阳溪穴

头痛眼病常用穴

【主治】

头痛、目赤肿痛、牙痛及口腔疾病。

穴位定位

位于腕背横纹桡侧，拇指向上翘起时，当拇短伸肌腱与拇长伸肌腱间凹陷中。

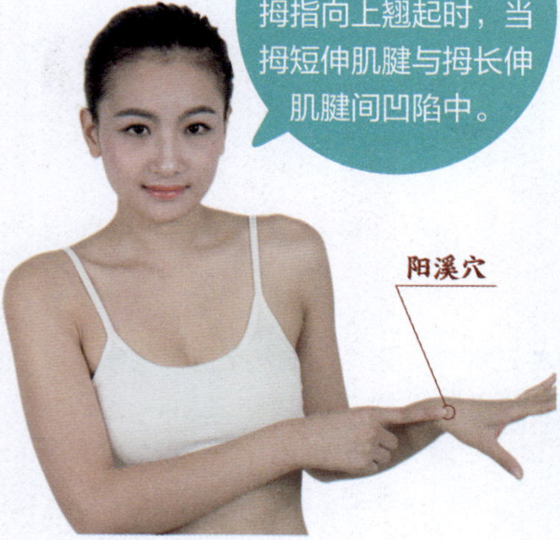

阳，热，有热气的意思，指此处穴位的气血物质为阳热之气；溪是路径的意思。大肠经的经气在此处吸收热气后，蒸腾上升，行至天部。

一穴多用

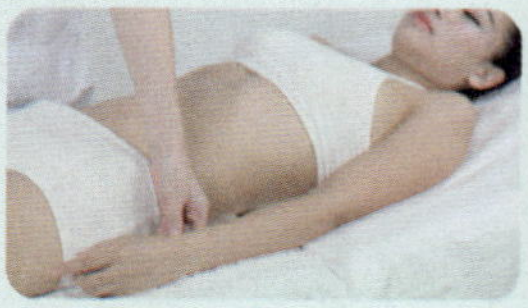

按摩

用拇指指尖按揉阳溪穴100~200次，每天坚持，能治疗头部及口腔疾病。

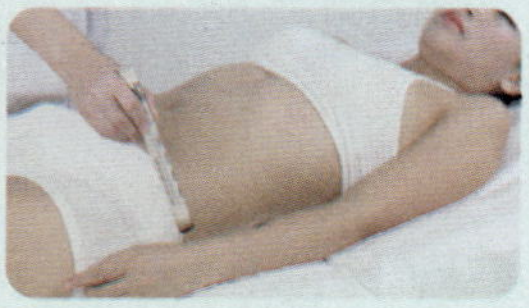

艾灸

用艾条温和灸熏灸阳溪穴10分钟，每天1次，能改善目赤肿痛、牙痛等。

017 偏历穴

清热利尿治臂痛

【主治】

牙痛、腹痛、臂痛、耳鸣等。

穴位定位

屈肘，位于前臂背面桡侧，当阳溪穴与曲池穴连线上，腕横纹上3寸处。

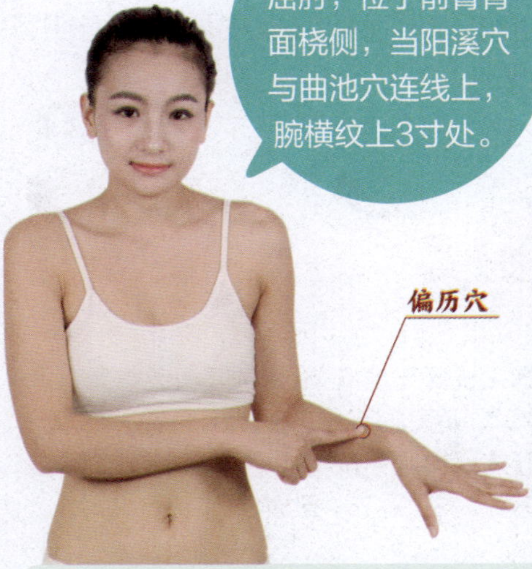

偏，与正相对，偏离之意；历，经历。指本穴的气血物质偏离大肠正经而行。本穴的膨胀扩散之气偏行肺经。

一穴多用

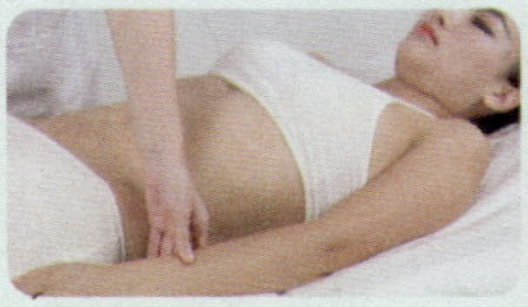

按摩

用拇指指尖按揉偏历穴200次，每天1次，能缓解牙痛、腹痛、耳鸣等。

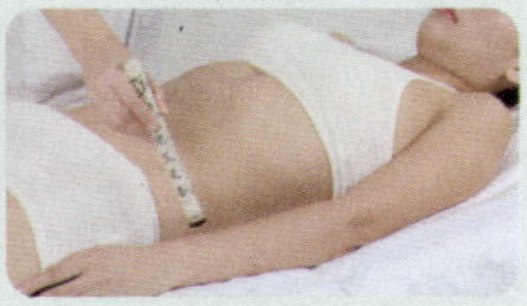

艾灸

用艾条温和灸熏灸偏历穴5～10分钟，每天1次，可改善前臂冷痛。

018 温溜穴

清热理气消炎症

【主治】

牙痛、前臂痛、腹痛、口腔炎等。

穴位定位

位于前臂背面桡侧，当阳溪穴与曲池穴连线上，腕横纹上5寸处。

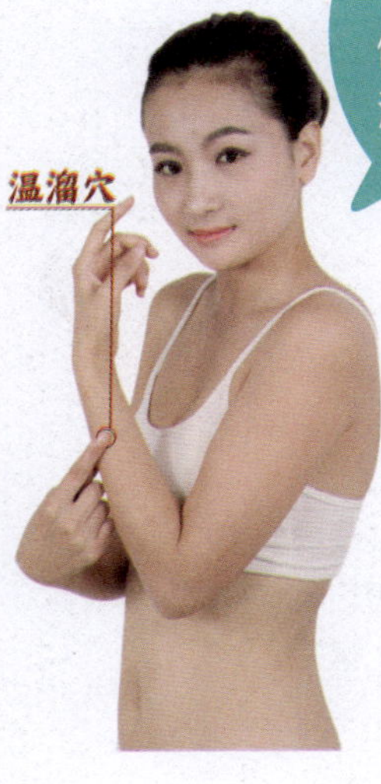

温，温热，是对穴内气血物质性状的描述；溜，悄悄地走失。指偏历穴传来的天部之气在此穴悄悄地散失。

一穴多用

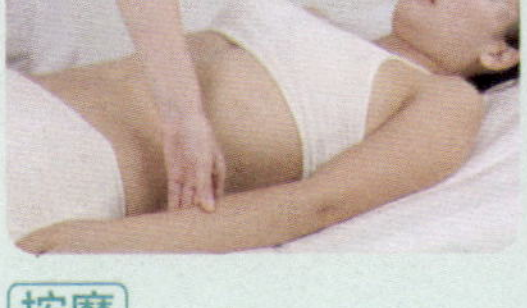

按摩

用拇指指尖按揉温溜穴200次，每天坚持，可防治鼻出血、牙痛等。

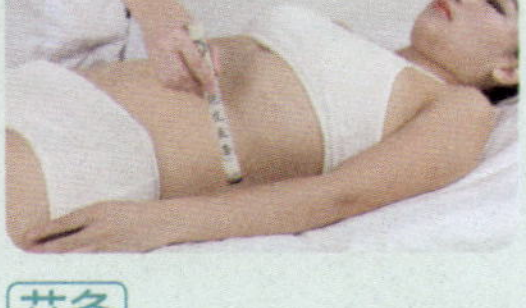

艾灸

用艾条温和灸熏灸温溜穴5～10分钟，每天1次，可改善前臂冷痛。

019 下廉穴

调理胃肠通经络

【主治】

腹胀、前臂痛、头痛、风湿痹痛等。

穴位定位

位于前臂背面桡侧，当阳溪穴与曲池穴连线上，肘横纹下4寸处。

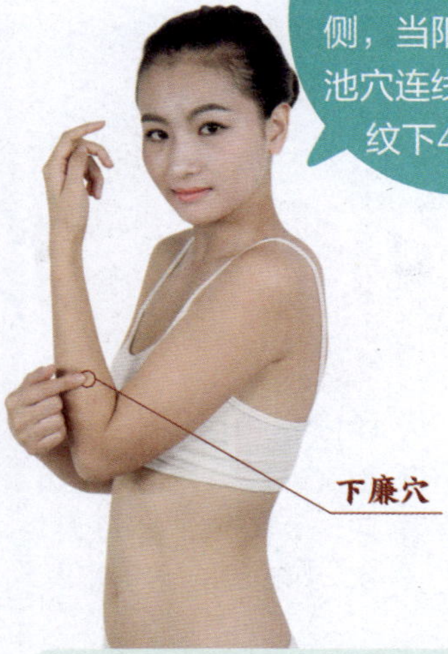

下，与上相对，指下部或下方；廉，廉洁清明。此穴位于手部，所以也称手下廉，穴位下部层次的气血物质廉洁清明，故名下廉。

一穴多用

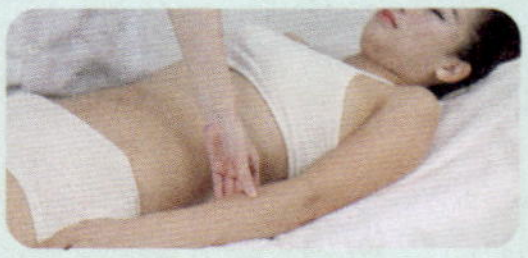

按摩

用拇指指尖按揉下廉穴100~200次，每天坚持，可防治腹痛、腹胀、前臂痛等。

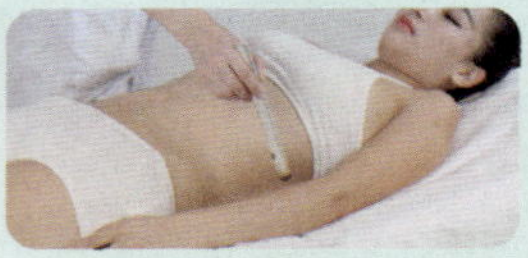

艾灸

用艾条温和灸熏灸下廉穴5~10分钟，每天1次，可改善腹痛、风湿痹痛等。

020 上廉穴

调理肩周理肠胃

【主治】

腹痛、上肢痹痛、肩痛、肠鸣、泄泻等。

穴位定位

位于前臂背面桡侧，当阳溪穴与曲池穴连线上，肘横纹下3寸处。

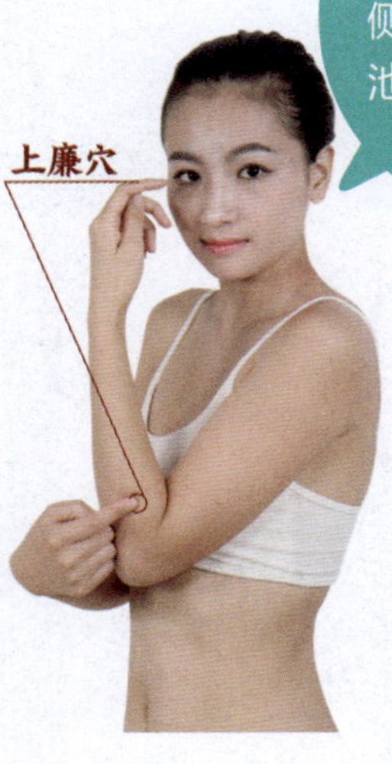

上，与下相对，指上部或上方；廉，廉洁清明。指大肠经气血物质所处为天之下部，天之上部气血虚少、洁静清明。

一穴多用

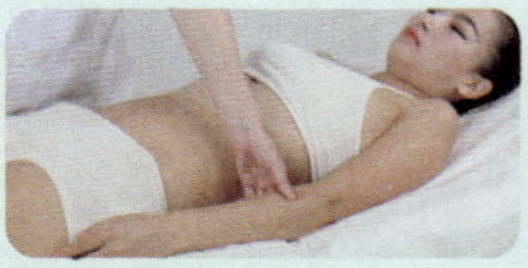

按摩

用拇指指尖按揉上廉穴100~200次，每天坚持，能够治疗腹痛、上肢痹痛等。

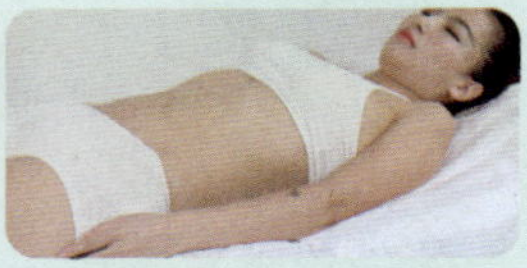

艾灸

将艾炷置上廉穴熏灸，至微有灼痛时，即可易炷再灸。常规灸3~5壮。

021 曲池穴

清热解表降血压

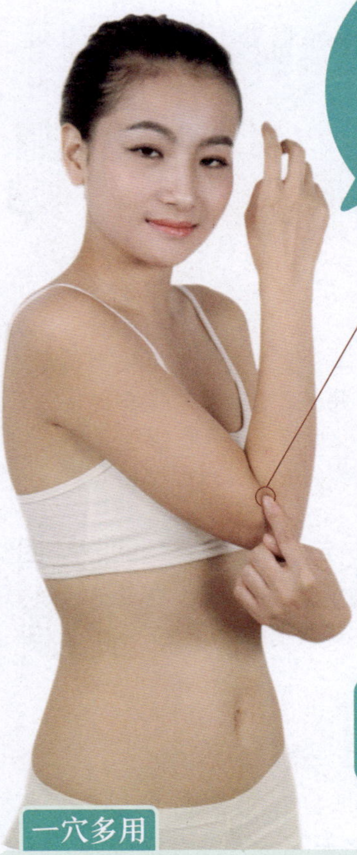

穴位定位

位于肘横纹外侧端，屈肘，当尺泽穴与肱骨外上髁连线中点。

曲，隐秘、不易察觉的意思；池，指水的围合之处、汇合之所。指此处穴位的气血物质由地部之上的湿浊之气。此穴物质由手三里穴的降地之雨汽化而来，位于地之上部，性湿浊滞重，犹如雾露，为隐秘之水，故名曲池。

【主治】 肩臂肘疼痛、上肢不遂、咽喉肿痛、便秘、头痛、发热、高血压、癫狂、腹痛、吐泻、湿疹等。

【配伍】 ①曲池配合谷、外关，主治感冒发热、咽喉炎、扁桃体炎、目赤。②曲池配合谷、血海、委中、膈俞，主治丹毒、荨麻疹。

小贴士

研究表明，艾灸曲池穴可使胃蠕动减缓，针刺曲池穴又可调节肠道蠕动；空肠、回肠蠕动弱者，针刺此穴可使其增强，而强者针刺此穴可使之减弱。

一穴多用

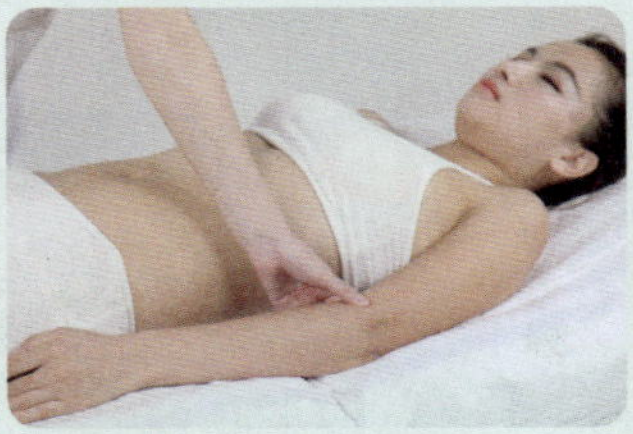

按摩

用拇指指尖弹拨曲池穴3～5分钟，每天1次，可防治肩臂肘疼痛。

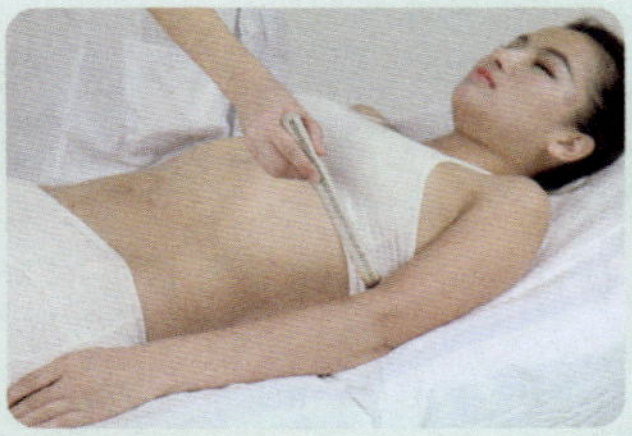

艾灸

用艾条温和灸曲池穴5～10分钟，每天1次，可改善肘痛、上肢痹痛等。

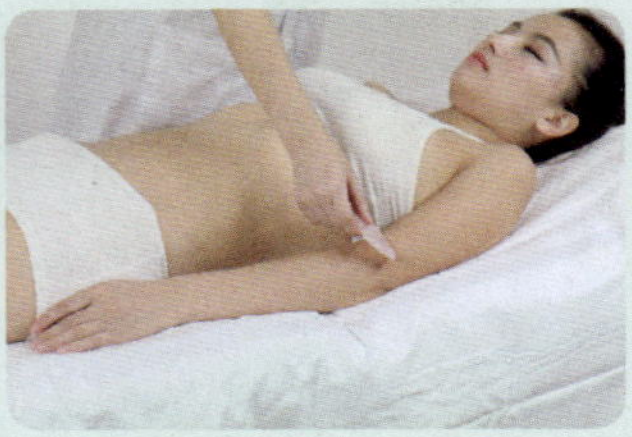

刮痧

用面刮法从上向下刮拭曲池穴3～5分钟，隔天1次，可治疗咽喉肿痛、头痛、发热等。

022 手三里穴

疏风清热通经络

【主治】

目痛、上肢痹痛、腹痛、泄泻等。

穴位定位

位于前臂背面桡侧，当阳溪穴与曲池穴连线上，肘横纹下2寸处。

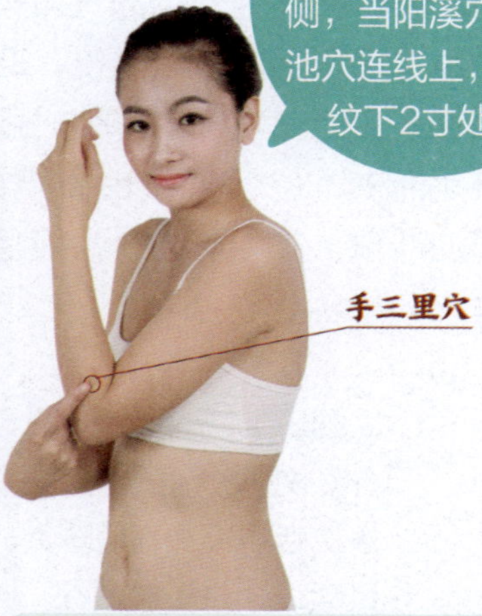

里，此作“寸”解释。因为本穴在手部，又在肘端（肱骨外上髁）下三寸处，所以名手三里。

一穴多用

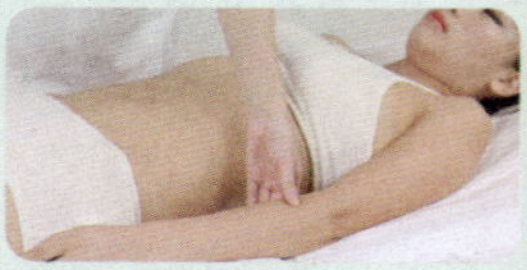

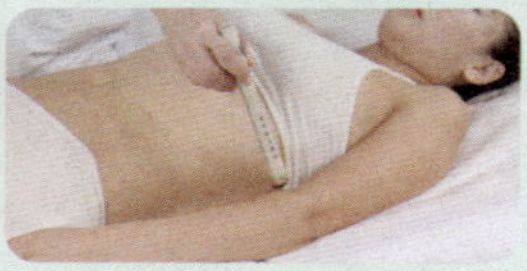

按摩

用拇指指尖按揉手三里穴100～200次，每天坚持，可治疗目痛、上肢痹痛、腹痛等。

艾灸

用艾条温和灸熏灸手三里穴5～10分钟，每天1次，可缓解头痛、目痛、牙痛等。

023 肘髎穴

疏经活络肘痛消

【主治】

上肢痹痛、肩臂肘麻木等。

穴位定位

位于手臂外侧，屈肘，曲池穴上方1寸，当肱骨外上踝上处。

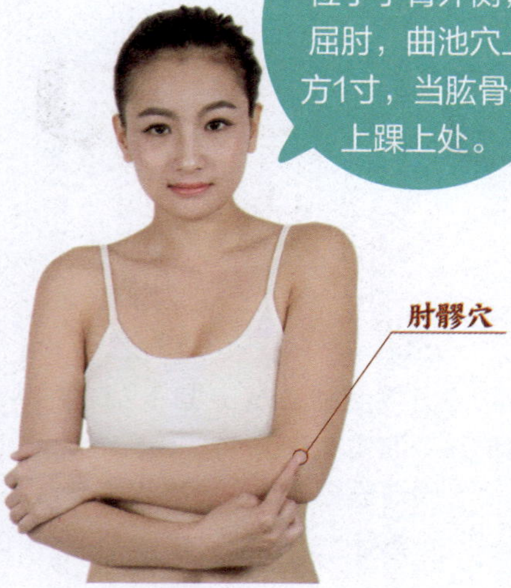

肘，肘部，指穴所在部位；髎，孔隙，指穴内气血的运行通道为孔隙。指大肠经经水由地之天部流入地之地部。

一穴多用

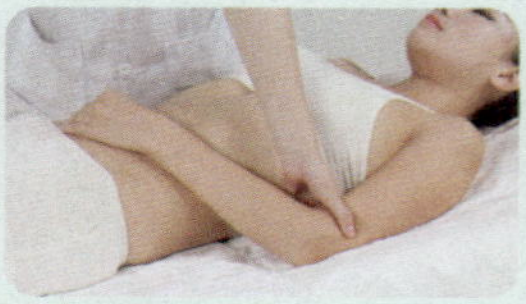

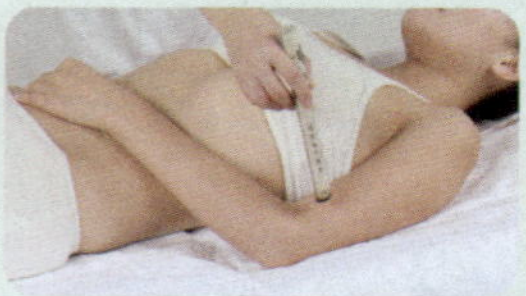

按摩

用拇指指尖弹拨肘髎穴3～5分钟，每天1次，能防治肩臂肘疼痛、麻木。

艾灸

用艾条温和灸熏灸肘髎穴5～10分钟，每天1次，可治疗上肢痹痛、肘痛等。

024 手五里穴

疏经活络止疼痛

【主治】

肩臂肘疼痛、乏力、咳嗽、咯血等。

穴位定位

位于上臂外侧，当曲池穴与肩髃穴连线上，曲池穴上3寸处。

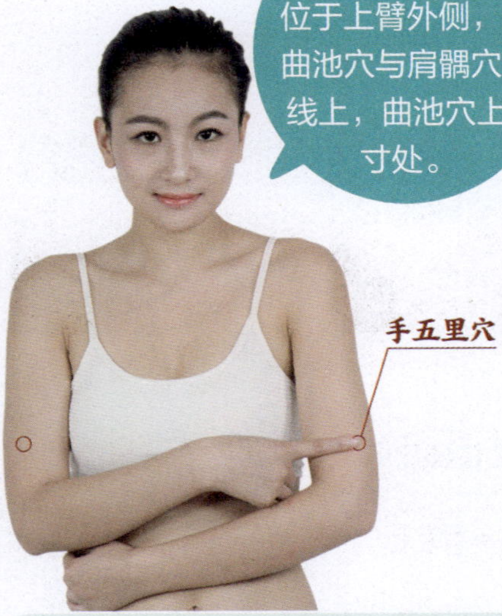

手，部位为手部；五里，穴内气血物质所覆盖的范围。指穴内物质所覆盖的范围较大，比手三里穴覆盖的范围还要大。

一穴多用

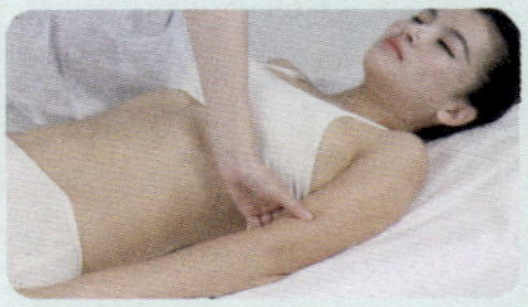

按摩

用拇指指尖弹拨手五里穴50次，每天1次，能防治肩臂肘疼痛。

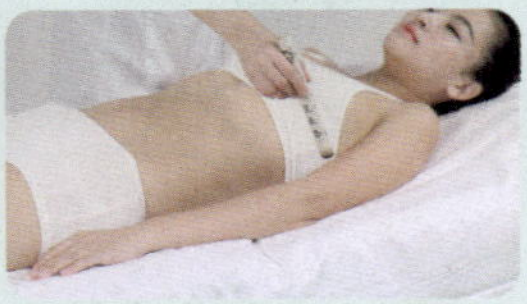

艾灸

用艾条温和灸熏灸手五里穴5~10分钟，每天1次，可改善上肢痹痛、肘痛等。

025 臂臑穴

明目通络治臂痛

【主治】

颈痛、肩臂疼痛、目赤肿痛、目痒等。

穴位定位

位于上臂外侧，三角肌止点处，当曲池穴与肩髃穴连线上，曲池穴上7寸处。

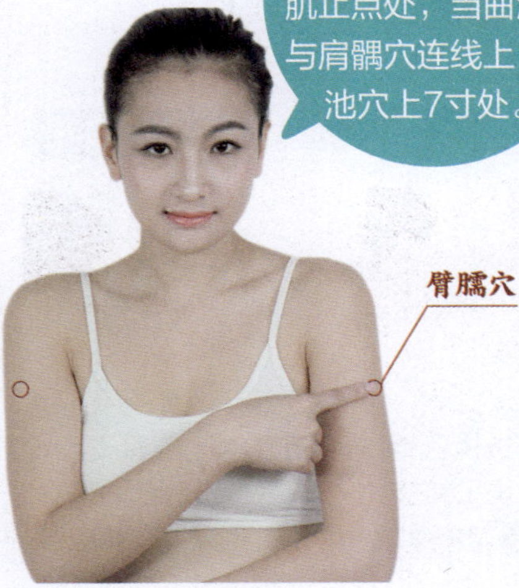

臑，原意牲畜的前肢，此指上臂内侧处。因此穴在上臂肱骨内侧（桡侧），故名臂臑。

一穴多用

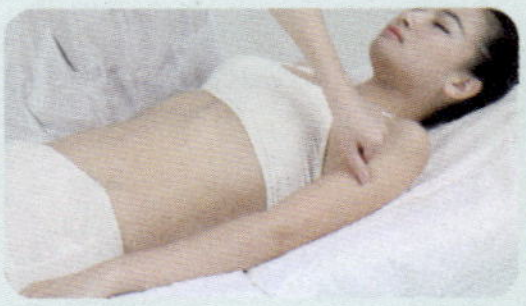

按摩

用拇指指尖按揉臂臑穴100~200次，每天坚持，可防治肩臂疼痛。

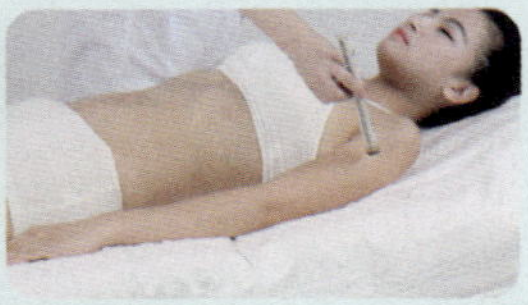

艾灸

用艾条温和灸熏灸臂臑穴5~10分钟，每天1次，可改善肩臂痹痛、目痛等。

026 肩髃穴

活络通经止疼痛

【主治】

肩臂痹痛、上肢不遂等。

穴位定位

位于肩部三角肌上，臂外展或向前平伸时，当肩峰前下方凹陷处。

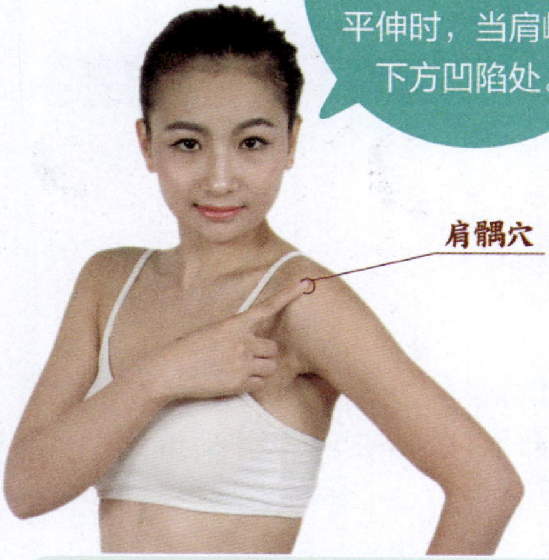

髃，骨间凹陷的意思，因本穴位于肩端关节凹陷处而得名。

一穴多用

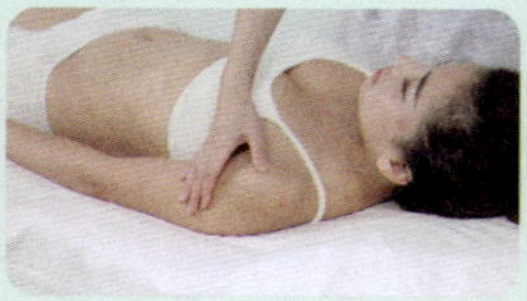

按摩

用拇指指尖按揉肩髃穴100～200次，每天坚持，可防治肩臂疼痛。

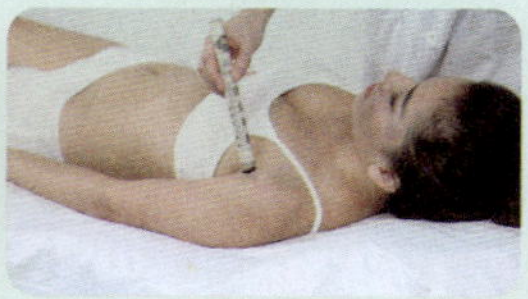

艾灸

用艾条温和灸熏灸肩髃穴10分钟，每天坚持，可改善肩臂痹痛、上肢不遂。

027 巨骨穴

疏通肩颈有疗效

【主治】

肩臂疼痛、肩周炎、瘿瘤等。

穴位定位

位于肩上部，当锁骨肩峰端与肩胛冈之间的凹陷处。

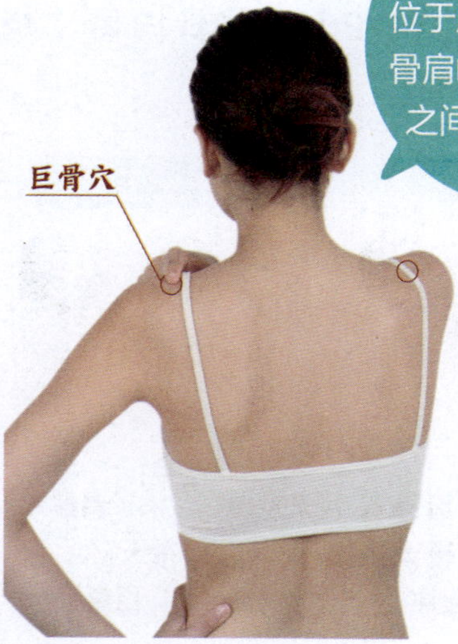

巨，大；骨，水。指大肠经之阴浊降地后所形成的巨大水域。此穴物质为肩髃穴传来的地部经水。

一穴多用

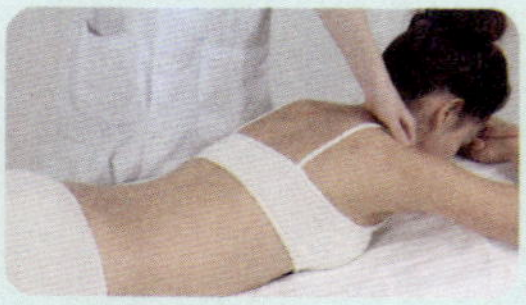

按摩

用拇指指尖按揉巨骨穴100～200次，每天坚持，可防治肩臂疼痛。

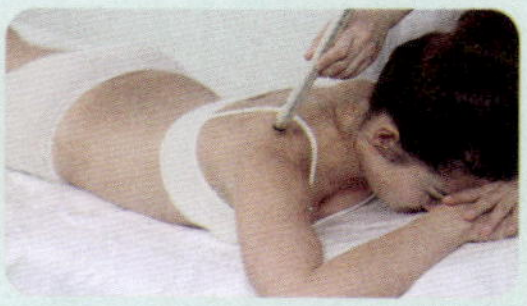

艾灸

用艾条温和灸熏灸巨骨穴5～10分钟，每天1次，可改善肩周炎。

028 天鼎穴

理气散结消颈疾

【主治】
肩臂疼痛、肩周炎、颈痛、咽痛等。

穴位定位
位于颈外侧部，胸锁乳突肌后缘，当喉结旁，扶突穴与缺盆穴连线之中点。

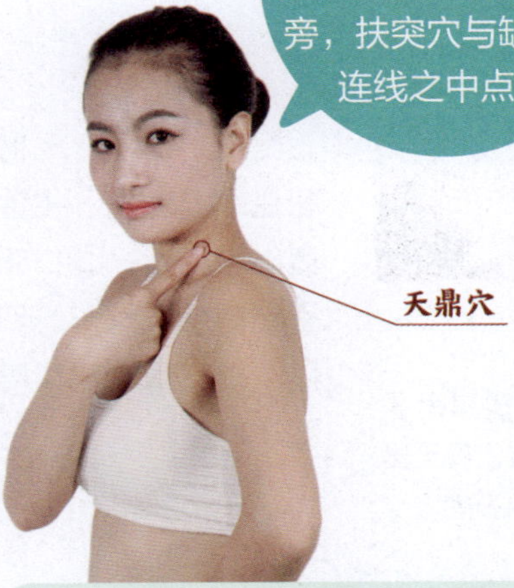

天，面部；鼎，炉鼎。巨骨穴传来的地部经水，至本穴，受心部外传之热的水液蒸发，并上行于天，如鼎内之水被加热一般。

一穴多用

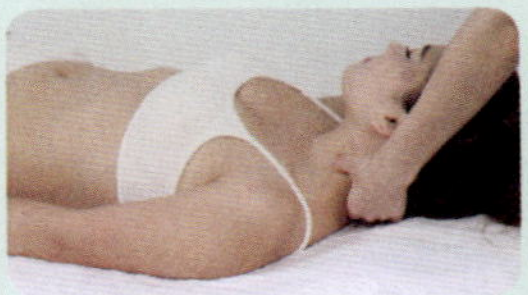

按摩
每天用拇指指尖按揉天鼎穴100～200次，可防治肩臂疼痛、颈痛。

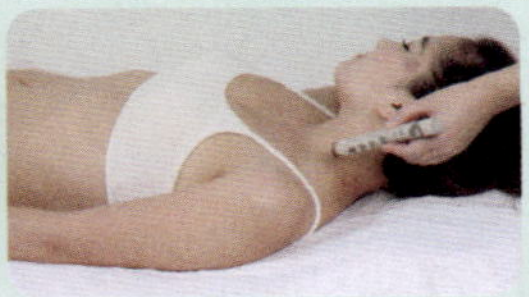

艾灸
用艾条温和灸熏灸天鼎穴5～10分钟，每天1次，可改善颈痛、肩周炎。

029 扶突穴

清咽消肿止喉痛

【主治】
落枕、颈痛、肩臂疼痛、咽痛、喉痹等。

穴位定位
位于颈外侧部，喉结旁，当胸锁乳突肌的前、后缘之间。

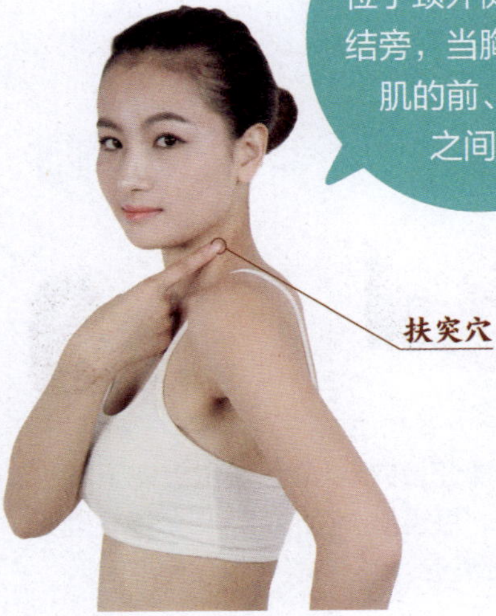

扶，是扶持、帮助的意思；突的意思是冲。指大肠经的经气在外部热气的帮助下上行至天部。

一穴多用

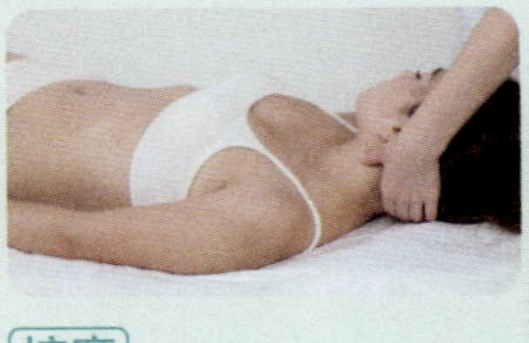

按摩
用拇指指尖按揉扶突穴100～200次，每天坚持，可防治落枕、咳嗽。

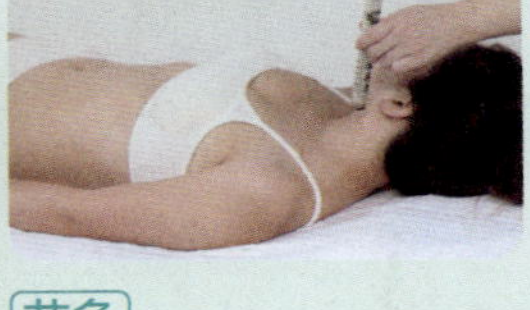

艾灸
用艾条温和灸熏灸扶突穴5～10分钟，每天1次，可治疗颈部疾病。

030 口禾髎穴

祛风清热开鼻窍

【主治】
鼻炎、鼻塞、鼻出血等。

穴位定位

位于上唇部，鼻孔外缘直下，平水沟穴。

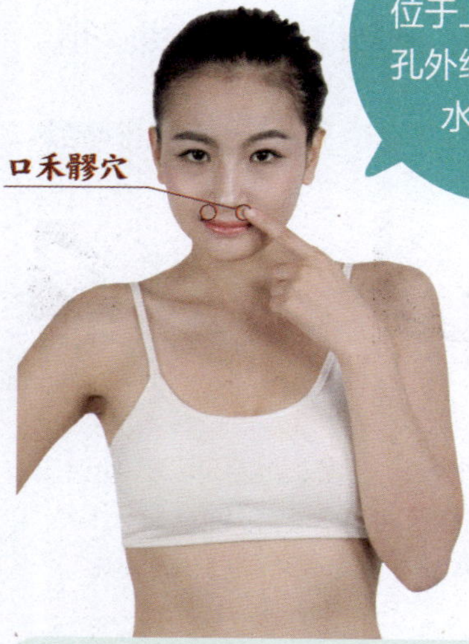

禾，指粮食；髎，意为孔穴。谷物从口入，穴近口处，内对两齿（门齿及尖齿）牙根之间的凹陷处，所以名口禾髎。

一穴多用

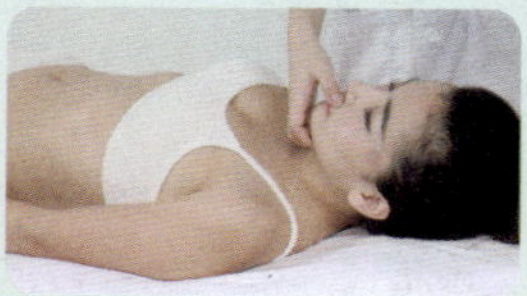

按摩
用拇指指尖按揉口禾髎穴100~200次，每天坚持，可防治鼻部病症。

【配伍】①口禾髎配兑端、劳宫，主治鼻出血不止。②口禾髎配地仓、颊车、四白，主治口喎、口噤不开、鼻塞。

031 迎香穴

祛风止痛通鼻窍

【主治】
鼻塞、鼻出血等鼻疾。

穴位定位

位于鼻翼外缘中点旁，当鼻唇沟中。

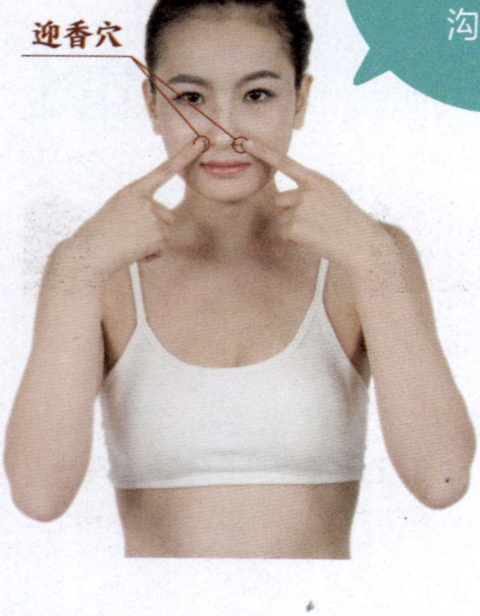

迎，迎接；香，香味，这里泛指各种气味。此穴主治不闻香臭的病症，故名。

一穴多用

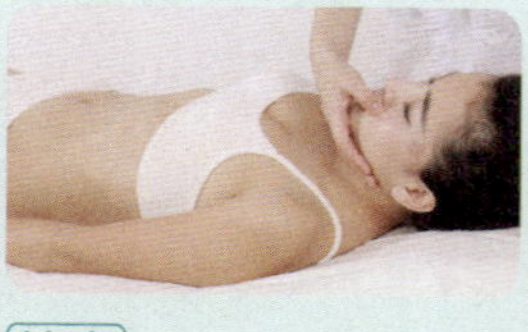

按摩
用拇指指尖按揉迎香穴100~200次，每天坚持，可防治鼻部病症。

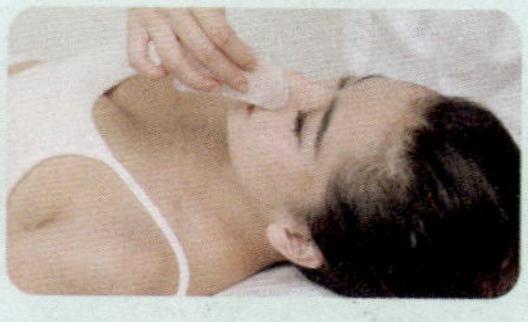

刮痧
用角刮法从上向下刮拭迎香穴3~5分钟，隔天1次，可以治疗鼻疾。

第4章 足阳明胃经

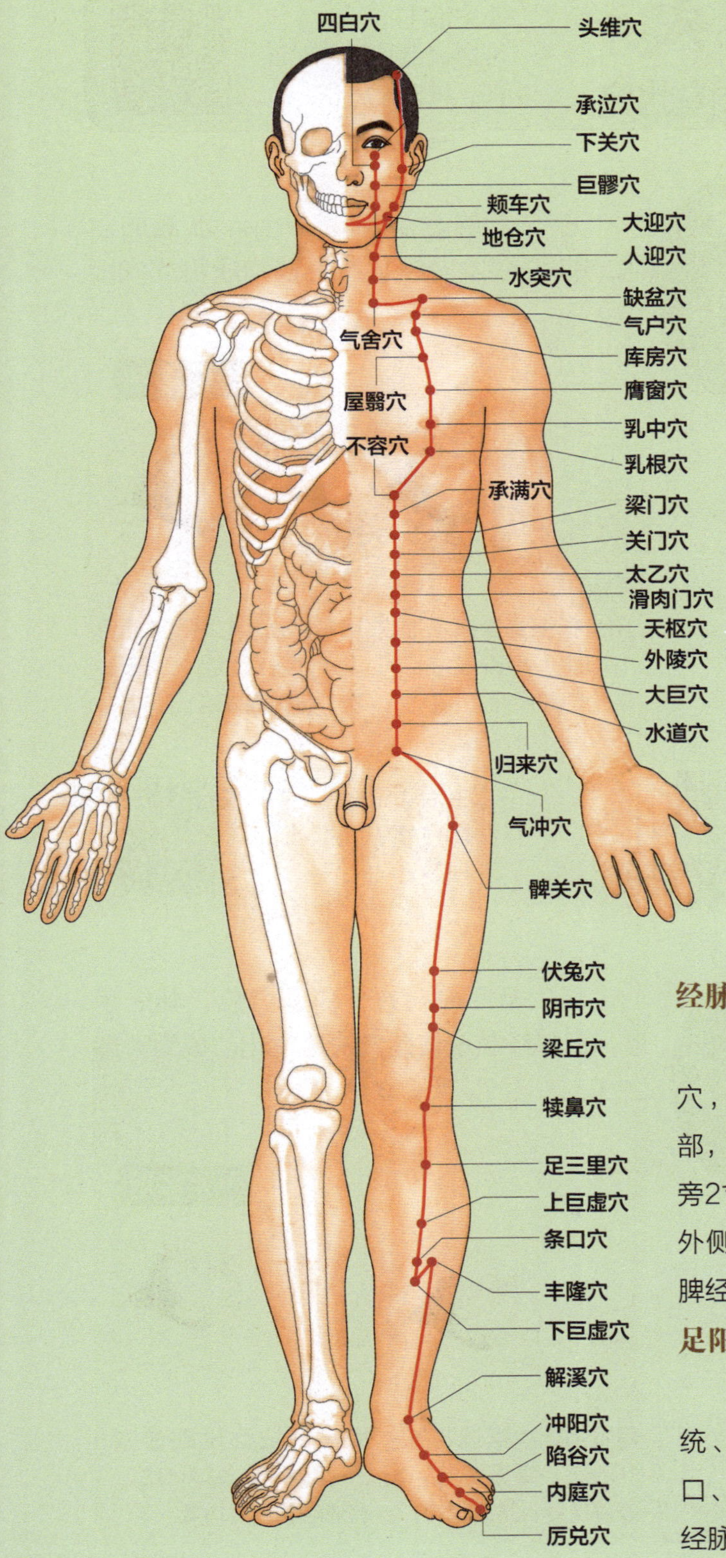

经脉循行

足阳明胃经起于眼眶下的承泣穴，从头走足，行于面前部，至胸部，行于任脉旁4寸，走腹部，行于脐旁2寸，经下肢外侧前沿，止于足次趾外侧甲角旁的厉兑穴，在此与足太阴脾经交会。

足阳明胃经主治病症

消化系统、神经系统、呼吸系统、循环系统病症，咽喉、头面、口、牙、鼻等头面五官病症，以及本经脉所经过部位之病症。

032 承泣穴

迎风流泪按此穴

【主治】

迎风流泪、夜盲、近视、目赤肿痛等。

穴位定位

位于面部，瞳孔直下，当眼球与眶下缘之间。

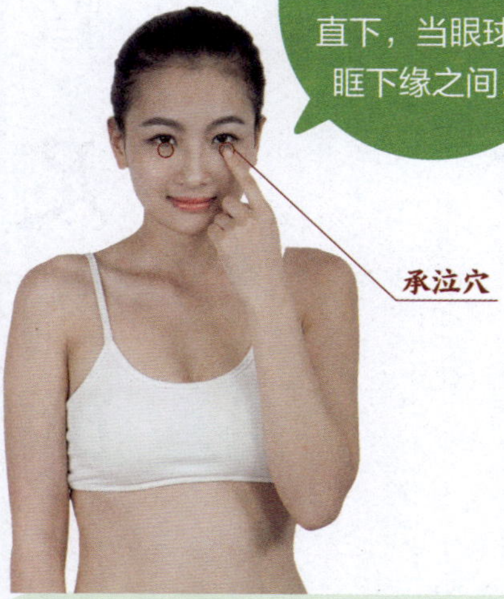

承，受的意思；泣，泪、水液的意思。指胃经体内经脉的气血物质由此穴而出。

一穴多用

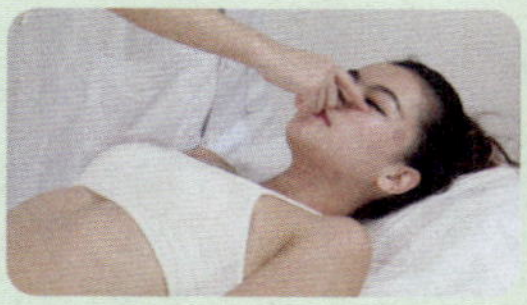

按摩

用食指指尖揉按承泣穴100次，每天坚持，可防治眼部疾病。

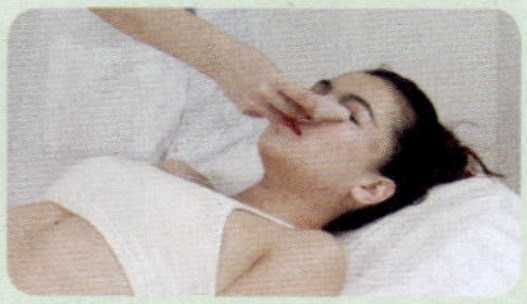

刮痧

用角刮法刮拭承泣穴，以皮肤发红为度，隔天1次，可防治眼疾。

033 四白穴

明目护眼又养颜

【主治】

面肌痉挛、角膜炎、近视等。

穴位定位

位于面部，瞳孔直下，当眶下孔凹陷处。

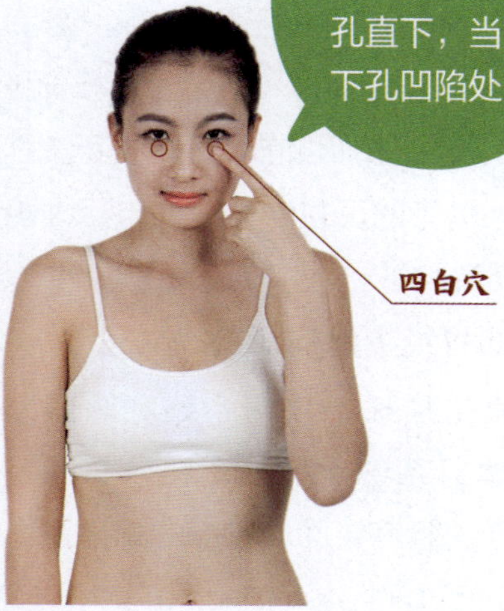

四，指四面八方；白，白色、肺之色也。指胃经经水在此穴快速汽化，成为天部之气。

一穴多用

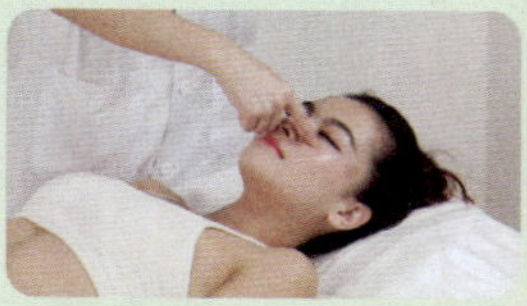

按摩

用食指指尖揉按四白穴100次，每天坚持，能改善视力，防治眼疾。

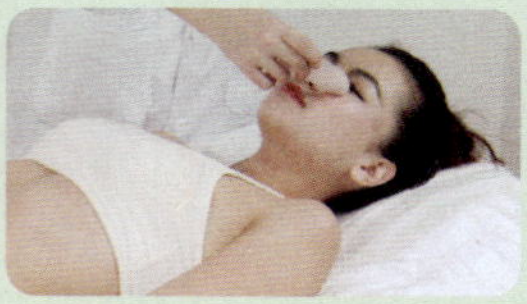

刮痧

用角刮法刮拭四白穴2～3分钟，隔天1次，有通络明目的功效。

034 巨髎穴

清热消肿祛牙痛

【主治】
面瘫、近视、远视、目赤肿痛、牙痛等。

穴位定位

位于面部，瞳孔直下，平鼻翼下缘处，当鼻唇沟外侧。

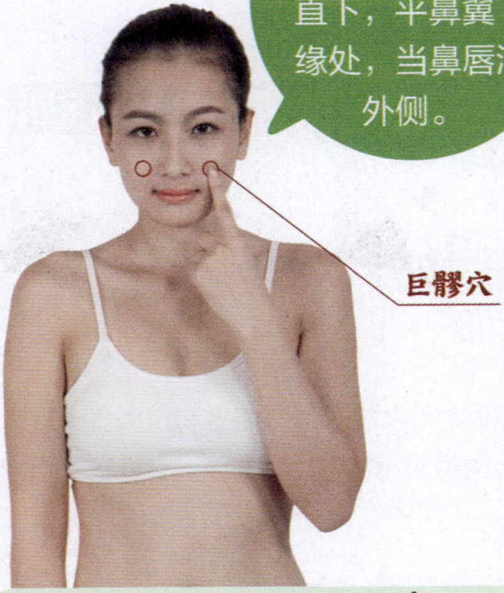

巨，大、巨大的意思；髎，孔隙。指胃经天部的浊气化雨，冷降归于地部。此穴物质为四白穴传来的天部之气。

一穴多用

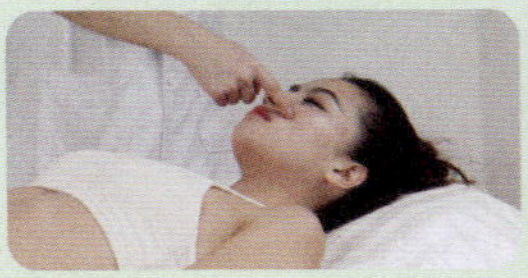

按摩

用食指指尖轻轻按揉巨髎穴100～200次，每天坚持，可防治面瘫、近视、远视。

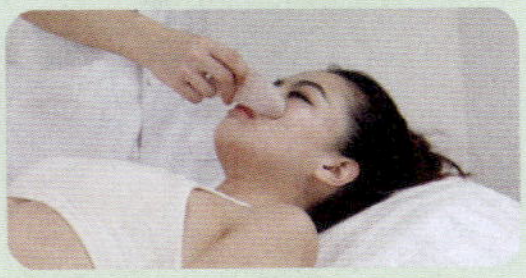

刮痧

用角刮法刮拭巨髎穴3分钟，隔天1次，可治疗目赤肿痛、牙痛。

035 地仓穴

治疗面瘫常用穴

【主治】
口眼㖞斜、流涎、面神经麻痹等。

穴位定位

位于面部，口角外侧，上直对瞳孔。

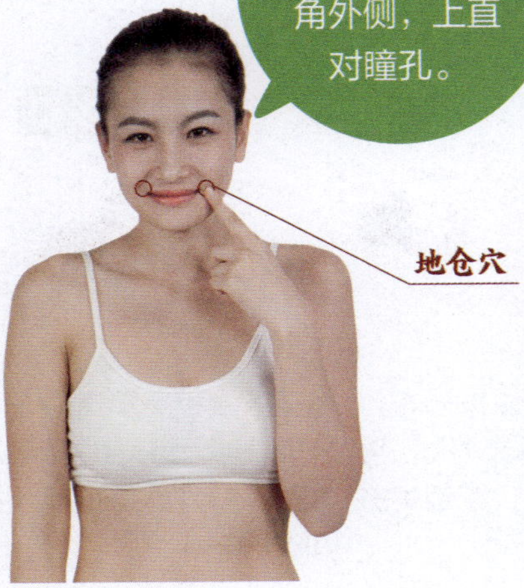

地，地格；仓，藏谷处。面分三庭，鼻上为上庭，鼻为中庭，鼻下为下庭，合为天人地三格。此穴在鼻下地格处，口以入谷，故谓仓。

一穴多用

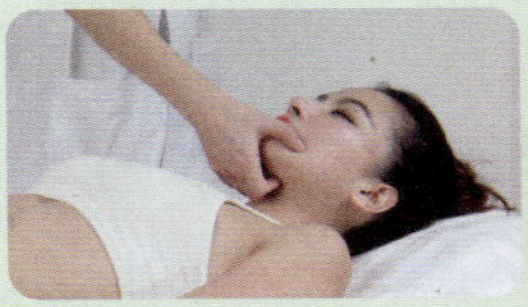

按摩

用拇指指尖按揉地仓穴100～200次，每天坚持，可治疗口眼㖞斜、流涎。

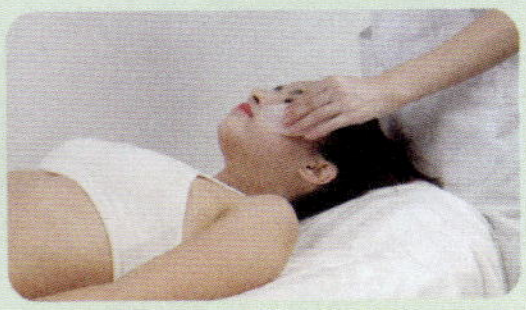

刮痧

用角刮法刮拭地仓穴2～3分钟，每天1次，可治疗口眼㖞斜、流涎等。

036 大迎穴

牙面疼痛寻大迎

【主治】
口眼㖞斜、牙痛、面肌痉挛、面瘫等。

穴位定位

位于下颌角前方，咬肌附着处的前缘，当面动脉搏动处。

大，多、尊的意思；迎，受的意思。指胃经气血大部分由本穴上输至头部。

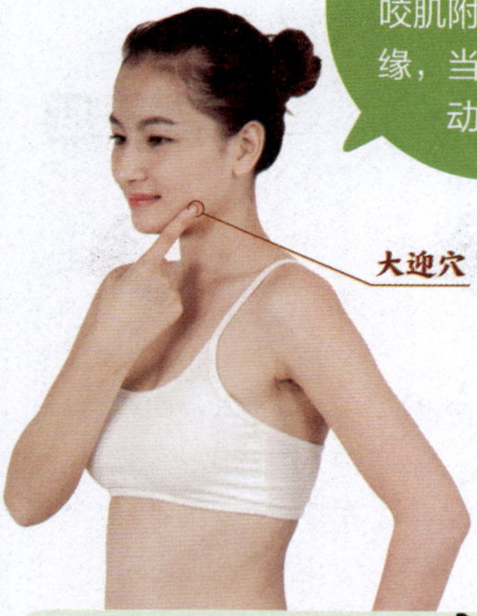

一穴多用

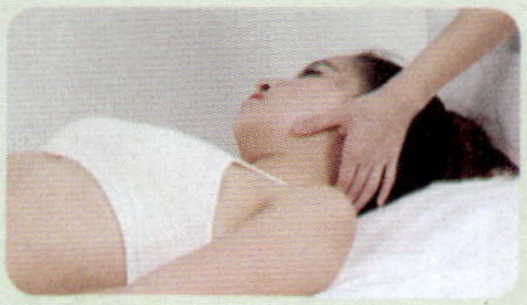

按摩
用拇指指尖揉按大迎穴3分钟，每天坚持按摩，可防治面瘫、牙痛等。

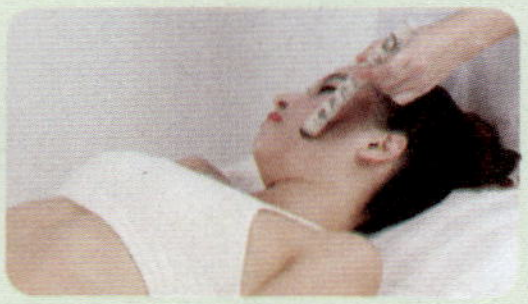

艾灸
用艾条温和灸熏灸大迎穴15分钟，每天1次，可治疗眼睑痉挛、颜面疼痛。

037 颊车穴

消肿止痛泻胃火

【主治】
下颌关节炎、口疮、面神经麻痹等。

穴位定位

位于面颊部，下颌角前上方约一横指，当咀嚼时咬肌隆起，按之凹陷处。

颊，指面颊；车，运载工具也。指此穴运送胃经的五谷精微气血循经上头。此穴物质为大迎穴传来的五谷精微气血。

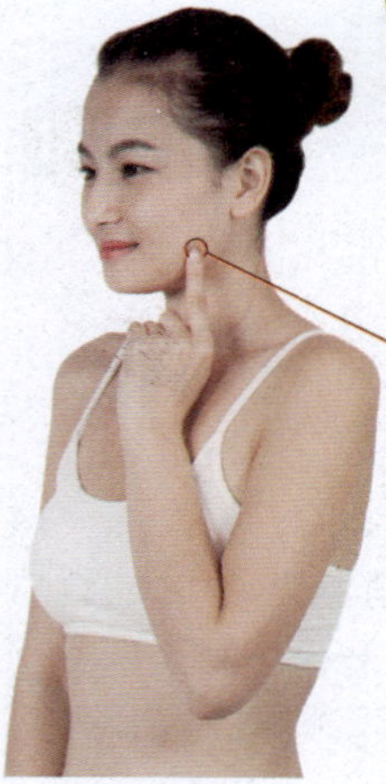

一穴多用

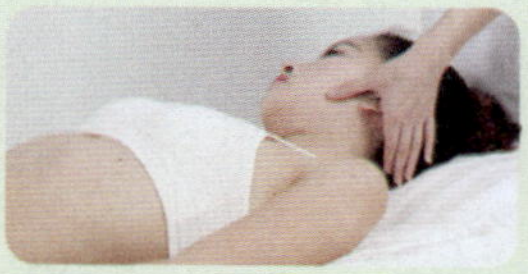

按摩
用拇指指尖揉按颊车穴200次，每天1次，可防治腮腺炎、下颌关节炎、口疮等。

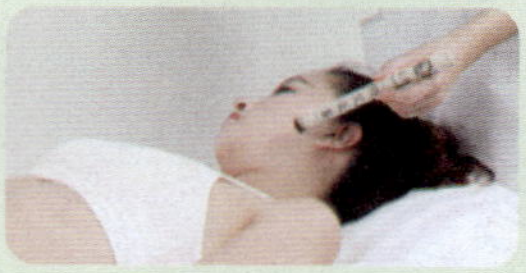

艾灸
用艾条温和灸熏灸颊车穴10分钟，每天1次，可防治面神经麻痹、甲状腺肿大等。

038 下关穴

牙痛耳病均有效

【主治】
颞颌关节炎、口眼㖞斜、牙痛、耳鸣等。

穴位定位

位于面部耳前方，当颧弓与下颌切迹所形成的凹陷中。

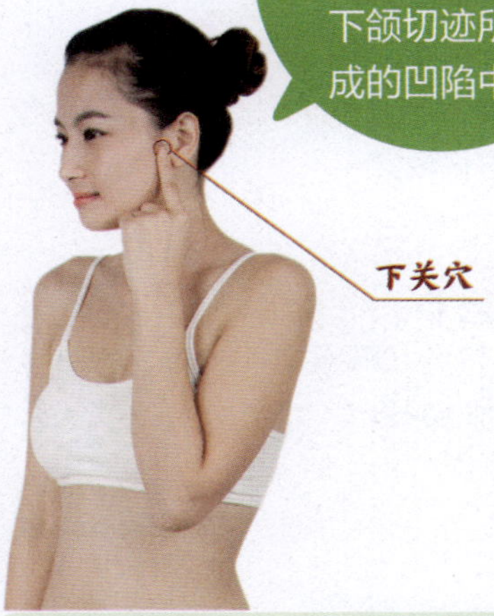

下，属下的浊重水湿；关，关卡。指此穴对胃经上输头部的气血物质中的阴浊部分有关卡作用。

一穴多用

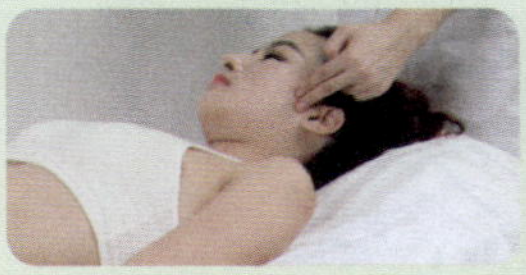

按摩
用食指与中指两指指腹每天揉按下关穴5分钟，可防治颞颌关节炎、口眼㖞斜等。

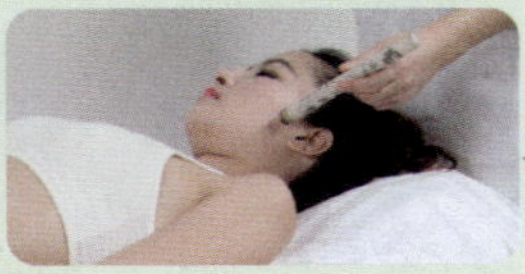

艾灸
用艾条温和灸熏灸下关穴10分钟，每天1次，可治疗耳聋、耳鸣。

039 头维穴

息风镇痉治头痛

【主治】
中风后遗症、前额神经痛、偏头痛等。

穴位定位

位于头侧部，当额角发际上0.5寸，头正中线旁开4.5寸处。

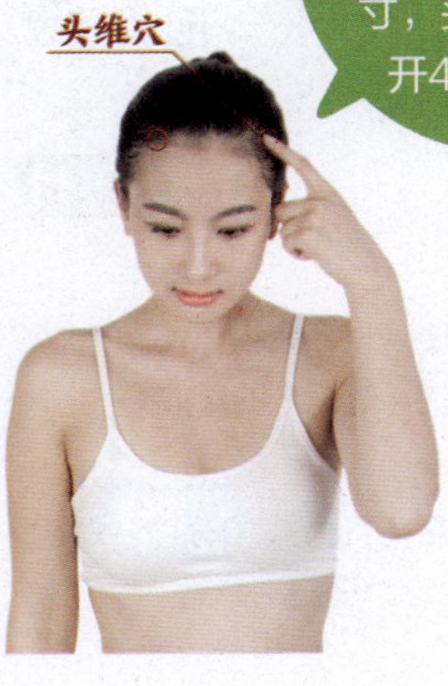

头，头部；维，维持、维系之意。指此穴的气血物质有维持头部正常功能的作用。

一穴多用

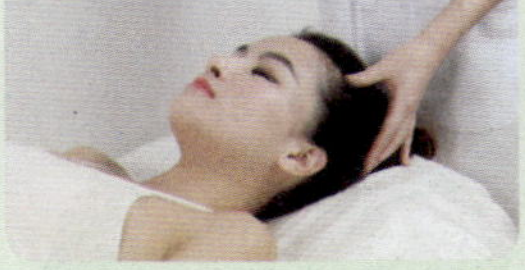

按摩
每天用拇指指腹按摩头维穴5分钟，可改善中风后遗症、高血压等。

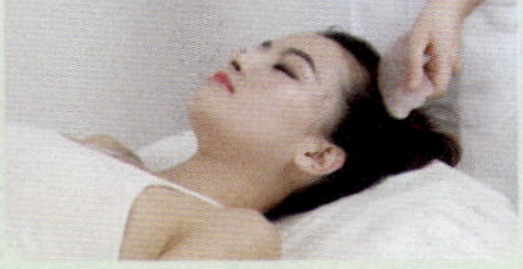

刮痧
用面刮法刮头维穴3分钟，隔天1次，可缓解视物不明、偏头痛等。

040 人迎穴 咽炎哮喘找人迎

【主治】
咽喉肿痛、哮喘、瘰疬、瘿气等。

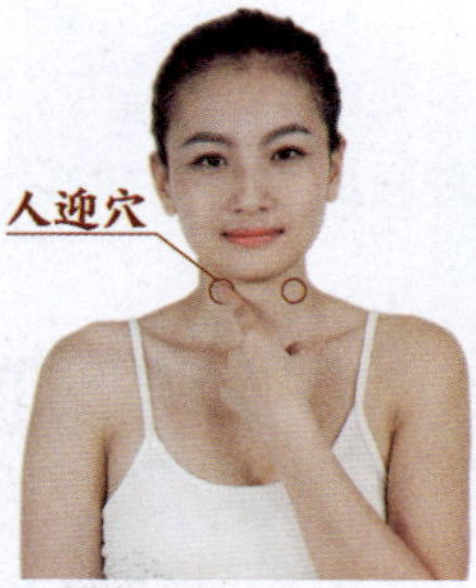

穴位定位

位于颈部，当胸锁乳突肌前缘，颈总动脉搏动处。

一穴多用

按摩
每天用拇指指腹揉按人迎穴200次，对改善咽喉肿痛、气喘、高血压等有很好的效果。

刮痧
刮拭人迎穴2～3分钟，隔天1次，可治疗瘰疬、瘿气等。

041 水突穴 清热利咽找水突

【主治】
支气管炎、咽喉炎、咽喉肿痛等。

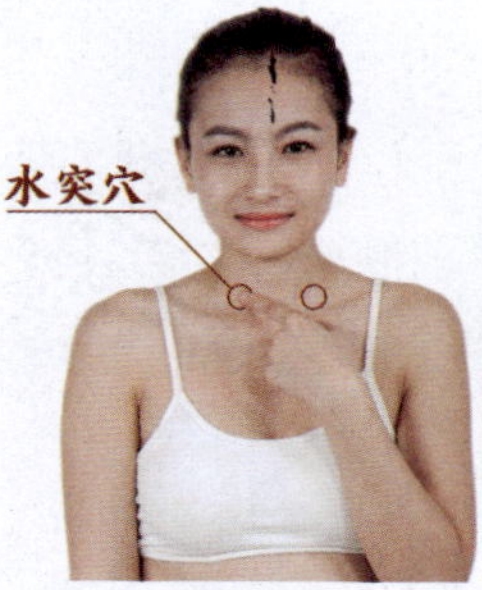

穴位定位

位于颈部，胸锁乳突肌前缘，人迎穴与气舍穴连线中点。

一穴多用

按摩
每天用拇指指腹揉按水突穴100次，长期按摩，对支气管炎、咽喉炎等有良好的疗效。

艾灸
每天用艾条温和灸熏灸水突穴10分钟，有理气止痛、止咳平喘的功效。

042 气舍穴 软坚散结止咳喘

【主治】
颈项强直、落枕、呃逆、瘿瘤、瘰疬等。

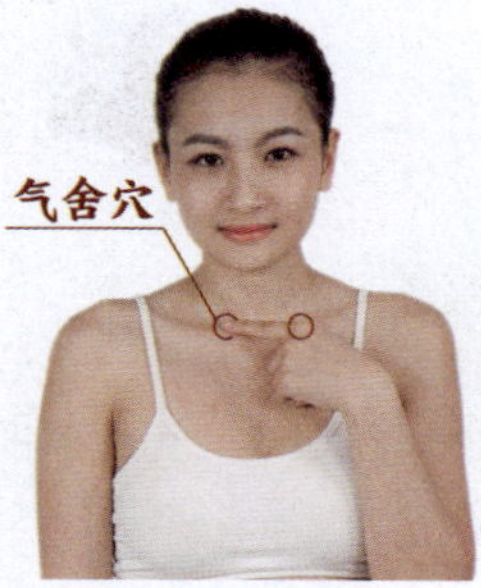

穴位定位

位于颈部，胸锁乳突肌胸骨头与锁骨头之间。

一穴多用

按摩
每天用拇指指腹揉按气舍穴200次，对颈项强直、落枕等有良好的疗效。

艾灸
用艾条温和灸熏灸气舍穴10分钟，每天1次，可治疗呃逆、瘿瘤、瘰疬。

043 缺盆穴
咽喉肿痛找缺盆

【主治】
咽喉肿痛、咳嗽、哮喘等。

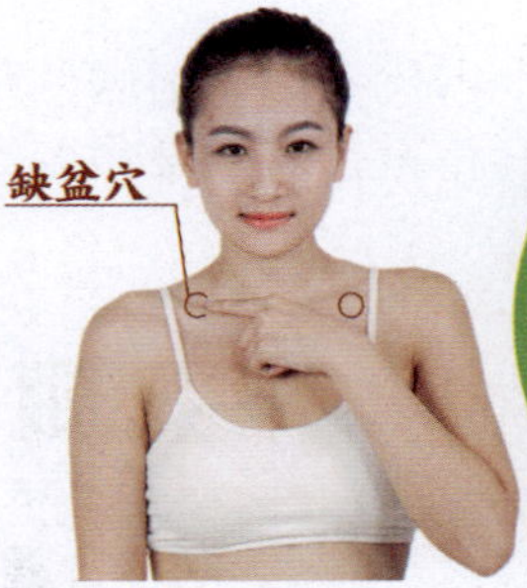

穴位定位

位于锁骨上窝中央，距前正中线4寸处。

一穴多用

按摩
每天用拇指指腹按揉缺盆穴2～3分钟，长期按摩，可缓解咽喉肿痛、咳嗽、哮喘等。

刮痧
沿锁骨刮拭缺盆穴2～3分钟，隔天1次，可防治颈肩部病症、咽喉肿痛。

044 气户穴
宽胸理气止咳喘

【主治】
胸膜炎、胸闷、哮喘、呃逆、咳嗽等。

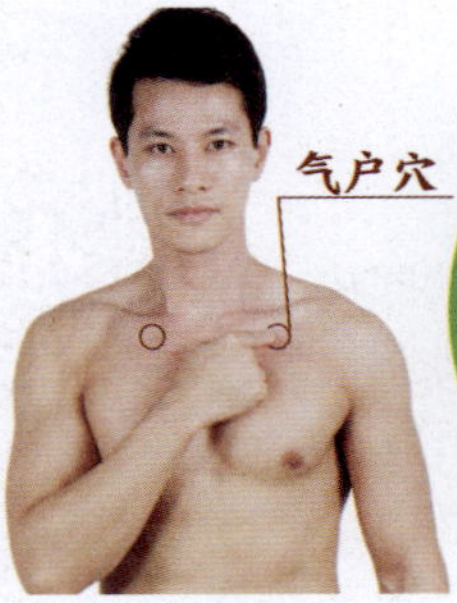

穴位定位

位于胸部，锁骨中点下缘，任脉旁开4寸处。

一穴多用

按摩
每天用拇指指腹按揉气户穴2～3分钟，长期按摩，可改善呼吸不畅，治疗哮喘。

艾灸
用艾条温和灸熏灸气户穴10分钟，每天1次，可治疗呃逆、咳嗽、气喘。

045 库房穴
胸胁胀痛取库房

【主治】
气喘、呼吸不畅、咳痰、胸胁胀痛等。

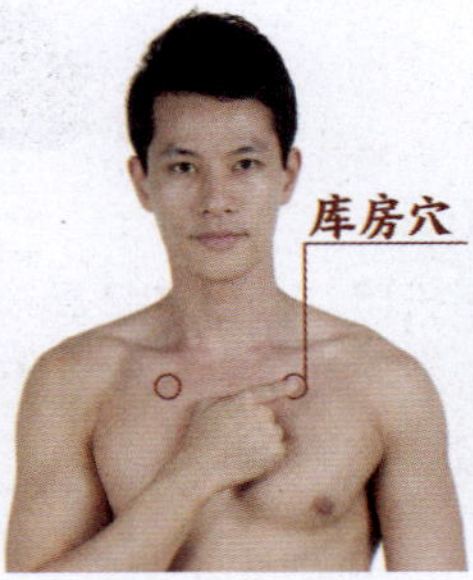

穴位定位

位于胸部，当第一肋间隙，距前正中线4寸处。

一穴多用

按摩
每天用拇指指腹来回推按库房穴1～3分钟，可改善气喘、呼吸不畅等。

艾灸
用艾条雀啄灸熏灸库房穴10分钟，每天1次，可治疗咳痰、咯血等。

046 屋翳穴 消痈止咳调水道

【主治】
气喘、咳痰、咯血、乳痈等。

穴位定位

位于胸部，当第二肋间隙，距前正中线4寸处。

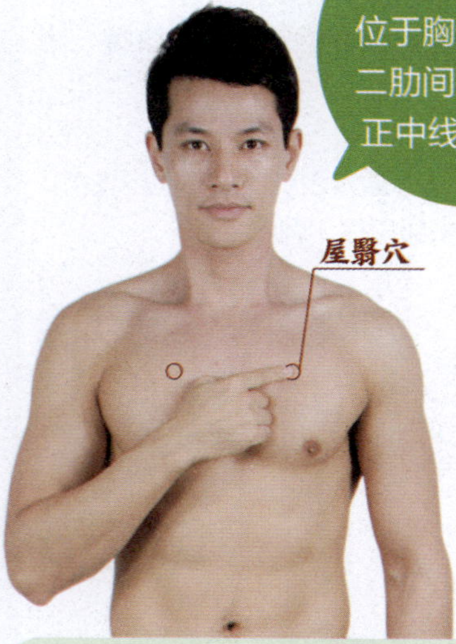

屋，房子；翳，古代指用羽毛做的华盖穴或遮蔽之物。指此穴有地部气化之气为胸部提供卫外屏障。

一穴多用

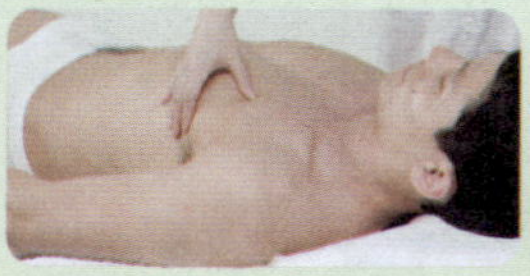

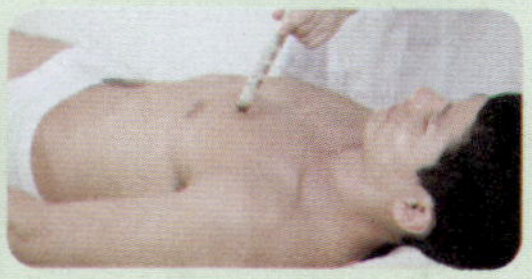

按摩

每天用拇指指腹来回揉按屋翳穴1～3分钟，长期按摩，可改善气喘、乳痈等。

艾灸

用艾条回旋灸熏灸屋翳穴10分钟，每天1次，可治疗咳痰、咯血等。

047 膺窗穴 止咳消肿治胁痛

【主治】
咳嗽、胸肋胀痛、胸闷、急性乳腺炎等。

穴位定位

位于胸部，当第三肋间隙，距前正中线4寸处。

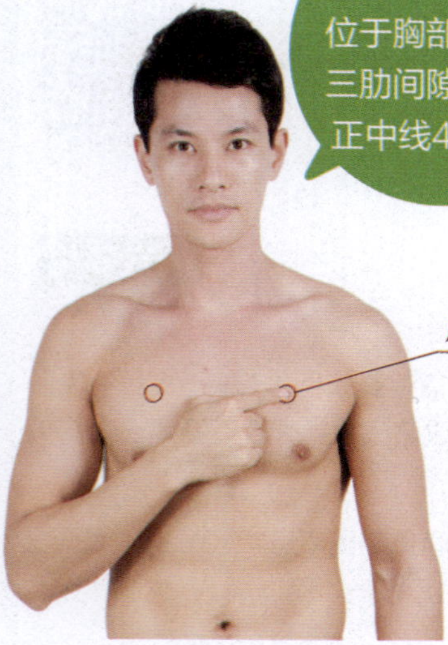

膺，胸；窗，空孔。指胸腔内的高温之气由此外出胃经。此穴是胸腔与体表气血物质交流的一个窗口。

一穴多用

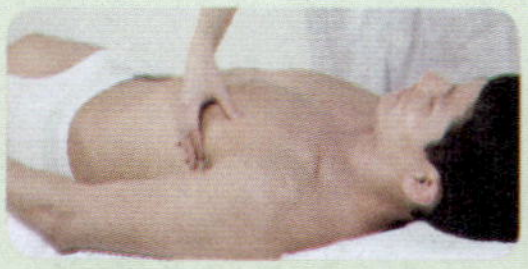

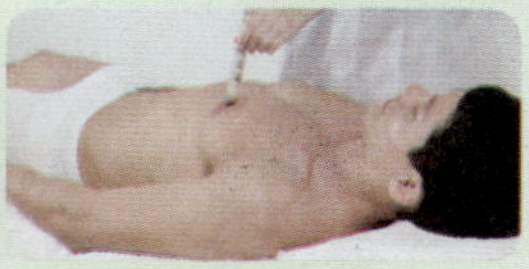

按摩

每天用拇指指腹点按膺窗穴1～3分钟，长期点按，可改善气喘、呼吸不畅等。

艾灸

每天用艾条温和灸熏灸膺窗穴10分钟，可治疗胸肋胀痛、胸膜炎等。

048 乳中穴
宽胸利乳宣肺气

【主治】
胸闷、乳腺炎等乳腺疾病等。

穴位定位

位于胸部，当第四肋间隙，乳头中央，距前正中线4寸处。

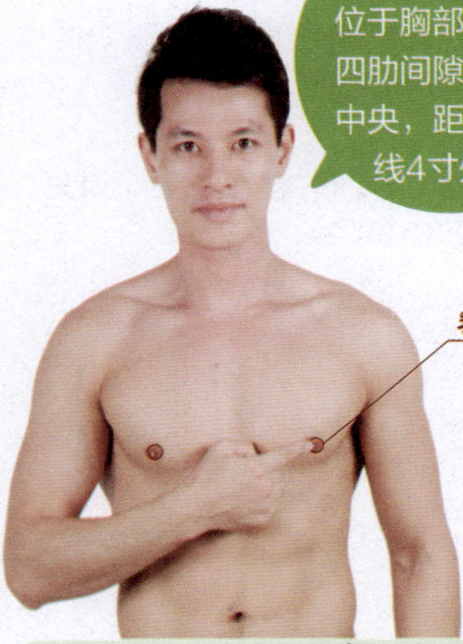

乳，乳房的意思；中，正中的意思。此穴为乳头标志，故名乳中。此穴为五谷生化的乳汁精微输出之所。

一穴多用

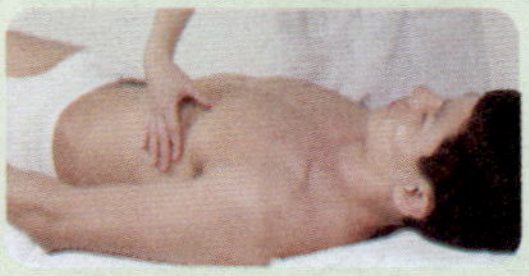

按摩
每天用拇指指腹点按乳中穴1～3分钟，长期点按，可改善胸闷、乳腺疾病等。

【配伍】乳中配乳根、俞府，有降气化痰、宽胸理气的作用，主治咳嗽、痰哮等。

049 乳根穴
乳腺病症不用愁

【主治】
肋间神经痛、乳腺炎、乳腺增生等。

穴位定位

位于胸部，当乳头直下，乳房根部，第五肋间隙，距前正中线4寸处。

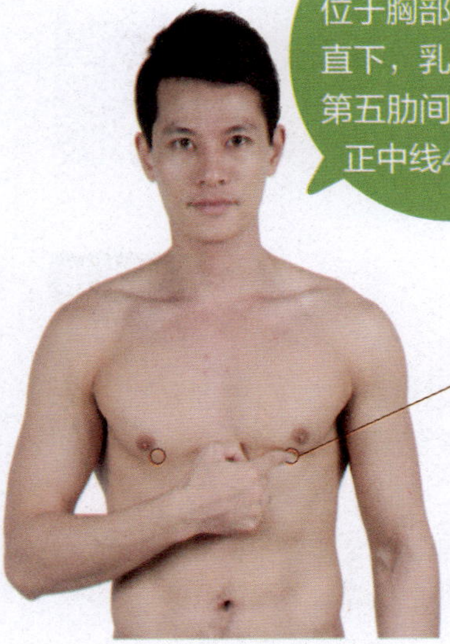

乳，乳房；根，本。指此穴为乳房发育充实的根本。因此穴中的脾土微粒干硬结实，是乳部肌肉承固的根本，故名乳根。

一穴多用

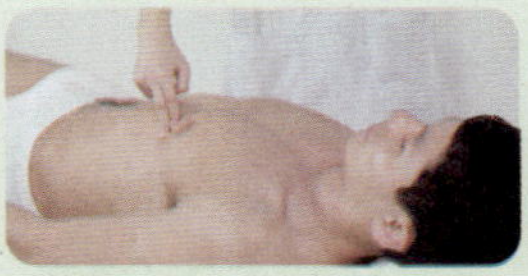

按摩
用食指与中指二指腹按揉乳根穴30次，长期按摩，可改善胸痛、肋间神经痛等。

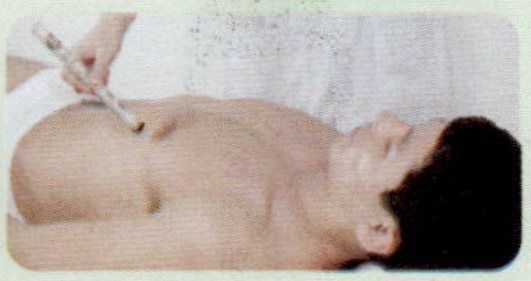

艾灸
用艾条雀啄灸熏灸乳根穴10分钟，每天1次，可治疗乳腺炎、乳汁不足等。

050 不容穴
和胃止呕止胁痛

【主治】
腹胀、胃痛、咳喘、胸背痛、呕吐、吐血等。

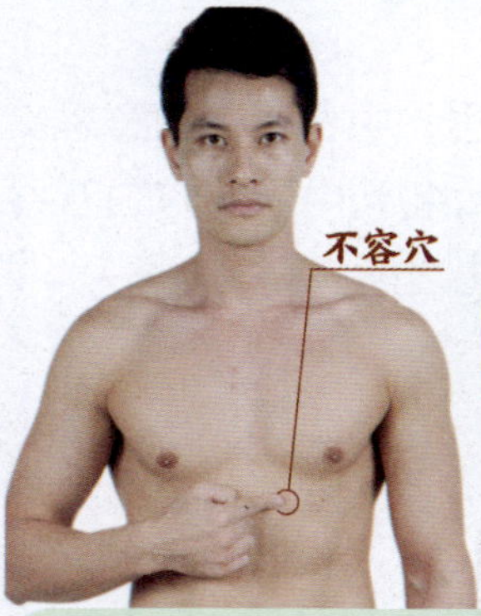

穴位定位

位于上腹部，当脐中上6寸，距前正中线2寸处。

一穴多用

按摩
每天用手掌大鱼际按揉不容穴2～3分钟，可改善腹满脘痛、咳喘等。

艾灸
用艾条温和灸熏灸不容穴10分钟，每天1次，可治疗胸背痛、胁下痛等。

051 承满穴
降逆止呕健脾胃

【主治】
胃痛、食欲不振、肠鸣、呕吐等。

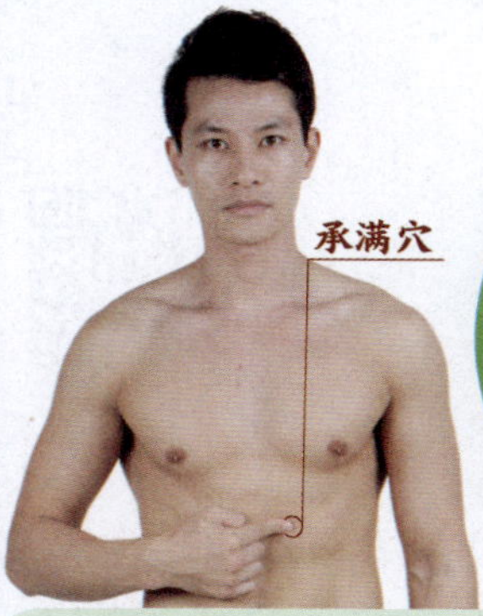

穴位定位

位于上腹部，当脐中上5寸，距前正中线2寸处。

一穴多用

按摩
每天用手掌根部推按承满穴3分钟，可改善胃痛、食欲不振等。

艾灸
用艾条温和灸熏灸承满穴10分钟，每天1次，可治疗呃逆、吐血等。

052 梁门穴
消积化滞调肠胃

【主治】
不思饮食、脘痛、肠鸣、积食、呕吐等。

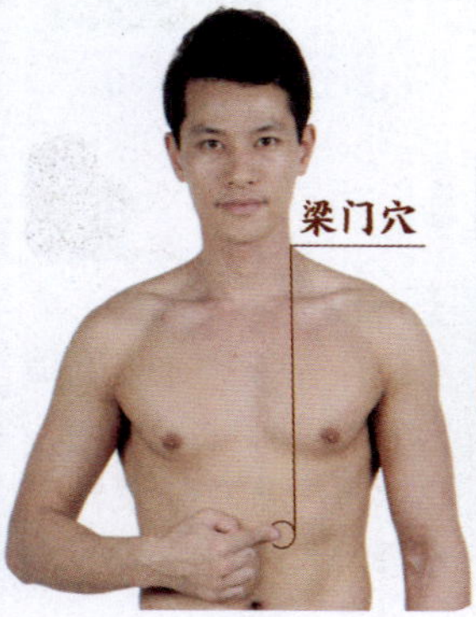

穴位定位

位于上腹部，当脐中上4寸，任脉旁开2寸处。

一穴多用

按摩
每天用手掌根部从下往上地推按梁门穴3分钟，可治不思饮食、胃痛等。

艾灸
每天用艾条温和灸熏灸梁门穴10分钟，可治腹中积气结痛、不思饮食等。

053 关门穴
利水消肿调肠胃

【主治】
胃痛、胃下垂、便秘、遗尿、水肿等。

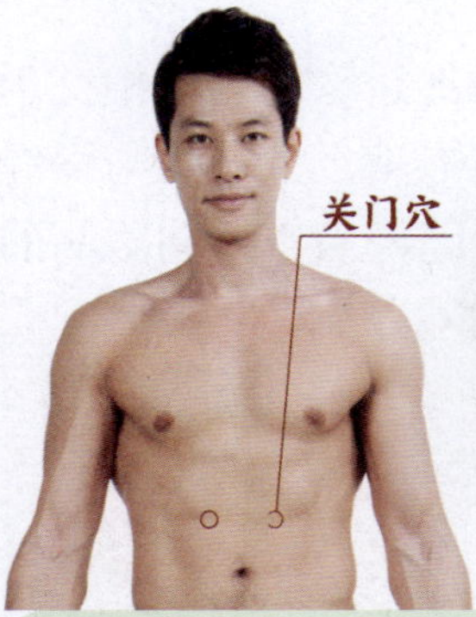

穴位定位

位于上腹部，当脐中上3寸，距前正中线2寸处。

一穴多用

按摩
每天用指间关节叩击关门穴3分钟，可改善胃痛、便秘等。

艾灸
用艾条温和灸熏灸关门穴10分钟，每天1次，可治疗胃炎、胃痛等。

054 太乙穴
腹胀肠鸣求太乙

【主治】
心烦、癫狂、腹痛、腹胀、肠鸣等。

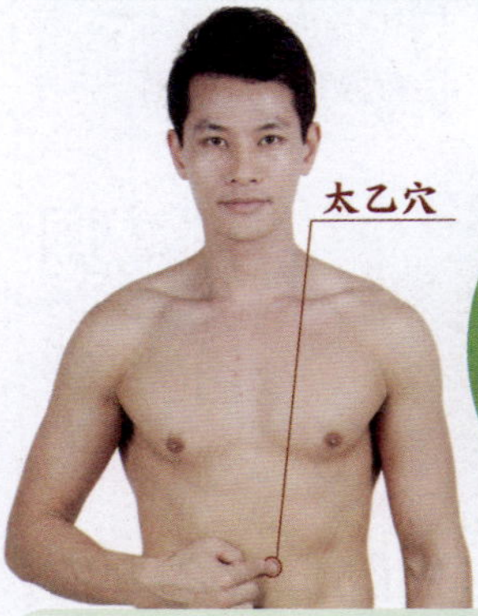

穴位定位

位于上腹部，当脐中上2寸，距前正中线2寸处。

一穴多用

按摩
每天用手掌根部按揉太乙穴2～3分钟，可改善胃病、心病等。

艾灸
用艾条悬灸熏灸太乙穴5～10分钟，每天1次，可治疗腹痛、腹胀等。

055 滑肉门穴
健脾化湿治癫狂

【主治】
胃痛、胃部不适、恶心、呕吐、癫狂等。

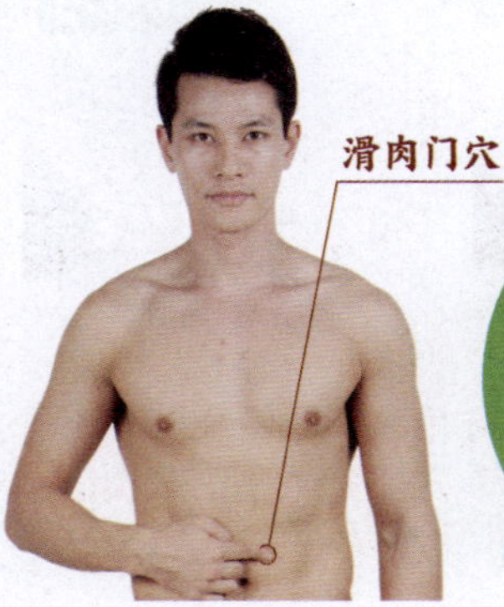

穴位定位

位于上腹部，当脐中上1寸，距前正中线2寸处。

一穴多用

按摩
每天用手掌根部推按滑肉门穴3分钟，可改善胃痛、胃部不适等。

艾灸
用艾条悬灸熏灸滑肉门穴5～10分钟，每天1次，可治疗恶心、呕吐等。

056 天枢穴

理气健脾治便秘

【主治】

便秘、消化不良、腹泻、痢疾等。

穴位定位

位于中腹部，横平脐中，距前正中线2寸处。

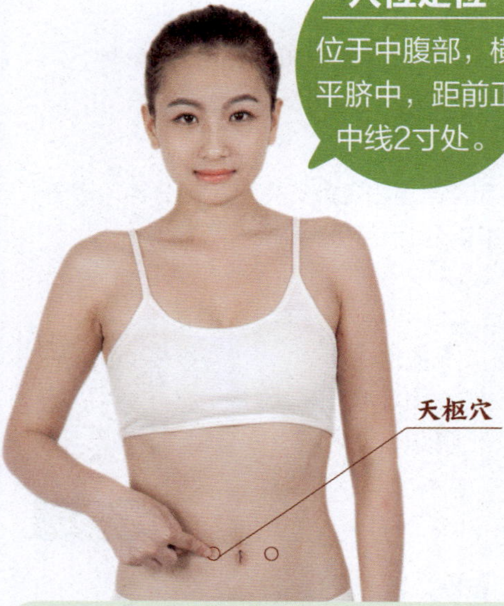

胃经上、下两部经脉的气血相交于此穴后，因其气血饱满，上行至与胃经处于相近层次的大肠经后，即向更高的天部输送，故名天枢。

一穴多用

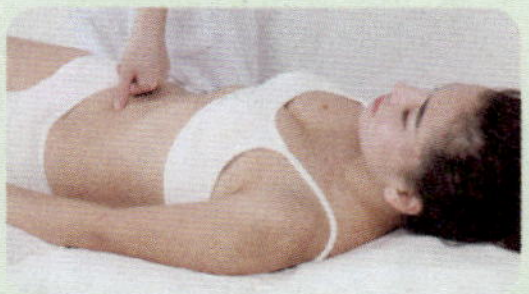

按摩

每天用拇指指腹按揉天枢穴3分钟，可改善便秘、消化不良等。

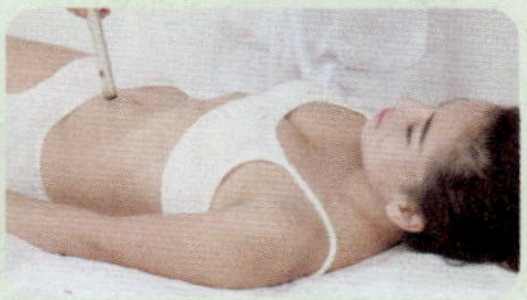

艾灸

用艾条回旋灸熏灸天枢穴10分钟，每天1次，可治疗腹痛、腹胀等。

057 外陵穴

理气止痛消炎症

【主治】

胃炎、肠炎、肠鸣、呕吐等。

穴位定位

位于下腹部，当脐中下1寸，距前正中线2寸处。

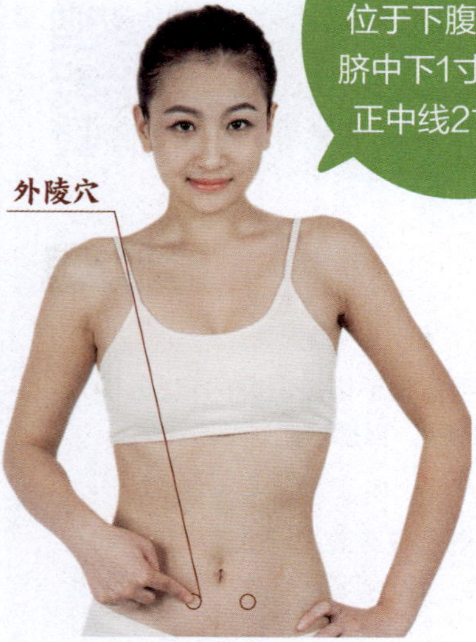

外，指本穴气血作用的部位在经脉之外。陵，陵墓、土丘的意思。指胃经的脾土微粒输送至胃经之外。

一穴多用

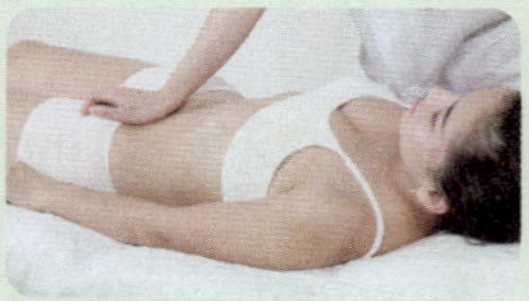

按摩

每天用手掌根部从上往下推按外陵穴3分钟，可改善胃炎、肠炎。

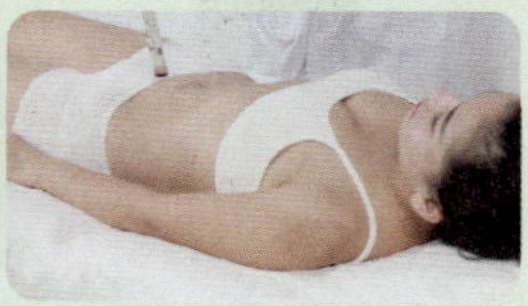

艾灸

用艾条回旋灸熏灸外陵穴10分钟，每天1次，可改善肠痉挛等。

058 大巨穴

调理肠胃按大巨

【主治】

便秘、尿潴留、小便不利、阳痿等。

穴位定位

位于下腹部，当脐中下2寸，距前正中线2寸处。

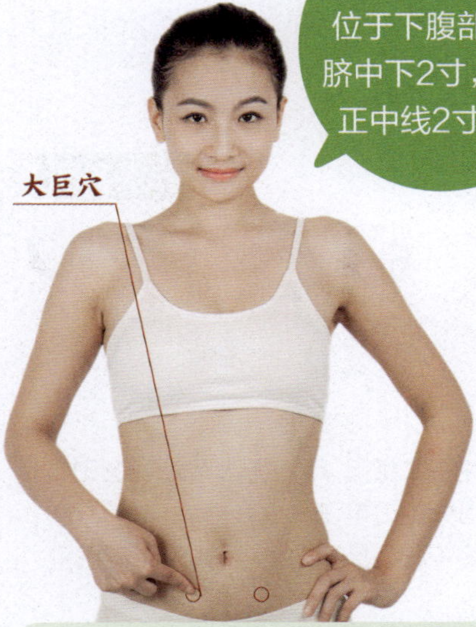

大巨，指穴内气血物质所占据的区域为大，为巨。本穴物质为地部水液，其下传之水为脾土中的外渗之水，来源及流经区域巨大。

一穴多用

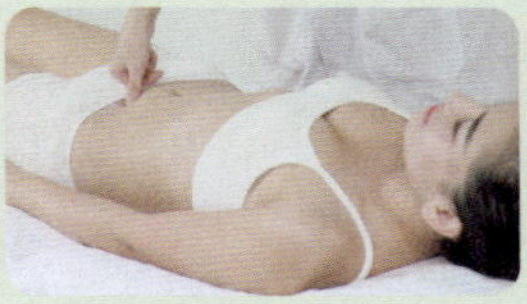

按摩

每天用拇指点按大巨穴3分钟，可改善便秘、尿潴留、小便不利等。

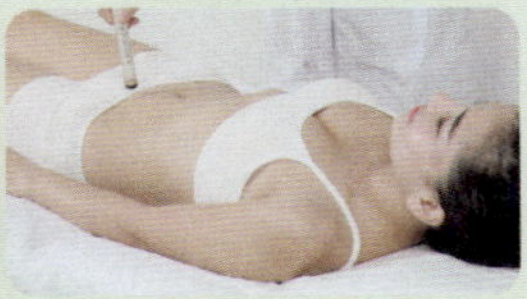

艾灸

用艾条温和灸熏灸大巨穴10分钟，每天1次，可治疗小腹胀满、肠炎等。

059 水道穴

治疗水病效果好

【主治】

小便不利、痛经、腹部胀痛不适等。

穴位定位

位于下腹部，当脐中下3寸，距前正中线2寸处。

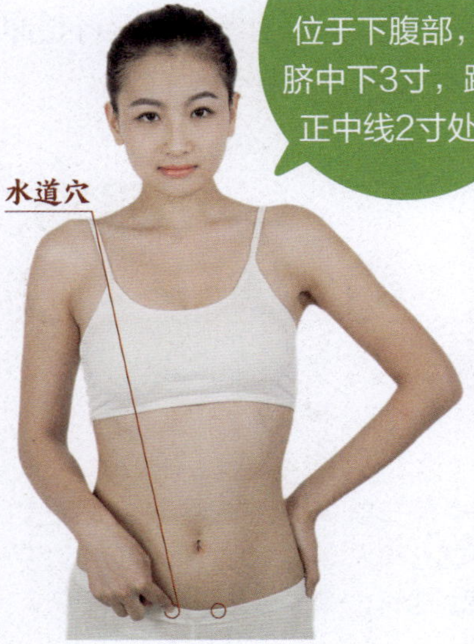

水道，水液道路。指由大巨穴传来的地部经水，由本穴循胃经向下部经脉传输。本穴是胃经水液通行的道路，故名水道。

一穴多用

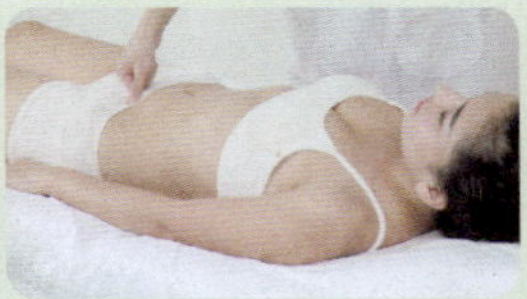

按摩

每天用拇指指腹点按水道穴3分钟，可改善小便不利、痛经等。

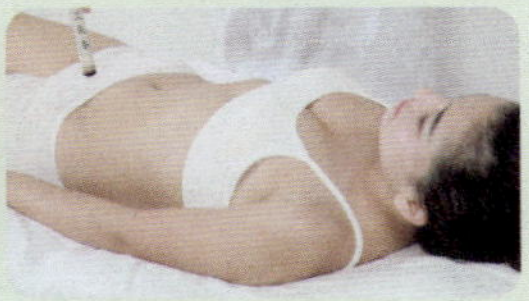

艾灸

用艾条温和灸熏灸水道穴10分钟，每天1次，可治疗小腹胀满、胀痛不适等。

060 归来穴

调经止带治月经

【主治】

疝气、月经不调、腹痛、带下病等。

穴位定位

位于下腹部，当脐中下4寸，距前正中线2寸处。

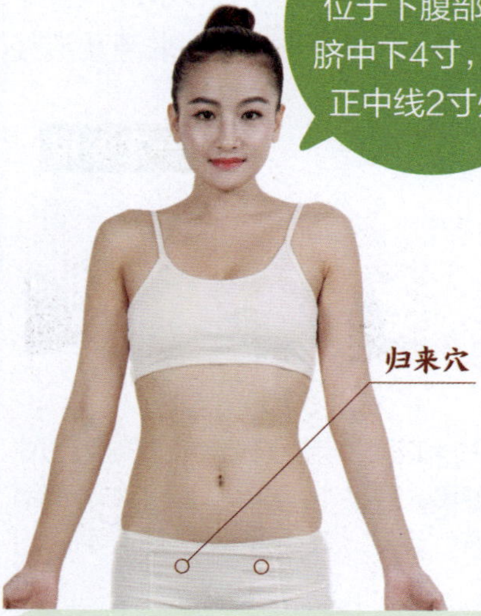

归，还的意思；来，返的意思。指恢复和复原，故名归来。胃经经水在此汽化，并上行于天。

一穴多用

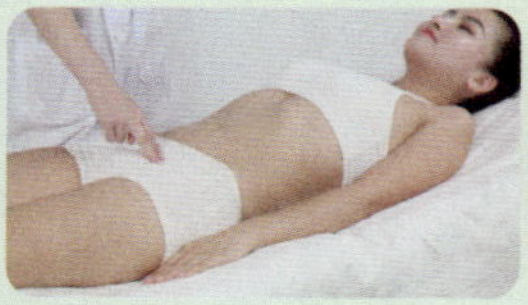

按摩

每天用食指、中指二指指腹按揉归来穴5分钟，可改善疝气、月经不调等。

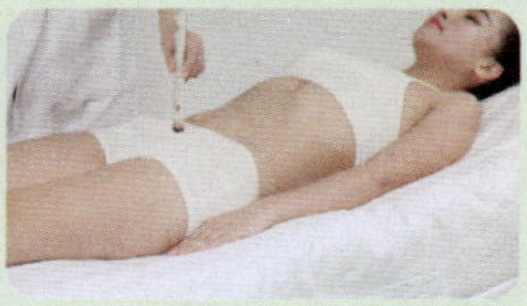

艾灸

用艾条雀啄灸熏灸归来穴5～10分钟，每天1次，可治疗腹痛、带下病等。

061 气冲穴

妇科问题找气冲

【主治】

月经不调、痛经、疝气、肠鸣、腹痛等。

穴位定位

位于腹股沟稍上方，当脐中下5寸，距前正中线2寸处。

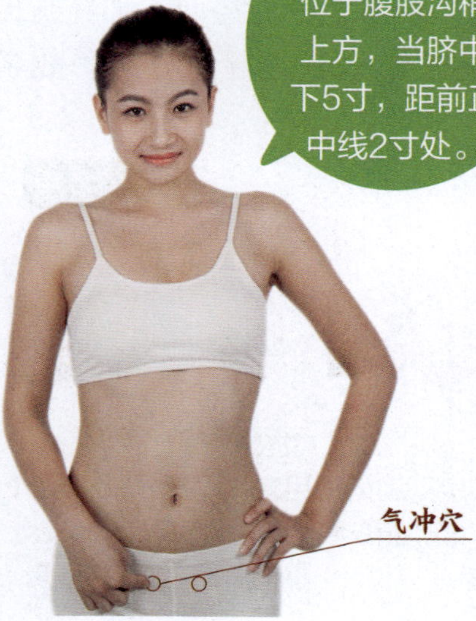

气，指穴内气血物质为气；冲，突的意思。指本穴的气血物质为气，其运行是冲突而行，冲脉外传体表之气强劲有力。

一穴多用

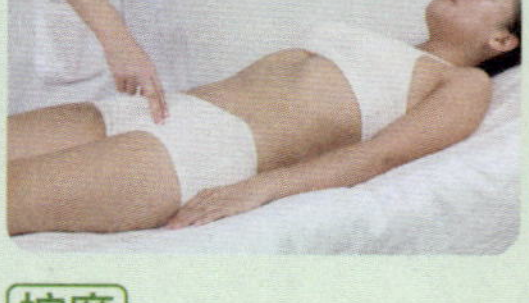

按摩

每天用食指、中指二指指腹按揉气冲穴5分钟，可改善月经不调、疝气。

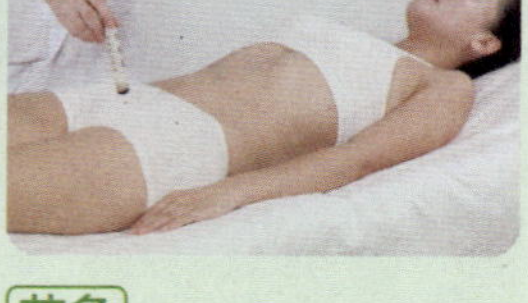

艾灸

每天用艾条雀啄灸熏灸气冲穴10分钟，可治疗肠鸣、腹痛、月经不调等。

062 髀关穴 祛风通络疗腹痛

【主治】
腰痛、膝冷、痿痹、腹痛等。

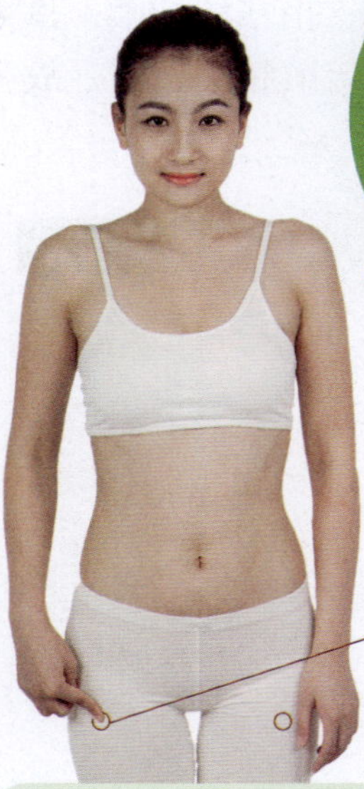

穴位定位

当髂前上棘与髌底外侧端的连线上，屈股时，平会阴，于缝匠肌外侧凹陷处。

髀，股部、大腿骨，指本穴所在的部位也；关，关卡也。指胃经气血物质中的脾土微粒在此沉降堆积。

一穴多用

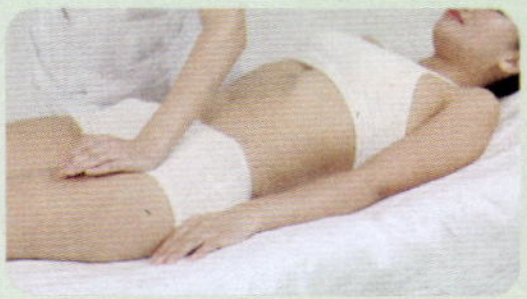

按摩

每天用手掌根部从上往下地推按髀关穴3分钟，可治腰痛、膝冷等。

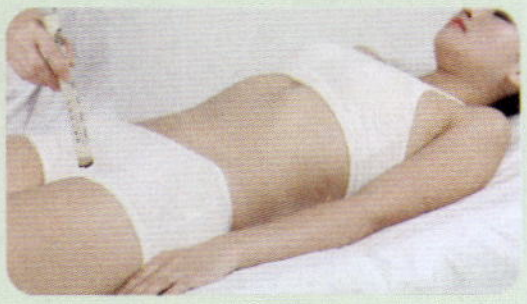

艾灸

每天用艾条回旋灸熏灸髀关穴10分钟，每天1次，治疗腹痛、腰痛、膝冷。

063 伏兔穴 下肢病症找伏兔

【主治】
妇科病症、腰痛、膝冷、下肢麻痹等。

伏，指潜伏；兔，指大腿肉肥如兔，跪时肉起如兔之潜而不伏也，故名伏兔。指胃经气血物质中的脾土微粒堆积沉降在胃经经脉之外。

穴位定位

位于大腿前面，当髂前上棘与髌底外侧端的连线上，髌底上6寸处。

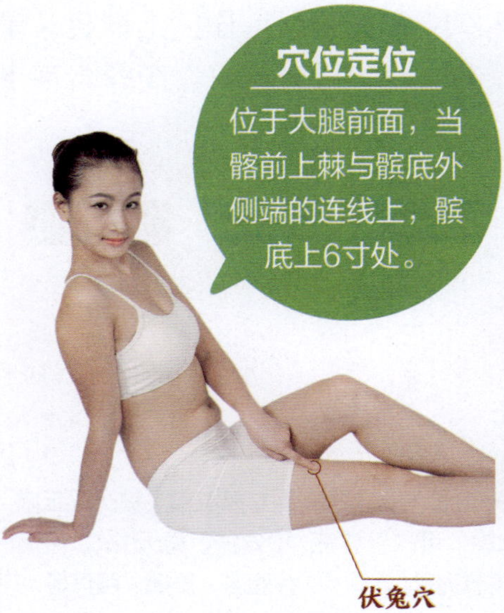

一穴多用

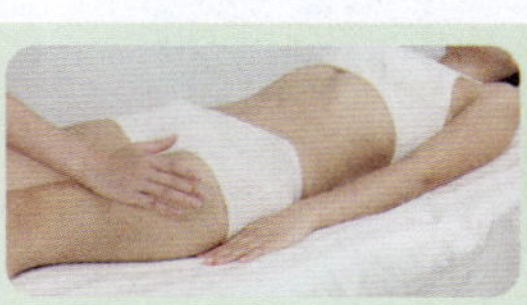

按摩

每天用手掌小鱼际敲击伏兔穴3分钟，可改善妇科诸疾、疝气等。

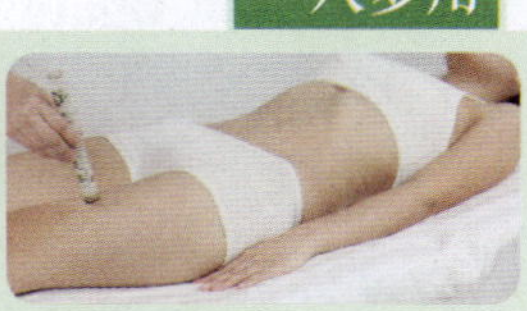

艾灸

每天用艾条温和灸熏灸伏兔穴10分钟，每天1次，治疗腹胀、腹痛、腰痛、膝冷等。

064 阴市穴

腿膝痿痹取阴市

【主治】

下肢屈伸不利、腿膝痿痹等。

穴位定位

位于大腿前面，当髂前上棘与髌底外侧端的连线上，髌底上3寸处。

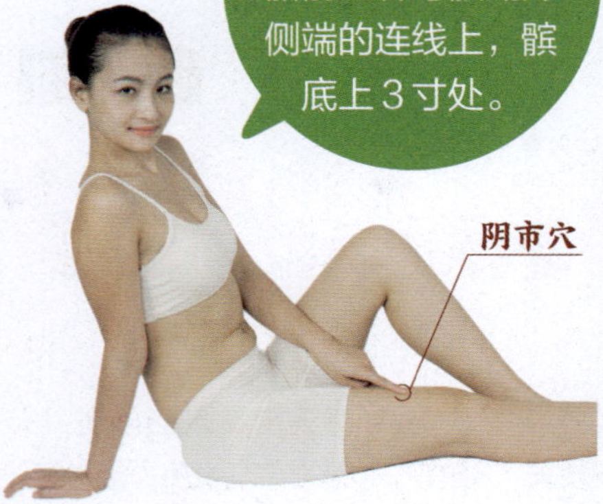

阴，指阴阳之阴，指寒证；市，指集市、集聚之意。指能疏散膝部寒邪，故名阴市。

一穴多用

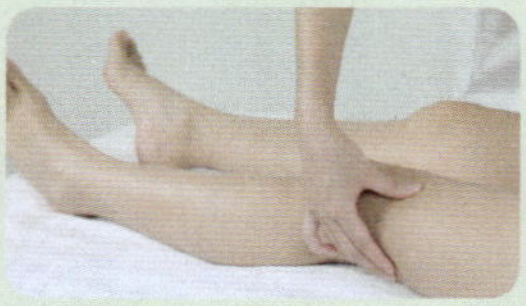

按摩

每天用拇指指腹点按阴市穴1～3分钟，可改善关节屈伸不利、疝气等。

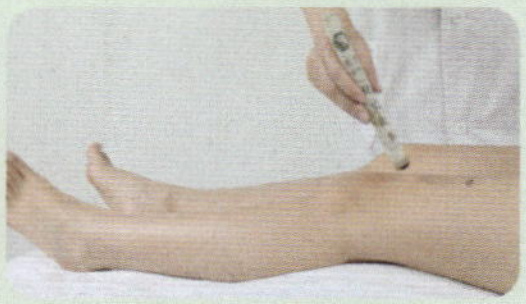

艾灸

用艾条温和灸熏灸阴市穴10分钟，每天1次，可治疗腹胀、腹痛、疝气等。

065 梁丘穴

理气和胃通经络

【主治】

胃痉挛、膝关节痛、腹胀、腹泻等。

梁，屋之横梁也；丘，土堆也。梁丘是指本穴的功用为约束胃经经水向下排泄。

穴位定位

位于大腿前面，当髂前上棘与髌底外侧端的连线上，髌底上2寸处。

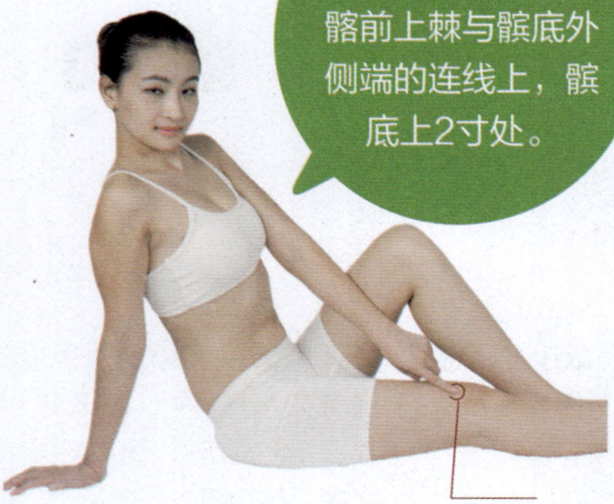

梁丘穴

一穴多用

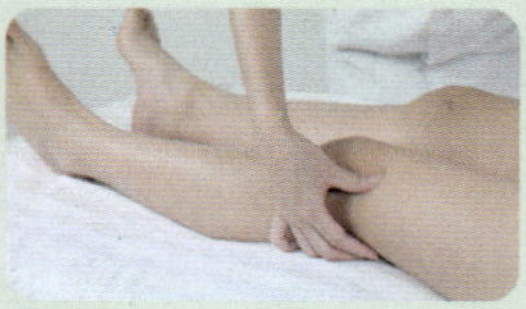

按摩

每天用拇指指腹推按梁丘穴3分钟，可改善胃痉挛、膝关节痛等。

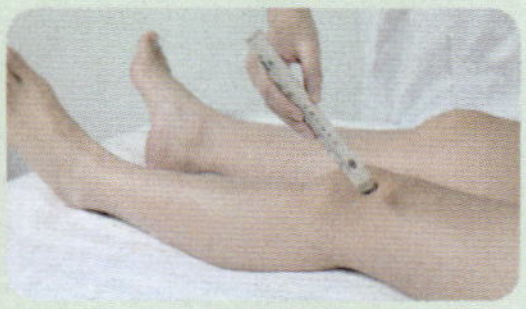

艾灸

用艾条温和灸熏灸梁丘穴10分钟，每天1次，可治疗腹胀、腹痛、腹泻等。

066 足三里穴

升降气机健脾胃

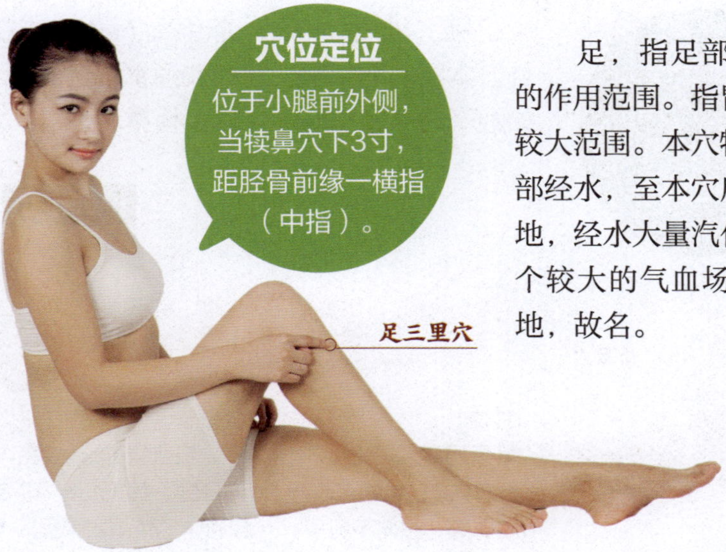

穴位定位

位于小腿前外侧，当犊鼻穴下3寸，距胫骨前缘一横指（中指）。

足，指足部；三里，指穴内物质的作用范围。指胃经气血物质在此形成较大范围。本穴物质为犊鼻穴传来的地部经水，至本穴后，散于本穴的开阔之地，经水大量汽化，上行于天，形成一个较大的气血场范围，如三里方圆之地，故名。

【主治】 胃痛、消化不良、呕吐、腹胀、肠炎、肠鸣、便秘等胃肠疾病；乳腺炎等外科疾病；癫狂等神志病；虚劳病等。

【配伍】 ①足三里配曲池、丰隆、三阴交，主治头晕、目眩。②足三里配梁丘、期门、内关、肩井，主治乳痈。

一穴多用

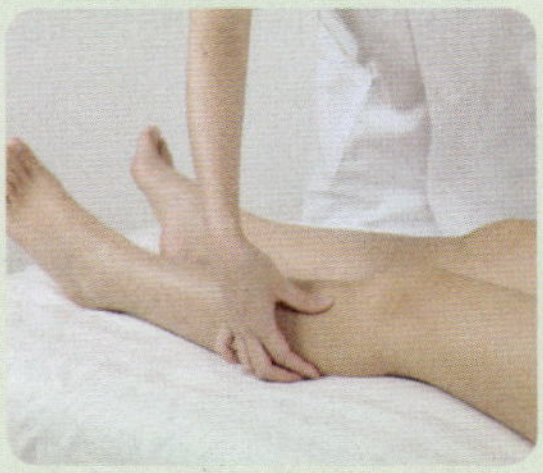

按摩 用拇指指腹推按足三里穴1～3分钟，长期按摩，可改善消化不良、下肢痿痹、下肢不遂等。

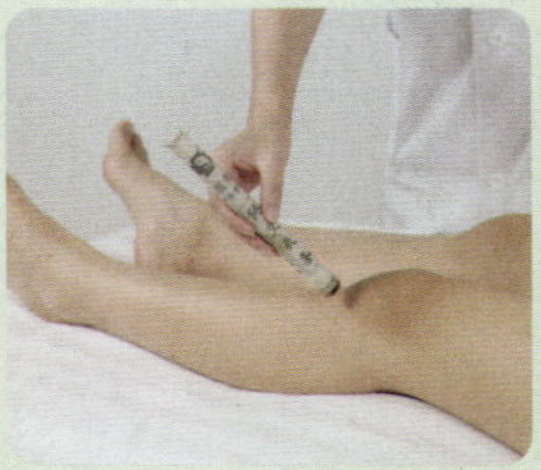

艾灸 用艾条温和灸熏灸足三里穴5～10分钟，每天1次，可治疗腹胀、腹痛、脚气、下肢不遂等。

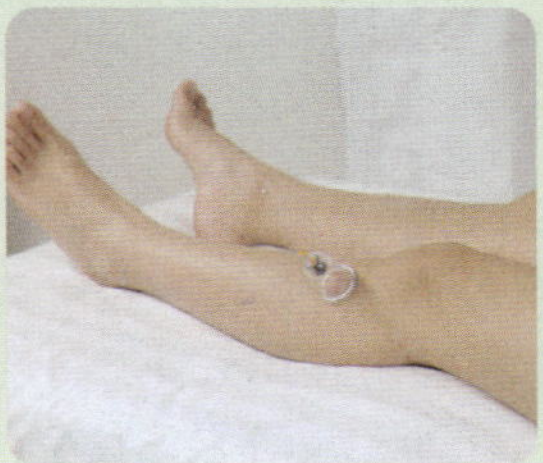

拔罐 用气罐吸拔足三里穴，留罐10～15分钟，隔天1次，可治疗中风、脚气、水肿、消化不良等。

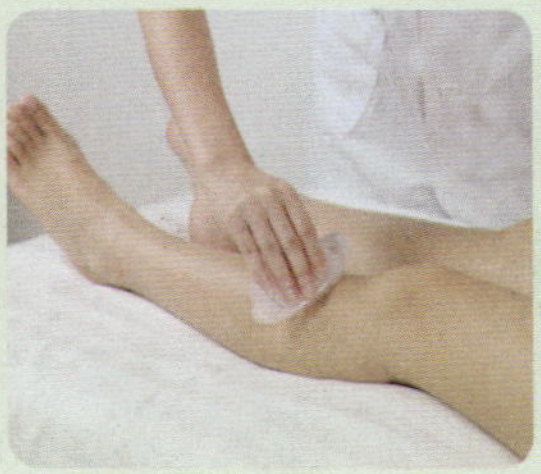

刮痧 用面刮法刮拭足三里穴，至潮红发热即可，隔天1次，可治疗呕吐、腹胀、肠鸣、消化不良等。

067 犊鼻穴

消肿止痛治膝冷

【主治】

膝痛、膝冷、下肢屈伸不利、腿痛等。

穴位定位

屈膝，位于膝部，髌骨与髌韧带外侧凹陷中。

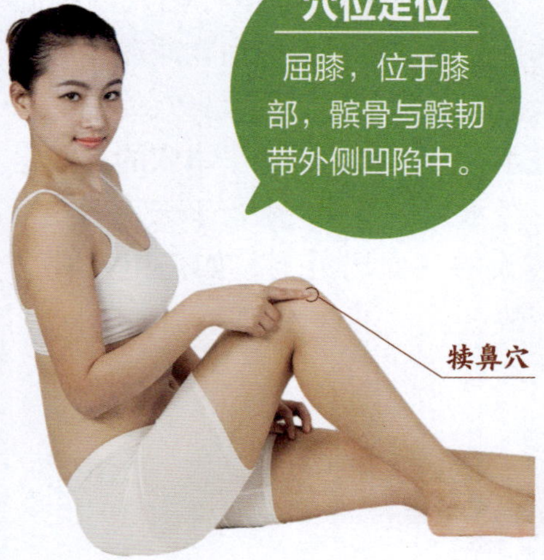

犊，小牛；鼻，牵牛而行的上扪之处。本穴的地部脾土微粒被经水承运而行，如被牵之牛顺从而行，故名犊鼻。

一穴多用

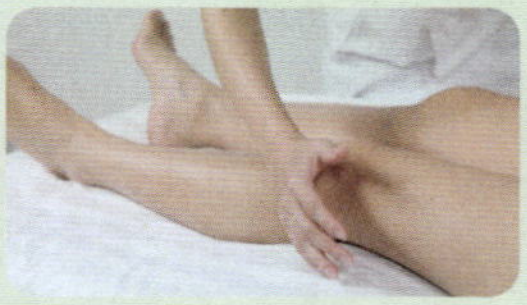

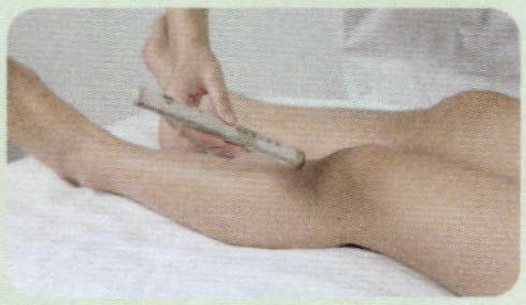

按摩

每天用手掌小鱼际敲击犊鼻穴3分钟，可改善下肢麻痹、屈伸不利等。

艾灸

用艾条回旋灸熏灸犊鼻穴10分钟，每天1次，可治疗屈伸不利、脚气等。

068 上巨虚穴

理气和胃调肠腑

【主治】

腹泻、腹胀、便秘、肠痈、阑尾炎等。

穴位定位

位于小腿前外侧，当犊鼻穴下6寸，距胫骨前缘一横指（中指）。

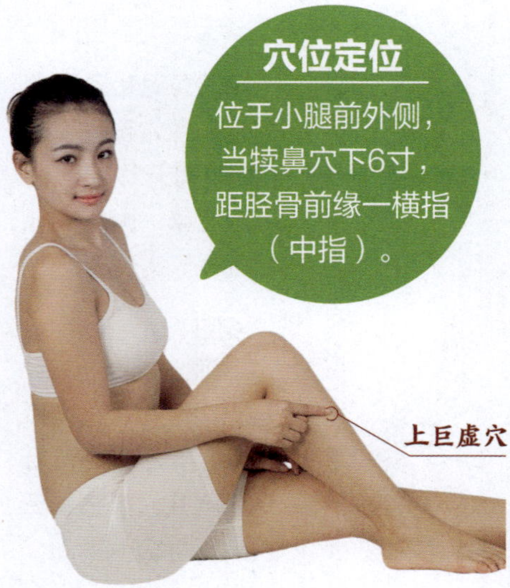

上，上部的意思；巨，范围巨大的意思；虚，虚少的意思。指本穴的气血物质处于较低的天部层次。

一穴多用

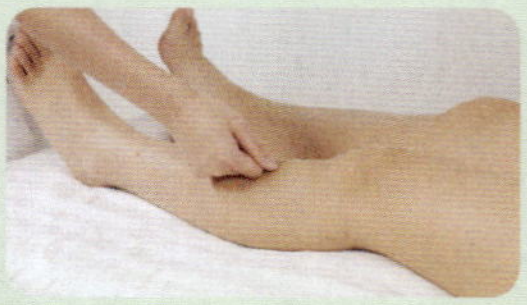

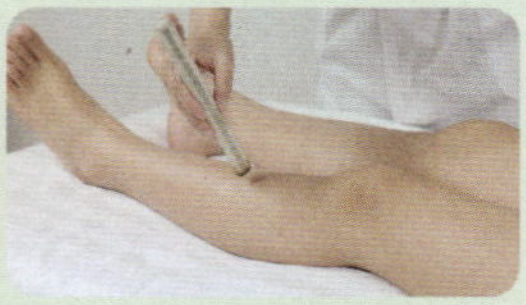

按摩

每天用指间关节推按上巨虚穴3分钟，可改善便秘、膝胫酸痛等。

艾灸

每天用艾条雀啄灸熏灸上巨虚穴10分钟，可治疗胃肠炎、下肢痿痹等。

069 条口穴 关节不利找条口

【主治】
肩周炎、膝关节炎、腿痛、下肢瘫痪等。

条，木之条，风的意思；口，乃气血出入的门户。指本穴气血物质以风的形式运行。

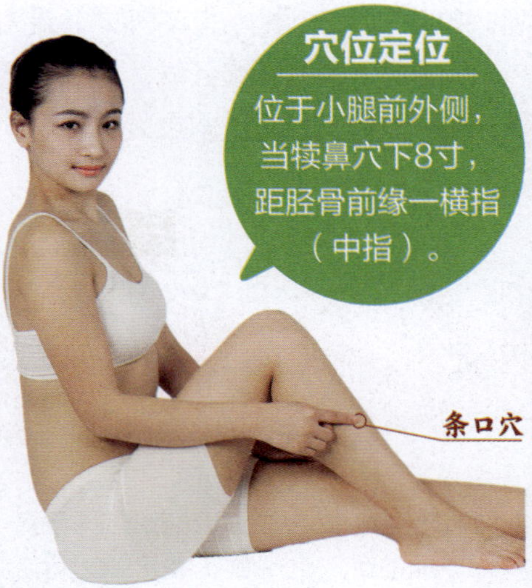

一穴多用

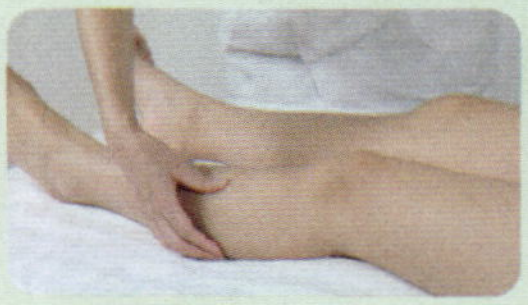

按摩

每天用拇指指腹按揉条口穴3分钟，可改善肩周炎、膝关节炎等。

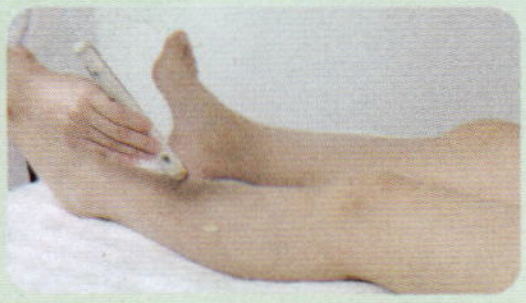

艾灸

用艾条回旋灸熏灸条口穴5～10分钟，每天1次，可治疗胃痉挛、肠炎等。

070 下巨虚穴 理气通腑健胃肠

【主治】
腹胀、腹痛、泄泻等。

下，下部；巨，巨大；虚，虚少。指气血物质处于较高的天部层次，较低的天部层次气血物质虚少。

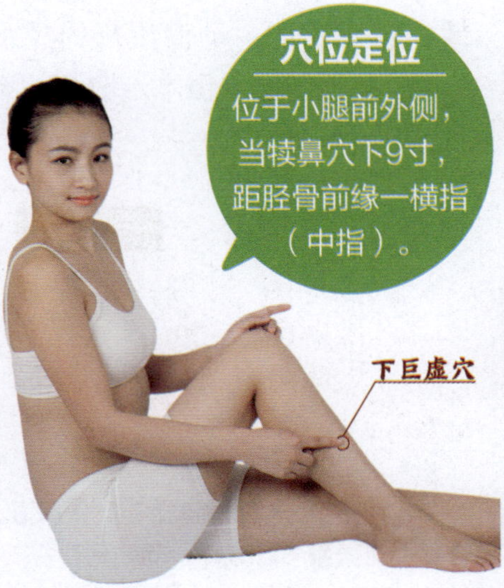

一穴多用

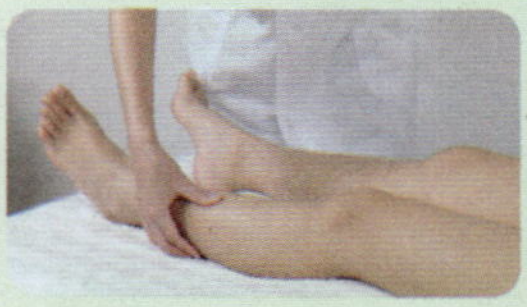

按摩

每天用拇指指腹推按下巨虚穴1～3分钟，可改善腹胀、腹痛等。

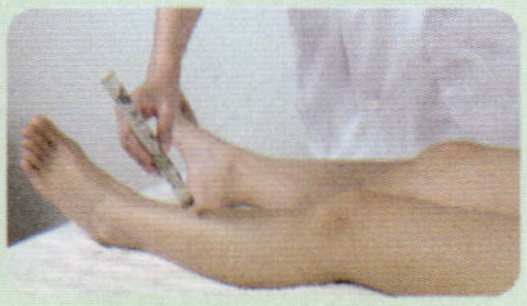

艾灸

用艾条温和灸熏灸下巨虚穴10分钟，每天1次，可治疗腹胀、腹痛、泄泻等。

071 丰隆穴

化痰祛湿降血脂

【主治】

咳嗽、痰多、胸闷、高脂血症、腿痛等。

穴位定位

位于小腿前外侧，当外踝尖上8寸，条口穴外，距胫骨前缘两横指（中指）。

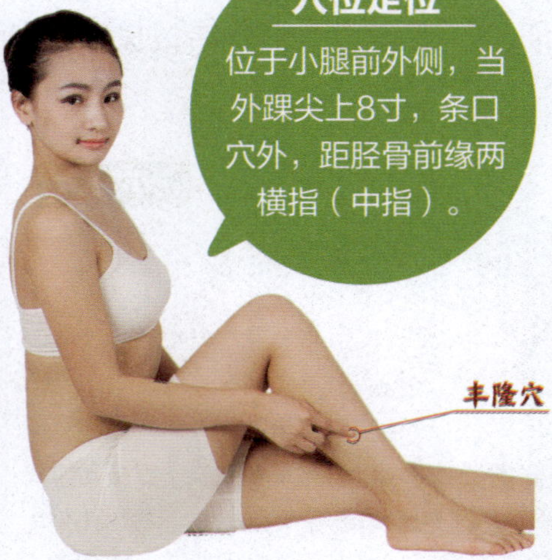

丰隆，象声词，轰隆。本穴物质主要为条口穴、上巨虚穴传来的水湿云气，水湿云气化雨而降，且降雨量大，如雷雨之轰隆有声，故名丰隆。

一穴多用

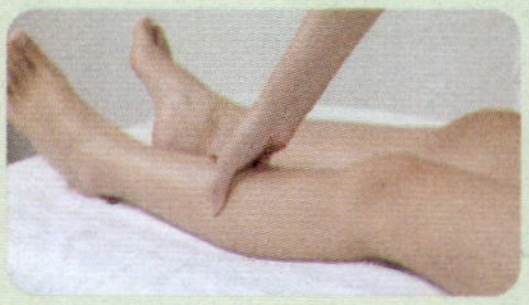

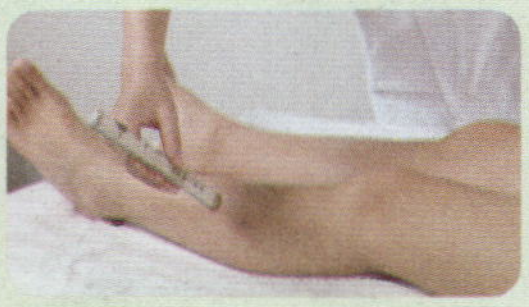

按摩

每天用拇指指腹点按丰隆穴3分钟，长期按摩，可改善胸闷、眩晕等。

艾灸

用艾条温和灸熏灸丰隆穴10分钟，每天1次，可治疗咳嗽、痰多、胸闷等。

072 解溪穴

清胃降逆安神志

【主治】

头痛、癫痫等神志病症、胃炎、肠炎等。

穴位定位

位于足背与小腿交界处的足背横纹中央凹陷中，当踇长伸肌腱与趾长伸肌腱之间。

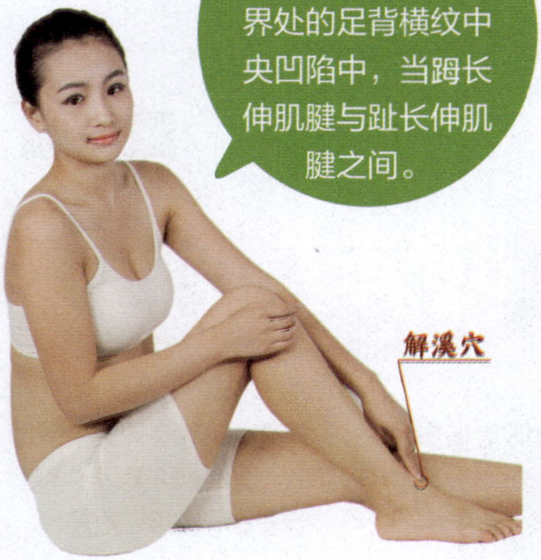

解，散的意思；溪，地面流行的经水的意思。指胃经的地部经水由本穴散解，流溢四方。

一穴多用

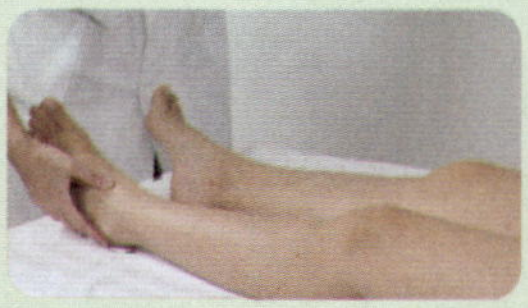

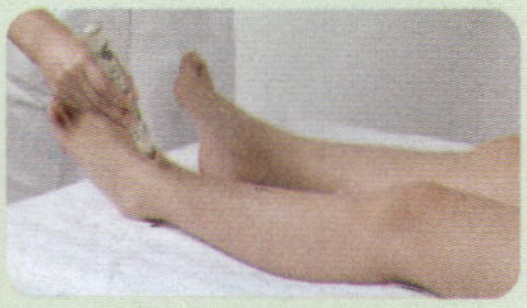

按摩

每天用拇指指腹推按解溪穴2～3分钟，可改善头痛、腓神经麻痹等。

艾灸

用艾条回旋灸熏灸解溪穴10分钟，可防治踝关节扭伤、胃炎、肠炎等。

073 冲阳穴 足痿无力冲阳求

【主治】
口眼㖞斜、胃病、足痿无力、足痛等。

穴位定位

位于足背最高处，当拇长伸肌腱和趾长伸肌腱之间，足背动脉搏动处。

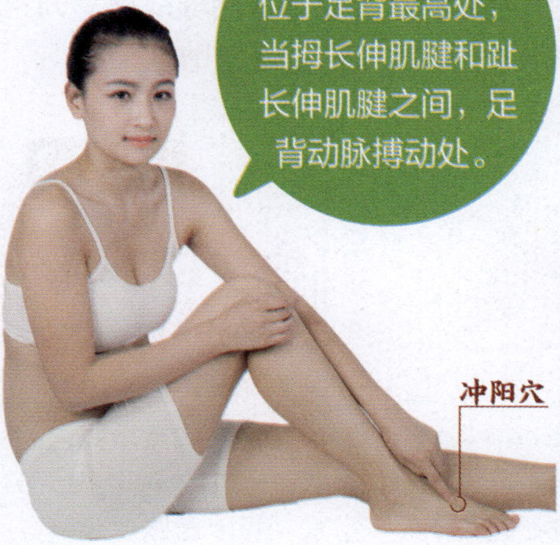

冲，运动；阳，阳气。指本穴的地部为解溪穴传来的地部经水，经水受脾土之热而大量汽化，冲行于天。

一穴多用

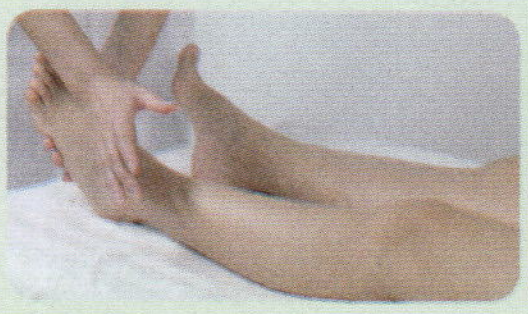

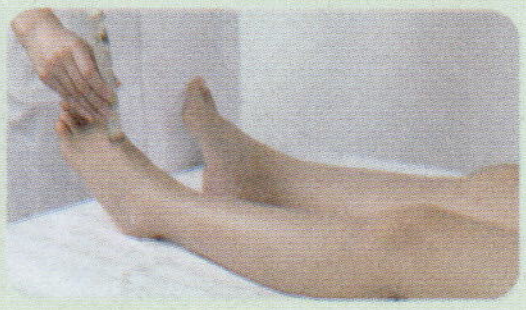

按摩 每天用手掌小鱼际敲击冲阳穴3分钟，可防治口眼㖞斜、癫痫、胃病等。

艾灸 用艾条雀啄灸熏灸冲阳穴10分钟，每天1次，可防治足痿无力、足痛等。

074 陷谷穴 面肿腿肿找陷谷

【主治】
面目浮肿、目赤肿痛、肠鸣、泄泻等。

穴位定位

位于足背，当第二、三跖骨结合部前方凹陷处。

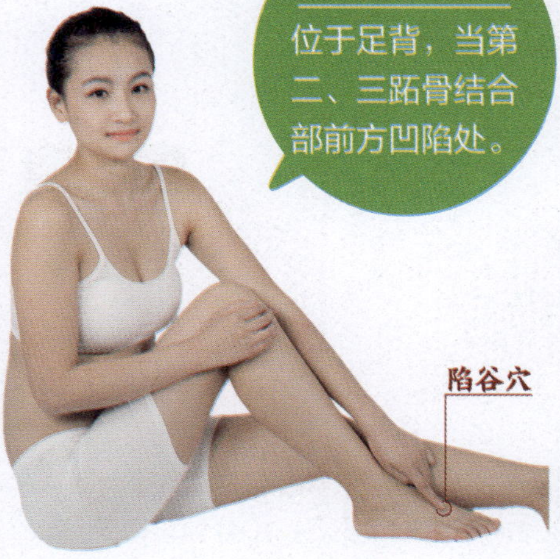

陷，凹陷；谷，山谷。陷谷为胃经地部经水的聚集之处。本穴物质为冲阳穴传来的地部经水。本穴位处凹陷之处，地部经水在此聚集。

一穴多用

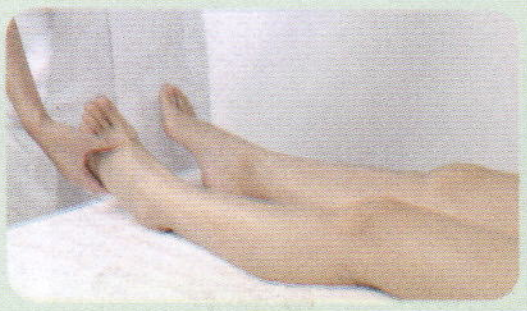

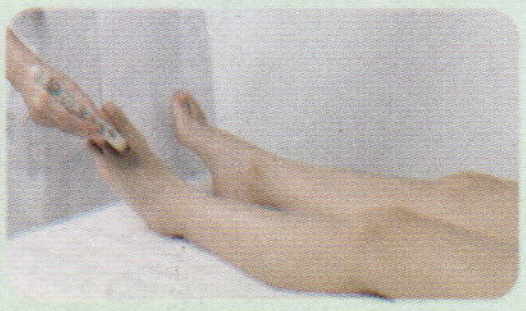

按摩 每天用拇指指腹揉按陷谷穴3分钟，可改善面目浮肿、目赤肿痛等。

艾灸 用艾条回旋灸熏灸陷谷穴5~10分钟，每天1次，可防治疝气、足背肿痛等。

075 内庭穴

清热解毒泻诸火

【主治】
胃热上冲、腹胀、小便出血、足趾痛等。

穴位定位

位于足背，当二、三趾间，趾蹼缘后方赤白肉际处。

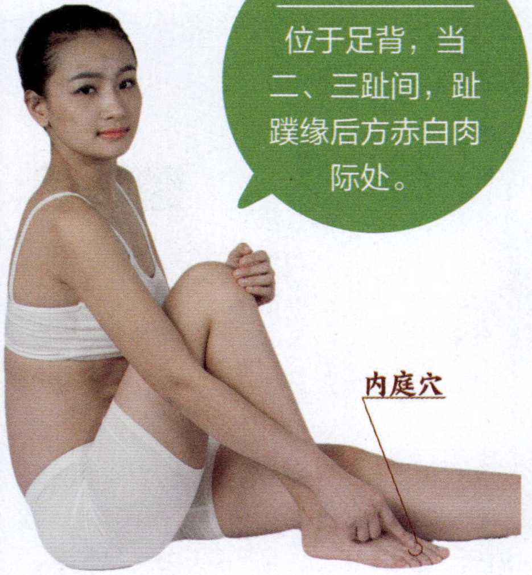

内，进入的意思；庭，门庭的意思。内庭穴位于足背第二、三趾间缝纹端，趾缝如门，喻穴在纳入门庭之处，故名。

一穴多用

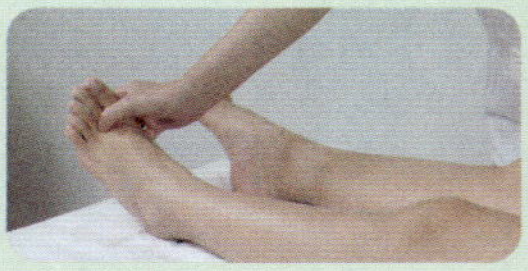

按摩

每天用拇指指尖点按内庭穴3分钟，可防治口臭、胃热上冲、腹胀等。

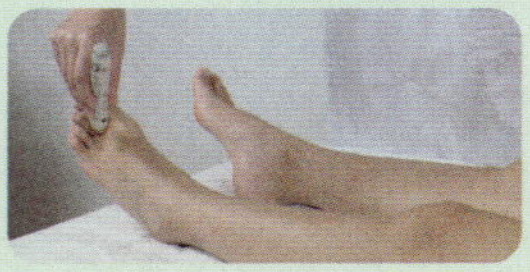

艾灸

用艾条温和灸熏灸内庭穴5～10分钟，每天1次，可治腹胀、腹痛、小便出血等。

076 厉兑穴

热病失眠找厉兑

【主治】
咽痛、癫狂、腹痛、热病、失眠多梦等。

穴位定位

位于足背第二趾末节外侧，距趾甲角0.1寸（指寸）。

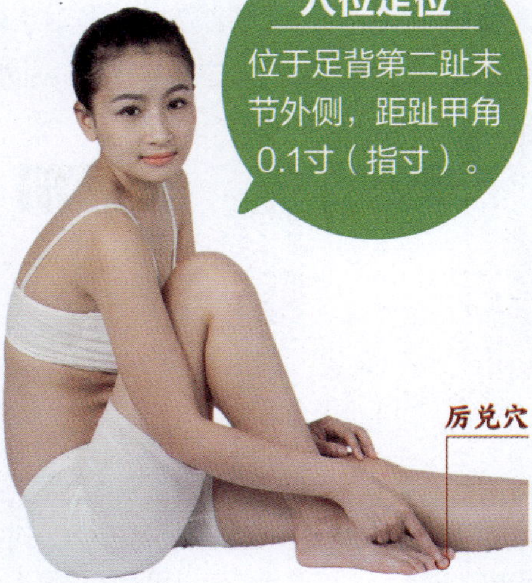

厉，危岸的意思；兑，口的意思，八卦之中以兑为口。指胃经的地部经水由本穴回流胃经的体内经脉。

一穴多用

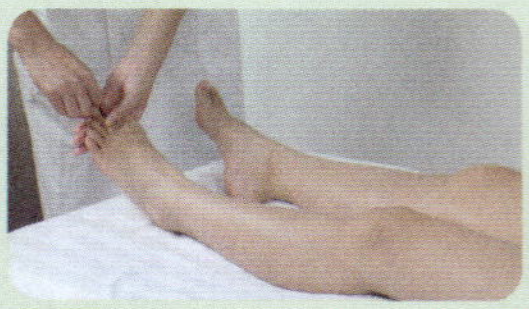

按摩

每天用手指关节夹按厉兑穴3分钟，可改善咽喉肿痛、癫狂等。

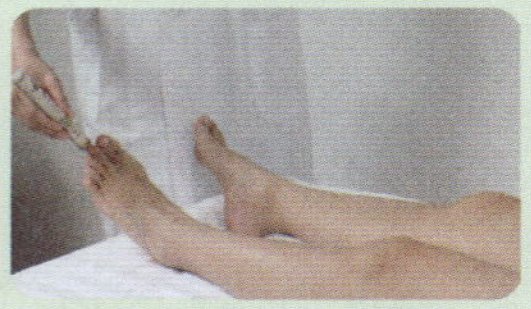

艾灸

用艾条温和灸熏灸厉兑穴5～10分钟，每天1次，可防治腹胀、腹痛等。

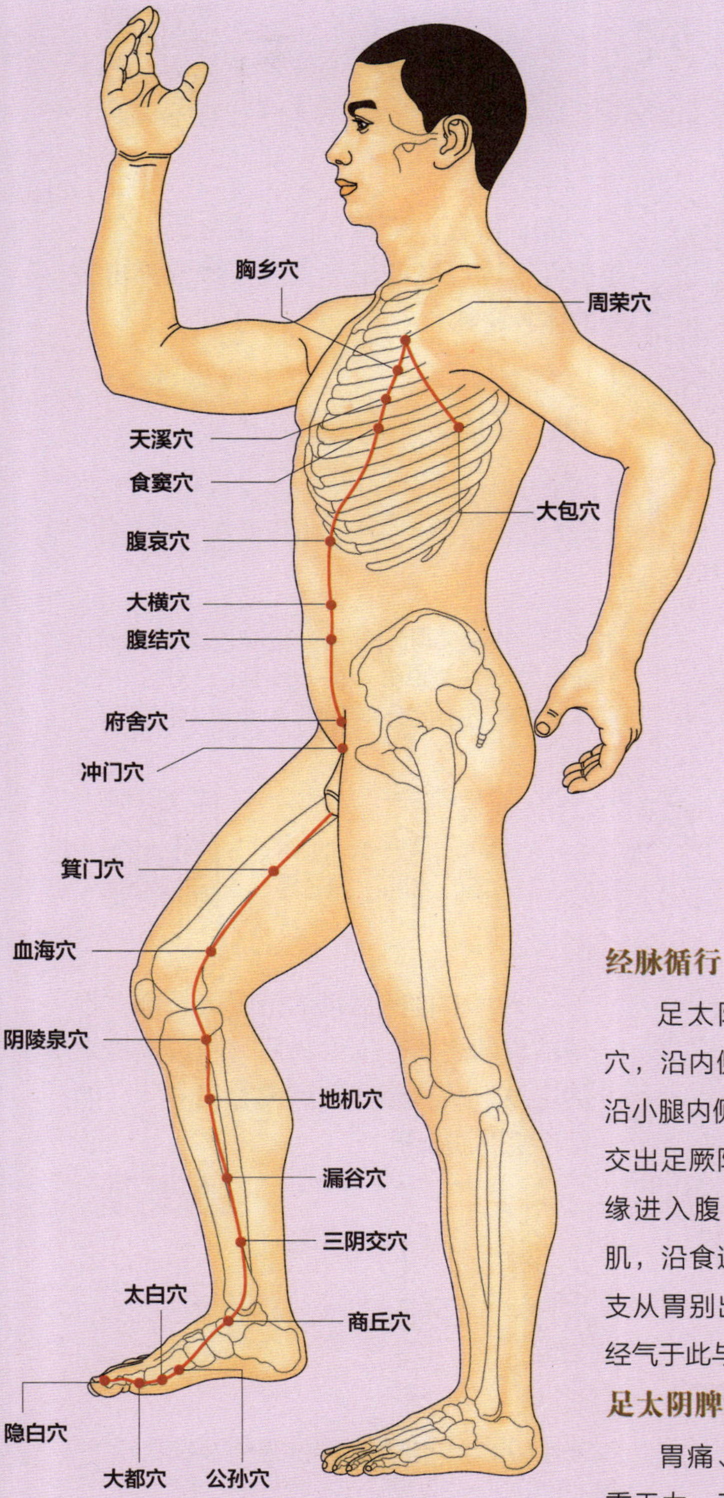

第5章 足太阴脾经

经脉循行

足太阴脾经起于足大趾内侧端隐白穴，沿内侧赤白肉际上行，过内踝前缘，沿小腿内侧正中线上行，在内踝上8寸处，交出足厥阴肝经之前，上行沿大腿内侧前缘进入腹部，属脾，络胃。向上穿过膈肌，沿食道两旁，连舌本，散舌下。其分支从胃别出，上行通过膈肌，注入心中，经气于此与手少阴心经相接。

足太阴脾经主治病症

胃痛、嗳气、腹胀、便溏、黄疸、身重无力、下肢内侧肿胀、厥冷、足大趾运动障碍及经脉循行部位的其他病症。

077 隐白穴

崩漏便血有疗效

【主治】

呕吐、流涎、昏厥、崩漏、便血、癫狂等。

穴位定位

位于足大趾末节内侧，距趾甲角0.1寸（指寸）处。

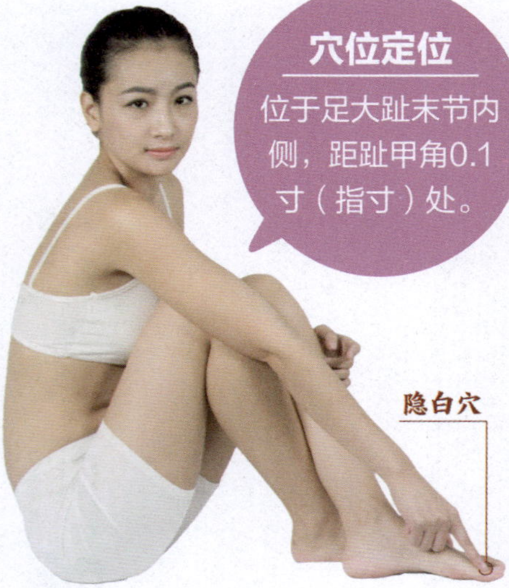

隐，隐秘、隐藏；白，肺之色，气。指脾经体内经脉的阳热之气由本穴外出脾经的体表经脉。

一穴多用

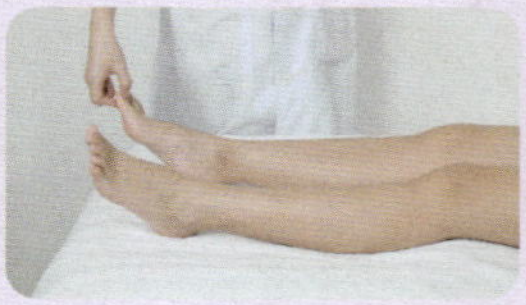

按摩

每天用拇指指尖用力掐按隐白穴100～200次，可改善梦魇、癫狂。

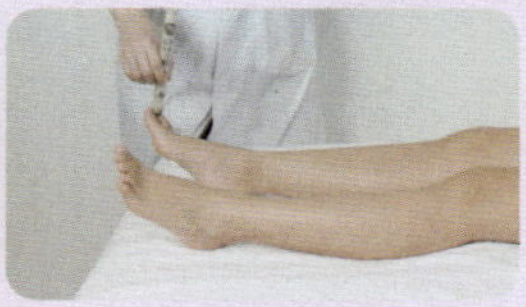

艾灸

用艾条温和灸熏灸隐白穴5～10分钟，每天1次，可治呕吐、流涎、昏厥等。

078 大都穴

缓解心痛利湿热

【主治】

腹痛、呕吐、泄泻、心病、胃痛、癫狂等。

穴位定位

位于足内侧缘，当足大趾本节（第一跖趾关节）前下方，赤白肉际凹陷处。

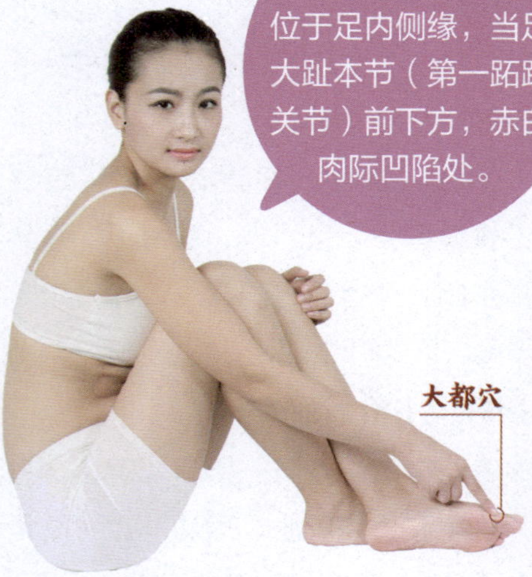

大，穴内气血场的范围大；都，物质的集散之所。本穴物质为隐白穴传来的生发之气，至本穴后成聚集之状，如都市之物质聚散。

一穴多用

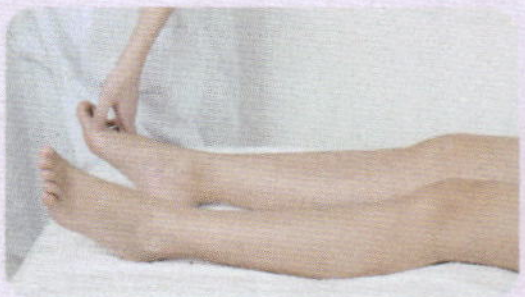

按摩

每天用拇指指尖用力掐揉大都穴100～200次，可改善梦魇、癫狂等。

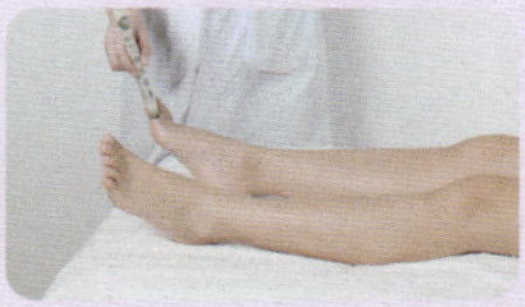

艾灸

用艾条温和灸熏灸大都穴5～10分钟，可治泄泻、胃痛等。孕产妇禁灸。

079 太白穴

和胃健脾强消化

【主治】
腹胀、胃痛、完谷不化、肠鸣、腹泻等。

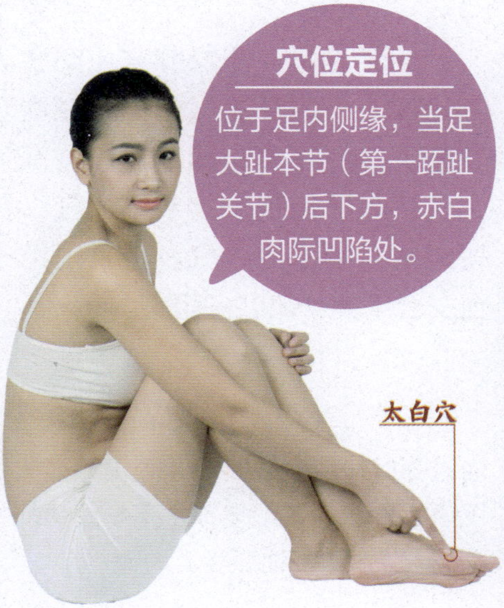

太，大；白，肺之色，气。指脾经的水湿云气在此吸热蒸升，化为肺金之气。本穴物质为大都穴传来的天部水湿云气。

一穴多用

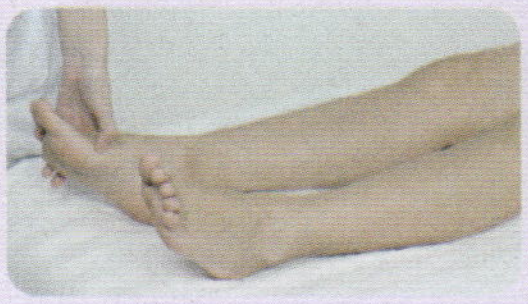

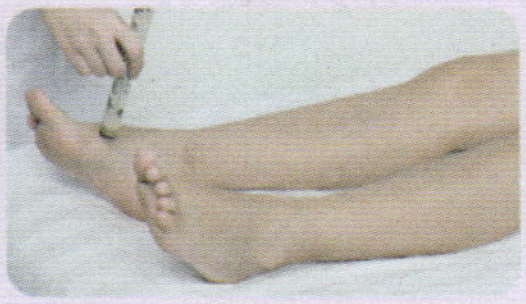

按摩
每天用拇指指尖用力掐揉太白穴100～200次，可改善腹胀、胃痛等。

艾灸
用艾条温和灸熏灸太白穴10分钟，每天1次，可治疗寒湿泄泻、完谷不化等。

080 公孙穴

小腹疼痛经验穴

【主治】
腹痛、呕吐、水肿、胃痛等。

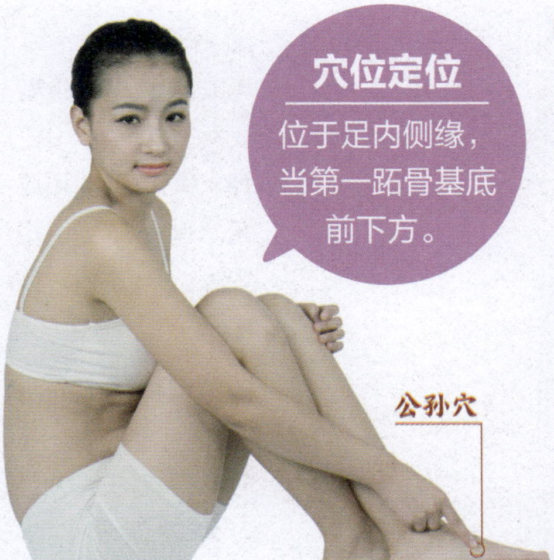

公孙，公之辈与孙之辈，指穴内气血物质与脾土之间的关系。脾经物质五行属土，其父为火，其公为木，其子为金，其孙为水。

一穴多用

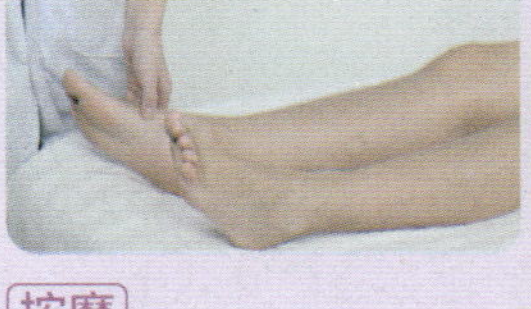

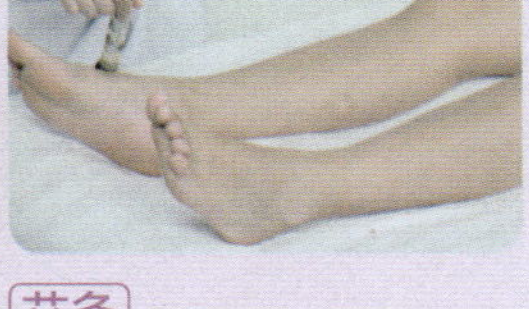

按摩
用拇指指尖用力掐揉公孙穴100～200次，每天坚持，可改善腹痛。

艾灸
用艾条温和灸熏灸公孙穴5~10分钟，每天1次，可治疗呕吐、水肿、胃痛等。

081 三阴交穴
妇科疾病特效穴

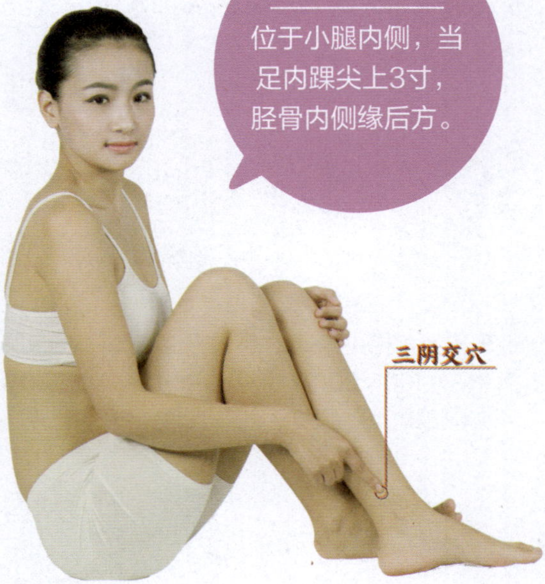

穴位定位

位于小腿内侧，当足内踝尖上3寸，胫骨内侧缘后方。

三阴，足三阴经；交，交会。指足部三条阴经的气血物质在本穴交会。本穴物质有脾经提供的湿热之气，有肝经提供的水湿风气，有肾经提供的寒冷之气。三条阴经气血交会于此，故名三阴交。

【主治】 月经不调、带下病、不孕、痛经等妇科病症；肠鸣、腹泻等消化系统病症；遗精、阳痿等生殖系统病症；心悸、失眠、高血压等。

【配伍】 ①三阴交配天枢、合谷，主治小儿急性肠炎。②三阴交配中脘、内关、足三里，主治血栓闭塞性脉管炎。

一穴多用

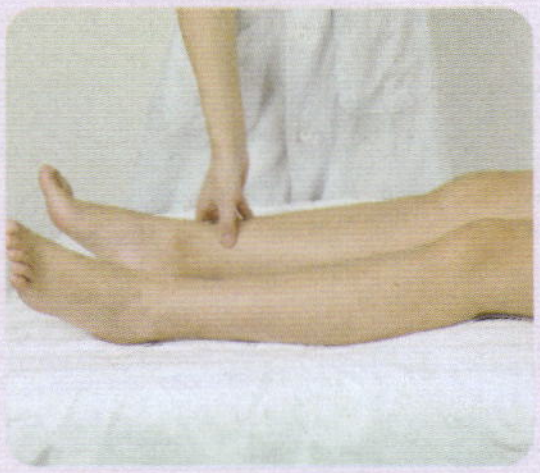

按摩

用拇指指尖按揉三阴交穴100～200次，每天坚持，能够治疗月经不调、腹痛、泄泻等。

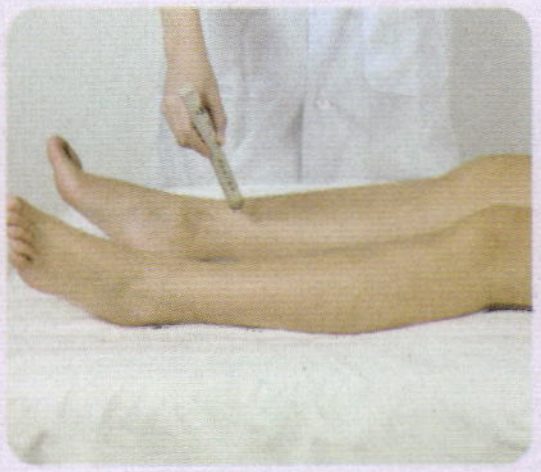

艾灸

用艾条温和灸熏灸三阴交穴5～10分钟，每天1次，可改善水肿、疝气、痛经等。

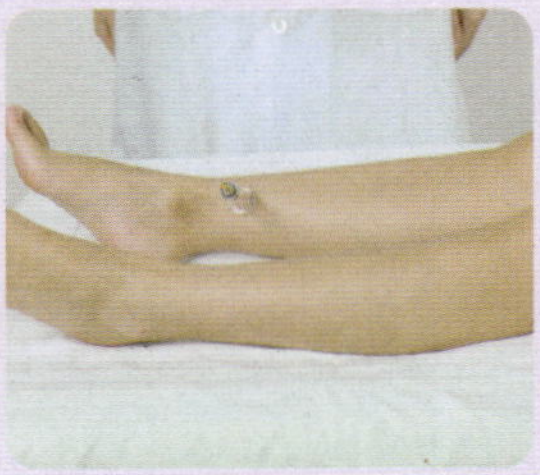

拔罐

用拔罐器将气罐吸附在三阴交穴上，留罐5～10分钟，隔天1次，可改善下肢疼痛等。

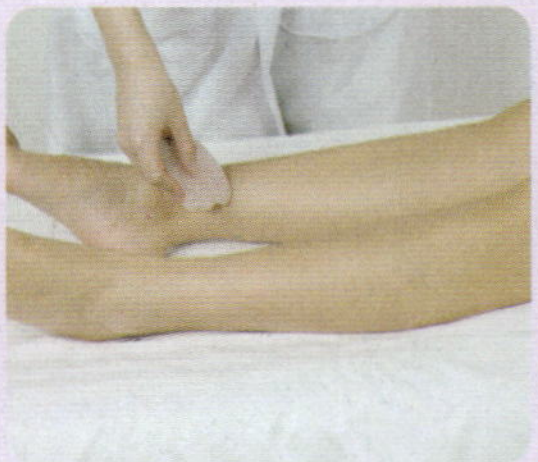

刮痧

用角刮法从上向下刮拭三阴交穴3～5分钟，隔天1次，可缓解湿疹、水肿等。

082 商丘穴 健脾消食降肺气

【主治】

腹胀、便秘、肠鸣、泄泻、黄疸、足踝痛等。

一穴多用

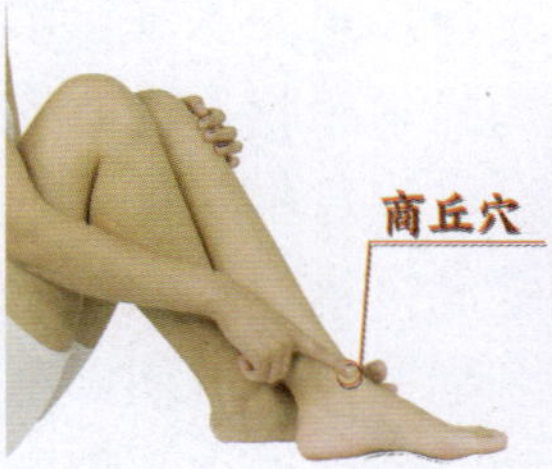

穴位定位

位于足内踝前下方凹陷中，当舟骨结节与内踝尖连线中点。

按摩

每天用拇指指尖用力掐揉商丘穴100~200次，可改善踝部疼痛。

艾灸

用艾条温和灸熏灸商丘穴5~10分钟，每天1次，可治疗便秘、肠鸣、泄泻等。

083 漏谷穴 健脾利湿治腹泻

【主治】

腹胀、腹痛、小便不利、水肿、肠鸣、腹泻等。

一穴多用

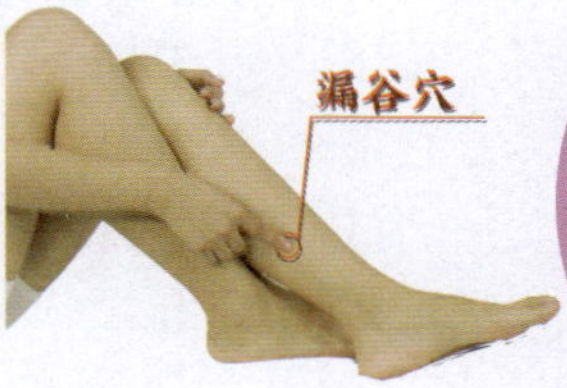

穴位定位

位于小腿内侧，当内踝尖与阴陵泉连线上，内踝尖上6寸处。

按摩

用拇指指尖揉按漏谷穴100~200次，每天坚持，可改善腹胀、腹痛等。

艾灸

用艾条温和灸熏灸漏谷穴5~10分钟，每天1次，可治疗小便不利、水肿等。

084 地机穴 调经止痛健脾胃

【主治】

泄泻、腹痛、水肿、小便不利、痛经、食欲不振等。

一穴多用

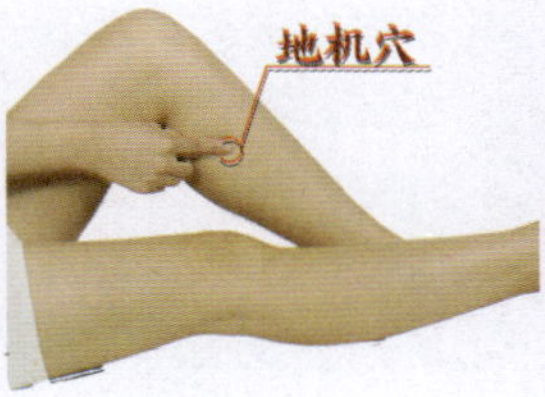

穴位定位

位于小腿内侧，当内踝尖与阴陵泉穴连线上，阴陵泉穴下3寸处。

按摩

用拇指指尖按揉地机穴100~200次，每天坚持，能够治疗泄泻、腹痛等。

艾灸

每天用艾条温和灸熏灸地机穴5~10分钟，可改善水肿、小便不利、痛经等。

085 阴陵泉穴

健脾利湿通水道

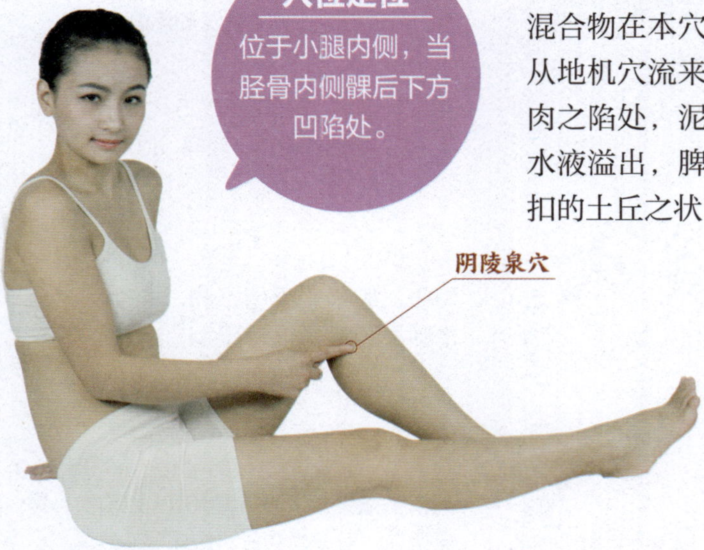

穴位定位

位于小腿内侧，当胫骨内侧髁后下方凹陷处。

阴，水；陵，土丘；泉，水泉。本穴指脾经地部流行的经水和脾土物质的混合物在本穴中聚合堆积。本穴物质为从地机穴流来的泥水混合物。本穴位于肉之陷处，泥水混合物在穴中沉积，至水液溢出，脾土物质沉积为地之下部翻扣的土丘之状。

【主治】小便不利、痛经、水肿、膝痛、腹胀、腹泻、黄疸、泄泻、细菌性痢疾等。

【配伍】①阴陵泉配三阴交，有温中运脾的作用，主治腹寒。②阴陵泉配水分，有利尿消肿的作用，主治水肿。

一穴多用

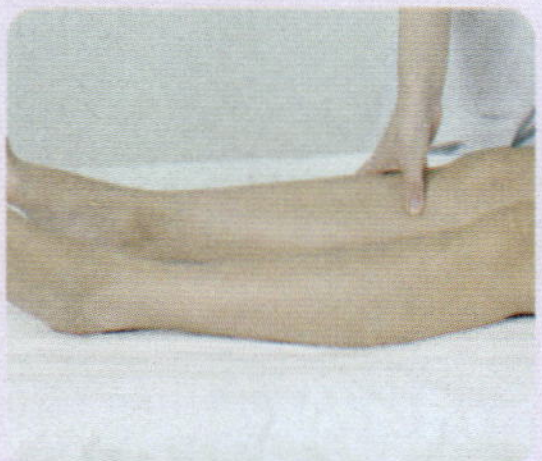

按摩

用拇指指腹按揉阴陵泉穴100～200次，每天坚持，能够治疗各种脾胃病症。

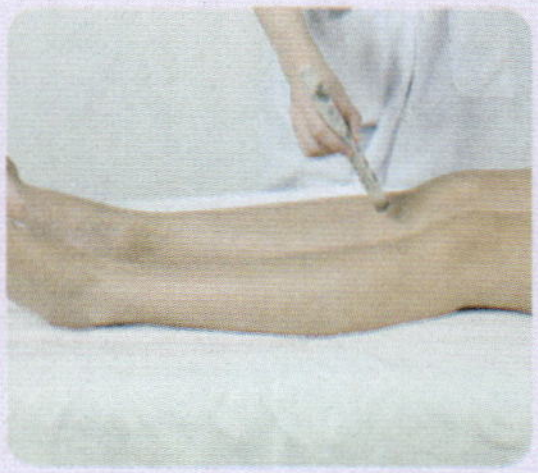

艾灸

用艾条温和灸熏灸阴陵泉穴5～10分钟，每天1次，可改善小便不利、痛经、水肿等。

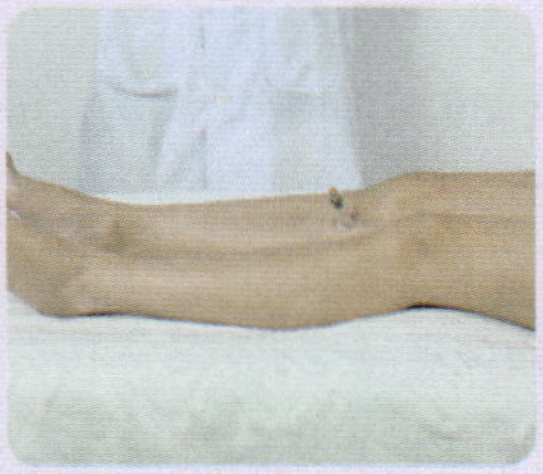

拔罐

用拔罐器将气罐吸附在阴陵泉穴上，留罐5～10分钟，隔天1次，可缓解膝痛、下肢疼痛等。

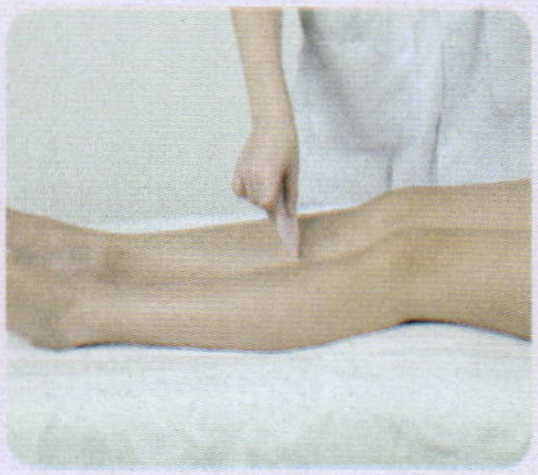

刮痧

用面刮法从上而下刮拭阴陵泉穴3～5分钟，力度微重，以出痧为度，隔天1次，可治疗暴泻等。

086 血海穴

养血活血治血证

血，受热变成的红色液体；海，大。指本穴为脾经所生之血的聚集之处。本穴物质为阴陵泉穴外流水液汽化上行的水湿之气，为较高温度、较高浓度的水湿之气，在本穴为聚集之状，气血物质充斥的范围巨大如海，故名。

穴位定位

屈膝，位于大腿内侧，髌底内侧端上2寸，当股四头肌内侧头隆起处。

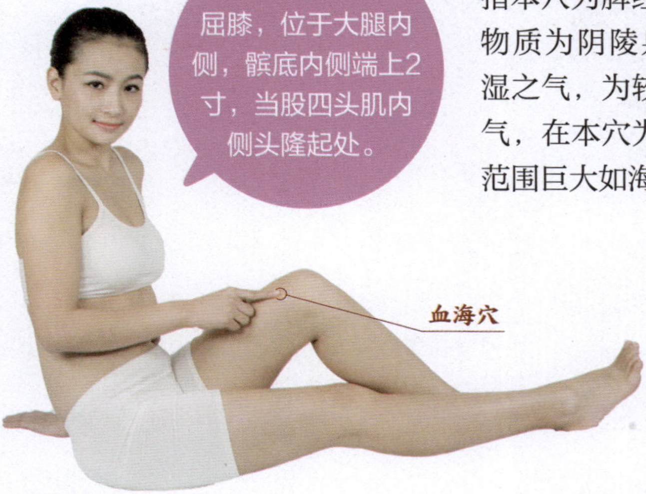

【主治】 月经不调、痛经、经闭等月经病；湿疹、丹毒等血热型皮肤病等。

【配伍】 ①血海配带脉，主治月经不调。②血海配犊鼻、阴陵泉、阳陵泉，主治膝关节疼痛。③血海配合谷、曲池、三阴交，主治荨麻疹。

小贴士

每天午饭前，坚持点揉两侧血海穴3分钟，力度不宜过大，至穴位处有酸胀感即可，以轻柔为原则，有利于祛除脸上的雀斑。

一穴多用

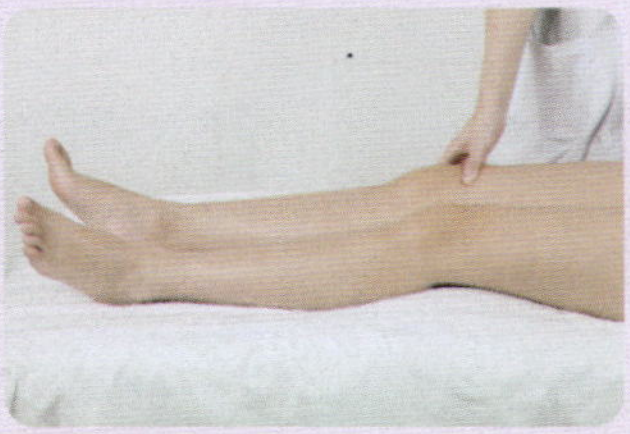

按摩

用拇指指尖按揉血海穴100~200次，每天坚持，能够治疗崩漏、痛经等。

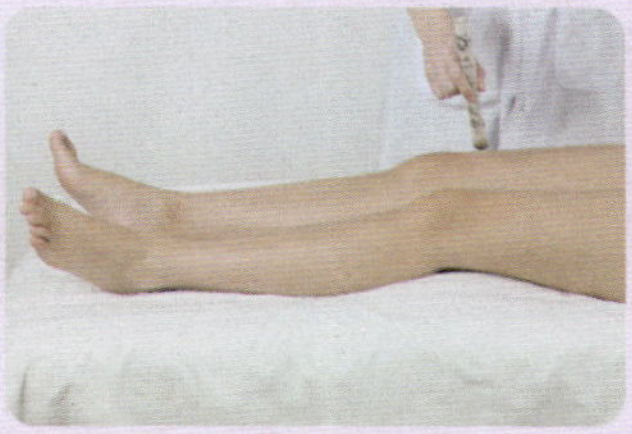

艾灸

用艾条温和灸熏灸血海穴5~10分钟，每天1次，可改善湿疹、膝痛等。

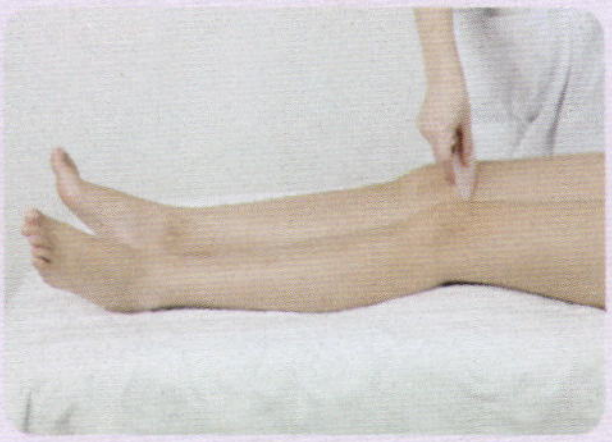

刮痧

用面刮法从上而下刮拭血海穴3~5分钟，以出痧为度，每天1次，可治疗月经不调、痛经等。

087 箕门穴

清热利尿保健穴

【主治】
腹股沟痛、淋证、遗尿、小便不利等。

箕，土箕，担物之器；门，出入的门户。指脾土物质在本穴运行转化。本穴物质为血海穴之水湿云气胀散而来的风气。

穴位定位

位于大腿内侧，当血海穴与冲门穴连线上，血海穴上6寸处。

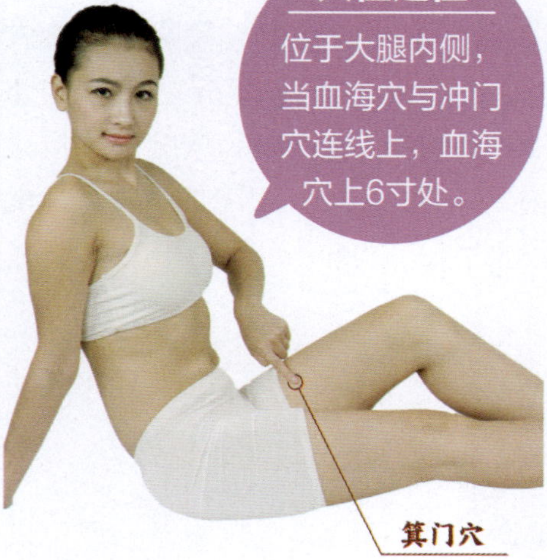

一穴多用

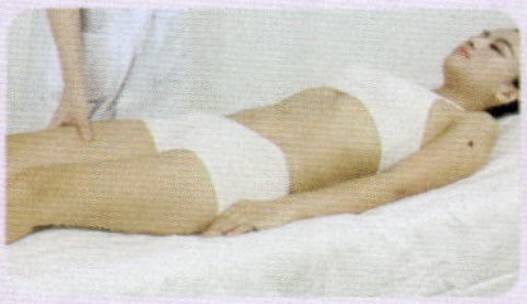

按摩

用拇指指腹按揉箕门穴100～200次，每天坚持，能够治疗腹股沟痛。

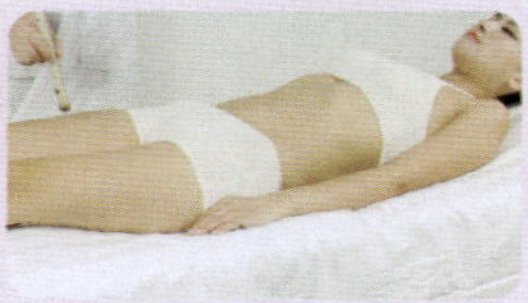

艾灸

用艾条温和灸熏灸箕门穴10分钟，每天1次，可改善各种淋证、遗尿等。

088 冲门穴

生殖保健常用穴

【主治】
胎气上冲、疝气、腹股沟痛、麻木等。

穴位定位

位于腹股沟外侧，距耻骨联合上缘中点3.5寸，当髂外动脉搏动处的外侧。

意指脾经下部诸穴传来的经气由本穴上冲腹部。本穴物质为脾经腿膝下部经气，在本穴的运行为受热后的上冲之状。

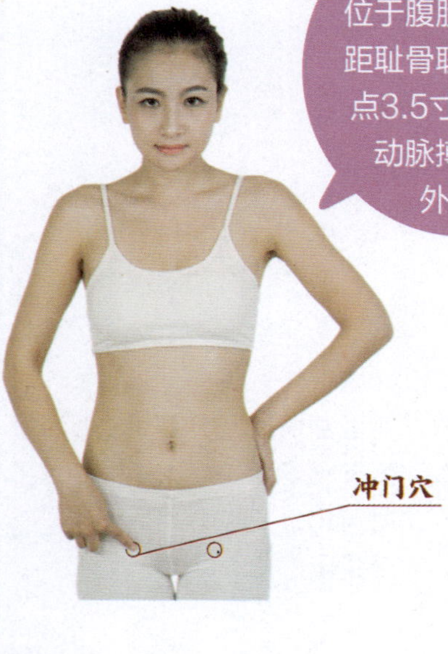

一穴多用

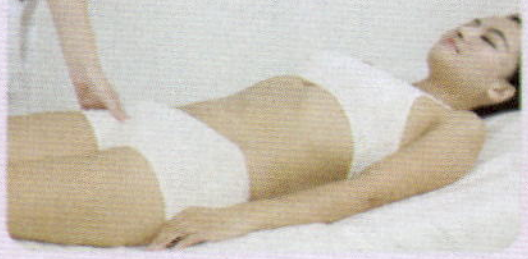

按摩

每天用拇指指腹按压冲门穴片刻，操作5～10次，可治下肢痹痛、麻木。

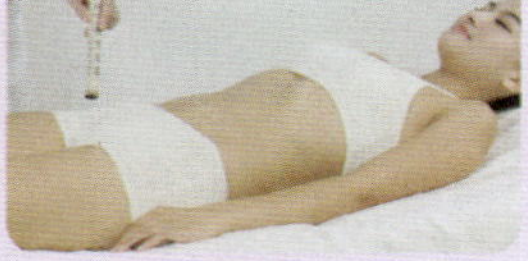

艾灸

用艾条温和灸熏灸冲门穴5～10分钟，每天1次，可改善胎气上冲、疝气等。

089 府舍穴

腹痛便秘不用愁

【主治】
腹股沟痛、腹胀、腹痛等。

穴位定位

位于下腹部，当脐中下4寸，冲门穴上方0.7寸，距前正中线4寸处。

府，脏腑；舍，来源之意。指本穴气血来源于体内脏腑。因本穴有地部孔隙与体内阴维脉相通。

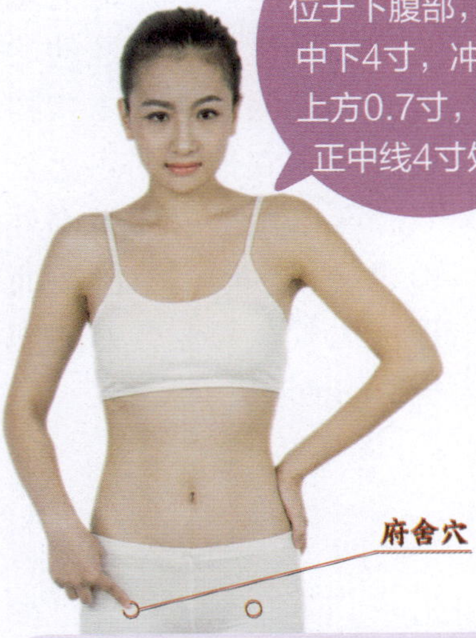

一穴多用

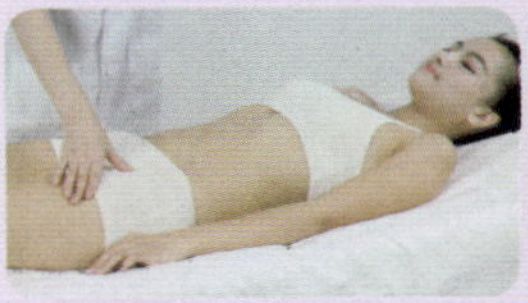

按摩
用拇指指腹按揉府舍穴100～200次，每天坚持，可缓解腹股沟痛。

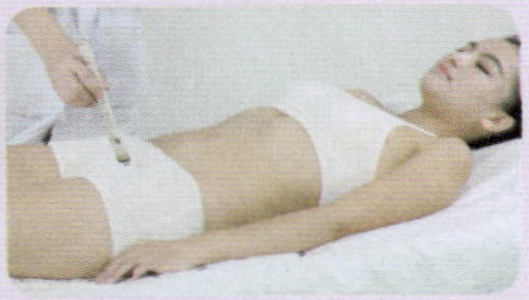

艾灸
用艾条温和灸熏灸府舍穴5～10分钟，每天1次，可改善腹胀、腹痛等。

090 腹结穴

防治肠病不可少

【主治】
胃痛、腹痛、便秘、痢疾等。

穴位定位

位于下腹部，脐中下1.3寸，距前正中线4寸处。

腹，腹部；结，聚结。本穴在脐中下1.3寸，为腹气之所结聚，主腹内诸疾，故名腹结。

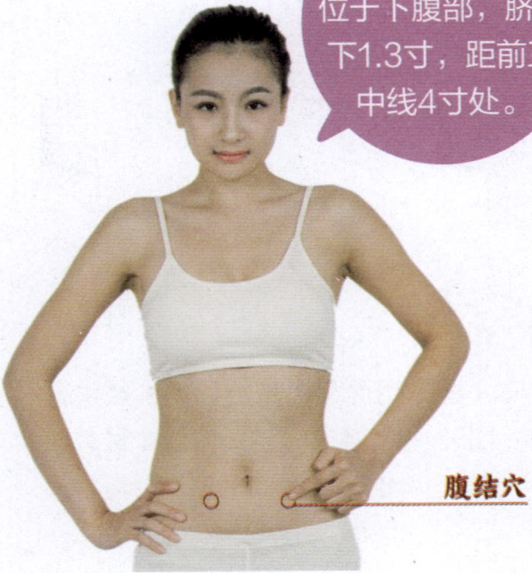

一穴多用

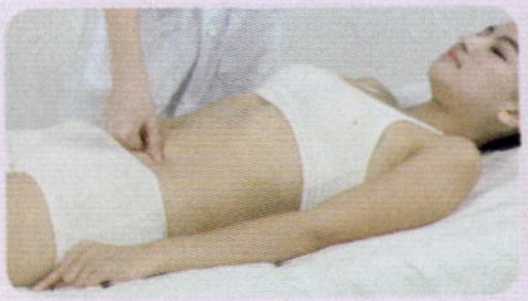

按摩
用拇指指腹按揉腹结穴100～200次，每天坚持，能够治疗绕脐疼痛。

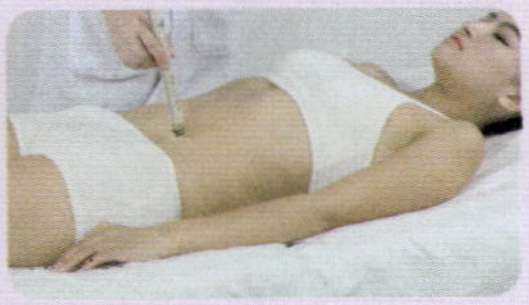

艾灸
用艾条温和灸熏灸腹结穴5～10分钟，每天1次，可改善腹胀、腹痛等。

091 大横穴

大肠疾病它解决

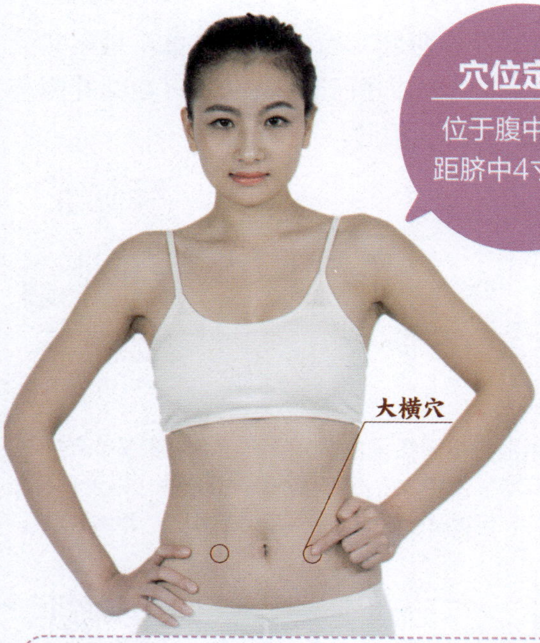

穴位定位

位于腹中部，距脐中4寸处。

大，气血作用的区域范围大；横，气血运动的方式为横向传输。本穴物质为腹结穴传来的水湿云气，至本穴后因受脾部外散之热，水湿云气胀散而形成风气，其运行方式为天部的横向传输。

【主治】腹痛、痢疾、脾胃虚寒、便秘、泄泻、脏躁症等。

【配伍】大横配天枢、足三里，防治腹痛。

小贴士

大横穴和天枢穴是治疗胃肠道疾病的必选穴，临床按摩或针灸大横穴和天枢穴，可有效治疗便秘或腹痛，缓解症状。

一穴多用

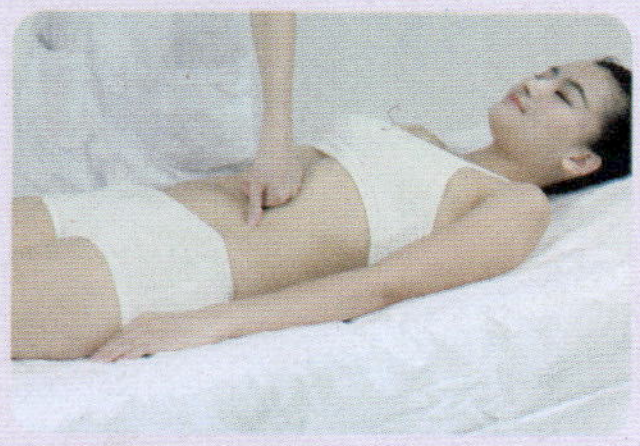

按摩

用拇指指腹按揉大横穴100～200次，每天坚持，能够治疗绕脐腹痛。

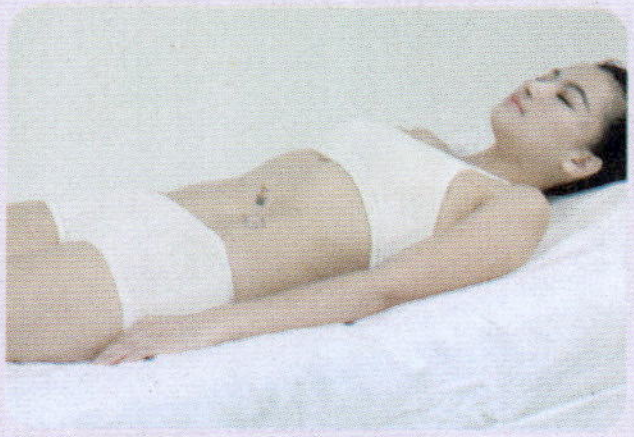

拔罐

用拔罐器将气罐吸附在大横穴上，留罐5～10分钟，隔天1次，可改善便秘。

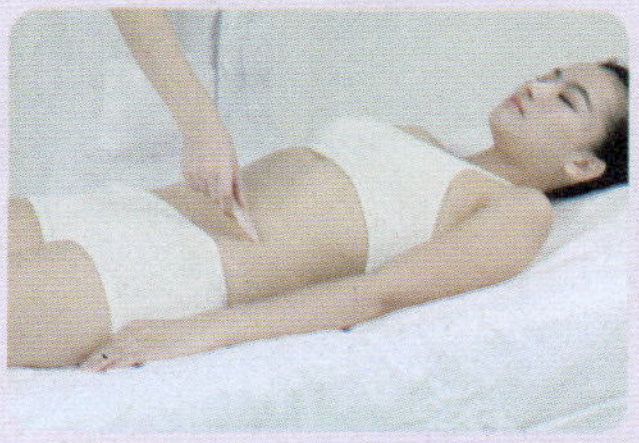

刮痧

用面刮法从上而下刮拭大横穴3～5分钟，力度微重，以出痧为度，隔天1次，可缓解泄泻。

092 腹哀穴

健脾和胃助消化

【主治】
消化不良、腹胀、腹痛、便秘等。

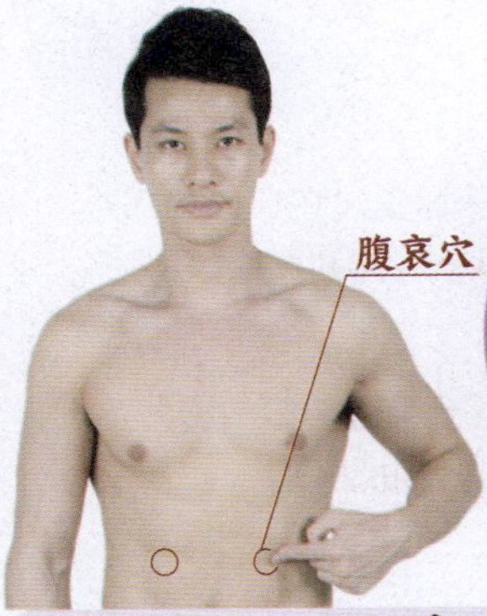

穴位定位

位于上腹部，当脐中上3寸，距前正中线4寸处。

一穴多用

按摩
用拇指指尖按揉腹哀穴100～200次，能够治疗消化不良、腹胀等。

艾灸
用艾条温和灸熏灸腹哀穴5～10分钟，每天1次，可改善绕脐腹痛。

093 食窦穴

利水消肿消炎症

【主治】
胸胁胀痛、水肿、反胃、恶心、腹胀等。

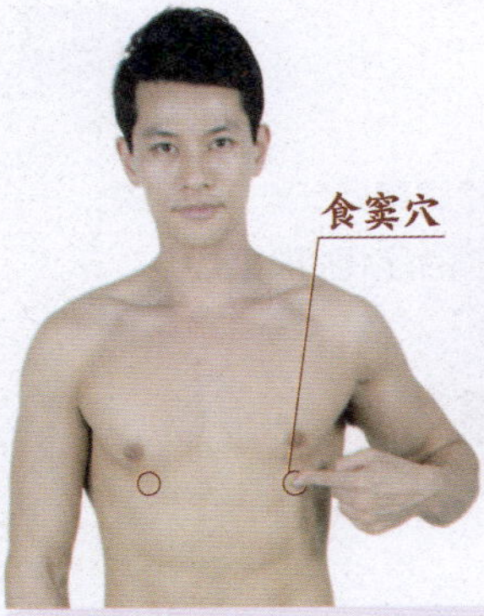

穴位定位

位于胸外侧部，当第五肋间隙，距前正中线6寸处。

一穴多用

按摩
用拇指指尖按揉食窦穴100～200次，每天坚持，能够治疗胸胁胀痛。

艾灸
用艾条温和灸熏灸食窦穴5～10分钟，每天1次，可改善水肿。

094 天溪穴

宽胸理气消肿痛

【主治】
胸胁胀痛、咳嗽、乳腺炎、乳汁不足等。

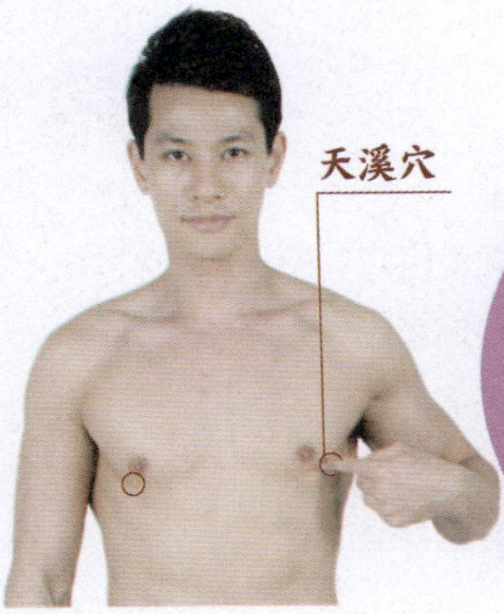

穴位定位

位于胸外侧部，当第四肋间隙，距前正中线6寸处。

一穴多用

按摩
用拇指指尖按揉天溪穴100～200次，每天坚持，能够治疗胸胁胀痛。

艾灸
用艾条温和灸熏灸天溪穴5～10分钟，每天1次，可改善咳嗽、乳汁不足等。

095 胸乡穴

胸部疾病找胸乡

【主治】
胸胁胀痛等胸部疾病。

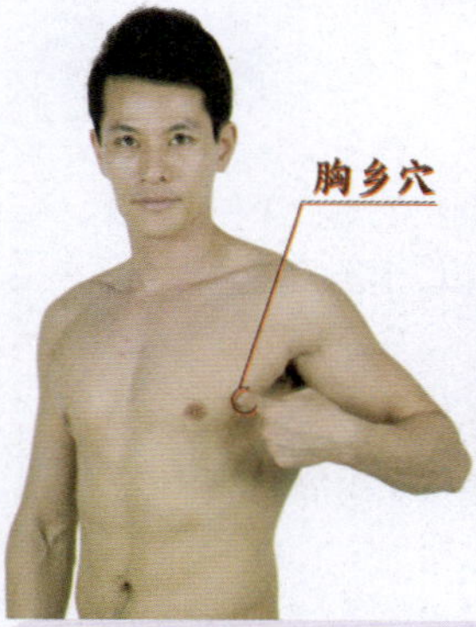

穴位定位

位于胸外侧部，当第三肋间隙，距前正中线6寸处。

一穴多用

按摩

用拇指指尖按揉胸乡穴100~200次，每天坚持，能够治疗胸胁胀痛。

艾灸

用艾条温和灸熏灸胸乡穴5~10分钟，每天1次，可改善胸胁胀痛。

096 周荣穴

顺气强肺化痰湿

【主治】
咳嗽咳痰、胸胁胀痛等。

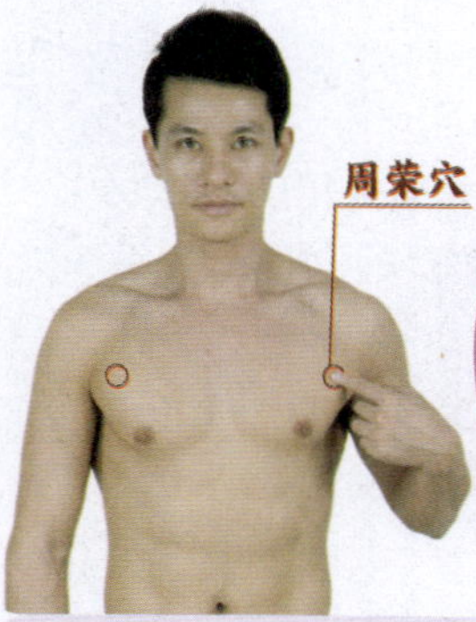

穴位定位

位于胸外侧部，当第二肋间隙，距前正中线6寸处。

一穴多用

按摩

用拇指指尖按揉周荣穴100~200次，每天坚持，能够治疗胸胁胀痛。

艾灸

用艾条温和灸熏灸周荣穴10分钟，每天1次，可改善咳嗽、胸胁胀痛等。

097 大包穴

宽胸宣肺止疼痛

【主治】
胸胁胀痛、全身乏力酸痛、咳嗽等。

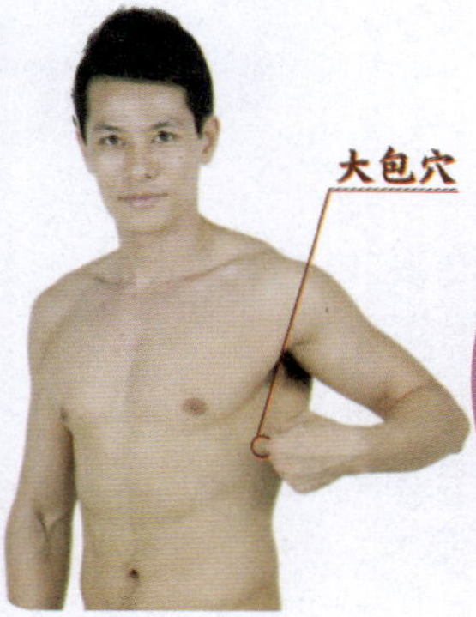

穴位定位

位于侧胸部，腋中线上，当第六肋间隙处。

一穴多用

按摩

用拇指指尖按揉大包穴100~200次，每天坚持，能够治疗胸胁胀痛。

艾灸

用艾条温和灸熏灸大包穴5~10分钟，每天1次，可改善全身乏力酸痛。

第6章 手少阴心经

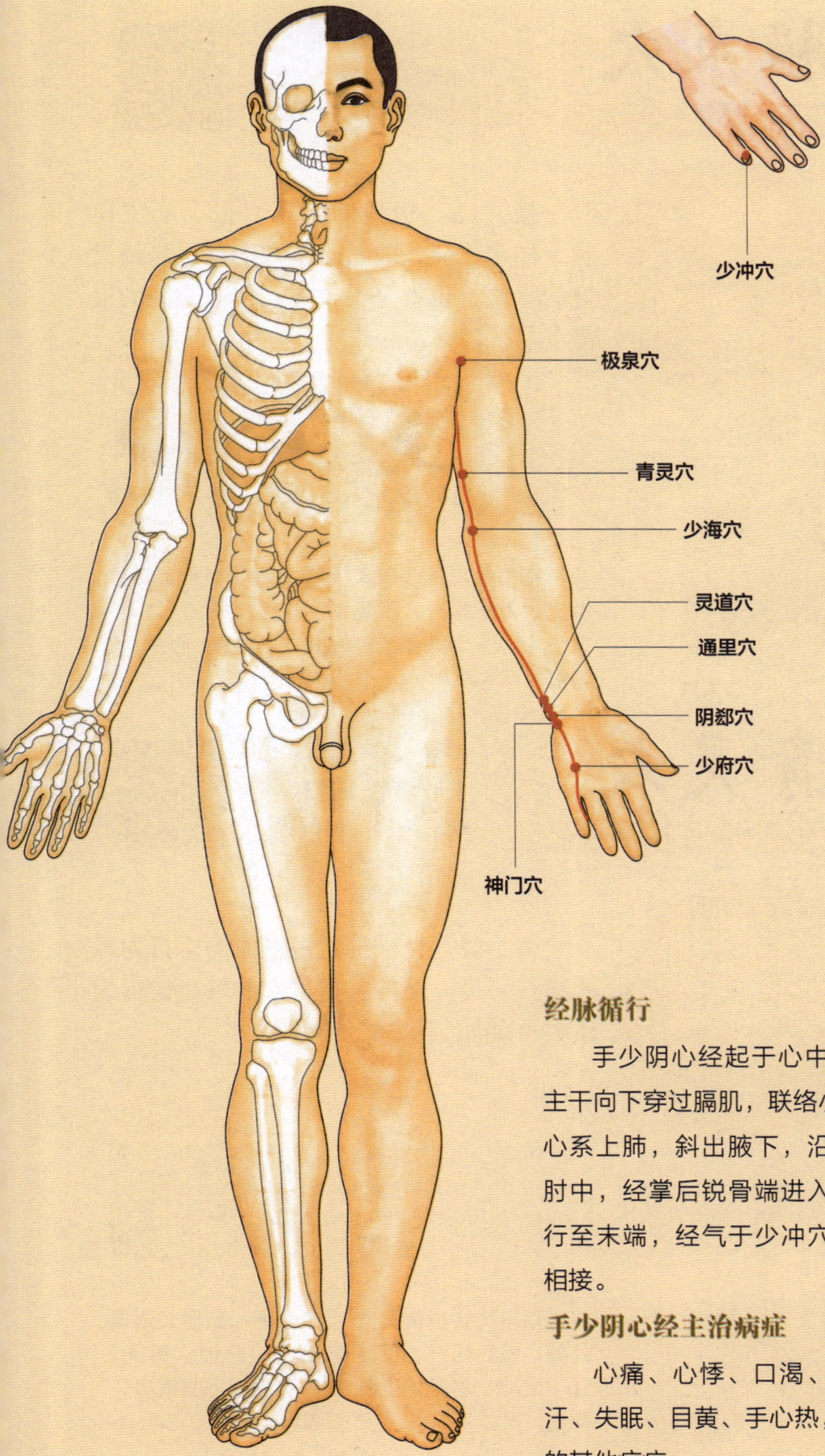

经脉循行

手少阴心经起于心中，出属心系，内行主干向下穿过膈肌，联络小肠；外行主干，从心系上肺，斜出腋下，沿上臂内侧后缘，过肘中，经掌后锐骨端进入掌中，沿小指桡侧行至末端，经气于少冲穴处与手太阳小肠经相接。

手少阴心经主治病症

心痛、心悸、口渴、咽干、胸胁痛、盗汗、失眠、目黄、手心热，以及经脉循行部位的其他病症。

098 极泉穴
健脑强心治胸痛

【主治】
心烦、心悸、气短、上肢冷痛、目黄等。

穴位定位

上臂外展，腋窝正中，腋动脉搏动处。

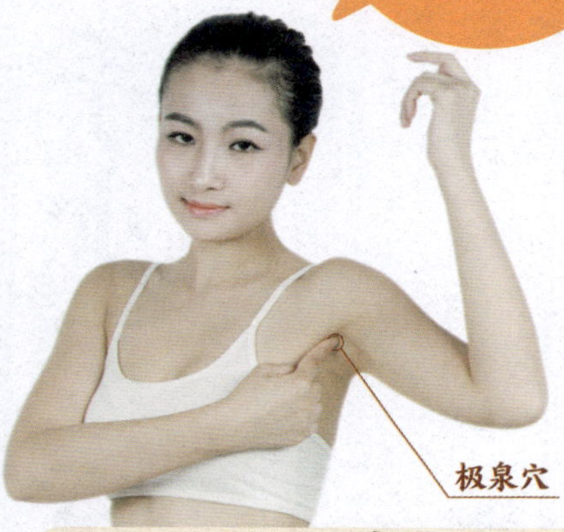

极，高、极致的意思；泉，心主血脉，如水之流，故名。本穴的意思是最高处的水源，也就是说，本穴位在心经的最高点上。

一穴多用

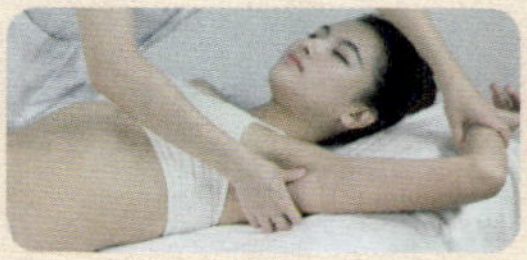

按摩

用拇指指尖按压极泉穴片刻，然后松开，反复10～15次，可改善上肢冷痛、麻木等。

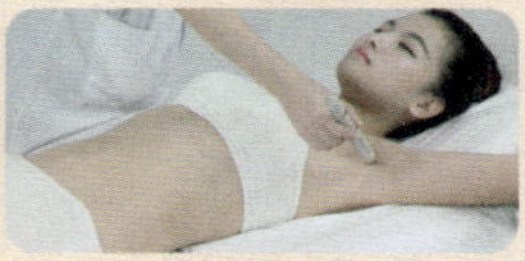

艾灸

用艾条温和灸熏灸极泉穴10分钟，每天1次，可缓解上肢冷痛、心悸、气短等。

099 青灵穴
宽胸理气止疼痛

【主治】
上肢痹痛、肘麻、胁痛、头痛、目黄等。

穴位定位

位于臂内侧，当极泉穴与少海穴连线上，肘横纹上3寸，肱二头肌内侧沟中。

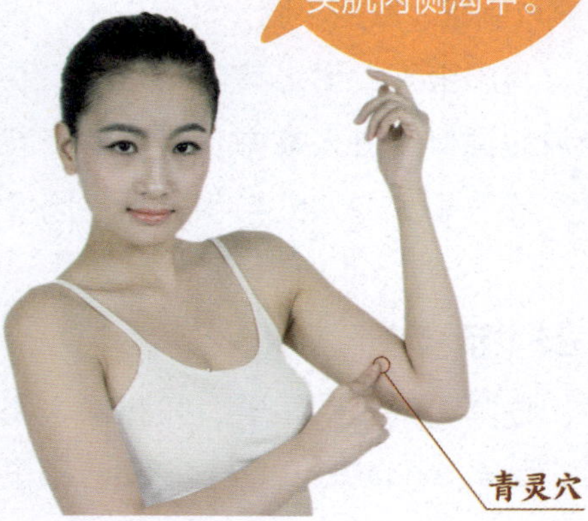

青，肝之色，指穴内气血的运行为风的横行；灵，灵巧。指本穴的气血运行为风木的横向运行方式。

一穴多用

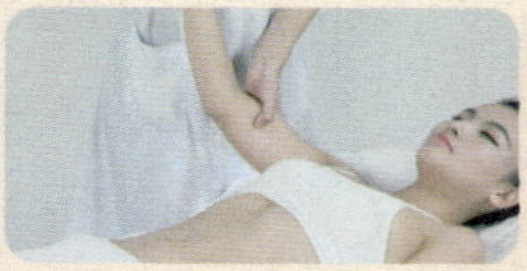

按摩

用拇指指尖弹拨青灵穴片刻，然后松开，反复10～15次，能防治上肢痹痛。

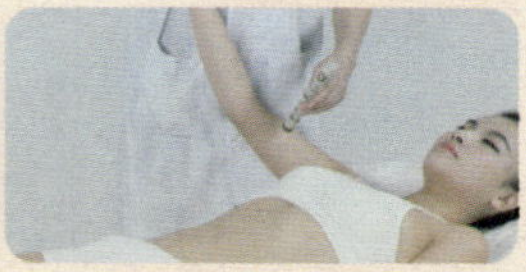

艾灸

用艾条温和灸熏灸青灵穴5～10分钟，每天1次，可缓解上肢痹痛、头痛等。

100 少海穴

胳膊疾病刮少海

【主治】

前臂麻木、高尔夫球肘、心痛、胸闷等。

穴位定位

屈肘，当肘横纹内侧端，与肱骨内上髁连线的中点处。

少的意思是阴、水；海的意思是大，即百川所归之处。指心经的地部经水汇合于此处穴位。

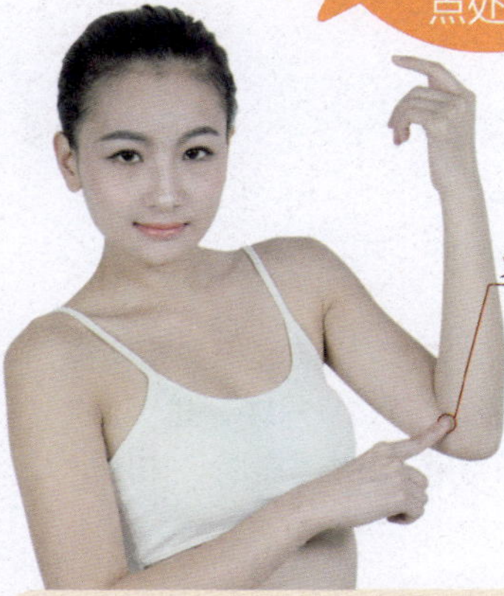

一穴多用

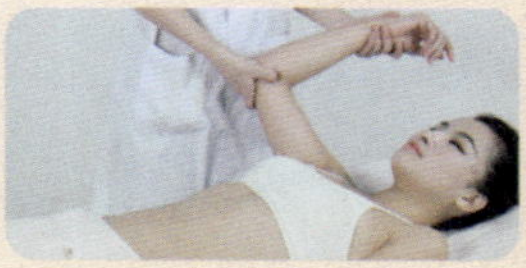

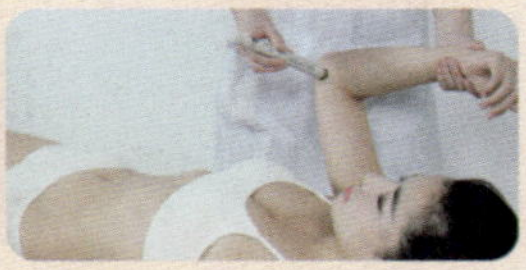

按摩

用拇指指尖弹拨少海穴片刻，然后松开，反复10～15次，能防治前臂麻木。

艾灸

用艾条回旋灸熏灸少海穴10分钟，每天1次，可缓解高尔夫球肘、心痛等。

101 灵道穴

宁心安神止痛强

【主治】

前臂冷痛、手麻、心痛等。

穴位定位

位于前臂掌侧，当尺侧腕屈肌腱桡侧缘，腕横纹上1.5寸处。

灵，与鬼怪相对的神灵，指穴内气血物质为天部之气；道，道路。指心经经水在此穴汽化。

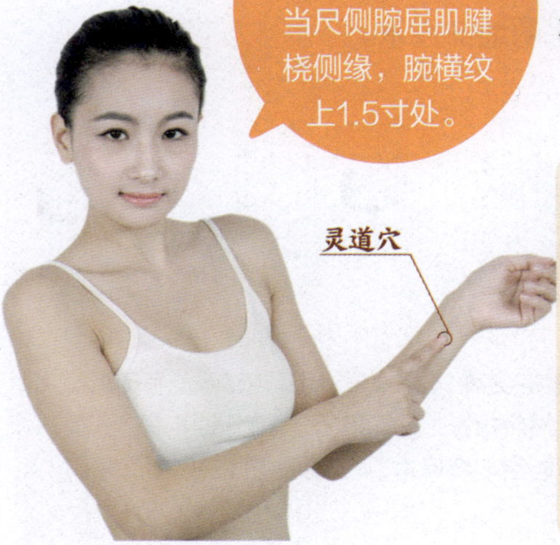

一穴多用

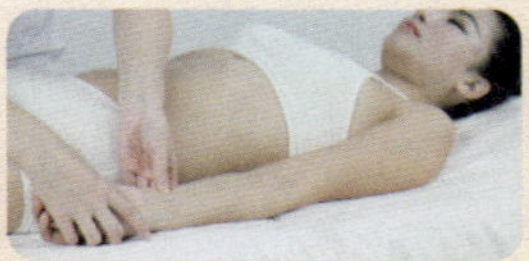

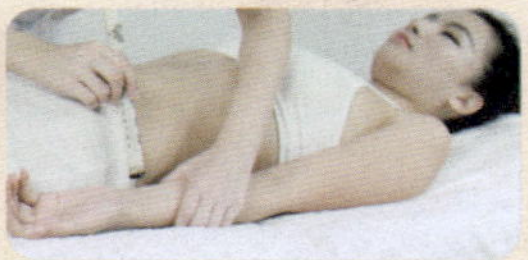

按摩

用拇指指尖弹拨灵道穴片刻，然后松开，反复10～15次，能防治前臂疼痛。

艾灸

用艾条雀啄灸熏灸灵道穴10分钟，可缓解前臂冷痛、心痛等。

102 通里穴

镇静安神调心气

【主治】

心悸、失眠、心痛、前臂麻木、崩漏等。

穴位定位

位于前臂掌侧，当尺侧腕屈肌腱桡侧缘，腕横纹上1寸处。

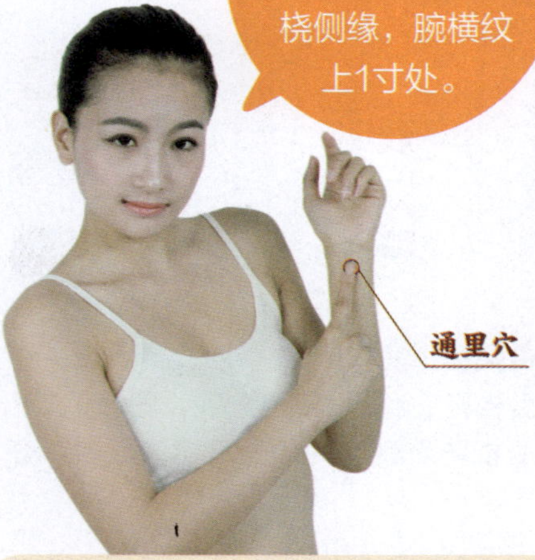

通，通道；里，内部。指心经的地部经水由本穴的地部通道，从地之天部流入地之地部。

一穴多用

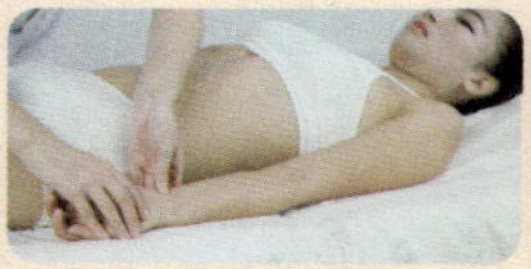

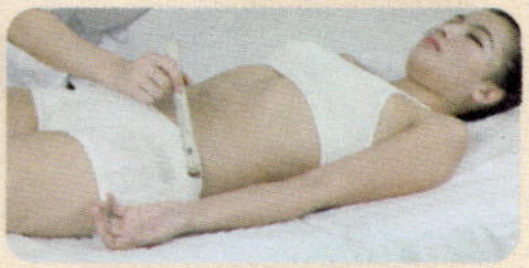

按摩

用拇指指尖弹拨通里穴片刻，然后松开，反复10～15次，可治前臂麻木、心悸等。

艾灸

用艾条雀啄灸熏灸通里穴10分钟，每天1次，可缓解崩漏、失眠、心痛等。

103 阴郄穴

清心安神治心痛

【主治】

惊悸、心痛、前臂麻木、手腕痛、吐血等。

穴位定位

位于前臂掌侧，当尺侧腕屈肌腱桡侧缘，腕横纹上0.5寸处。

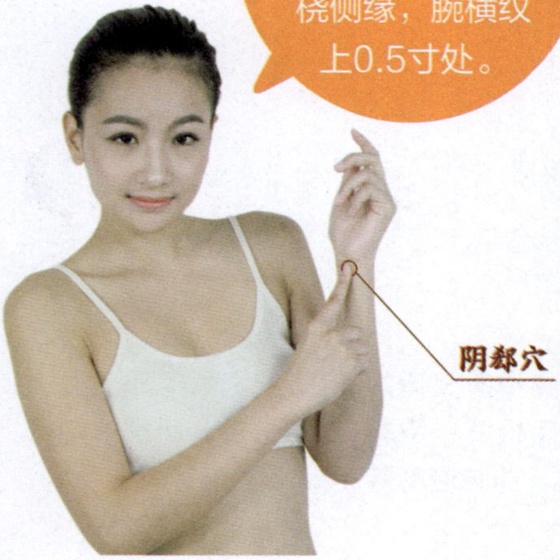

阴，水；郄，空隙。指心经经水由本穴回流心经的体内经脉。本穴物质为通里穴传来的地部经水。

一穴多用

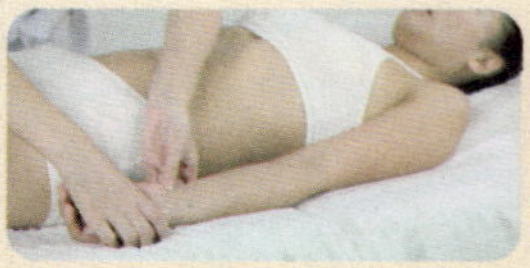

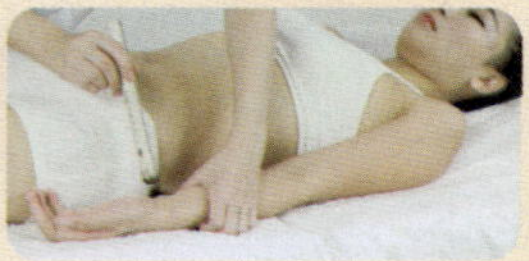

按摩

用拇指指尖弹拨阴郄穴片刻，然后松开，反复15次，可防治前臂麻木、心悸等。

艾灸

用艾条雀啄灸熏灸阴郄穴5～10分钟，每天1次，可改善吐血、心痛等。

104 神门穴

失眠怔忡心悸除

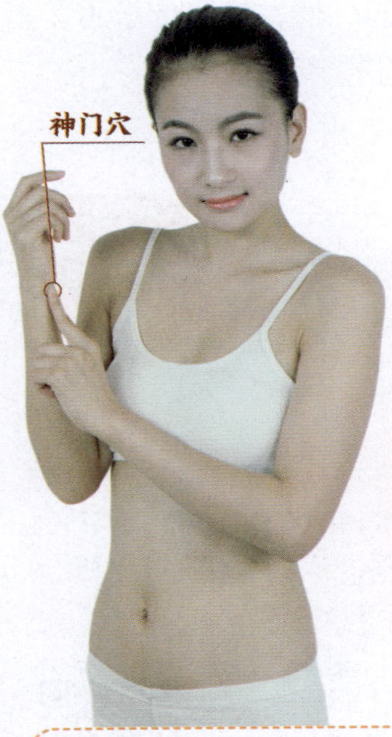

神，神魂、魂魄、精神的意思；门，指出入之处为门。此处穴位属心经，心藏神，能够治疗神志方面的疾病，打开心气的郁结，使抑郁的神志得以舒畅，则心神有所依附，故名神门。

穴位定位

位于腕侧部，腕掌侧横纹尺侧端，尺侧腕屈肌腱的桡侧凹陷处。

【主治】 心痛、心烦、失眠、健忘、惊悸、怔忡、癫狂、前臂麻木、手腕痛等。

【配伍】 ①神门配内关、心俞，可治心痛。②神门配内关、三阴交，可治健忘、失眠。③神门配支正，可治健忘、失眠。

小贴士

刺激神门穴可以帮助入眠，调节自主神经，补益心气，安定心神；辅助治疗心痛、心烦、惊悸、怔忡、健忘、失眠、癫痫、晕车等心与神志病症。

一穴多用

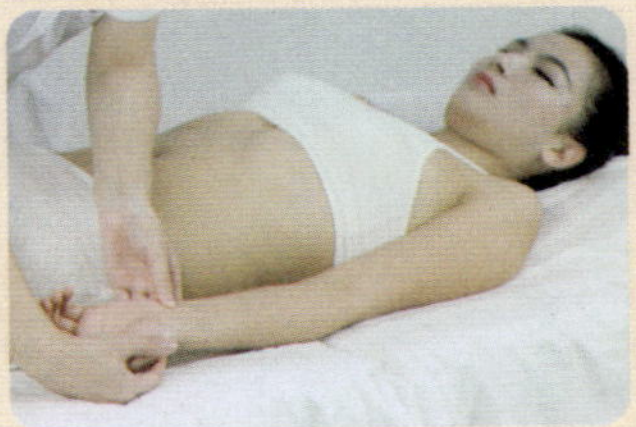

按摩 用拇指指尖弹拨神门穴片刻，然后松开，反复10~15次，每天1次，能防治前臂麻木、失眠、健忘等。

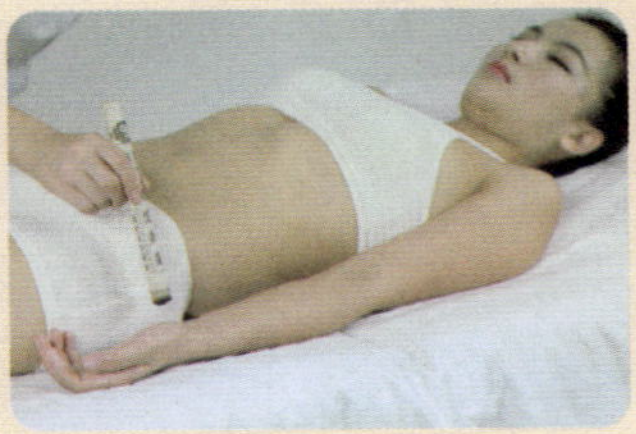

艾灸 用艾条温和灸熏灸神门穴5~10分钟，每天1次，可缓解健忘、失眠、癫狂等。

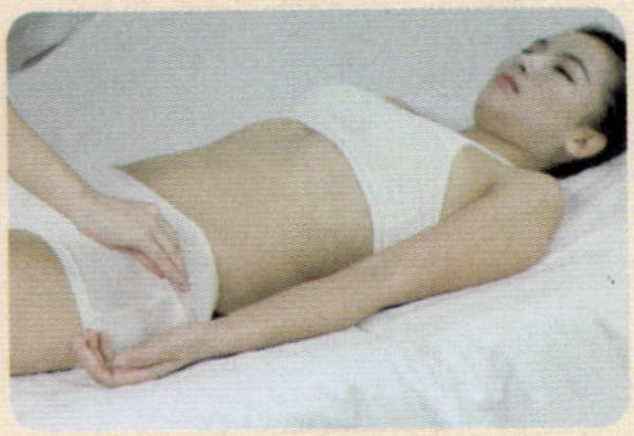

刮痧 用角刮法从上向下刮拭神门穴3~5分钟，隔天1次，可治疗失眠、怔忡、心悸等。

105 少府穴

止痒止痛疗效佳

【主治】

失眠、健忘、小便不利、手掌痛、掌心痒等。

穴位定位

位于手掌面，第四、五掌骨之间，握拳时约当小指指尖处。

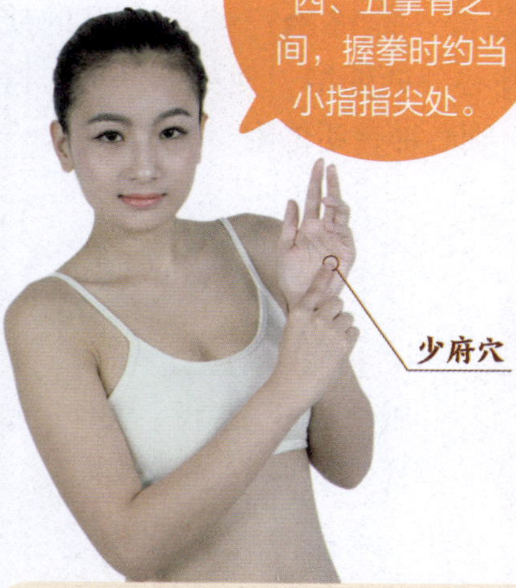

少，阴的意思；府，府宅的意思。指本穴为心经气血的聚集之处。

一穴多用

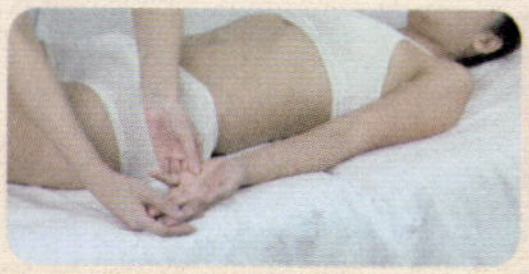

按摩

用拇指指尖弹拨少府穴片刻，反复10～15次，每天1次，能改善失眠、健忘等。

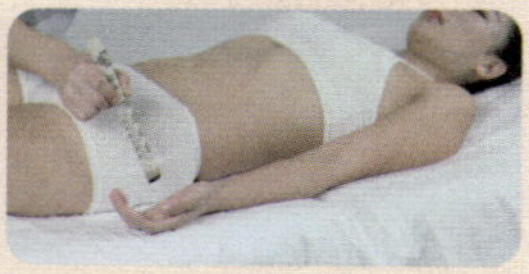

艾灸

用艾条温和灸熏灸少府穴5～10分钟，每天1次，可缓解小便不利。

106 少冲穴

醒神开窍除热邪

【主治】

热病、昏厥、心痛、身热、目黄等。

穴位定位

位于手小指末节桡侧，距指甲角0.1寸（指寸）处。

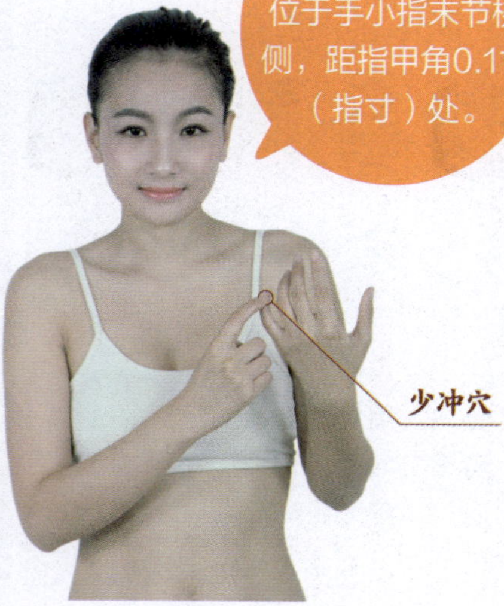

少，阴；冲，突。少冲是指本穴中的气血物质从体内冲出。本穴为心经体表经脉与体内经脉的交接之处。

一穴多用

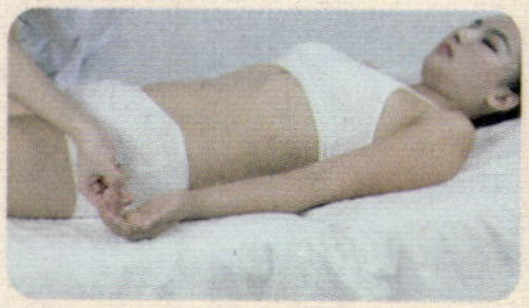

按摩

用拇指指尖用力掐揉少冲穴15～20次，每天1次，可治疗热病、昏厥等。

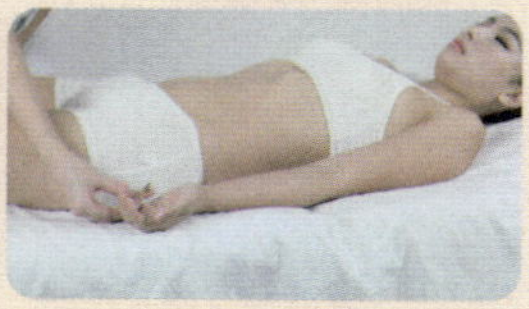

艾灸

用艾炷直接灸熏灸少冲穴，可治疗昏厥等。常规灸熏灸3～5壮。

第7章 手太阳小肠经

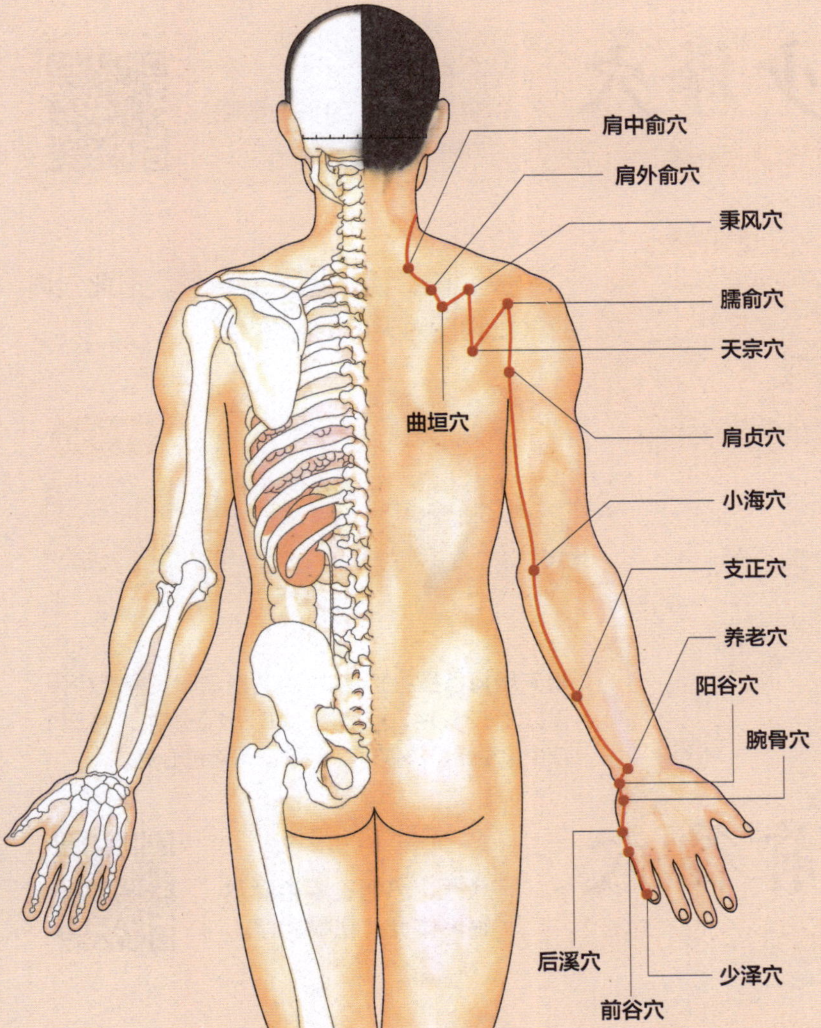

经脉循行

手太阳小肠经起于手小指尺侧端的少泽穴，沿手背、上肢外侧后缘，过肘部，到肩关节后面，绕肩胛部，左右交会并与督脉在大椎穴处相会，前行入缺盆，深入体腔，络于心，沿食道，穿过膈肌，到达胃部，下行，属小肠。其分支从面颊部分出，向上行于眼下，至目内眦，经气于睛明穴与足太阳膀胱经相接。

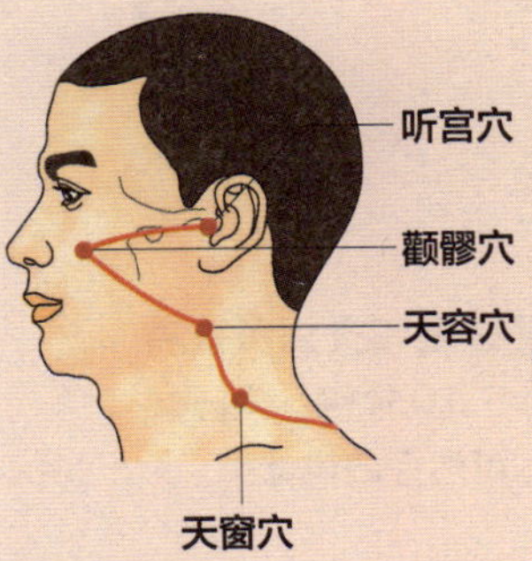

手太阳小肠经主治病症

耳鸣、目黄、颊肿、咽喉肿痛、颈项转侧不利、肩臂疼痛无力、少腹胀痛、尿频、泄泻或便秘，以及经脉循行部位的其他病症。

107 少泽穴 热病昏迷全能疗

【主治】
中风昏迷、热病、咽喉肿痛、手指痛等。

穴位定位

位于手小指末节尺侧，距指甲角0.1寸（指寸）处。

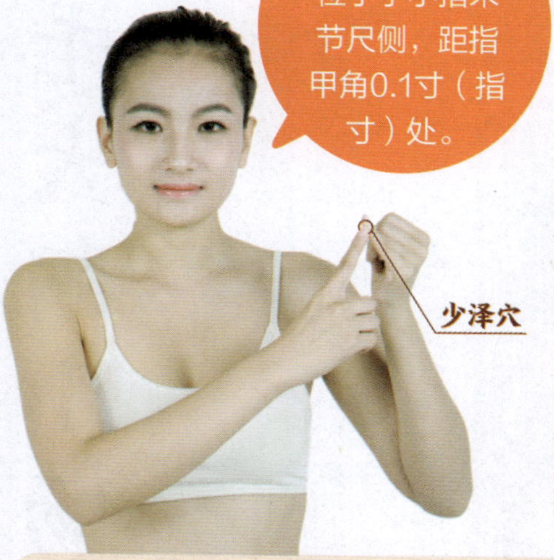

少，阴，浊；泽，沼泽也。指此穴内的气血物质为天部的湿热水气。

一穴多用

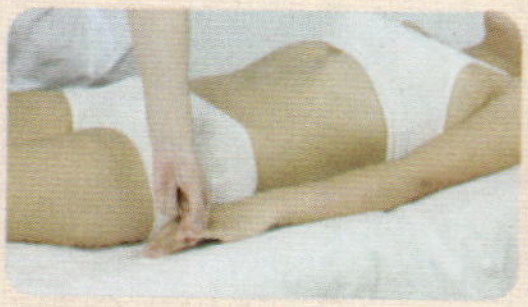

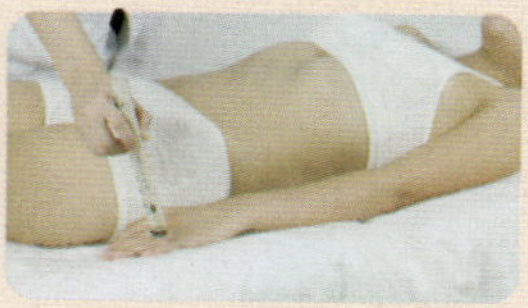

按摩

每天用拇指指尖掐按少泽穴2～3分钟，能够治疗中风昏迷、热病等。

艾灸

用艾条雀啄灸熏灸少泽穴5～10分钟，每天1次，可治疗心痛。

108 前谷穴 癫狂热病都能行

【主治】
癫狂、热病、手指麻木、扁桃体炎、腮腺炎等。

穴位定位

微握拳，位于手掌尺侧，当小指本节前的掌指横纹头，赤白肉际处。

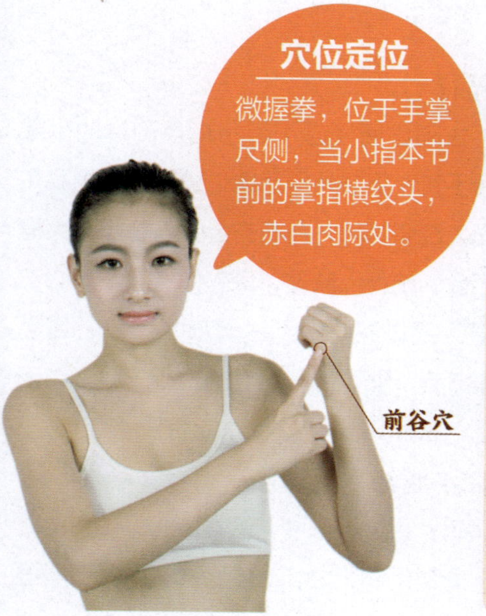

前，与后相对，指本穴气血作用于人体的前面；谷，两山的中空部位。指小肠经经气在此散热冷降。

一穴多用

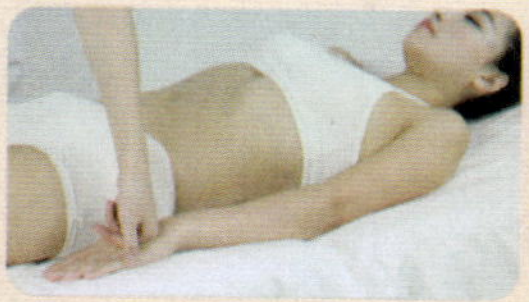

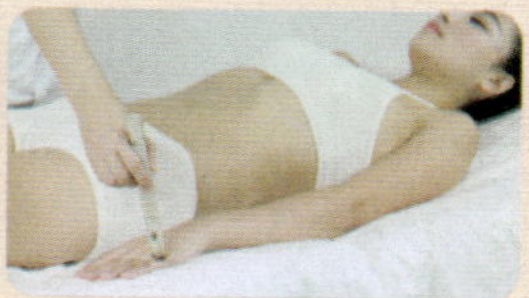

按摩

每天用拇指指尖掐按前谷穴2～3分钟，能够治疗癫狂、热病等。

艾灸

用艾条温和灸熏灸前谷穴5～10分钟，每天1次，可治疗扁桃体炎。

109 后溪穴

熏熏按按治项强

【主治】
落枕、颈项强痛、鼻塞等。

后，与前相对，指穴内气血运行的人体部位为腰背督脉之部；溪，气血运行的道路。本穴是指穴内气血外行于腰背的督脉之部。

穴位定位
微握拳，位于小指本节（第五掌骨关节）后的远侧掌横纹头，赤白肉际处。

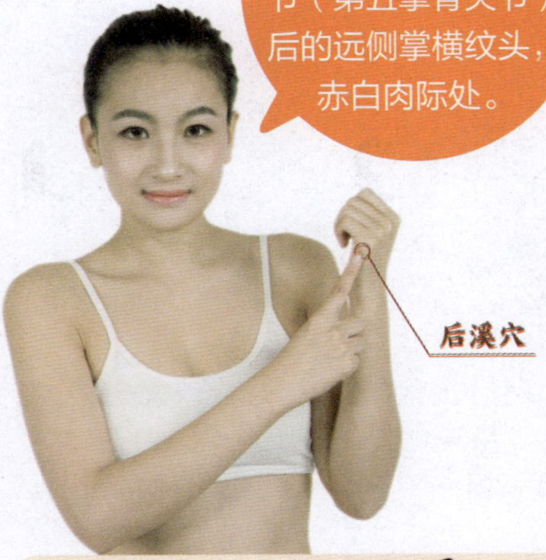

一穴多用

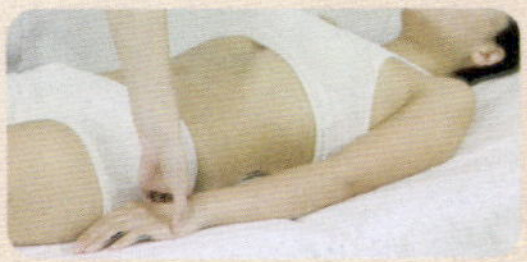

按摩
用拇指指尖掐按后溪穴2～3分钟，每天坚持，能够治疗落枕。

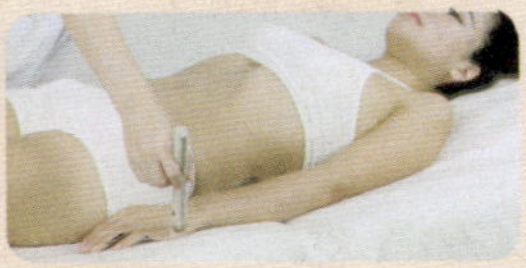

艾灸
用艾条温和灸熏灸后溪穴5～10分钟，每天1次，可治疗颈项强痛、鼻塞等。

110 腕骨穴

消炎祛湿治腕痛

【主治】
手腕痛、颈项强痛等。

本穴是指小肠经经气行于此，冷降为地部水液。本穴物质为后溪穴传来的天部水湿之气，行至本穴后散热冷降为地部水液。

穴位定位
位于手掌尺侧，当第五掌骨基底与钩骨之间，赤白肉际凹陷处。

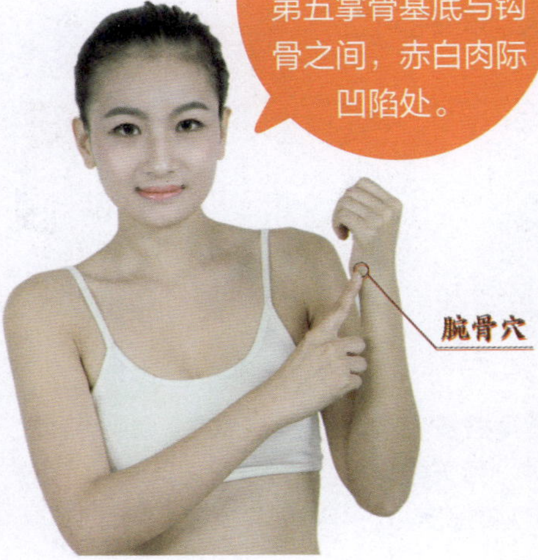

一穴多用

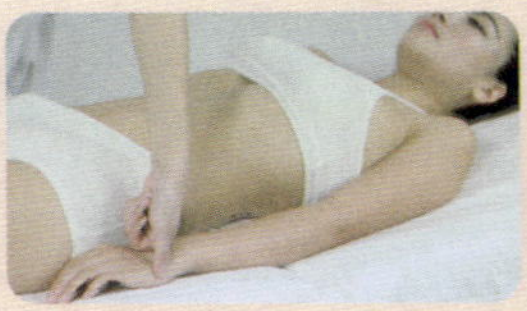

按摩
用拇指指尖掐按腕骨穴2～3分钟，每天坚持，能够治疗手腕痛。

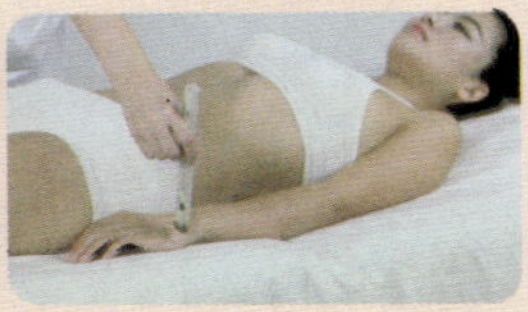

艾灸
用艾条温和灸熏灸腕骨穴5～10分钟，每天1次，可治疗颈项强痛。

111 阳谷穴

牙痛腕痛均可止

【主治】
手腕痛、牙痛、肩痛等。

穴位定位

位于手腕尺侧，当尺骨茎突与三角骨之间的凹陷处。

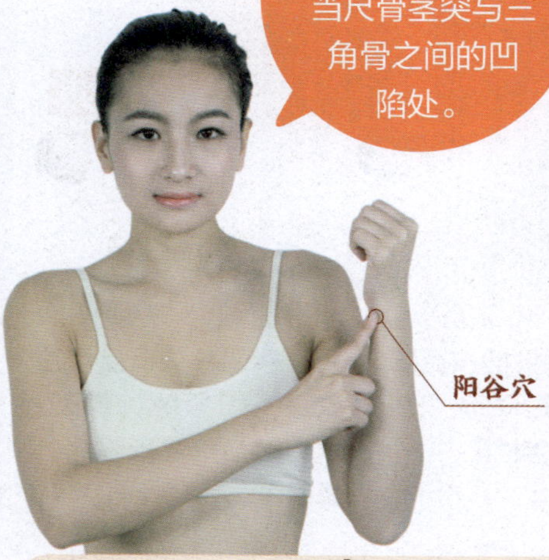

阳，阳气；谷，两山所夹空虚之处。指小肠经气血在此吸热后，化为天部的阳热之气。本穴物质为腕骨穴传来的湿热水气。

一穴多用

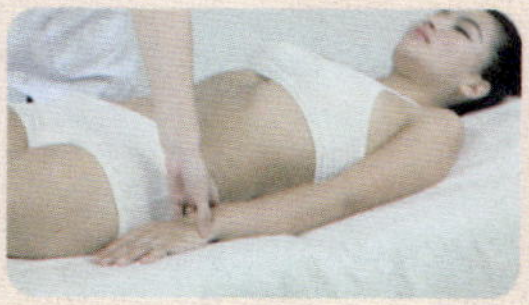

按摩

用拇指指尖掐按阳谷穴2～3分钟，每天1次，能够治疗手腕痛。

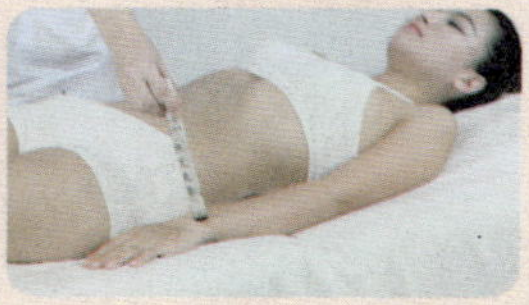

艾灸

用艾条温和灸熏灸阳谷穴5～10分钟，每天1次，可治疗牙痛、肩痛等。

112 养老穴

晚年安康按养老

【主治】
急性腰扭伤、视物模糊、前臂痛等。

穴位定位

位于前臂背面尺侧，当尺骨小头近端桡侧凹陷中。

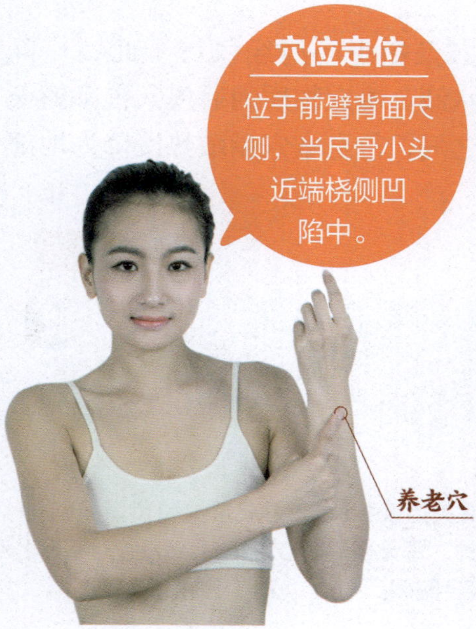

养，生养、养护；老，与少、小相对，为长为尊。指本穴的气血物质为同合于头之天部的纯阳之气。

一穴多用

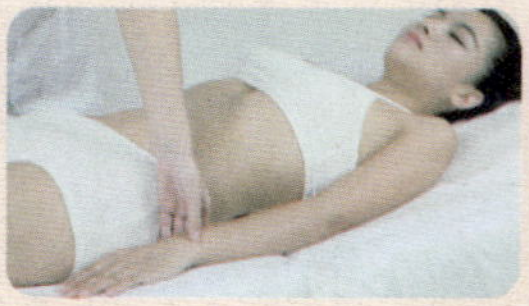

按摩

用拇指指尖掐按养老穴2～3分钟，每天坚持，能治疗急性腰扭伤。

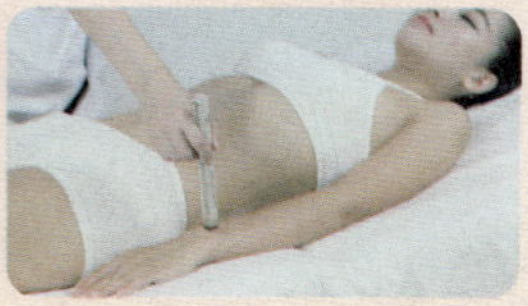

艾灸

用艾条温和灸熏灸养老穴10分钟，每天1次，可改善视物模糊、耳鸣等。

113 支正穴

活血止痛找支正

【主治】

前臂疼痛、头痛、颈项痛等。

穴位定位

位于前臂背面尺侧，当阳谷穴与小海穴连线上，腕背横纹上5寸处。

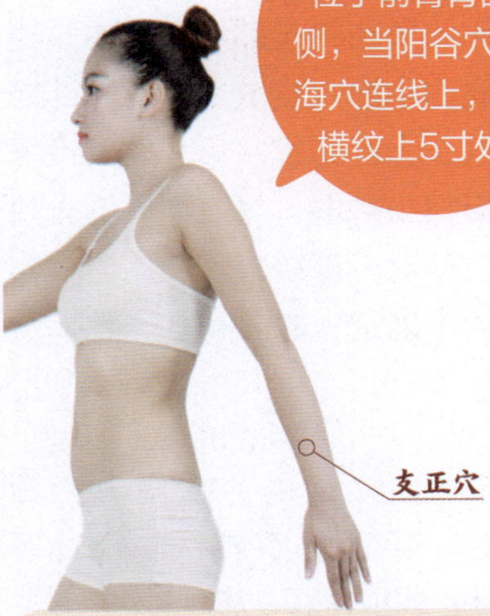

支，树之分枝；正，气血运行的道路正。指小肠经气血大部分循小肠经本经流行。

一穴多用

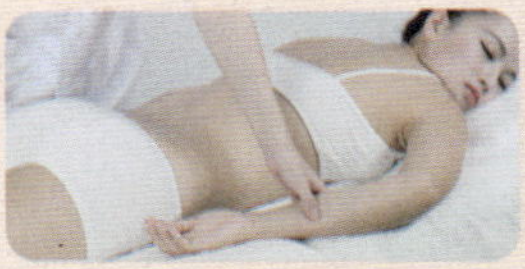

按摩

用拇指指尖掐按支正穴2～3分钟，每天坚持，能够治疗前臂疼痛。

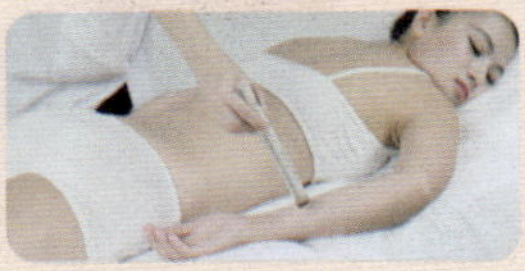

艾灸

每天用艾条温和灸熏灸支正穴5～10分钟，可改善黄褐斑、疥疮、健忘等。

114 小海穴

清热祛风止疼痛

【主治】

前臂疼痛、颊肿、高尔夫球肘、头痛等。

穴位定位

位于肘外侧，当尺骨鹰嘴与肱骨内上髁之间凹陷处。

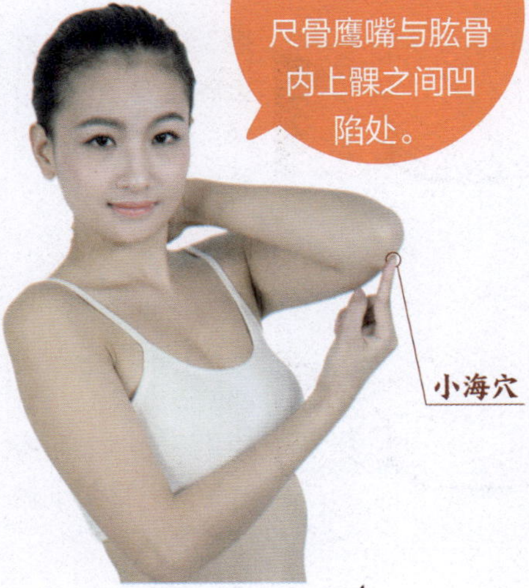

小，与大相对，为小、为阴；海，穴内气血场覆盖的范围广阔如海。指小肠经气血在此汇合，气血场范围巨大。

一穴多用

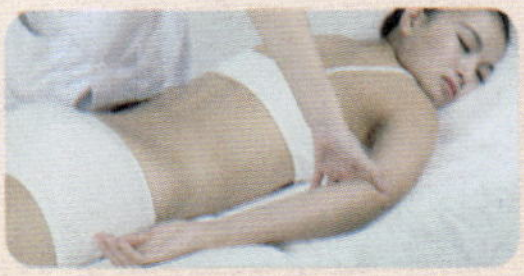

按摩

每天用拇指指尖掐按小海穴100～200次，可治疗前臂疼痛、麻木。

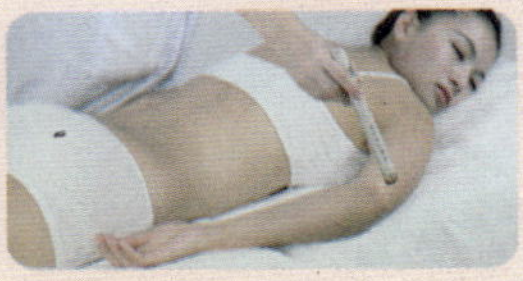

艾灸

每天用艾条温和灸熏灸小海穴10分钟，可改善颊肿、高尔夫球肘、疥疮等。

115 肩贞穴
治肩周炎特效穴

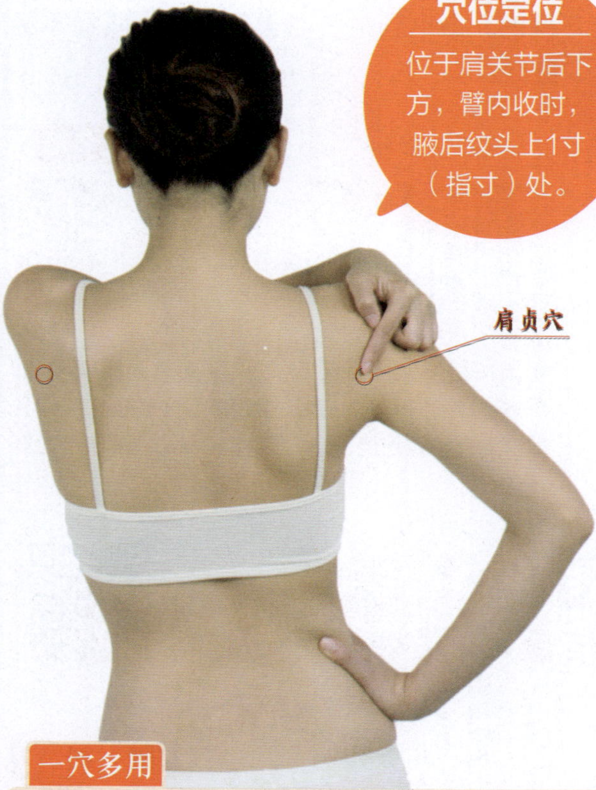

穴位定位

位于肩关节后下方，臂内收时，腋后纹头上1寸（指寸）处。

肩，肩部；贞，贞卜问卦。指小肠经气血由此上行至阳气所在的天部层次。本穴物质为小海穴蒸散上行的天部之气，上行到本穴后，此气冷缩而量少势弱，气血物质的火热之性对天部层次气血的影响作用不确定，如需问卜一般。

【主治】 耳鸣、耳聋、肩周炎、手臂痛不能举、半身不遂、颈项疼痛、热病等。

【配伍】 ①肩贞配肩髎，主治肩臂疼痛、上肢瘫痪。②肩贞配天井，主治淋巴结炎。③肩贞配完骨，主治耳鸣。

一穴多用

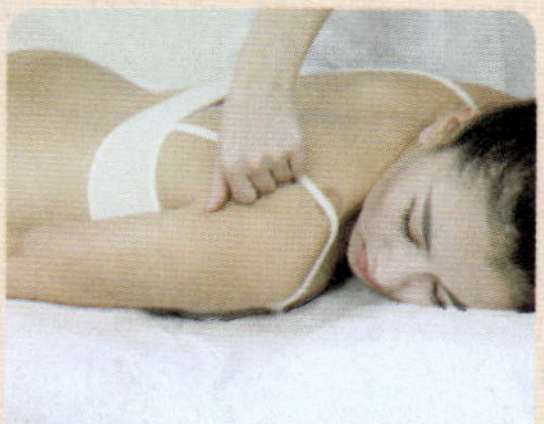

按摩 用拇指指尖掐按肩贞穴100～200次，每天坚持，能够治疗肩周炎。

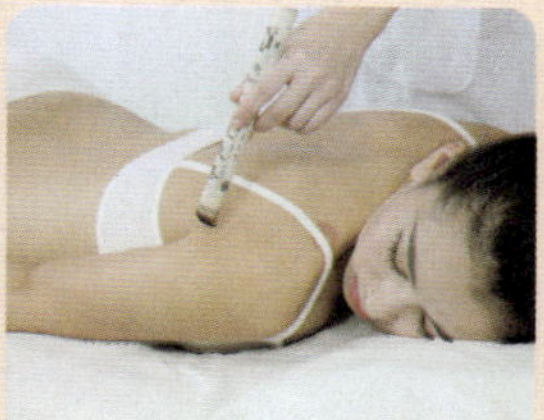

艾灸 用艾条温和灸熏灸肩贞穴5～10分钟，每天1次，可改善肩周炎。

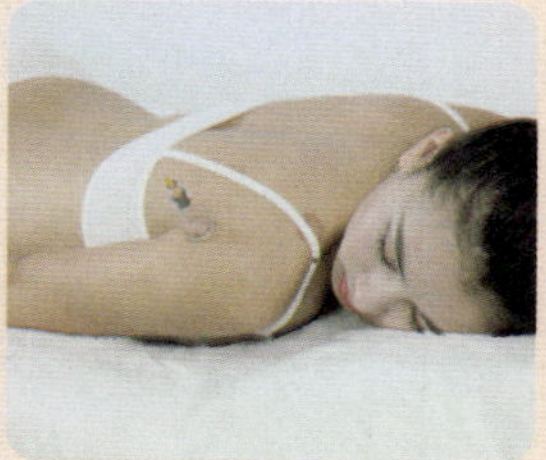

拔罐 用拔罐器将气罐吸附在肩贞穴上，留罐5～10分钟，隔天1次，可改善颈项痛、肩周炎等。

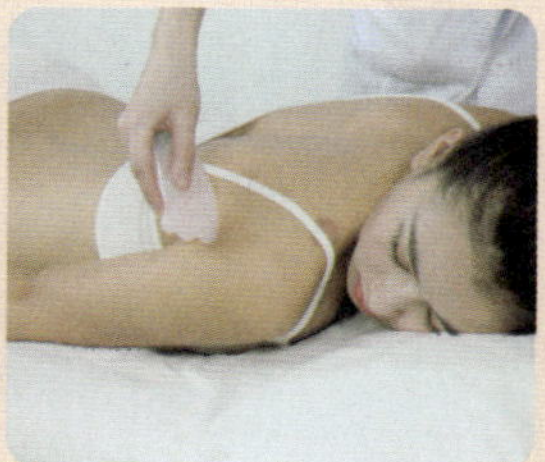

刮痧 用角刮法从上向下刮拭肩贞穴3～5分钟，隔天1次，可缓解耳鸣、耳聋、热病等。

116 臑俞穴

化痰消肿疏经络

穴位定位

位于肩部，当腋后纹头直上，肩胛冈下缘凹陷中。

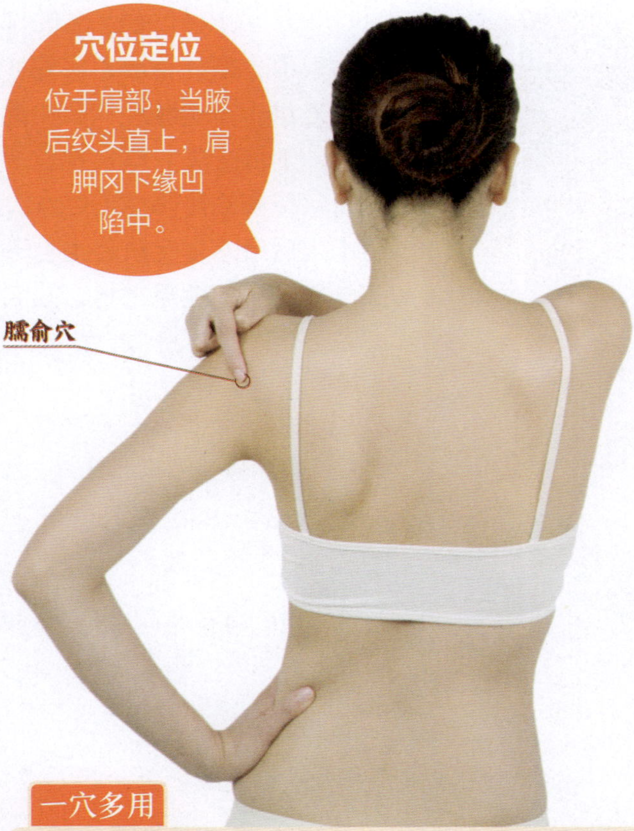

臑，动物的前肢；俞，输。指手臂下部上行的阳气在此聚集。因肩贞穴无气血传至本穴，穴内气血物质是来自手臂下部各穴上行的阳气聚集而成的，所以名臑俞。

【主治】 肩周炎、肩部疼痛、肩不举、颈项强痛等。

【配伍】 ①臑俞配臂臑，主治肩臂酸痛。②臑俞配肺俞，主治咳嗽、气喘。③臑俞配肩井、膻中，主治乳痈。

一穴多用

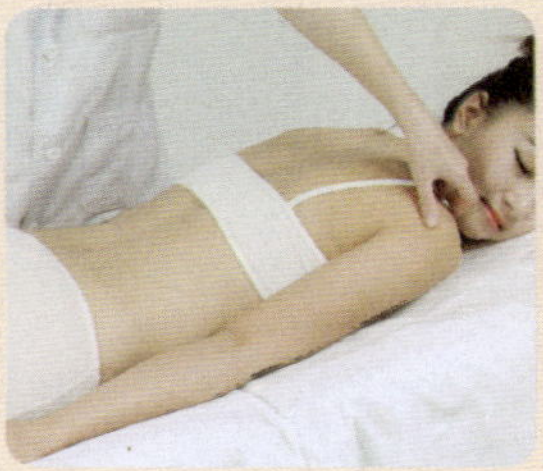

按摩

用拇指指尖掐按臑俞穴100～200次，每天坚持，能够治疗肩周炎。

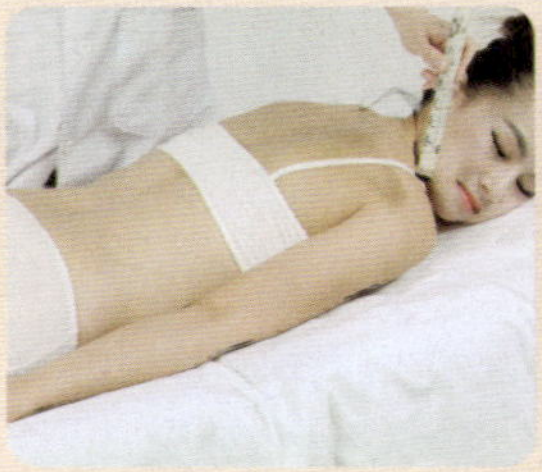

艾灸

用艾条温和灸熏灸臑俞穴5～10分钟，每天1次，可改善肩周炎。

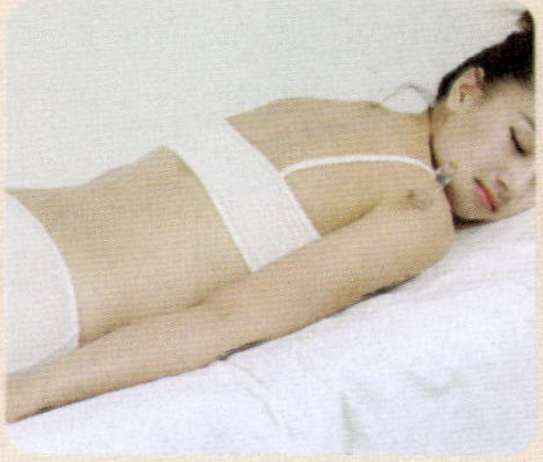

拔罐

用拔罐器将气罐吸附在臑俞穴上，留罐5～10分钟，隔天1次，可改善肩部疼痛。

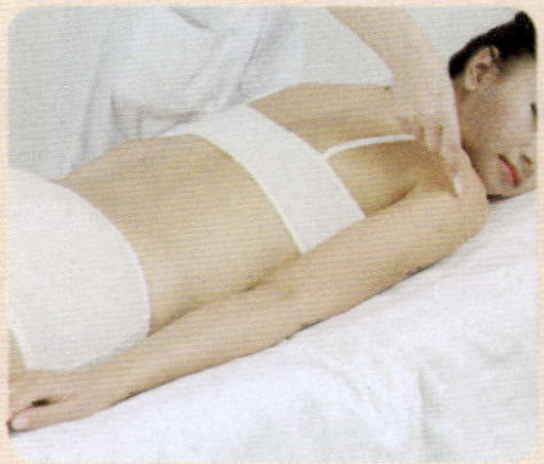

刮痧

用角刮法从上向下刮拭臑俞穴3～5分钟，隔天1次，可缓解肩周炎。

117 天宗穴

活血通络止疼痛

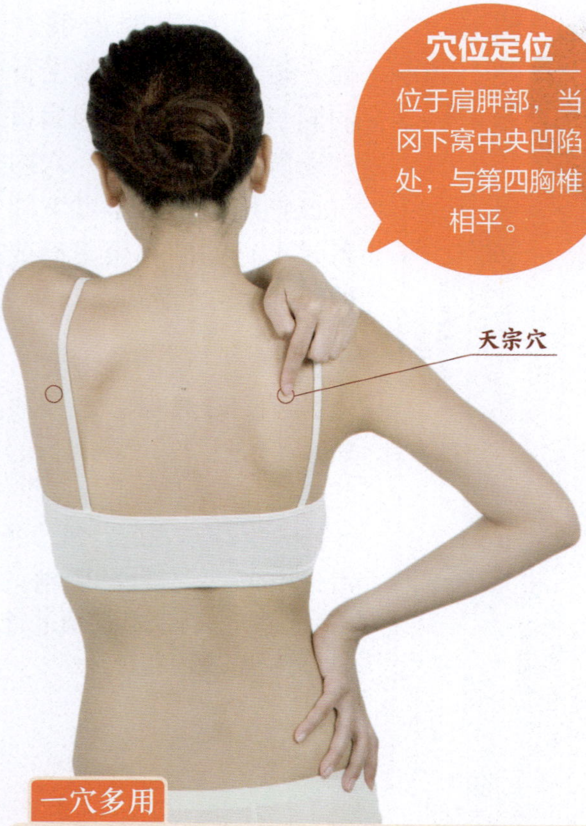

穴位定位

位于肩胛部，当冈下窝中央凹陷处，与第四胸椎相平。

天，穴内气血运行的部位为天部；宗，祖庙，宗仰、朝见之意。指小肠经气血由此汽化，上行于天。本穴物质为臑俞穴传来的冷降地部经水，至本穴后经水复又汽化上行天部，如向天部朝见之状，故名天宗。

【主治】 肩背疼痛、肩胛痛、肘臂外后侧痛、咳喘、颊肿、乳痈等。

【配伍】 ①天宗配臑会，主治肩臂肘痛、肩周炎。②天宗配膻中，主治乳痈、乳腺增生。③天宗配秉风，可治肩胛疼痛。

一穴多用

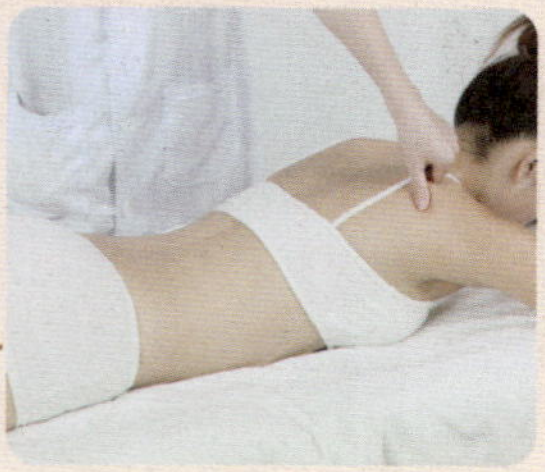

按摩 用拇指指腹按揉天宗穴100~200次，每天坚持，能够治疗肩背疼痛。

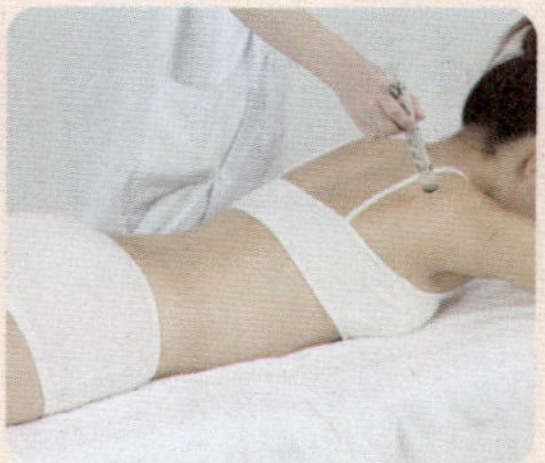

艾灸 用艾条温和灸熏灸天宗穴5~10分钟，每天1次，可改善肩胛痛、咳喘等。

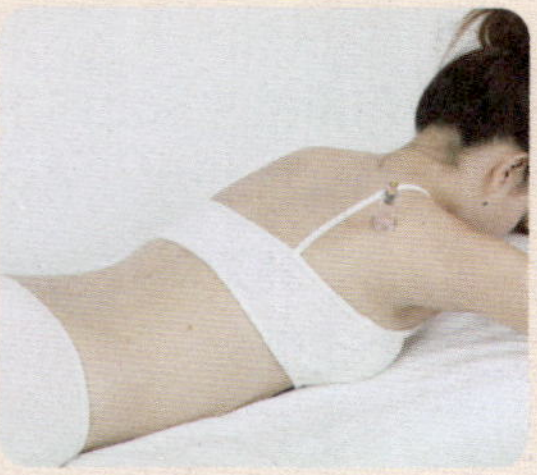

拔罐 用拔罐器将气罐吸附在天宗穴上，留罐5~10分钟，隔天1次，可改善肩背疼痛、肘臂外后侧痛等。

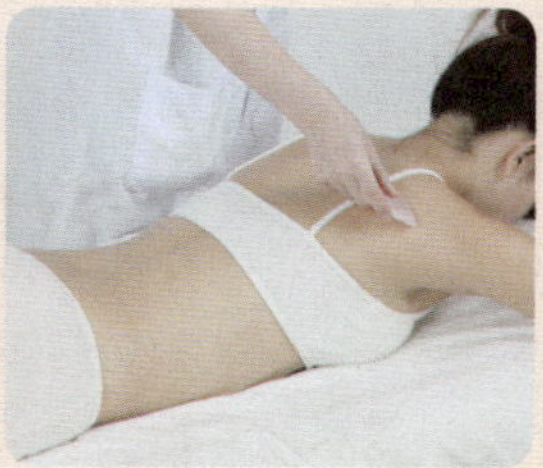

刮痧 用面刮法从上而下刮拭天宗穴3~5分钟，隔天1次，可缓解乳痈。

118 秉风穴

疏风活络止咳喘

【主治】

肩背疼痛、咳喘、肩胛痛等。

穴位定位

位于肩胛部，冈上窝中央，天宗穴直上，举臂有凹陷处。

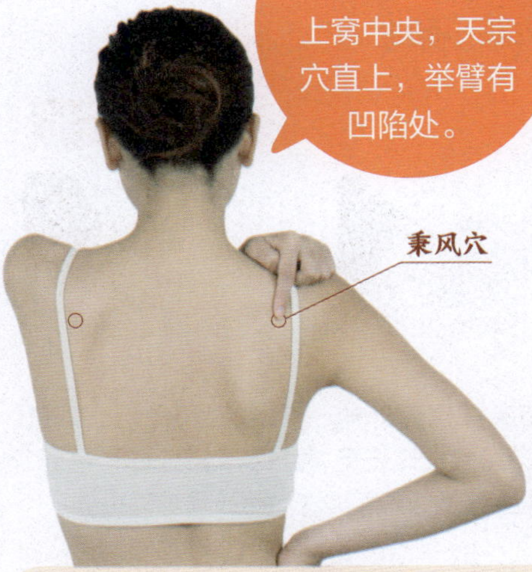

秉，执掌之意；风，穴内气血物质为运动着的风气。指小肠经的气化之气在此形成风气。

一穴多用

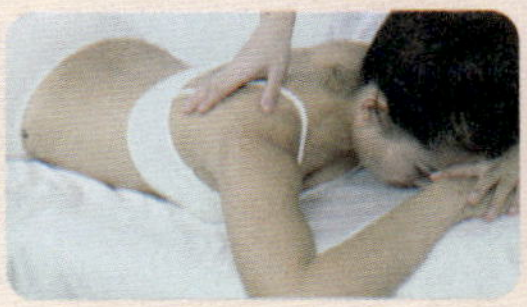

按摩

用拇指指腹揉按秉风穴100～200次，每天坚持，能够治疗肩背疼痛。

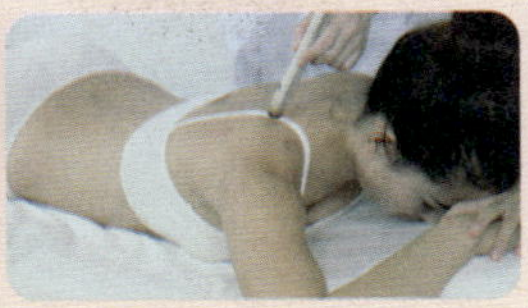

艾灸

用艾条温和灸熏灸秉风穴5～10分钟，每天1次，可改善咳喘、肩胛痛等。

119 曲垣穴

肩胛肩背曲垣灸

【主治】

肩背疼痛、肩胛痛等。

穴位定位

位于肩胛部，冈上窝内侧端，当臑俞穴与第二胸椎棘突连线的中点处。

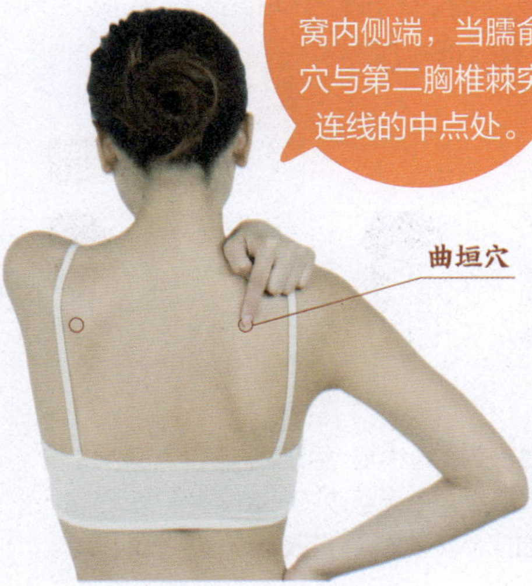

曲，隐秘；垣，矮墙。指小肠经经气中的脾土尘埃在此沉降。本穴物质为秉风穴传来的风气。

一穴多用

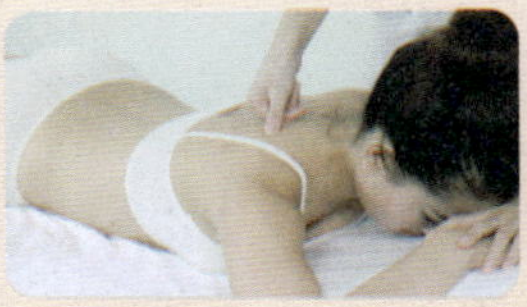

按摩

用拇指指尖按揉曲垣穴100～200次，每天坚持，能够治疗肩背疼痛。

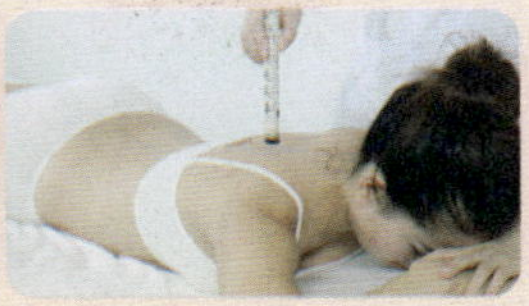

艾灸

用艾条温和灸熏灸曲垣穴5～10分钟，每天1次，可改善肩胛痛。

120 肩外俞穴

通经防治颈椎病

【主治】

颈项强痛、前臂冷痛、颈椎病、背痛等。

穴位定位

位于背部，当第一胸椎棘突下，后正中线旁开3寸处。

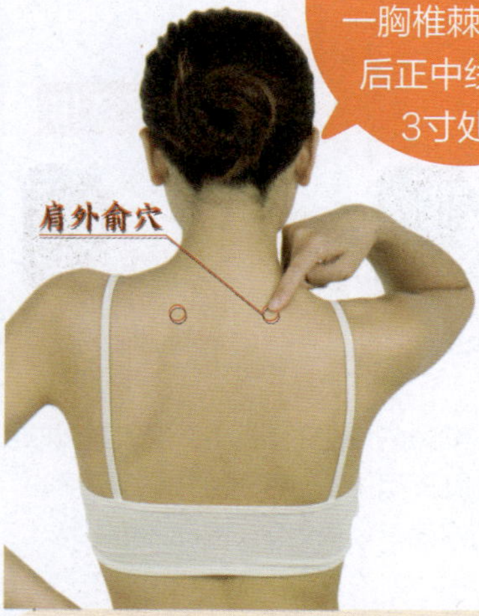

肩，穴所在部位为肩胛部；外，肩脊外部；俞，输。指胸内部的高温水湿之气由本穴外输小肠经。

一穴多用

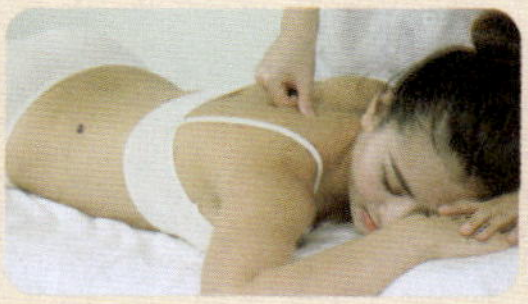

按摩

用拇指指尖按揉肩外俞穴100～200次，每天坚持，能够治疗颈项强痛。

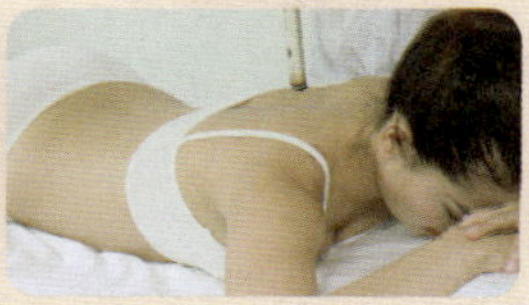

艾灸

用艾条温和灸熏灸肩外俞穴5～10分钟，每天1次，可改善前臂冷痛。

121 肩中俞穴

气喘咳嗽项强消

【主治】

颈项强痛、咳嗽、气喘、落枕、头痛等。

穴位定位

位于背部，当第七颈椎棘突下，后正中线旁开2寸处。

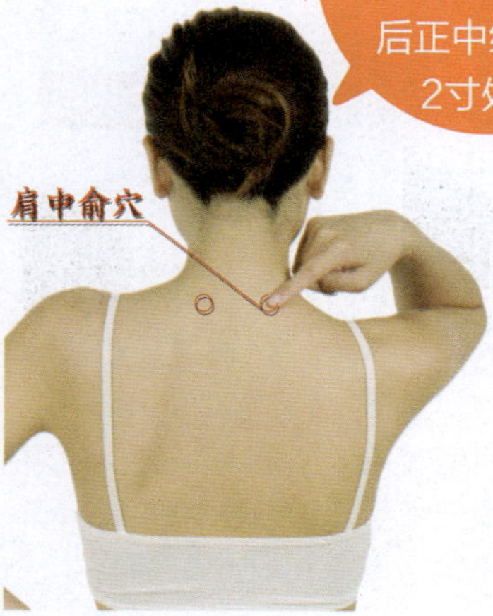

肩，穴所在部位为肩胛部；中，肩脊中部；俞，输。指胸内部的高温水湿之气由本穴外输小肠经。

一穴多用

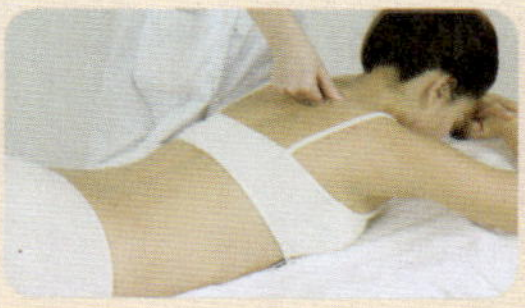

按摩

用拇指指尖按揉肩中俞穴100～200次，每天坚持，能够治疗颈项强痛。

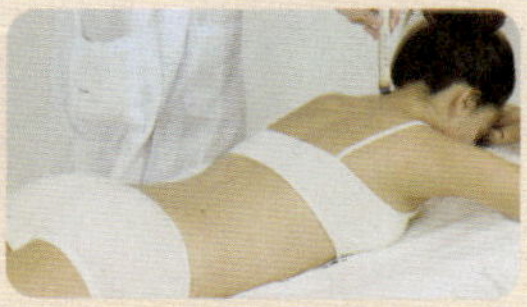

艾灸

用艾条温和灸熏灸肩中俞穴5～10分钟，每天1次，可改善咳嗽、气喘等。

122 天窗穴

利咽聪耳咽喉清

【主治】

颈项强痛、咽喉肿痛、耳鸣、耳聋等。

穴位定位

位于颈外侧部，胸锁乳突肌后缘，扶突穴后，与喉结相平。

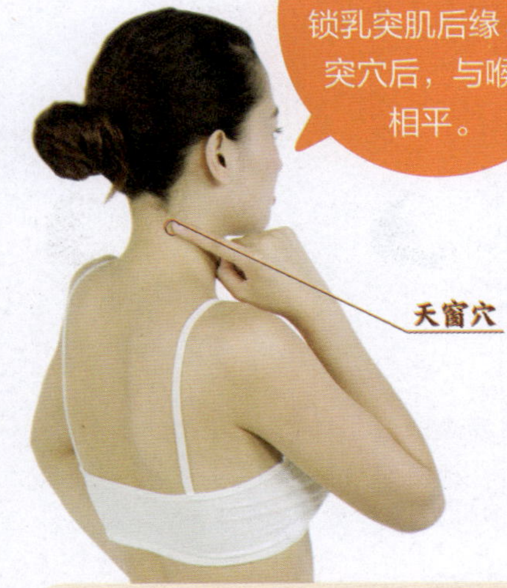

天，天部；窗，房屋通风透气之通孔。强调由里部外传本穴表部的这部分气血，本穴的散热作用如同打开了天窗一般。

一穴多用

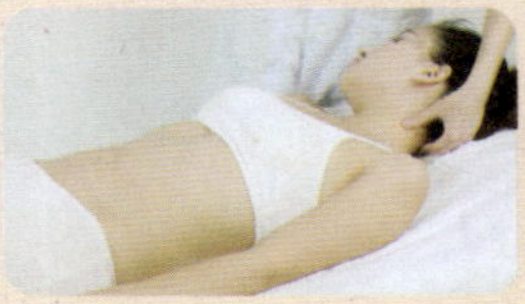

按摩

用拇指指尖按揉天窗穴100～200次，每天坚持，能够治疗颈项强痛。

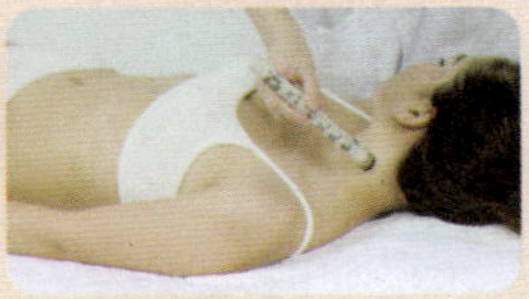

艾灸

用艾条雀啄灸熏灸天窗穴5～10分钟，每天1次，可改善咽喉肿痛。

123 天容穴

利咽消肿消炎症

【主治】

颈项强痛、咽喉肿痛、气喘、呕吐等。

穴位定位

位于颈外侧部，当下颌角的后方，胸锁乳突肌前缘凹陷中。

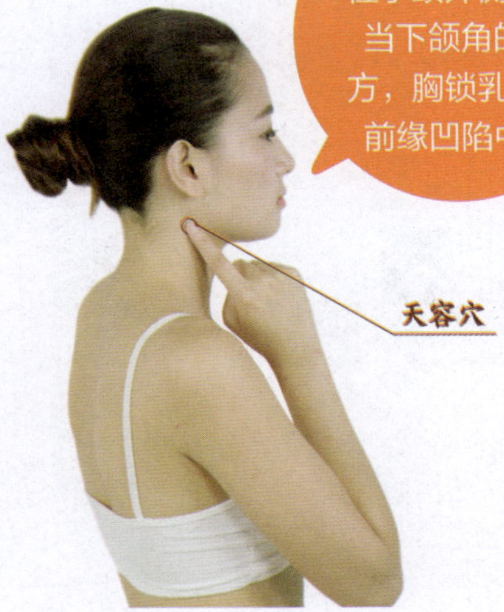

天，天部；容，容纳、包容。指小肠经气血在本穴云集汇合。本穴物质为天窗穴传来的天部湿热之气。

一穴多用

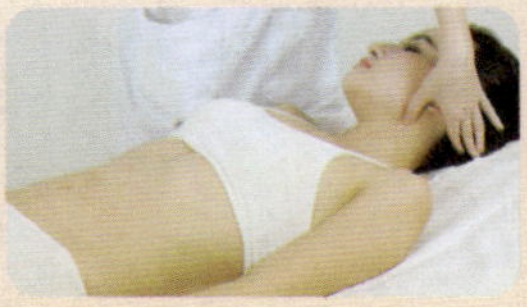

按摩

用拇指指尖按揉天容穴100～200次，能够治疗颈项强痛、呕吐等。

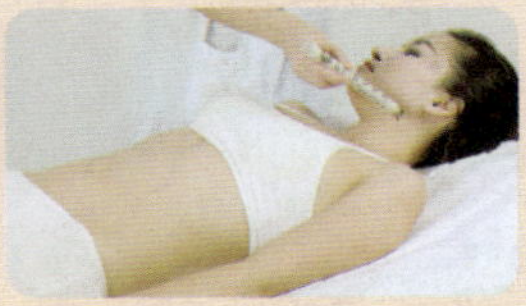

艾灸

用艾条雀啄灸熏灸天容穴5～10分钟，每天1次，可改善咳嗽、气喘等。

124 颧髎穴

面部疾病颧髎治

【主治】

面肌痉挛、口眼㖞斜、面肿、牙痛等。

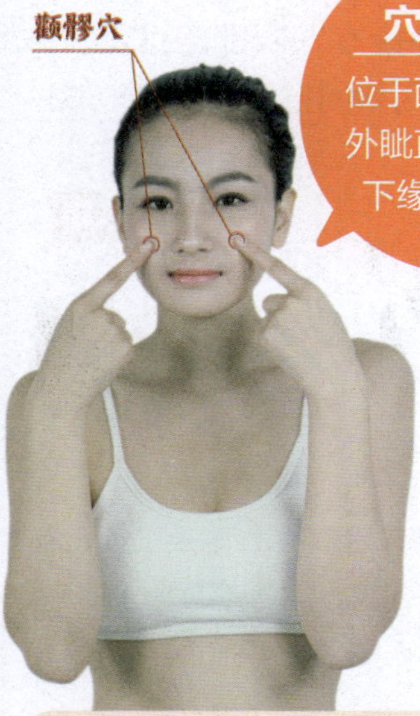

穴位定位

位于面部，当目外眦直下，颧骨下缘凹陷处。

颧，颧骨，指穴所在的部位；髎，孔隙。指小肠经气血在此冷降归地，并由本穴的地部孔隙内走小肠经体内经脉。

一穴多用

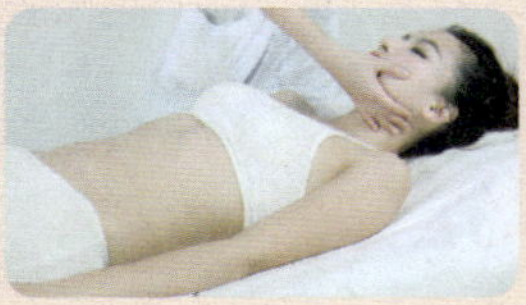

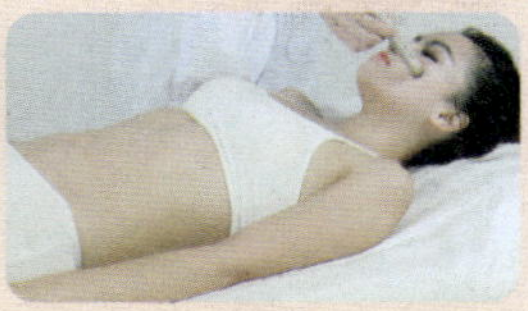

按摩

用拇指指尖按揉颧髎穴100～200次，每天坚持，能够治疗面肿。

艾灸

用艾条雀啄灸熏灸颧髎穴5～10分钟，每天1次，可改善面肌痉挛。

125 听宫穴

聪耳开窍止疼痛

【主治】

耳聋、耳鸣、听力减退、牙痛、眩晕等。

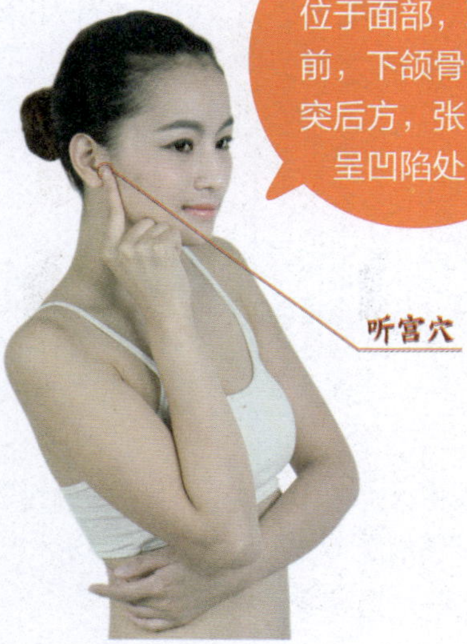

穴位定位

位于面部，耳屏前，下颌骨髁状突后方，张口时呈凹陷处。

听，闻声；宫，宫殿。指小肠经体表经脉的气血由本穴内走体内经脉。本穴物质为颧髎穴传来的冷降水湿云气。

一穴多用

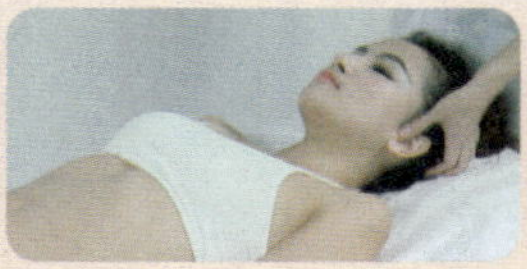

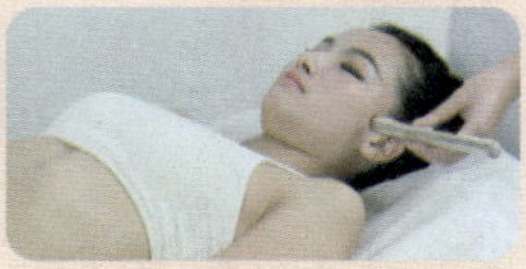

按摩

用拇指指尖按揉听宫穴100～200次，每天坚持，能够治疗耳聋、耳鸣等。

艾灸

用艾条雀啄灸熏灸听宫穴5～10分钟，每天1次，可缓解牙痛。

第8章

足太阳膀胱经

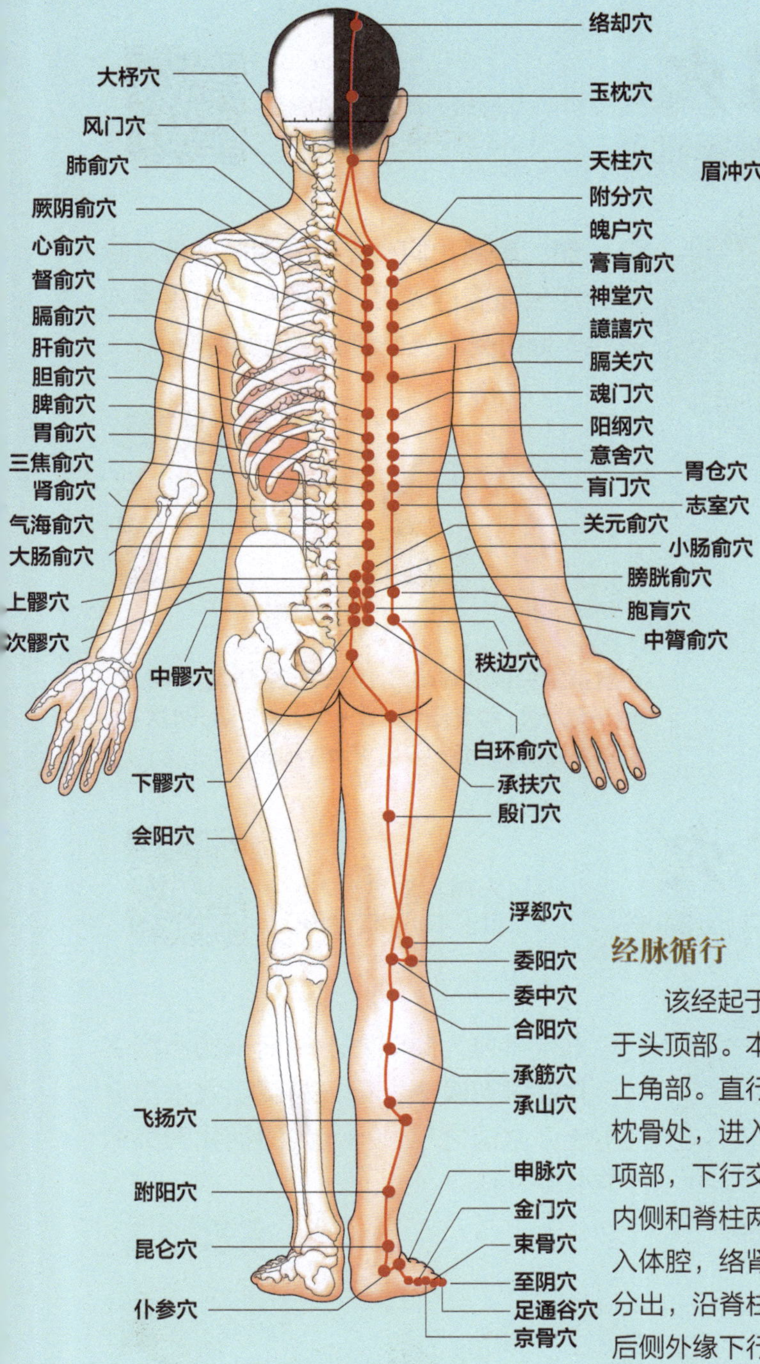

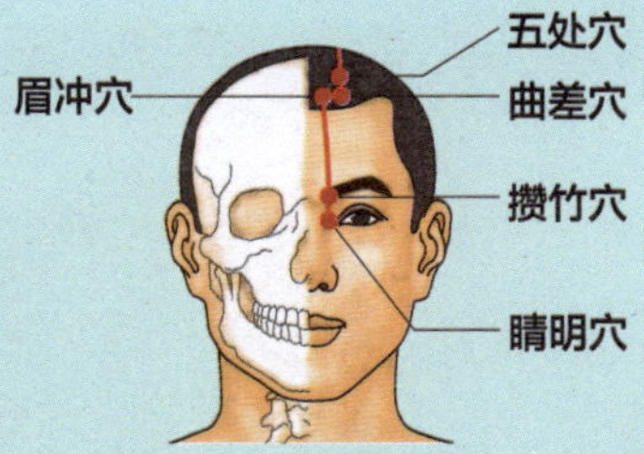

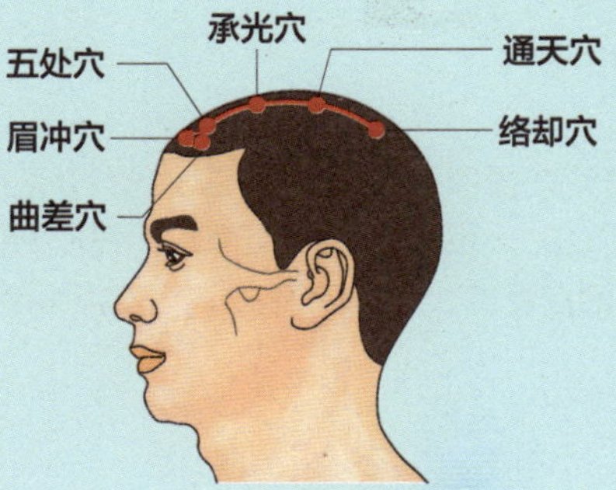

经脉循行

该经起于目内眦，上达额部，左右交会于头顶部。本经脉分支从头顶部分出，到耳上角部。直行本脉从头顶部分别向后，行至枕骨处，进入颅腔，络脑，回出分别下行到项部，下行交会于大椎穴，再分左右沿肩胛内侧和脊柱两旁到达腰部，进入脊柱两旁深入体腔，络肾，属膀胱。其中一分支从腰部分出，沿脊柱两旁下行，穿过臀部，从大腿后侧外缘下行至腘窝中。另一分支从项分出下行，经肩胛内侧，从附分穴挟脊下行至髀枢，经大腿后侧至腘窝中与前一支脉会合，下行穿过腓肠肌，出走于足外踝后，沿足背外侧缘行至小趾外侧，交足少阴肾经。

足太阳膀胱经主治病症

泌尿生殖系统、呼吸系统、循环系统、消化系统病症及经脉循行部位的其他病症。

126 睛明穴

眼部疾病揉睛明

【主治】
目痛、流泪、视物不明、色盲等。

穴位定位

位于面部，目内眦角稍上方凹陷处。

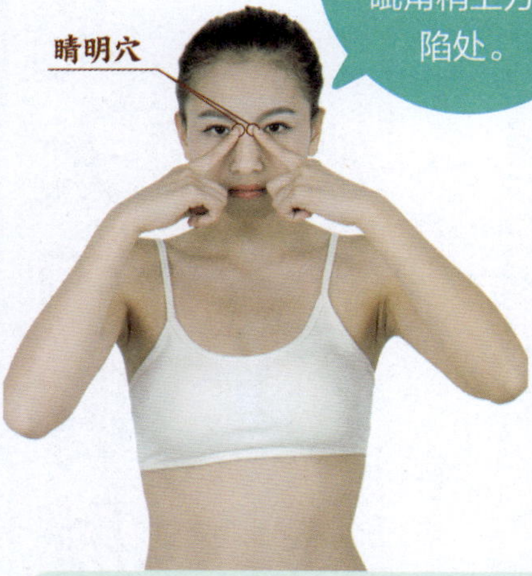

睛，眼睛；明，光明。指眼睛接受膀胱经经气而变得光明。膀胱经气血由本穴提供，眼睛受到气血的滋润而变得明亮。

一穴多用

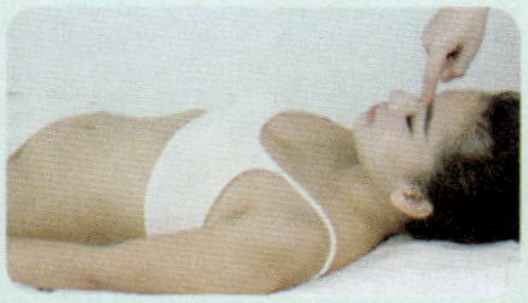

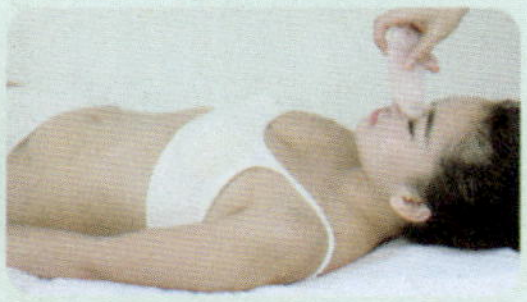

按摩 用食指指尖按揉睛明穴100~200次，每天坚持，能够防治眼部病症。

刮痧 用角刮法刮拭睛明穴3~5分钟，隔天1次，可治疗眼疾。

127 攒竹穴

清热明目祛眼疾

【主治】
头痛、眉棱骨痛、目视不明、呃逆等。

穴位定位

位于面部，当眉头凹陷中，眶上切迹处。

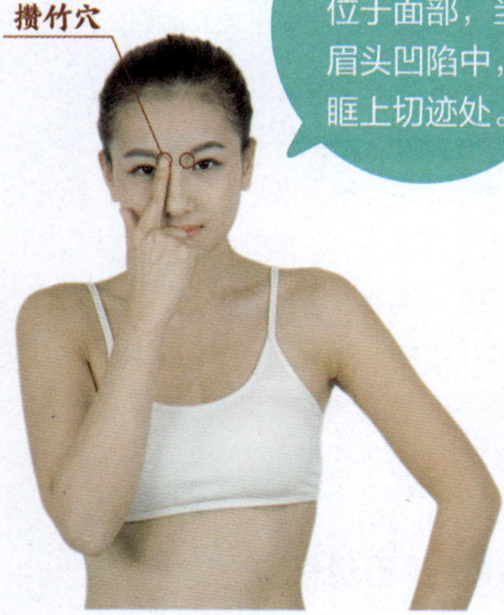

本穴气血为睛明穴上传而来的水湿之气，其性寒而吸热上行，与睛明穴水湿之气相比，水湿之气量小，如同捆扎聚集的竹竿小头一般。

一穴多用

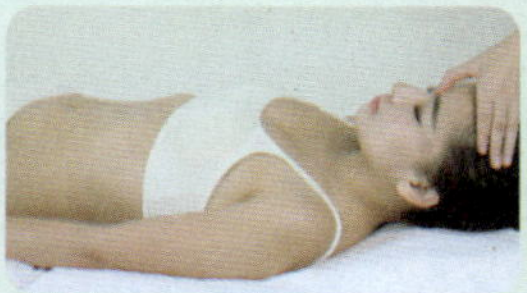

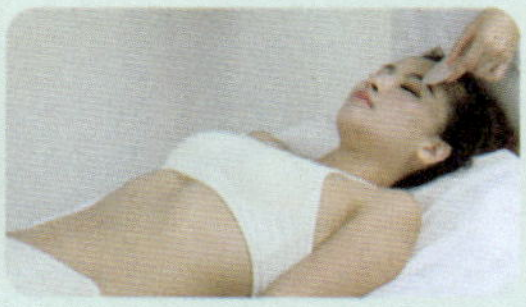

按摩 用拇指指尖按揉攒竹穴100~200次，每天坚持，能够治疗呃逆。

刮痧 用角刮法从内往外刮拭攒竹穴至眉尾，刮拭3分钟，隔天1次，可治疗眼疾。

128 眉冲穴

眩晕头痛均能止

【主治】

头痛、眩晕、鼻塞、鼻炎、鼻出血等。

一穴多用

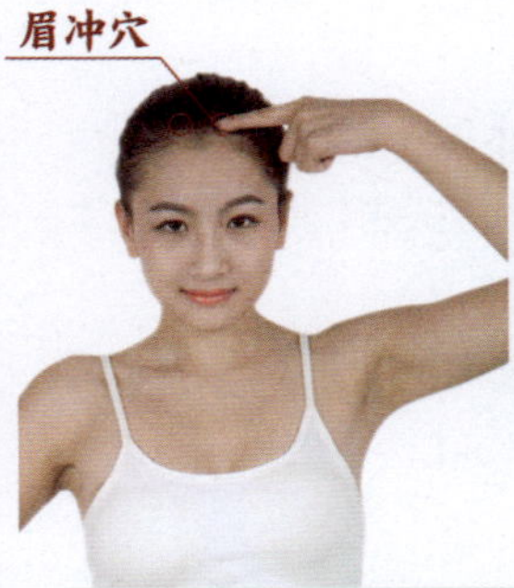

穴位定位

位于头部，当攒竹穴直上入前发际0.5寸，神庭穴与曲差穴连线之间。

按摩

用拇指指尖掐揉眉冲穴2～3分钟，每天坚持，能治疗头痛、眩晕。

艾灸

用艾条温和灸熏灸眉冲穴5～10分钟，每天1次，可改善鼻塞、眩晕等。

129 曲差穴

通窍明目找曲差

【主治】

头晕、头重、眩晕、鼻塞、咳喘等。

一穴多用

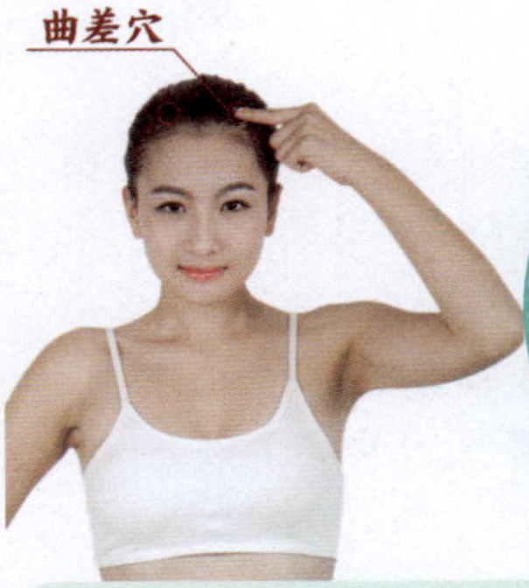

穴位定位

位于头部，当前发际正中直上0.5寸，旁开1.5寸处。

按摩

用拇指指尖按揉曲差穴2～3分钟，每天坚持，可治疗头晕、眩晕等。

刮痧

用角刮法刮拭曲差穴3～5分钟，隔天1次，可缓解鼻塞、咳喘、头痛等。

130 五处穴

宁神止痛又活血

【主治】

头痛、小儿惊风、癫狂、目眩、视物不明等。

一穴多用

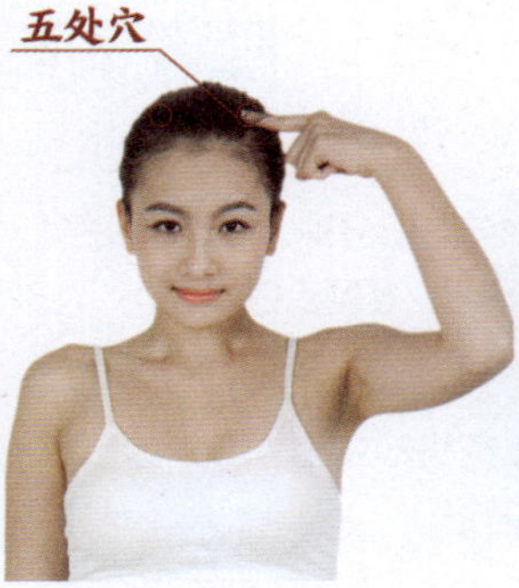

穴位定位

位于头部，当前发际正中直上1寸，旁开1.5寸处。

按摩

用拇指指尖按揉五处穴100～200次，每天坚持，能够治疗头痛。

艾灸

用艾条温和灸熏灸五处穴10分钟，每天1次，可治视物不清、目眩等。

131 承光穴 清热祛风又通窍

【主治】
头痛、目眩、鼻塞、视物不清、呕吐等。

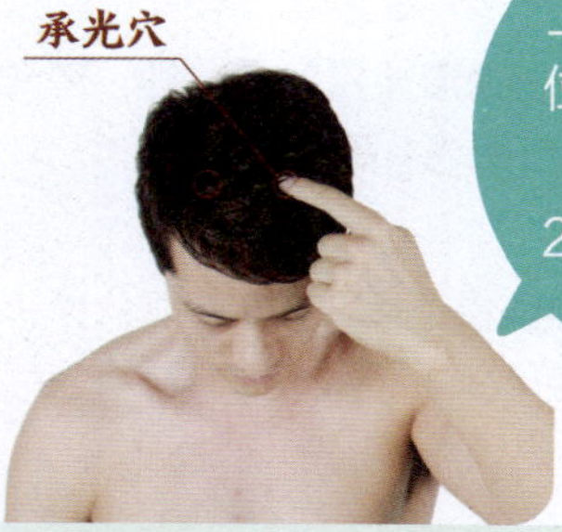

穴位定位

位于头部，当前发际正中直上2.5寸，旁开1.5寸处。

一穴多用

按摩
用拇指指尖按揉承光穴100～200次，每天坚持，能够治疗头痛、目眩。

艾灸
用艾条温和灸熏灸承光穴5～10分钟，每天1次，可治疗呕吐。

132 通天穴 清热止痛找通天

【主治】
头痛、眩晕、鼻塞、面肿、瘿气、口眼㖞斜等。

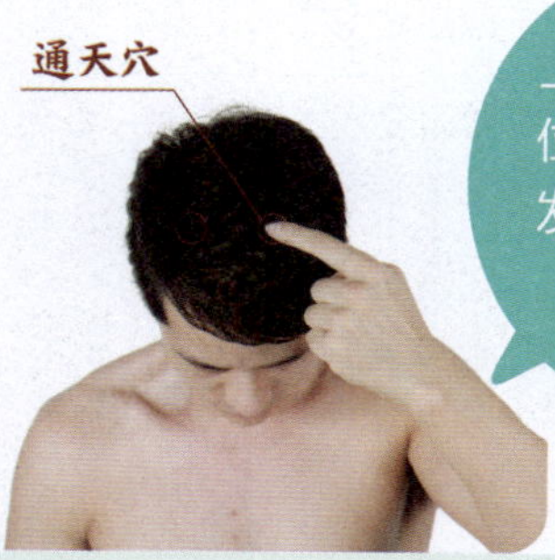

穴位定位

位于头部，当前发际正中线直上4寸，旁开1.5寸处。

一穴多用

按摩
用拇指指尖按揉通天穴100～200次，每天1次，能够治疗头痛、眩晕等。

艾灸
每天用艾条温和灸熏灸通天穴10分钟，可治疗面肿、瘿气、口眼㖞斜等。

133 络却穴 祛风通络治癫狂

【主治】
鼻塞、眩晕、癫狂等。

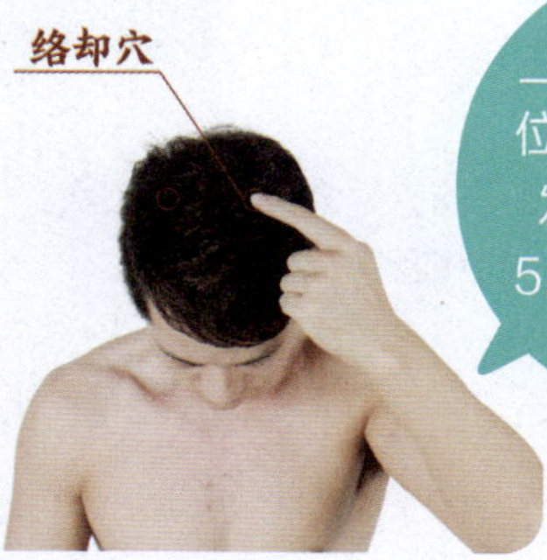

穴位定位

位于头部，当前发际正中直上5.5寸，旁开1.5寸处。

一穴多用

按摩
用拇指指尖按揉络却穴3分钟，每天早晚各1次，可缓解目视不明、鼻塞、眩晕等。

艾灸
用艾条温和灸熏灸络却穴5～10分钟，每天1次，可醒脑通络。

134 玉枕穴
治后头痛常用穴

【主治】
头项疼痛、近视、鼻塞等。

穴位定位

位于后头部，当后发际正中直上2.5寸，旁开1.3寸，约平枕外隆凸上缘凹陷处。

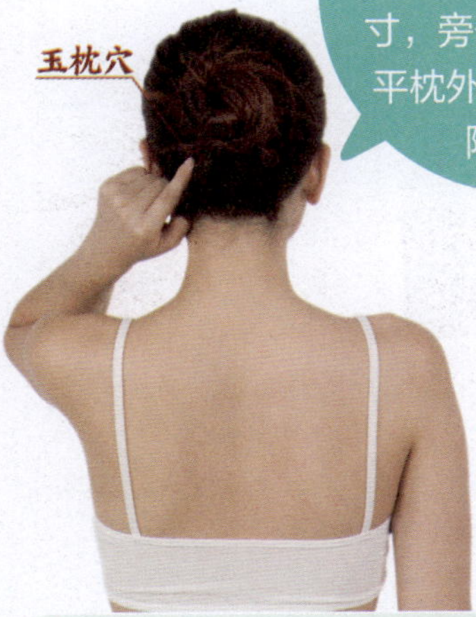

玉，金性器物，肺金之气也；枕，枕头也。指膀胱经气血在此化为凉湿水气。

一穴多用

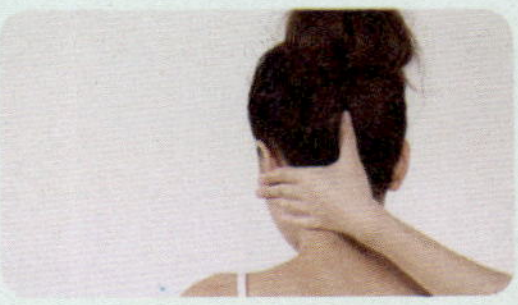

按摩

用拇指指尖按揉玉枕穴100～200次，每天坚持，能够治疗头项疼痛。

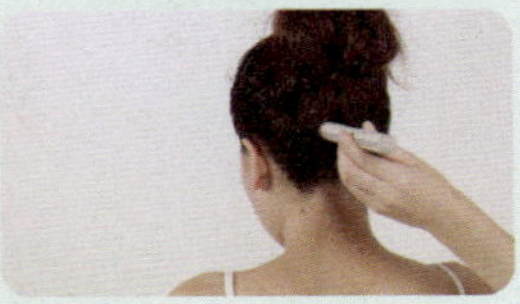

艾灸

用艾条温和灸熏灸玉枕穴5～10分钟，每天1次，可治疗近视、鼻塞等。

135 天柱穴
益气补脑壮阳气

【主治】
后头痛、头晕、肩背痛、落枕、鼻塞等。

穴位定位

位于项部，斜方肌外缘之后发际凹陷中，约当后发际正中旁开1.3寸处。

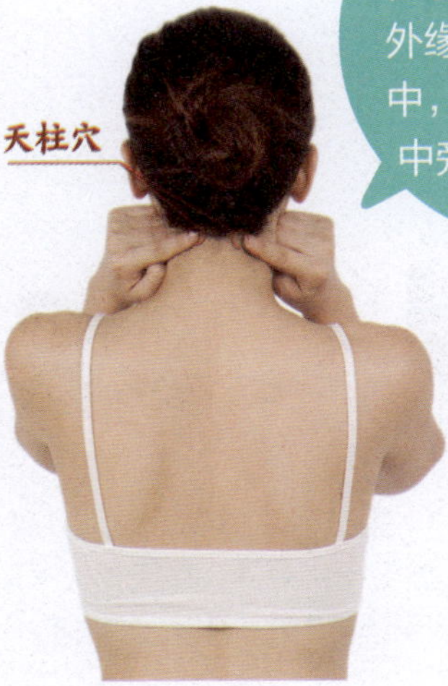

天，指人体头部；柱，指支柱，喻人体之颈项。天柱穴位于项部斜方肌起始部，天柱骨（颈椎骨）上端，支撑头颅，故名天柱。

一穴多用

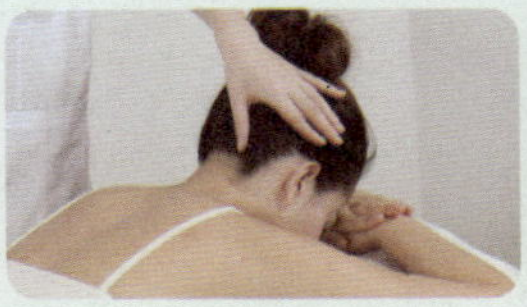

按摩

用拇指指尖按揉天柱穴100～200次，每天坚持，能够治疗后头痛。

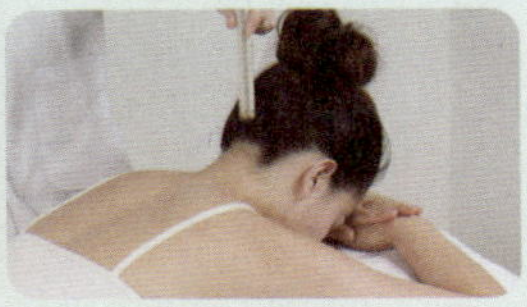

艾灸

用艾条温和灸熏灸天柱穴5分钟，每天1次，可治疗鼻塞、肩背痛等。

136 大杼穴

肩背疼痛疗鼻渊

【主治】
肩背疼痛、鼻渊、咳嗽痰多、胸闷等。

穴位定位

位于背部，当第一胸椎棘突下，旁开1.5寸处。

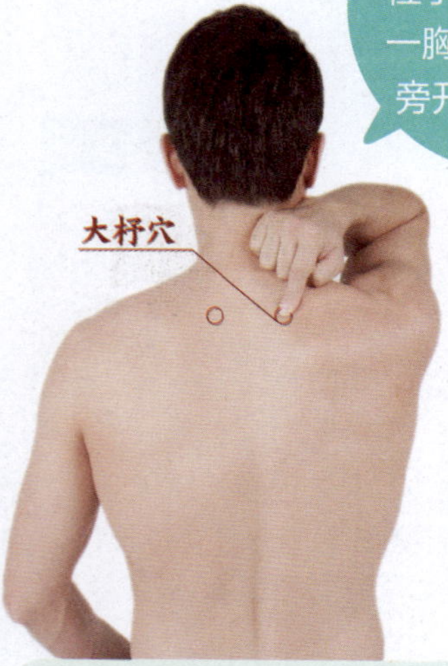

大，大、多。杼，古代指织布的梭子。指膀胱经水湿之气在此吸热，快速上行。

一穴多用

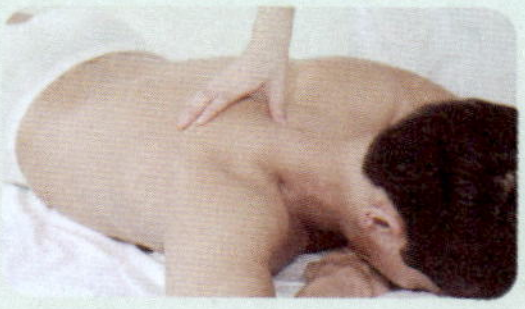

按摩

用拇指指尖按揉大杼穴100~200次，每天坚持，能够治疗肩背疼痛。

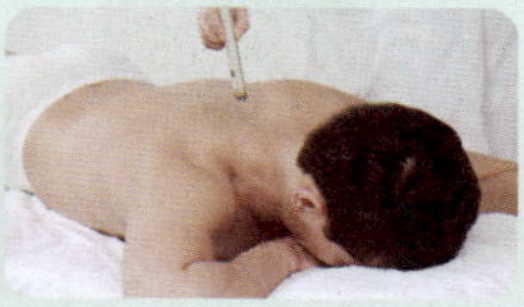

艾灸

用艾条温和灸熏灸大杼穴5~10分钟，每天1次，可治疗咳嗽痰多。

137 风门穴

伤风咳嗽找风门

【主治】
咳嗽、感冒、头痛、鼻塞、肩背疼痛等。

穴位定位

位于背部，当第二胸椎棘突下，旁开1.5寸处。

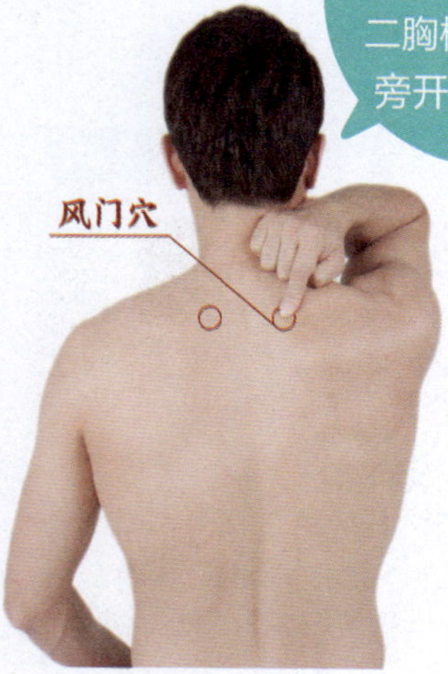

指膀胱经气血在此上行。本穴的物质是这条经各腧穴上行的水湿之气，到本穴后吸热胀散，化风上行。

一穴多用

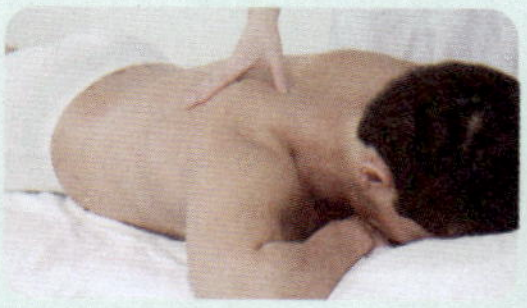

按摩

用拇指指尖按揉风门穴100~200次，每天坚持，能够治疗肩背疼痛。

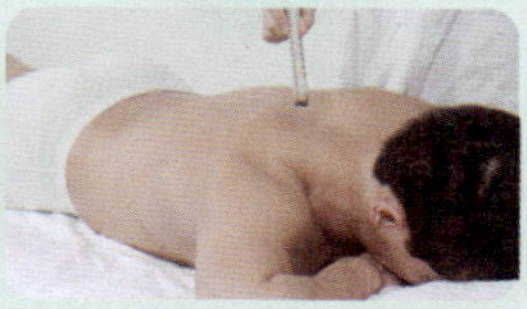

艾灸

用艾条温和灸熏灸风门穴5~10分钟，每天1次，可改善头痛、鼻塞、咳嗽等。

138 肺俞穴

肺系疾病肺俞治

【主治】

肩背疼痛、胸闷、咳嗽、气喘、感冒等。

穴位定位

位于背部，当第三胸椎棘突下，旁开1.5寸处。

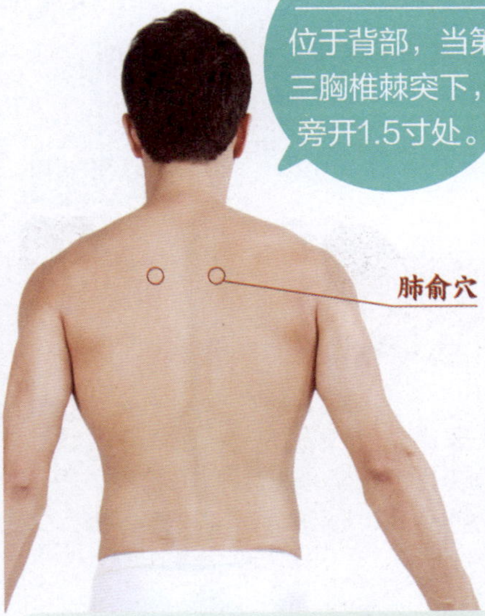

肺，指肺脏；俞，输也，是足太阳膀胱经的腧穴。因其内应肺脏，是肺气转输、输注之处，为治疗肺脏疾病的重要腧穴。

一穴多用

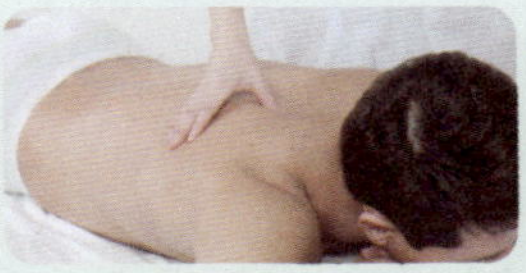

按摩

用拇指指尖按揉肺俞穴100～200次，每天坚持，能够治疗肺部病症。

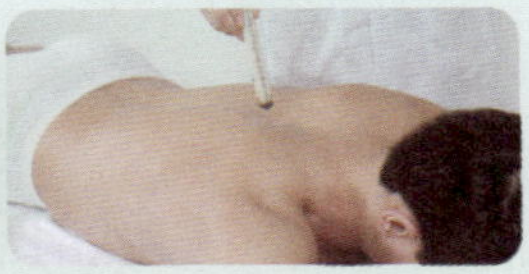

艾灸

用艾条温和灸熏灸肺俞穴5～10分钟，每天1次，可改善胸闷、咳嗽、气喘等。

139 厥阴俞穴

宽胸理气宁心神

【主治】

胸闷、心痛、心悸、咳嗽等。

穴位定位

位于背部，当第四胸椎棘突下，旁开1.5寸处。

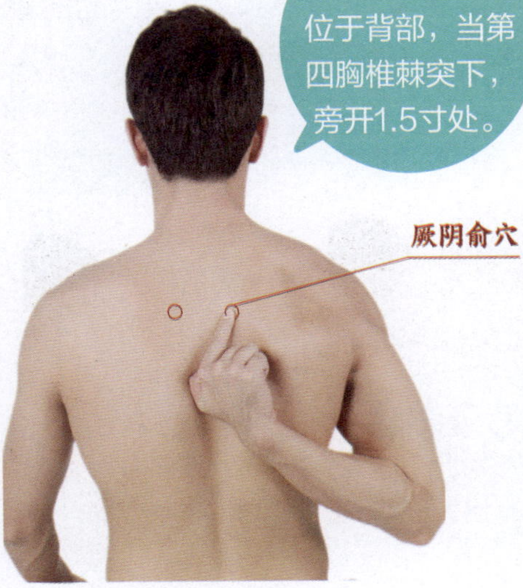

厥，通阙，阙是古代宫殿、陵墓等卫外建筑，用于厥阴经之名，指厥阴经气血为心血的气化之气。

一穴多用

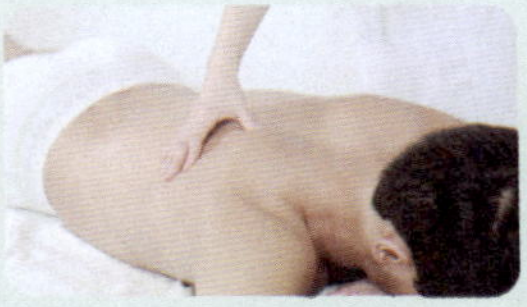

按摩

用拇指指尖按揉厥阴俞穴100～200次，每天坚持，能够治疗心痛、心悸等。

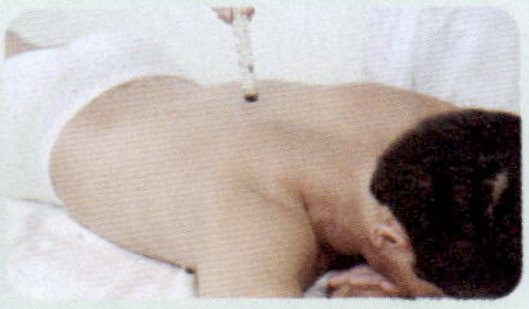

艾灸

用艾条温和灸熏灸厥阴俞穴5～10分钟，每天1次，可改善胸闷、咳嗽等。

140 心俞穴

心悸失眠心俞按

【主治】

心痛、心悸、失眠、健忘、咳嗽、咯血等。

穴位定位

位于背部，当第五胸椎棘突下，旁开1.5寸处。

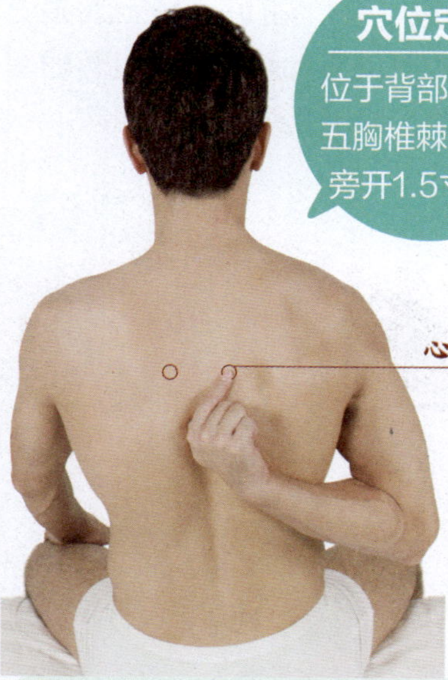

心，心室也；俞，输也。指心室中的气血物质由此外输膀胱经，故名心俞。

一穴多用

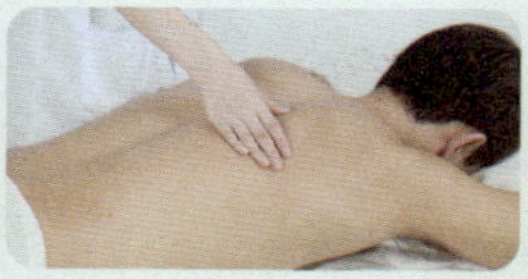

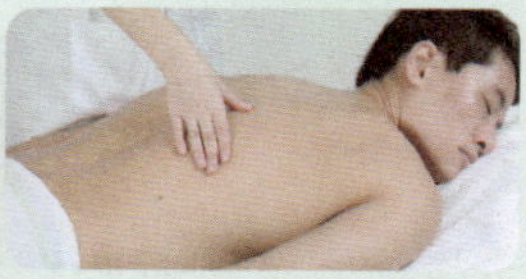

按摩

用拇指指尖按揉心俞穴100～200次，每天坚持，能够治疗心痛、心悸等。

艾灸

用艾条温和灸熏灸心俞穴5～10分钟，每天1次，可改善心痛、咳嗽、咯血等。

141 督俞穴

强心通脉又止痛

【主治】

心痛、冠心病、咳嗽、咯血、脾胃病等。

穴位定位

位于背部，当第六胸椎棘突下，旁开1.5寸处。

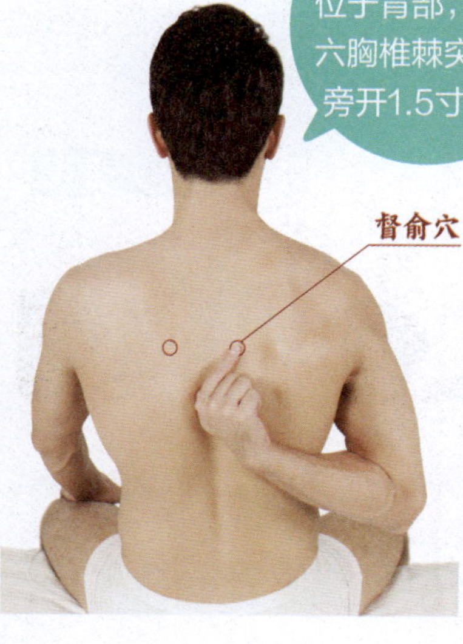

督，督脉，阳气也；俞，输也。指督脉的阳气由此输向膀胱经。本穴为膀胱经接受督脉阳气之处，故名督俞。

一穴多用

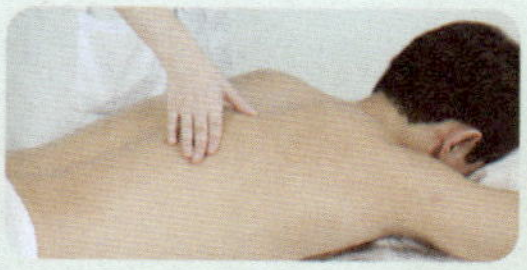

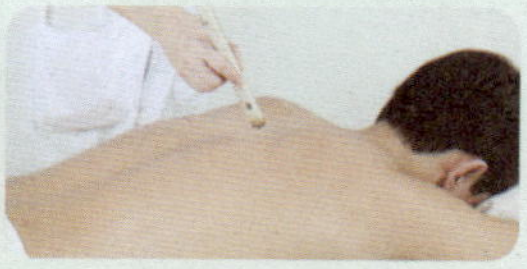

按摩

用拇指指尖按揉督俞穴100～200次，每天坚持，能够治疗各种脾胃病。

艾灸

用艾条温和灸熏灸督俞穴5～10分钟，每天1次，可改善心痛、咳嗽、咯血等。

142 膈俞穴

血证膈俞疗效佳

【主治】

鼻出血、牙龈出血、吐血等血证等。

穴位定位

位于背部，当第七胸椎棘突下，旁开1.5寸处。

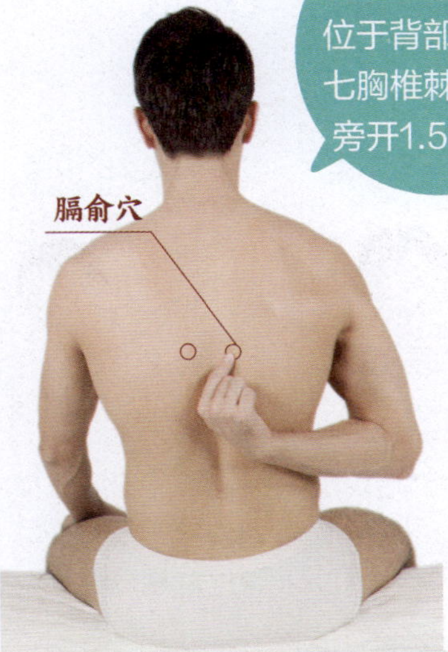

膈，心之下、脾之上，膈膜也；俞，输也。指膈膜中的气血物质由此外输膀胱经。

一穴多用

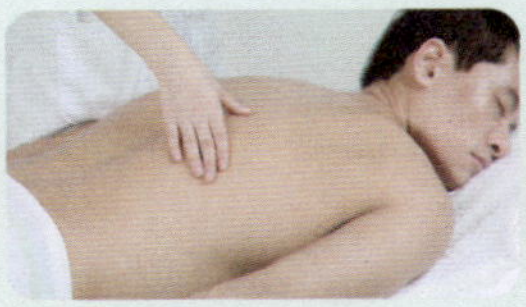

按摩

用拇指指尖按揉膈俞穴100~200次，每天坚持，能够治疗鼻出血。

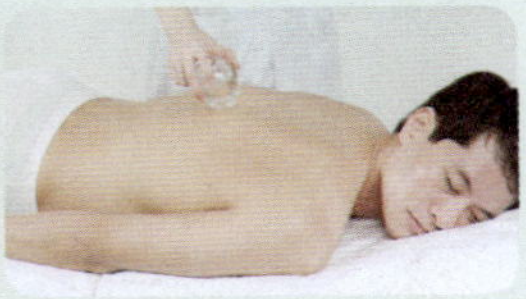

拔罐

用闪罐法拔膈俞穴，至皮肤潮红发热为度，隔天1次，能够治疗各种血证。

143 肝俞穴

疏肝利胆降肝火

【主治】

咳嗽、口苦、眼疾、急慢性肝炎等。

穴位定位

位于背部，当第九胸椎棘突下，旁开1.5寸处。

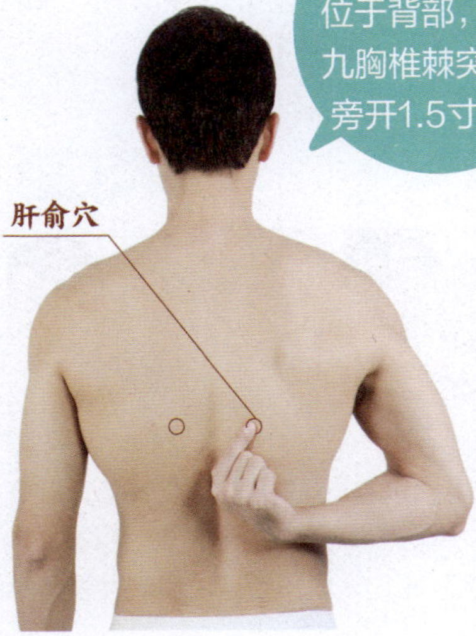

肝，肝脏也；俞，输也。指肝脏的水湿风气由此外输膀胱经，故名肝俞。

一穴多用

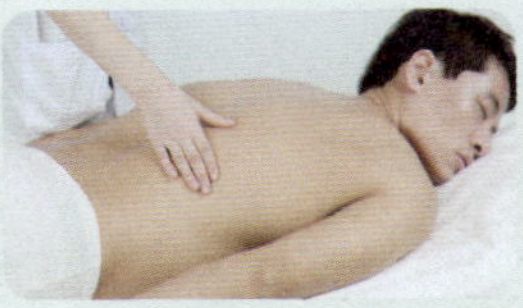

按摩

用拇指指尖按揉肝俞穴100~200次，每天坚持，能够治疗咳嗽、口苦等。

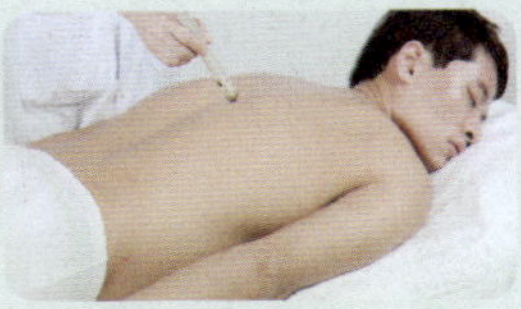

艾灸

用艾条温和灸熏灸肝俞穴5~10分钟，每天1次，可清肝明目。

144 胆俞穴
胆疾问题求胆俞

【主治】
胆疾、眼疾、呕吐、胁痛、胸闷等。

胆，胆腑也；俞，输也。指胆腑的阳热风气由此外输膀胱经，故名胆俞。

穴位定位

位于背部，当第十胸椎棘突下，旁开1.5寸处。

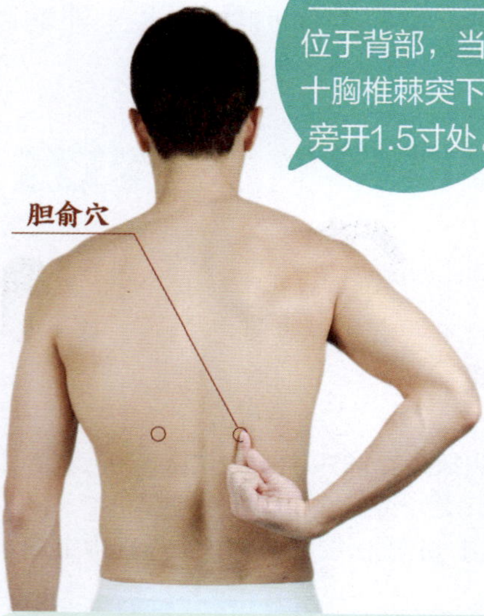

一穴多用

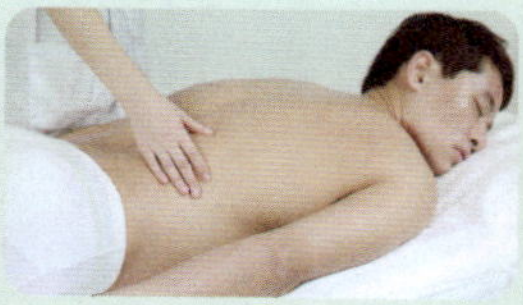

按摩

用拇指指尖按揉胆俞穴100~200次，每天坚持，能够治疗胸闷、口苦等。

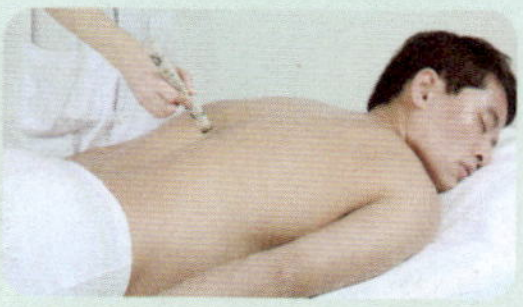

艾灸

用艾条温和灸熏灸胆俞穴5~10分钟，每天1次，可改善呕吐、胁痛等。

145 脾俞穴
健脾和胃调脾胃

【主治】
腹胀、腹痛、呕吐、泄泻、胃寒等。

脾，脾脏也；俞，输也。指脾脏的湿热之气由此外输膀胱经，故名脾俞。

穴位定位

位于背部，当第十一胸椎棘突下，旁开1.5寸处。

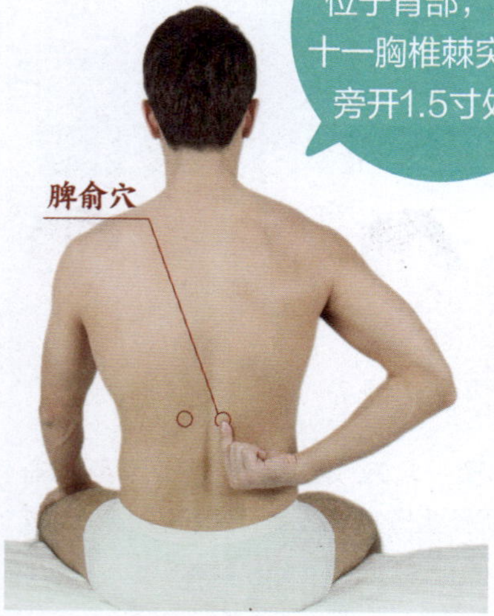

一穴多用

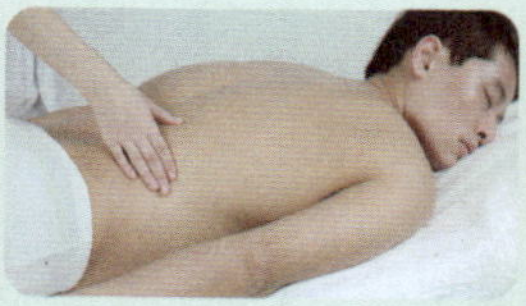

按摩

用拇指指尖按揉脾俞穴100~200次，能够治疗腹胀、呕吐、泄泻等。

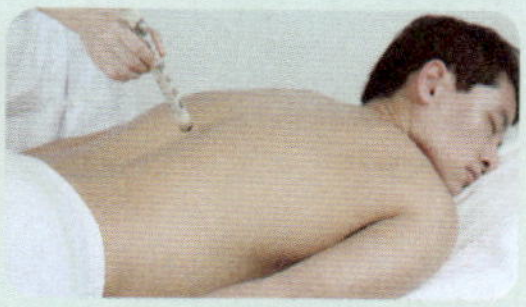

艾灸

用艾条温和灸熏灸脾俞穴5~10分钟，可治胃寒、中气不足证、寒湿泄泻等。

146 胃俞穴

宽中和胃降逆好

【主治】
胃炎、消化不良、胃寒、胃痛等。

穴位定位

位于背部，当第十二胸椎棘突下，旁开1.5寸处。

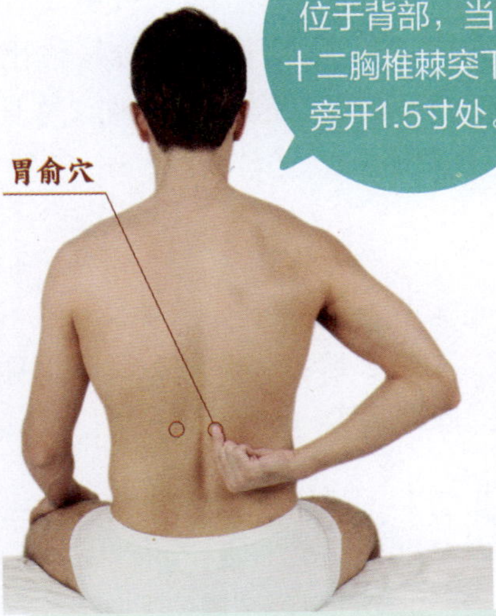

胃，胃腑也；俞，输也。指胃腑的湿热水气由此外输膀胱经，故名胃俞。

一穴多用

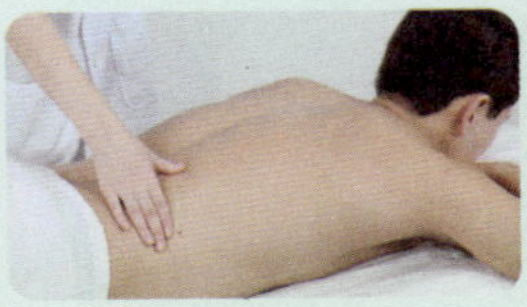

按摩

用拇指指尖按揉胃俞穴100~200次，每天坚持，能够治疗各种脾胃病。

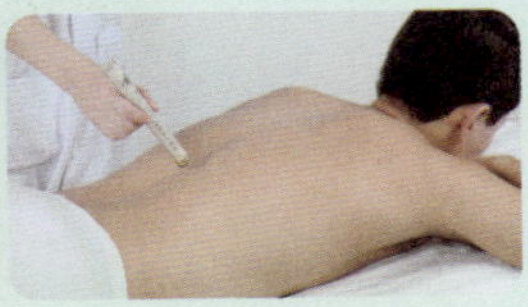

艾灸

用艾条温和灸熏灸胃俞穴5～10分钟，每天1次，可改善胃寒。

147 三焦俞穴

通调水道强腰膝

【主治】
腹胀、腹痛、肠鸣、小便不利、水肿等。

穴位定位

位于腰部，当第一腰椎棘突下，旁开1.5寸处。

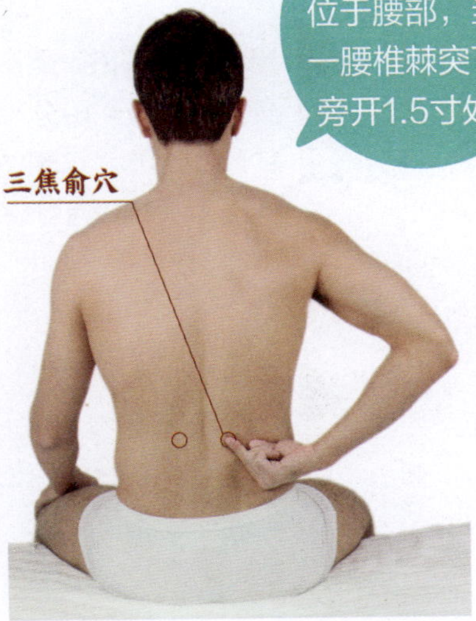

三焦，三焦腑也；俞，输也。指三焦脏腑的水湿之气由此外输膀胱经，故名三焦俞。

一穴多用

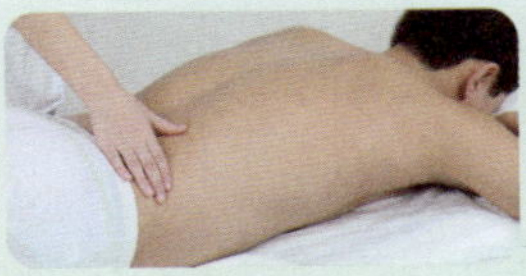

按摩

用拇指指尖按揉三焦俞穴100～200次，每天1次，可缓解腹胀、肠鸣等。

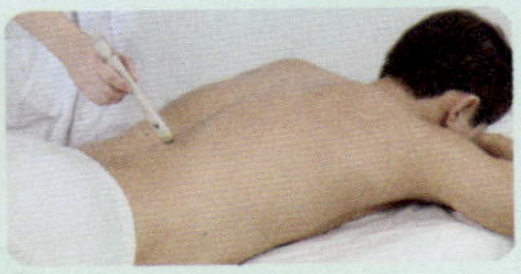

艾灸

用艾条温和灸熏灸三焦俞穴5~10分钟，每天1次，可改善小便不利、水肿等。

148 肾俞穴

益肾助阳功效强

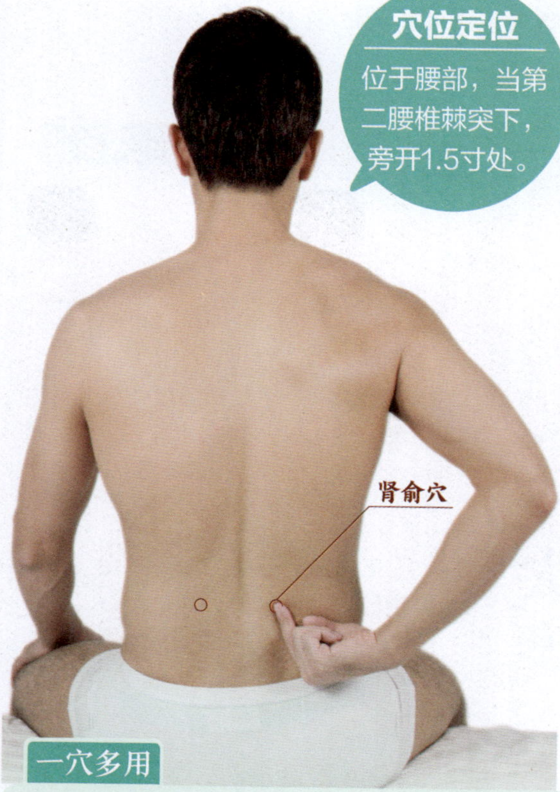

穴位定位

位于腰部，当第二腰椎棘突下，旁开1.5寸处。

肾，肾脏的意思；俞，输的意思。指肾脏的寒湿水气由此外输膀胱经。本穴物质为肾经输出的寒湿水气，所处为天部，为卫外之护盖，故又名高盖。

【主治】 小便不利、水肿、月经不调、阳痿、遗精、头晕、耳鸣、耳聋、腰膝酸软、腰背强痛等。

【配伍】 ①肾俞配殷门、委中，主治腰膝酸痛。②肾俞配京门，主治遗精、阳痿、月经不调。③肾俞配听宫、翳风，主治耳鸣、耳聋。

一穴多用

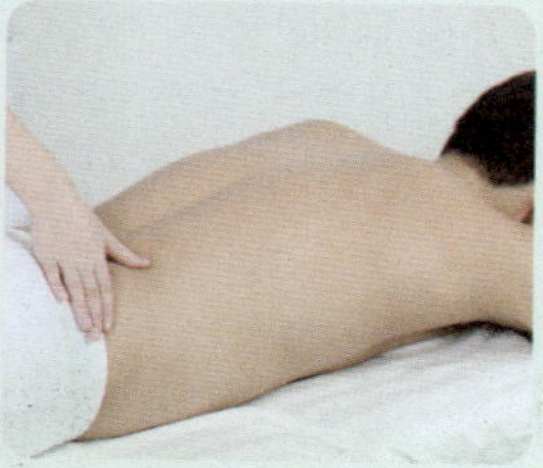

按摩 用拇指指尖按揉肾俞穴100~200次，每天坚持，能够治疗月经不调、阳痿、遗精等。

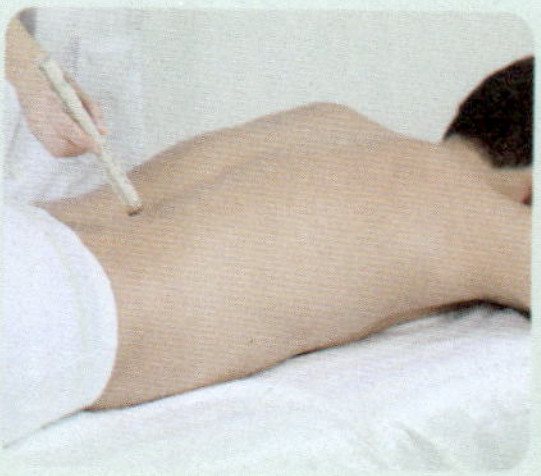

艾灸 用艾条温和灸熏灸肾俞穴5~10分钟，每天1次，可改善腰膝酸软、月经不调、水肿等。

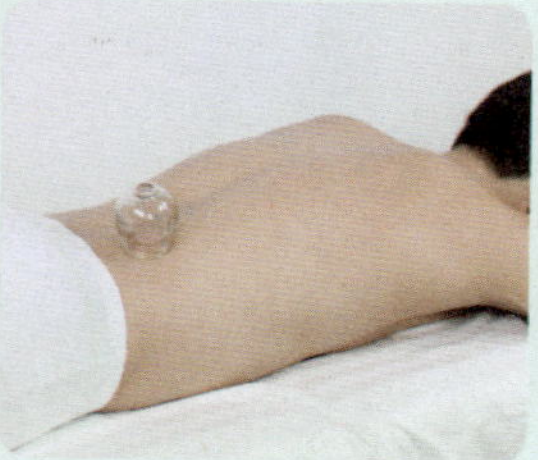

拔罐 用火罐吸拔肾俞穴，留罐5~10分钟，隔天1次，可缓解小便不利、水肿等。

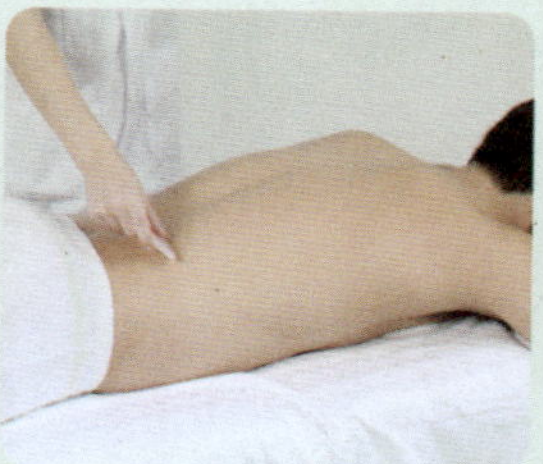

刮痧 用面刮法从上而下刮拭肾俞穴，以出痧为度，隔天1次，可治疗腰痛、小便不利等。

149 气海俞穴

益肾壮阳治肾病

穴位定位

位于腰部，当第三腰椎棘突下，旁开1.5寸处。

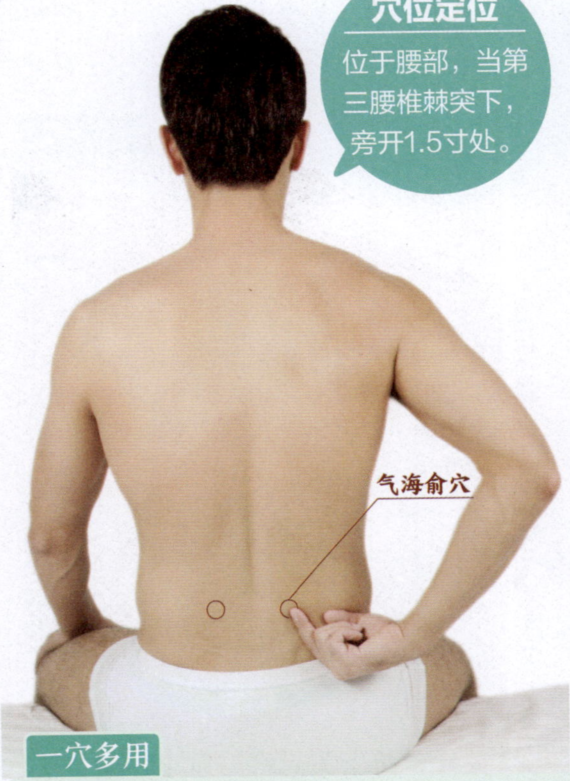

气，元气的意思；海，海洋的意思；俞，输注的意思。指气血来源于生气之海的腰腹内部，水气在此吸热后气化胀散而化为充盛的天部之气。本穴如同气之海洋，故名气海俞。

【主治】 阳痿、遗精、痛经、腰痛、月经不调、痔疮、水肿、小便不利、大便不通等。

【配伍】 ①气海俞配殷门、昆仑，主治腰痛、下肢瘫痪。②气海俞配承山、三阴交，主治痛经、痔疮。

一穴多用

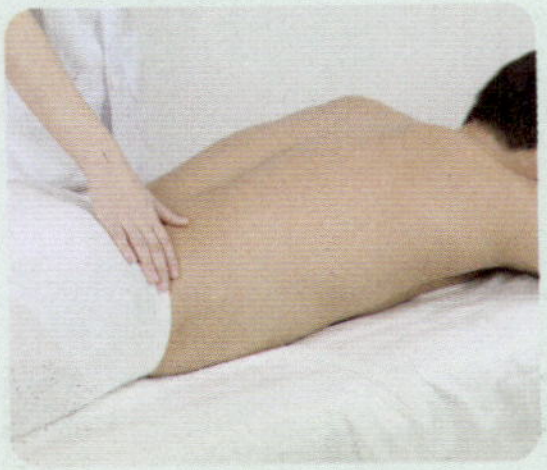

按摩

用拇指指尖按揉气海俞穴100～200次，每天坚持，能够治疗阳痿、遗精、痛经、腰痛等。

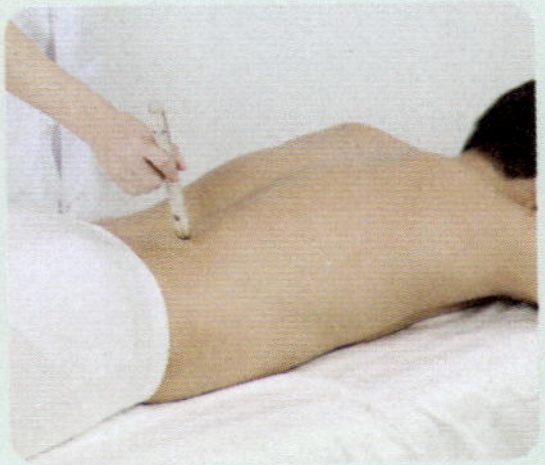

艾灸

用艾条温和灸熏灸气海俞穴5～10分钟，每天1次，可改善腰膝酸软、月经不调、痔疮、水肿等。

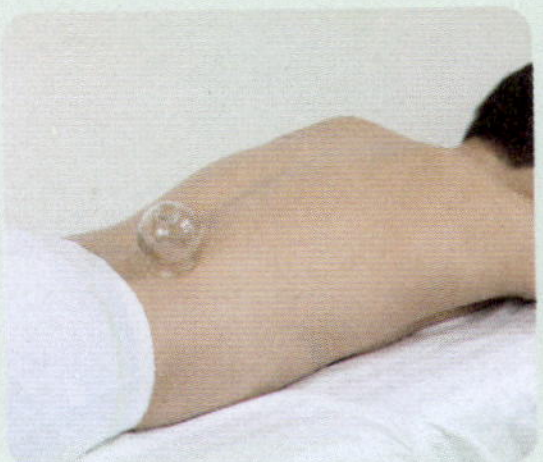

拔罐

用火罐吸拔气海俞穴，留罐5～10分钟，隔天1次，可缓解小便不利、大便不通等。

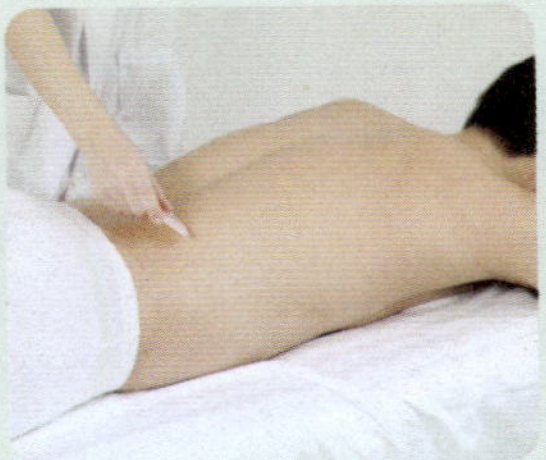

刮痧

用面刮法从上而下刮拭气海俞穴，以出痧为度，隔天1次，可治疗腰痛、月经不调等。

150 大肠俞穴

肠鸣腹痛重症按

【主治】
腰背酸冷、腹痛、肠鸣、便秘、泄泻等。

穴位定位

位于腰部，当第四腰椎棘突下，旁开1.5寸处。

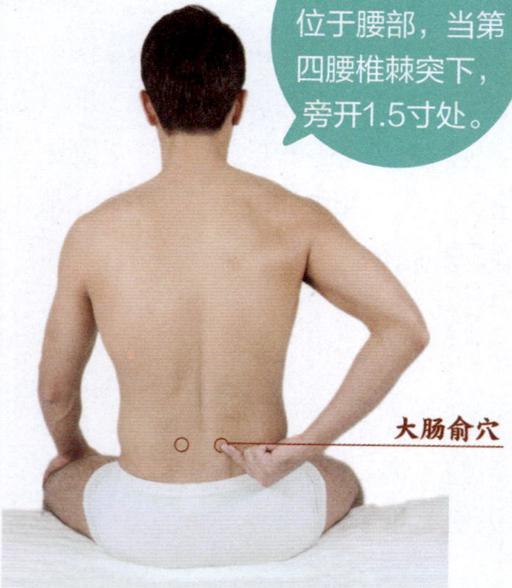

大肠，大肠腑的意思；俞，输的意思。指大肠腑中的水湿之气由此外输膀胱经，故名大肠俞。

一穴多用

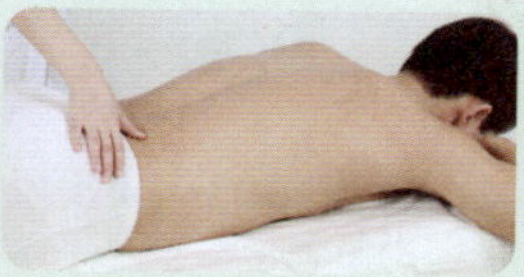

按摩

每天用拇指指尖按揉大肠俞穴100～200次，可防治腹痛、肠鸣、便秘、泄泻。

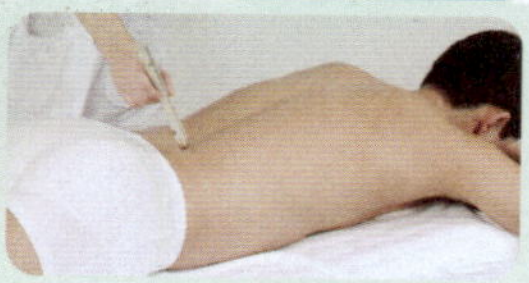

艾灸

用艾条温和灸熏灸大肠俞穴5～10分钟，每天1次，可改善腰背酸冷、泄泻等。

151 关元俞穴

培补元气调下焦

【主治】
元气不足、肠鸣、便秘、泄泻等。

穴位定位

位于腰部，当第五腰椎棘突下，旁开1.5寸处。

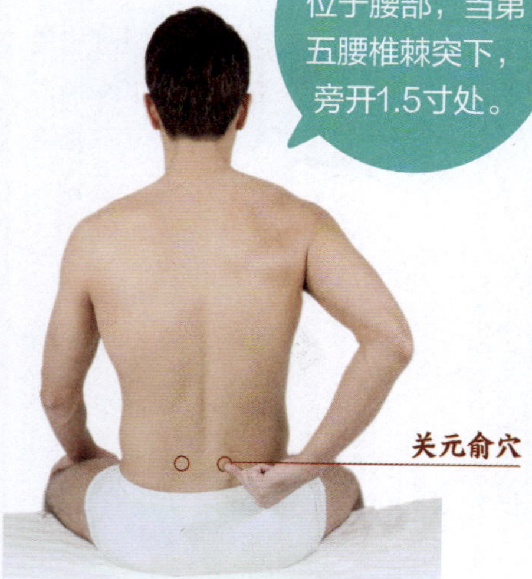

关元，脐下关元穴的意思；俞，输的意思。指小腹内部的湿热水气由此外输膀胱经。

一穴多用

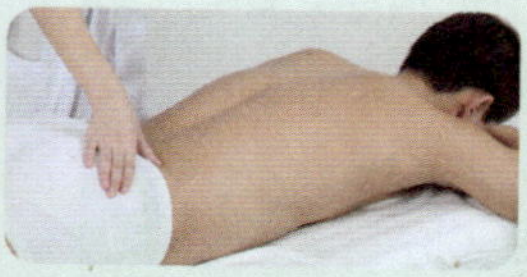

按摩

每天用拇指指尖按揉关元俞穴100～200次，能够治疗肠鸣、便秘、泄泻等。

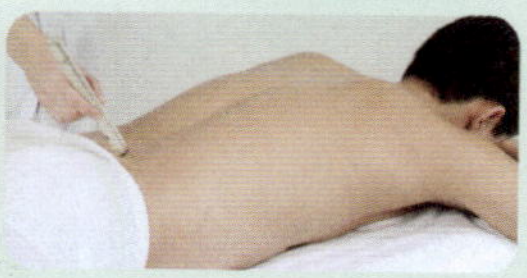

艾灸

用艾条温和灸熏灸关元俞穴5～10分钟，每天1次，可改善泄泻。

152 小肠俞穴

通调二便治肾病

【主治】
腹痛、便秘、遗尿、遗精等。

穴位定位

位于骶部，当骶正中嵴旁1.5寸处，平第一骶后孔。

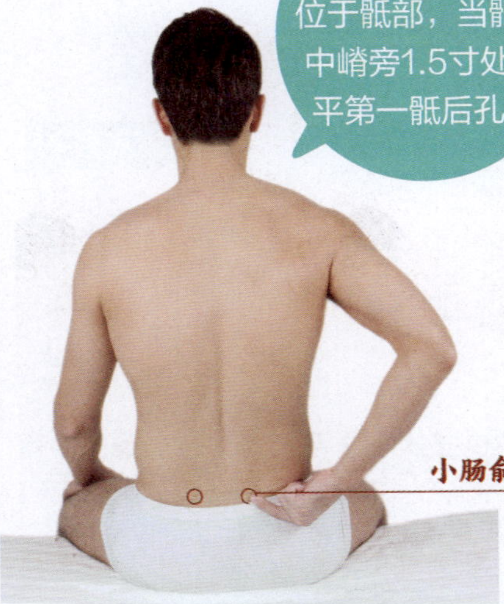

小肠，小肠腑的意思；俞，灌输的意思。指小肠腑的湿热之气由此外输膀胱经，故名小肠俞。

一穴多用

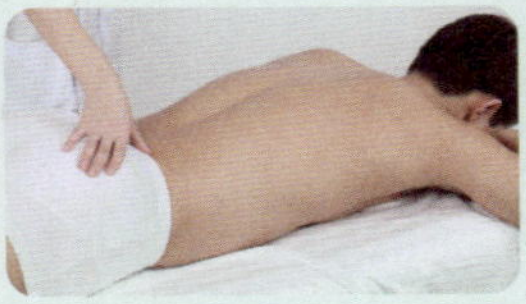

按摩

每天用拇指指尖按揉小肠俞穴100～200次，能够治疗腹痛、便秘等。

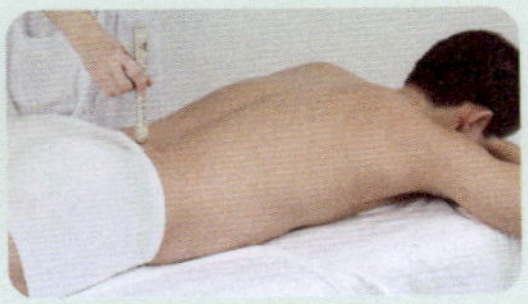

艾灸

用艾条温和灸熏灸小肠俞穴5～10分钟，每天1次，可改善遗尿、遗精等。

153 膀胱俞穴

遗尿便秘调泄泻

【主治】
泄泻、便秘、遗精、遗尿等。

穴位定位

位于骶部，当骶正中嵴旁1.5寸处，平第二骶后孔。

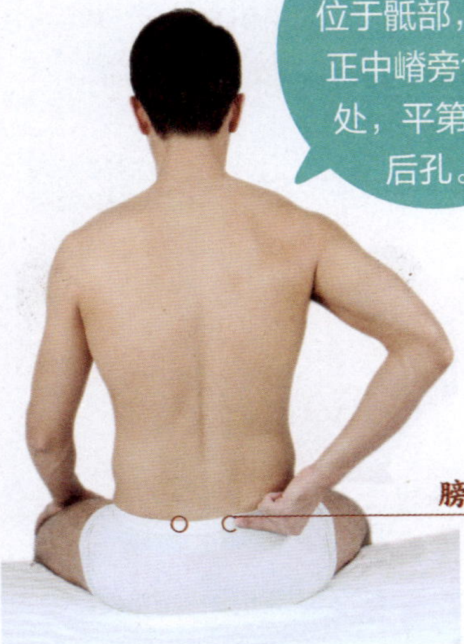

膀胱，脏腑的意思；俞，输的意思。指膀胱腑中的寒湿水气由此外输膀胱经，故名膀胱俞。

一穴多用

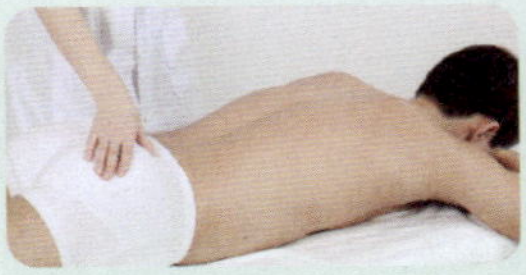

按摩

每天用拇指指尖按揉膀胱俞穴100～200次，可防治泄泻、便秘、遗精、遗尿等。

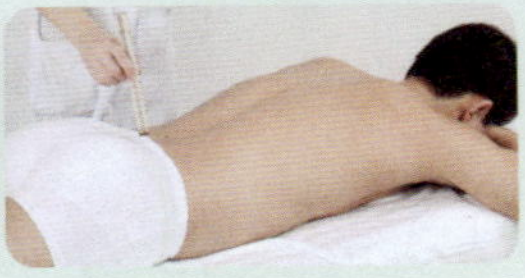

艾灸

用艾条温和灸熏灸膀胱俞穴5～10分钟，每天1次，可改善遗尿、遗精等。

154 中膂俞穴

温肾壮阳调肠腑

【主治】

腰脊强痛、腹痛、肠炎、坐骨神经痛等。

穴位定位

位于骶部，当骶正中嵴旁1.5寸处，平第三骶后孔。

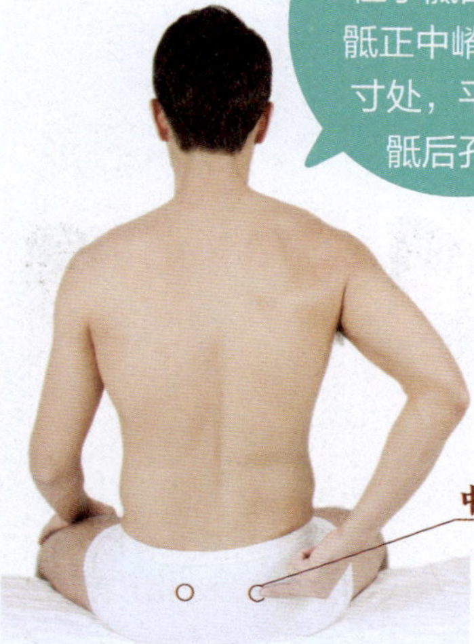

中，中间，这里指体内；膂，指的是脊骨；俞，指运输、输送的意思。脊骨中的气化之气由本穴输送膀胱经，故名中膂俞。

一穴多用

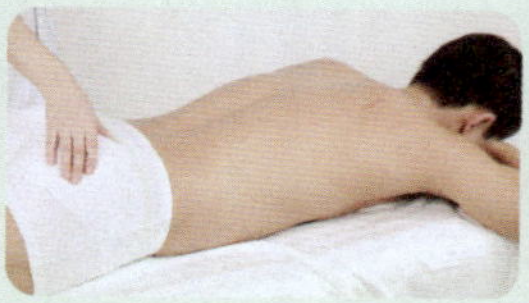

按摩

每天用拇指指尖按揉中膂俞穴100~200次，能够治疗腰脊强痛、腹痛等。

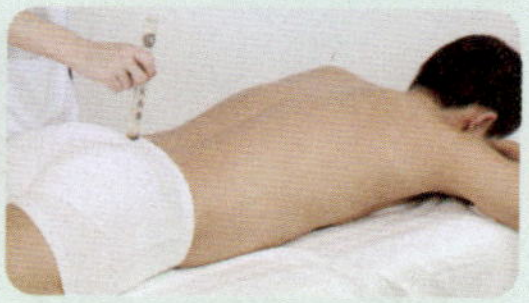

艾灸

用艾条温和灸熏灸中膂俞穴5~10分钟，每天1次，可改善坐骨神经痛。

155 白环俞穴

益肾固精调气血

【主治】

腰腿痛、遗尿、遗精等。

穴位定位

位于骶部，当骶正中嵴旁1.5寸处，平第四骶后孔。

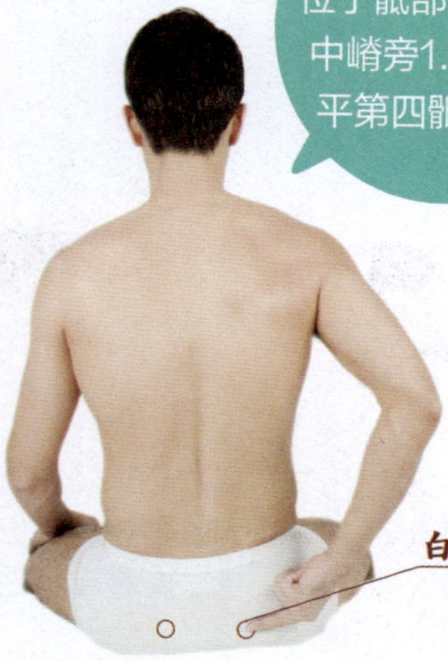

白，指气，穴内具肺金之性的凉湿之气；环，古指环状。臀部肌肉层中的气化之气由本穴外输膀胱经，故名白环俞。

一穴多用

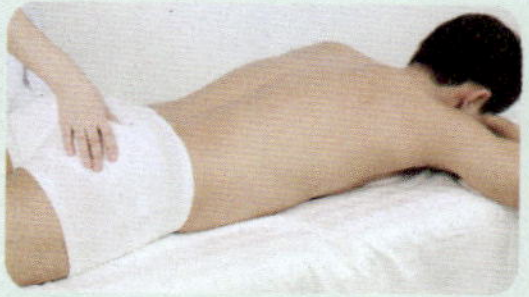

按摩

每天用拇指指尖按揉白环俞穴100~200次，能够治疗各种腰腿痛。

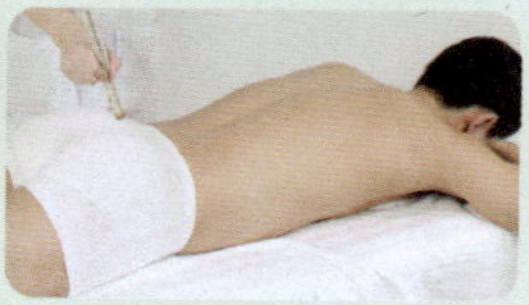

艾灸

用艾条温和灸熏灸白环俞穴5~10分钟，每天1次，可改善遗尿、遗精等。

156 八髎穴

男科妇科八髎治

【主治】
月经不调、痛经、带下病、阳痿、早泄等。

穴位定位

位于腰骶孔处，实为上髎、次髎、中髎、下髎，左右共八个，分别在第一、二、三、四骶后孔中。

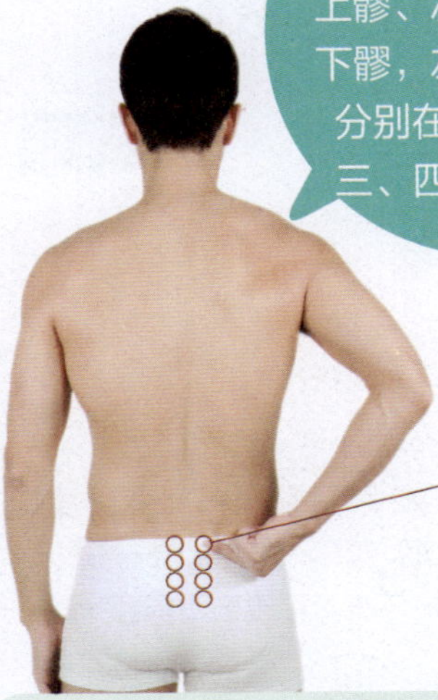

八髎指八个穴位：上髎、次髎、中髎、下髎，各一对，故名。这是一个区域，在阳关穴和会阳穴之间，邻近胞宫。

一穴多用

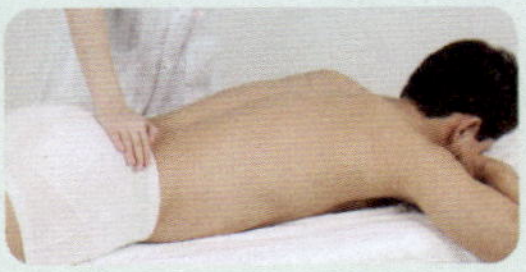

按摩 每天用拇指指尖按揉八髎穴100～200次，能够治疗月经不调、痛经、带下病等。

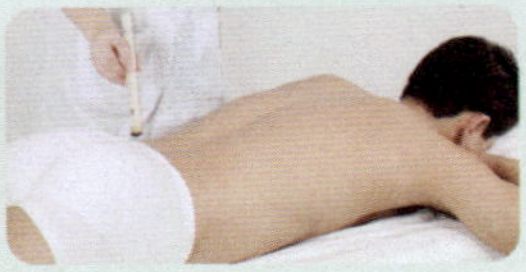

艾灸 用艾条温和灸熏灸八髎穴10分钟，每天1次，可改善小便不利、痛经、阳痿等。

157 会阳穴

下焦不利按会阳

【主治】
阳痿、小便不利、痛经、带下异常等。

穴位定位

位于骶部，尾骨端旁开0.5寸处。

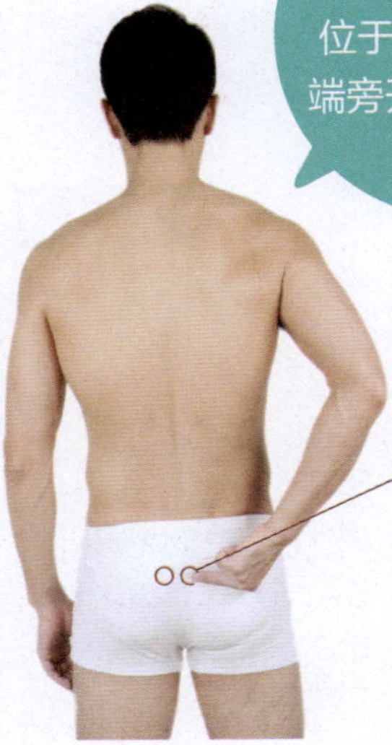

会，会合、交会的意思；阳，阳气的意思。指膀胱经经气由此与督脉阳气交会。

一穴多用

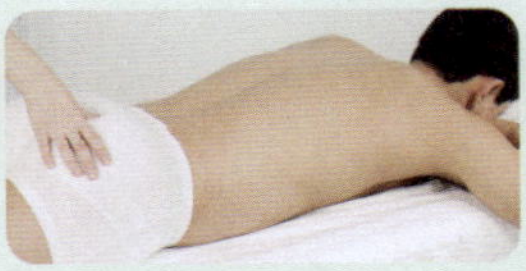

按摩 用拇指指尖按揉会阳穴100～200次，每天坚持，能够治疗阳痿。

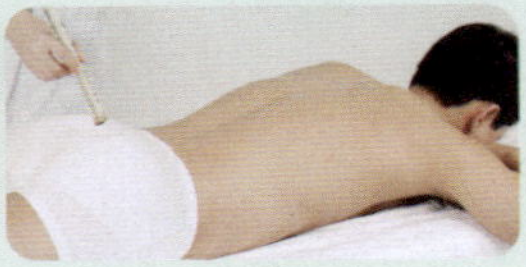

艾灸 用艾条温和灸熏灸会阳穴10分钟，每天1次，治小便不利、痛经、带下病等。

158 承扶穴
通便消痔活络用

【主治】
下肢疼痛、腰痛、便秘、痔疮等。

穴位定位
位于大腿后面，臀下横纹的中点。

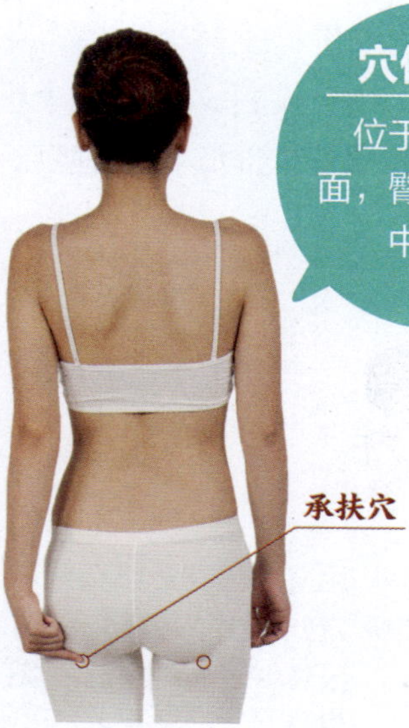

承，承担的意思；扶，扶助的意思。指膀胱经的地部经水在此大量蒸发外散，气血物质在本穴变化为吸热汽化。

一穴多用

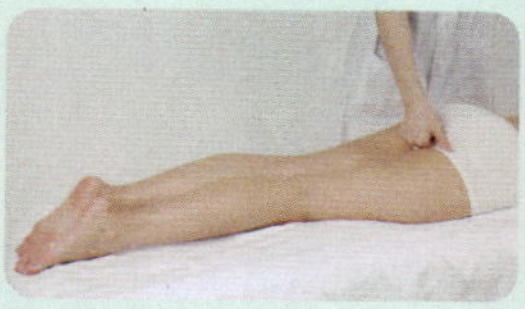

按摩
用拇指指尖按揉或弹拨承扶穴100~200次，长期坚持，可防治下肢疼痛。

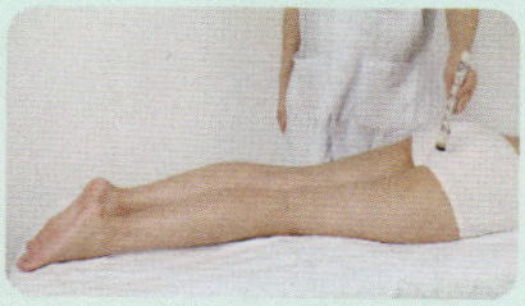

艾灸
用艾条温和灸熏灸承扶穴5～10分钟，每天1次，可改善下肢疼痛。

159 殷门穴
下肢不利寻殷门

【主治】
下肢痿痹、腰腿痛、坐骨神经痛等。

穴位定位
位于大腿后面，当承扶穴与委中穴的连线上，承扶穴下6寸处。

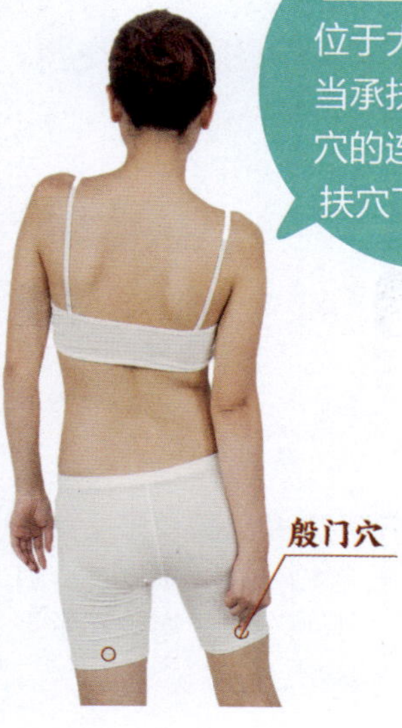

殷，旺盛、众多、富足的意思；门，乃出入的门户。指膀胱经地部水湿之气在此大量气化。

一穴多用

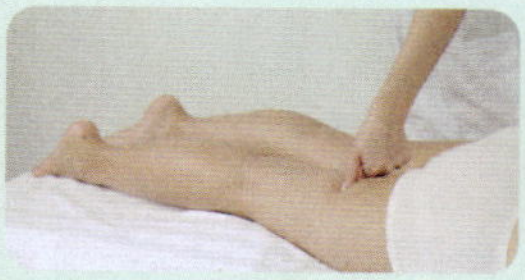

按摩
用拇指指尖按揉或弹拨殷门穴100~200次，长期坚持，能治疗下肢后侧疼痛。

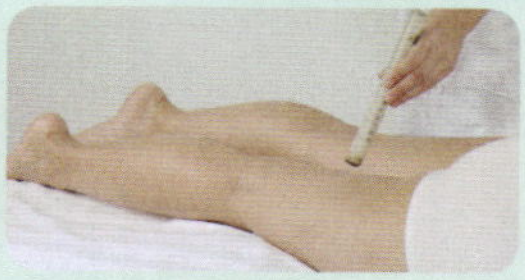

艾灸
用艾条温和灸熏灸殷门穴5~10分钟，每天1次，可改善坐骨神经痛。

160 委中穴

腰背疼痛委中求

【主治】
恶风寒、小便不利、腰背痛、遗尿等。

穴位定位

位于腘横纹中点，当股二头肌肌腱与半腱肌肌腱的中间。

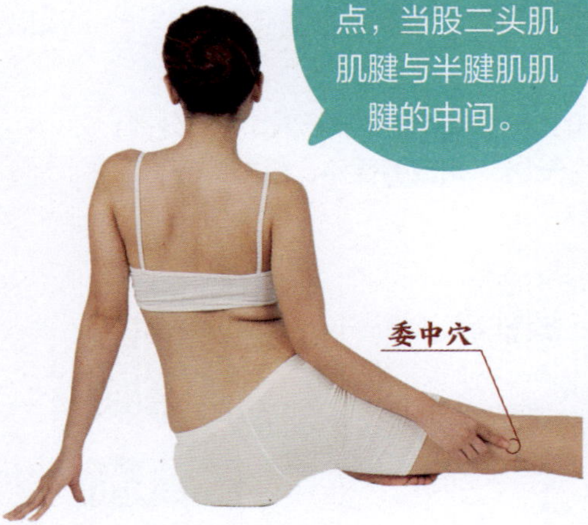

委，堆积的意思；中，指气血所在为天人地三部的中部也。指膀胱经的湿热水气在此聚集。

一穴多用

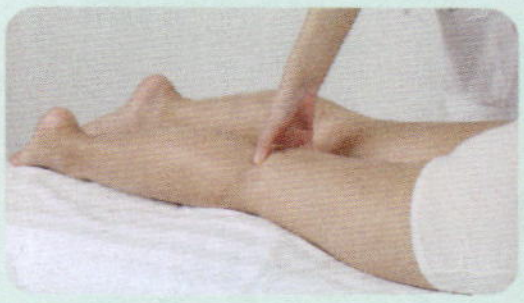

按摩

用拇指指尖按揉委中穴100~200次，可防治腰腹痛、头痛、恶风寒等。

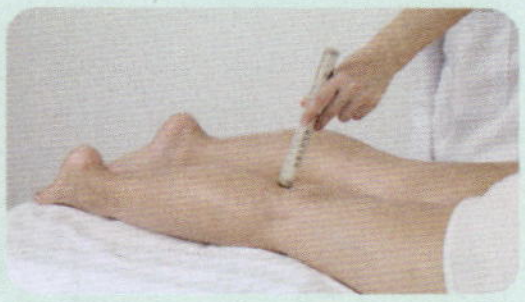

艾灸

用艾条温和灸熏灸委中穴10分钟，每天1次，可改善小便不利、遗尿等。

161 委阳穴

水湿不利找委阳

【主治】
腹胀、膝关节疼痛、癃闭、遗尿、水肿等。

穴位定位

位于腘横纹外侧端，当股二头肌肌腱内侧。

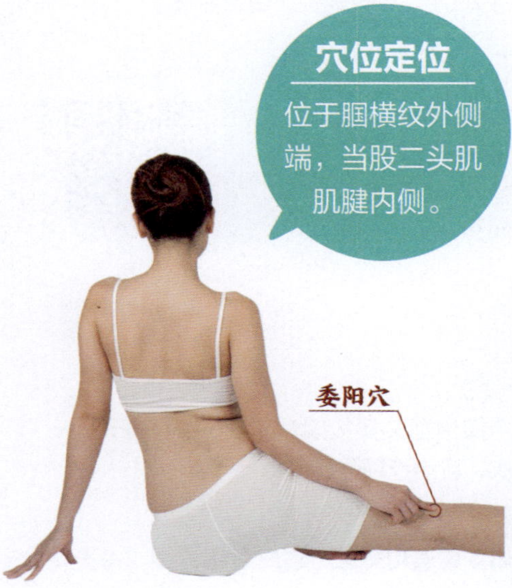

委，堆积；阳，阳气。指膀胱经的天部阳气在此聚集，为委中穴传来的水湿之气，至此吸热，化为天部阳气。

一穴多用

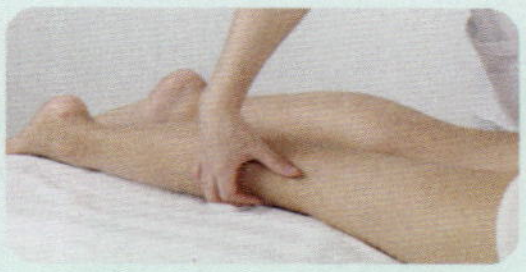

按摩

每天用拇指指尖按揉委阳穴100~200次，可防治膝关节疼痛、癃闭、遗尿等。

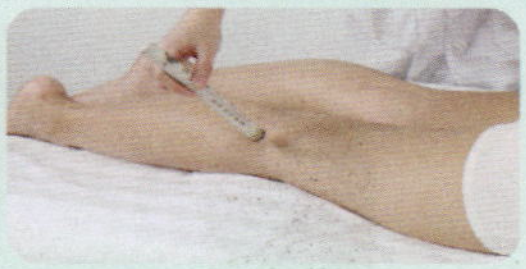

艾灸

用艾条温和灸熏灸委阳穴10分钟，每天1次，可防治腹胀、膝关节疼痛、水肿等。

162 浮郄穴

理气和胃疏经络

【主治】

膝关节疼痛、便秘、膀胱炎等。

一穴多用

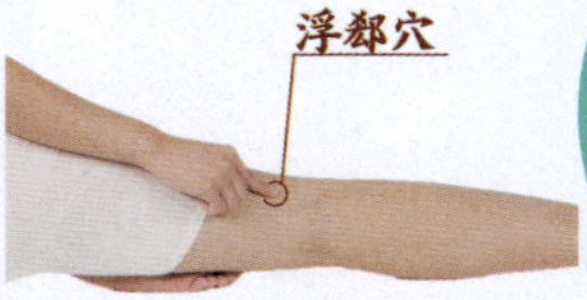

穴位定位

位于腘横纹外侧端，委阳穴上1寸，股二头肌肌腱内侧。

按摩

用拇指指尖按揉浮郄穴100～200次，每天坚持，能够治疗膝关节疼痛。

艾灸

用艾条温和灸熏灸浮郄穴5～10分钟，每天1次，可改善便秘、膝关节痛等。

163 附分穴

祛风散寒疏经络

【主治】

颈椎病、肘臂麻木、肺炎、肋间神经痛等。

一穴多用

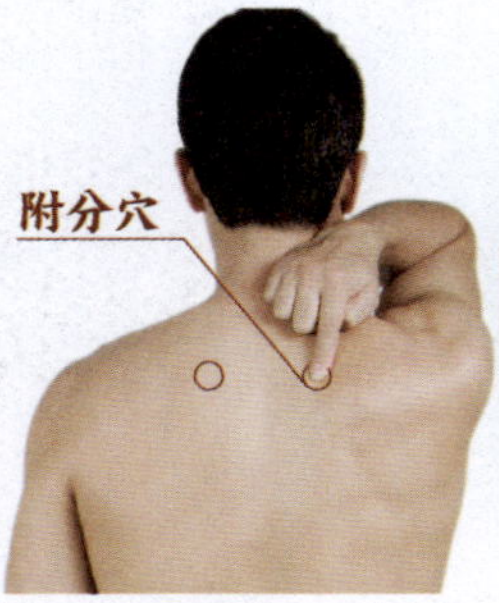

穴位定位

位于背部，当第二胸椎棘突下，旁开3寸处。

按摩

用拇指按揉附分穴100～200次，每天坚持，能够治疗颈项肩背疼痛。

艾灸

用艾条温和灸熏灸附分穴5～10分钟，每天1次，可改善颈项肩背疼痛。

164 魄户穴

理气清肺平咳喘

【主治】

咳嗽、气喘、支气管炎、项强、肩背痛等。

一穴多用

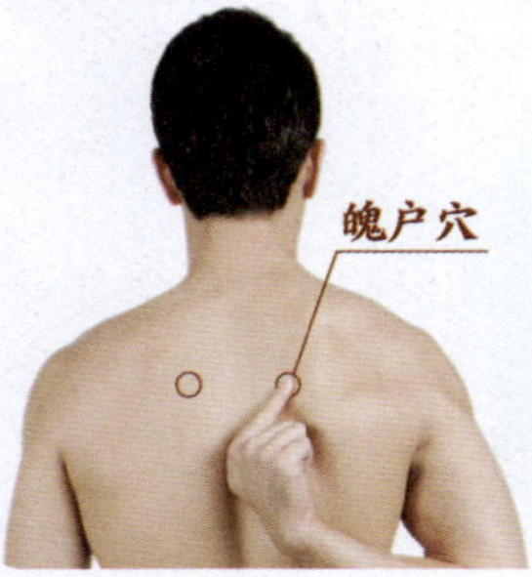

穴位定位

位于背部，当第三胸椎棘突下，旁开3寸处。

按摩

用拇指指尖揉按魄户穴3分钟，每天1次，可治疗项强、肩背痛等。

艾灸

用艾条温和灸熏灸魄户穴10分钟，每天1次，可改善气短、咳嗽、气喘等。

165 膏肓俞穴

补虚益损膏肓俞

【主治】

肺痨、气喘、咳嗽、四肢疲倦、健忘等。

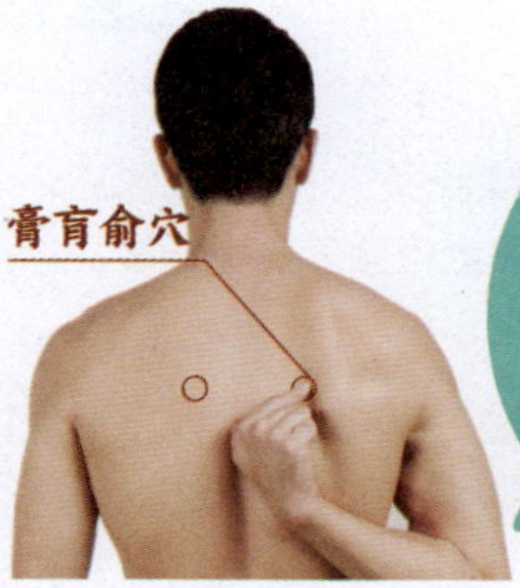

穴位定位

位于背部，当第四胸椎棘突下，旁开3寸处。

一穴多用

按摩

用拇指指尖按揉膏肓俞穴100～200次，长期坚持，能治疗咳嗽、气喘等。

艾灸

用艾条温和灸熏灸膏肓俞穴5～10分钟，每天1次，可改善咳嗽。

166 神堂穴

镇静安神泻心火

【主治】

咳嗽、支气管炎、哮喘、失眠、胸闷等。

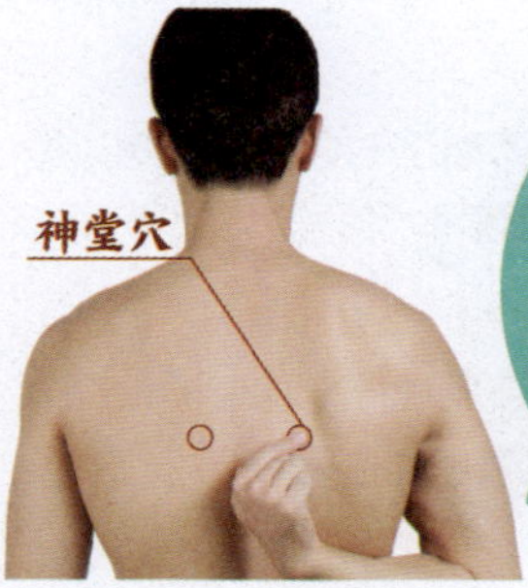

穴位定位

位于背部，当第五胸椎棘突下，旁开3寸处。

一穴多用

按摩

用拇指指尖按揉神堂穴100～200次，每天坚持，能够治疗咳嗽、失眠等。

艾灸

用艾条温和灸熏灸神堂穴5～10分钟，每天1次，可改善失眠、胸闷等。

167 譩譆穴

养阴润肺治咳嗽

【主治】

气喘、咳嗽、目眩、头晕、热病、肩背痛等。

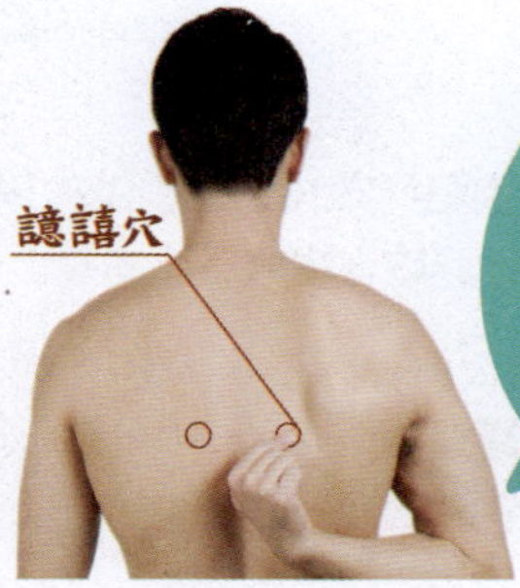

穴位定位

位于背部，当第六胸椎棘突下，旁开3寸处。

一穴多用

按摩

用拇指指尖按揉譩譆穴100～200次，每天坚持，能够治疗气喘、咳嗽、肩背痛。

艾灸

用艾条温和灸熏灸譩譆穴10分钟，每天1次，可改善鼻出血、头晕、目眩等。

168 膈关穴

宽胸理气呕吐消

【主治】

饮食不下、嗳气、呃逆、呕吐、胸胁胀满等。

一穴多用

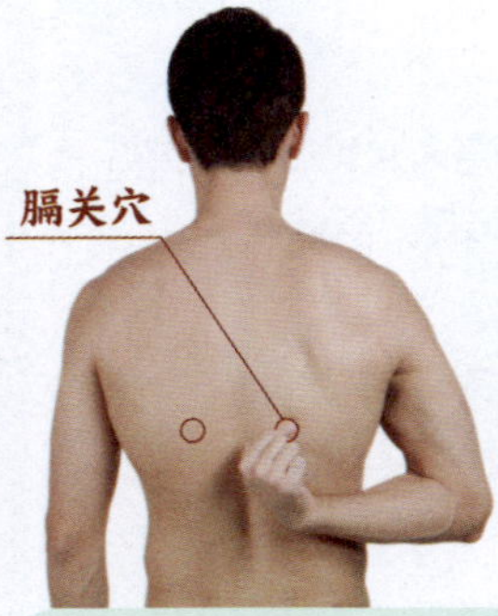

穴位定位

位于背部，当第七胸椎棘突下，旁开3寸处。

按摩

用拇指指腹按揉膈关穴100~200次，每天坚持，能够治疗嗳气、呃逆等。

艾灸

用艾条温和灸熏灸膈关穴10分钟，每天1次，可改善呃逆、呕吐、胸胁胀满。

169 魂门穴

健脾养胃疏肝气

【主治】

胸胁胀满、呕吐、泄泻、胃痛、消化不良等。

一穴多用

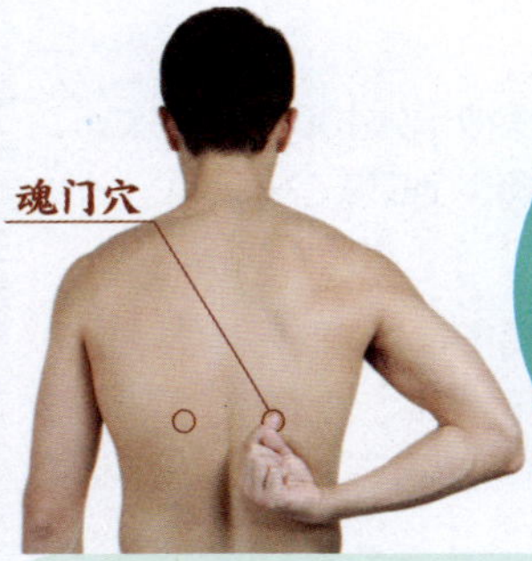

穴位定位

位于背部，当第九胸椎棘突下，旁开3寸处。

按摩

用拇指指尖按揉魂门穴100~200次，每天坚持，能治疗肠鸣、泄泻、呕吐等。

艾灸

用艾条温和灸熏灸魂门穴5~10分钟，每天1次，可改善胸胁胀满。

170 阳纲穴

调理肠胃利肝胆

【主治】

肠鸣、腹胀、腹痛、泄泻、消化不良等。

一穴多用

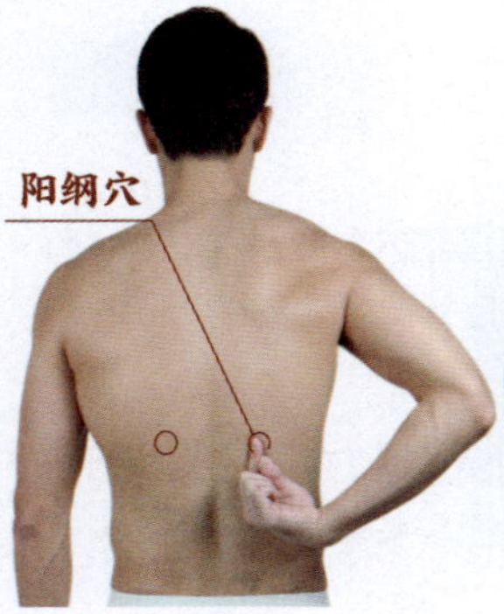

穴位定位

位于背部，当第十胸椎棘突下，旁开3寸处。

按摩

用拇指指尖按揉阳纲穴100~200次，每天坚持，可治疗肠鸣、腹胀、腹痛等。

艾灸

用艾条温和灸熏灸阳纲穴5~10分钟，每天1次，可改善腹胀、泄泻等。

171 意舍穴
促进消化胃口好

【主治】
腹胀、肠鸣、呕吐、泄泻、胸膜炎、肝炎等。

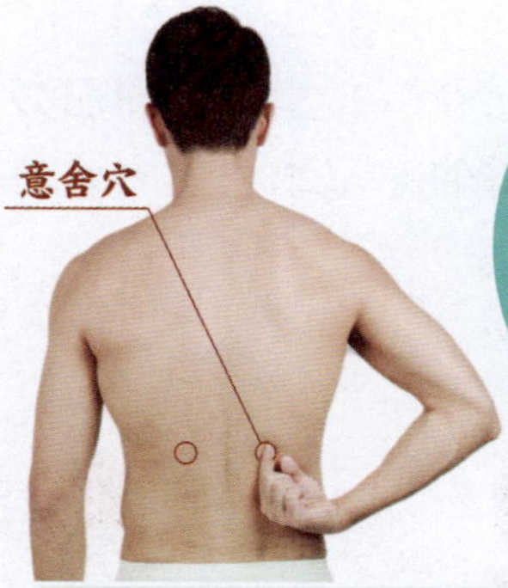

穴位定位

位于背部，当第十一胸椎棘突下，旁开3寸处。

一穴多用

按摩

每天用拇指指尖按揉意舍穴100～200次，可治疗肠鸣、腹胀、泄泻等。

艾灸

用艾条温和灸熏灸意舍穴5～10分钟，每天1次，可改善肠鸣、腹胀、泄泻等。

172 胃仓穴
健胃消食化积滞

【主治】
胃痛、腹胀、小儿食积、消化不良、水肿、便秘等。

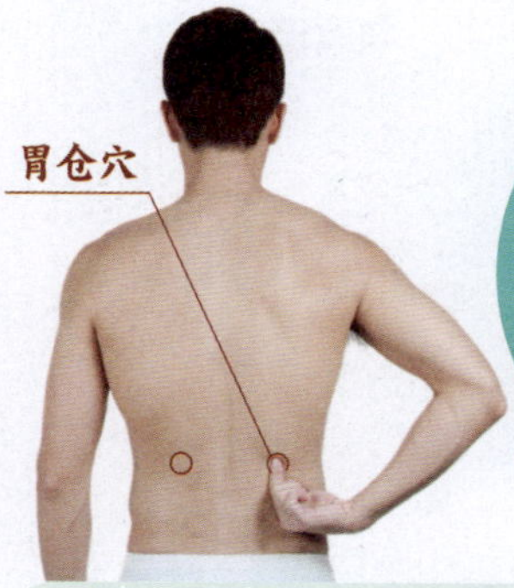

穴位定位

位于背部，当第十二胸椎棘突下，旁开3寸处。

一穴多用

按摩

每天用拇指指尖按揉胃仓穴100～200次，能够治疗消化不良、胃痛等。

艾灸

用艾条温和灸熏灸胃仓穴5～10分钟，每天1次，可改善胃痛、水肿等。

173 肓门穴
清热和胃消肿痛

【主治】
胃炎、腹痛、乳腺炎、腰肌劳损、便秘等。

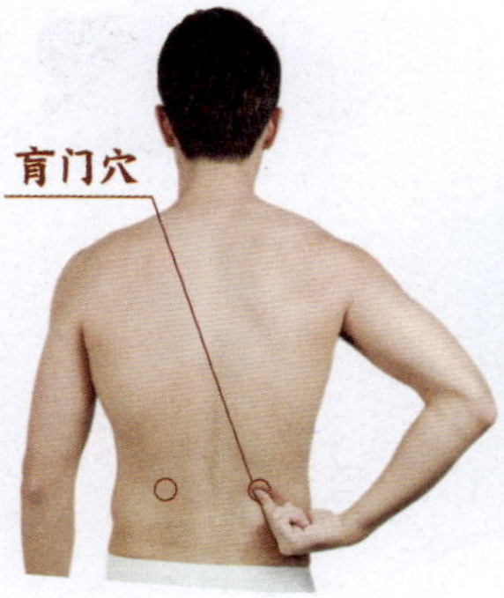

穴位定位

位于腰部，当第一腰椎棘突下，旁开3寸处。

一穴多用

按摩

用拇指指尖按揉肓门穴100～200次，每天坚持，能够治疗便秘、腹痛等。

艾灸

用艾条温和灸熏灸肓门穴5～10分钟，每天1次，可改善乳腺病、腹痛等。

174 志室穴

补肾利湿强腰膝

【主治】
阳痿、遗精、腹痛、小便不利、水肿等。

穴位定位

位于腰部，当第二腰椎棘突下，旁开3寸处。

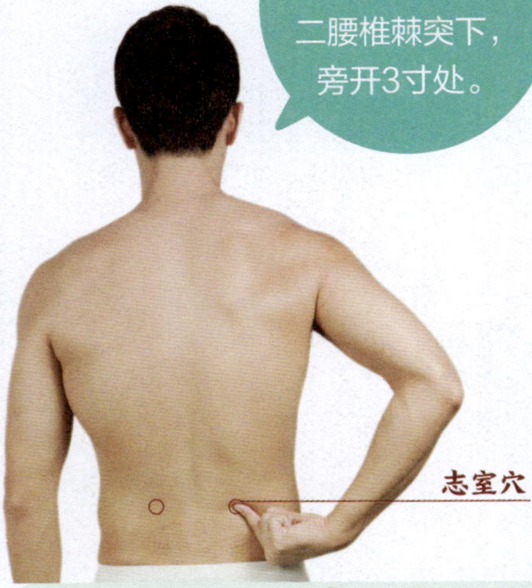

志，这里指的是肾气；室，指肾脏外输的寒湿水气。肾脏的寒湿水气由本穴外输膀胱经，故名志室。

一穴多用

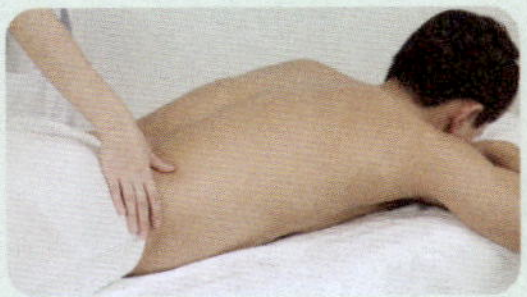

按摩

每天用拇指指尖按揉志室穴100～200次，能够治疗阳痿、遗精、腹痛等。

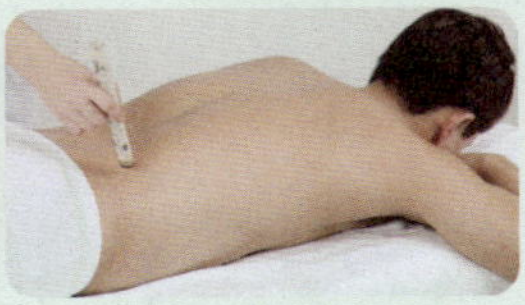

艾灸

用艾条温和灸熏灸志室穴5～10分钟，每天1次，可改善腹痛。

175 胞肓穴

通利二便强腰身

【主治】
腹胀、肠鸣、腰痛等。

穴位定位

位于臀部，平第二骶后孔，骶正中嵴旁开3寸处。

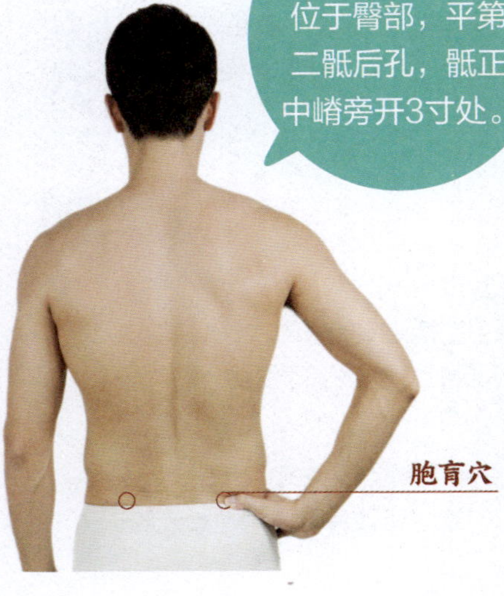

胞，指包裹胎儿的膜质囊；肓，指心下膈膜。胞宫中的膏脂之物由本穴外输膀胱经，故名胞肓。

一穴多用

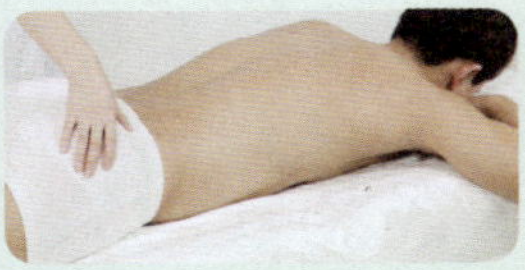

按摩

用拇指指尖按揉胞肓穴100～200次，每天坚持，可治疗腹胀、肠鸣、腰痛等。

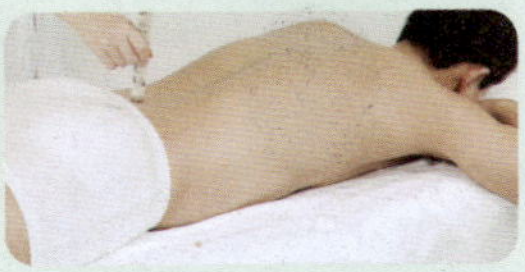

艾灸

用艾条温和灸熏灸胞肓穴5～10分钟，每天1次，可改善肠鸣、腹胀等。

176 秩边穴

腰腿疼痛寻秩边

【主治】
腰腿疼痛、下肢痿痹、阴部肿痛等。

穴位定位

位于臀部，平第四骶后孔，骶正中嵴旁开3寸处。

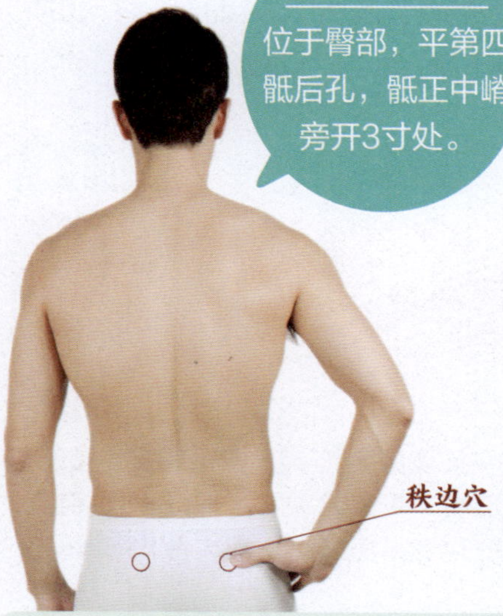

秩，古代指官吏的俸禄，此处指肺金之气，其俸禄者金气也；边，旁、侧。指臀部外散的水湿之气由此传于膀胱经。

一穴多用

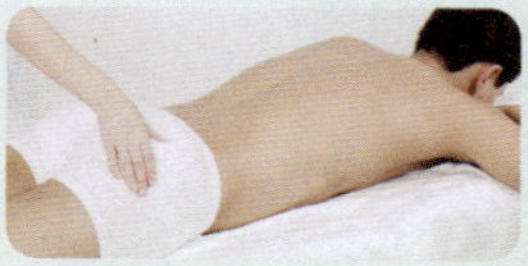

按摩

用拇指指尖按揉秩边穴100～200次，每天坚持，能够治疗腰腿疼痛。

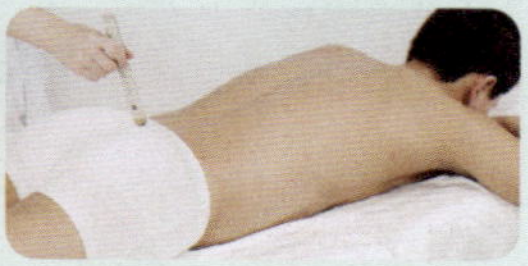

艾灸

用艾条温和灸熏灸秩边穴5～10分钟，每天1次，可改善阴部肿痛、下肢痿痹等。

177 合阳穴

舒筋通络健腰膝

【主治】
腹痛、便秘、小腿疼痛、腰背痛等。

穴位定位

位于小腿后面，当委中穴与承山穴连线上，委中穴下2寸处。

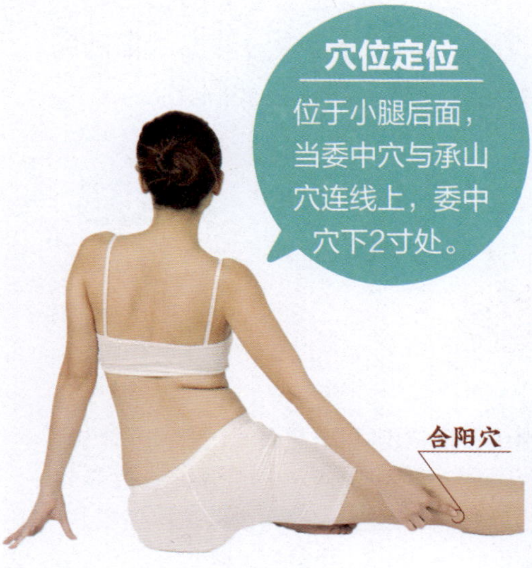

足太阳膀胱经于大腿后侧和外侧分两支，至委中穴会合，此穴在其下方，故名合阳。合阳穴是手阳明经与足阳明经的交会之处。

一穴多用

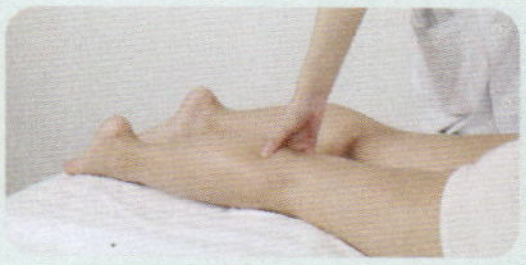

按摩

每天用拇指指尖按揉合阳穴100～200次，可防治腹痛、便秘、小腿疼痛等。

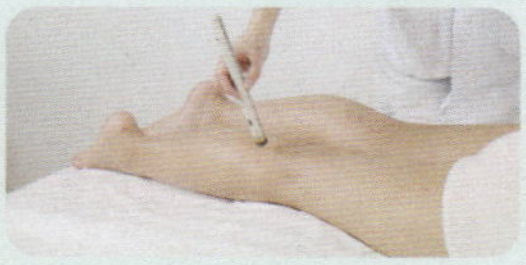

艾灸

用艾条温和灸熏灸合阳穴10分钟，每天1次，可改善小腿疼痛、腰背痛等。

178 承筋穴

舒筋活络化水湿

【主治】

腰腿疼痛、下肢挛痛、便秘等。

穴位定位

位于小腿后面，当委中穴与承山穴连线上，腓肠肌肌腹中央，委中穴下5寸处。

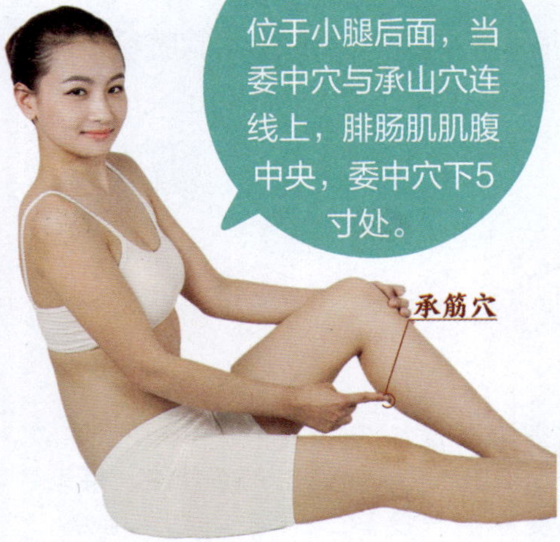

承，承受；筋，肝所主的风的意思。指膀胱经的经气在此化风而行。其物质为膀胱经足下部各穴上行的阳热之气。

一穴多用

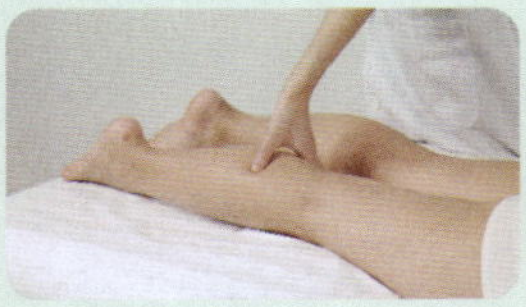

按摩

用拇指指尖按揉承筋穴100～200次，每天坚持，能够治疗腰腿疼痛。

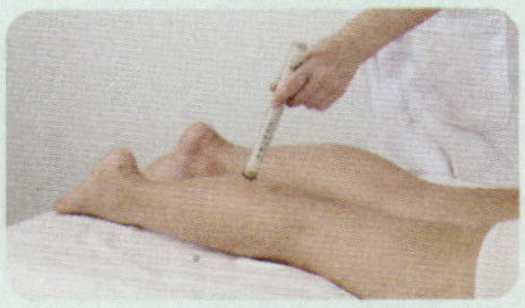

艾灸

用艾条温和灸熏灸承筋穴5～10分钟，每天1次，可改善下肢挛痛。

179 承山穴

理气止痛力量强

【主治】

腹痛、便秘、小腿疼痛、腰肌劳损等。

穴位定位

位于小腿后面正中，委中穴与昆仑穴之间，当伸直小腿或足跟上提时，腓肠肌肌腹下出现的尖角凹陷处。

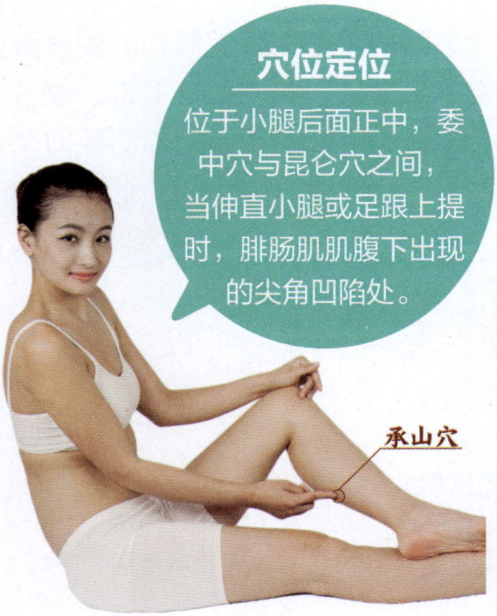

承，承受、承托的意思；山，土石之大堆的意思，指穴内物质为脾土。指随膀胱经经水下行的脾土微粒在此固化。

一穴多用

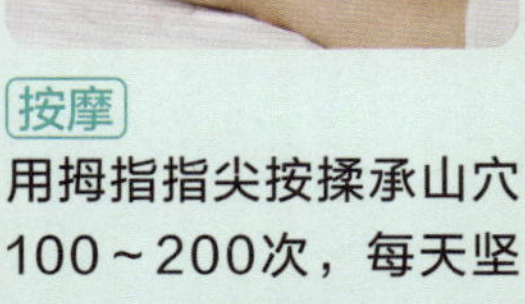

按摩

用拇指指尖按揉承山穴100～200次，每天坚持，可治疗腹痛、小腿疼痛等。

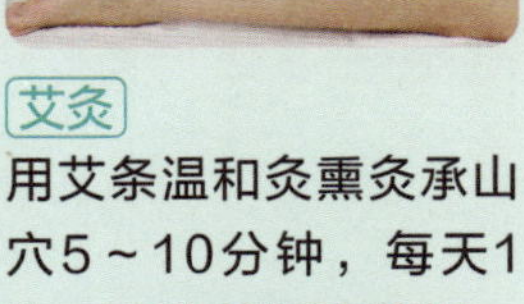

艾灸

用艾条温和灸熏灸承山穴5～10分钟，每天1次，可改善腰肌劳损、小腿疼痛等。

180 飞扬穴

健步如飞靠飞扬

【主治】
腰腿疼痛、下肢挛痛、风寒感冒等。

穴位定位

位于小腿后面，当外踝后，昆仑穴直上7寸，承山穴外下方1寸处。

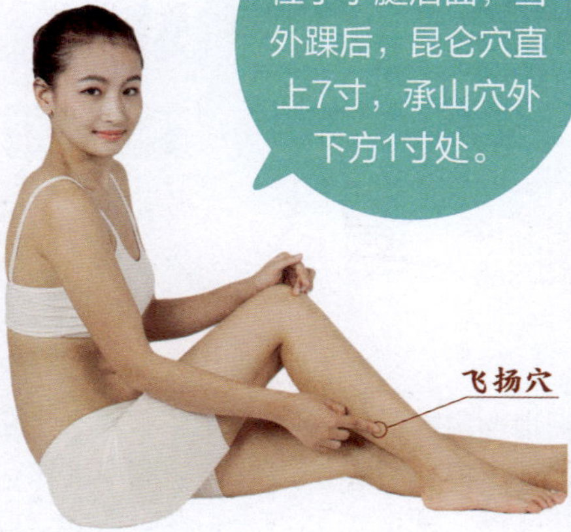

指膀胱经气血在此吸热上行。为膀胱经跗阳至至阴各穴吸热上行的水湿之气，在本穴变化后，进一步吸热蒸升。

一穴多用

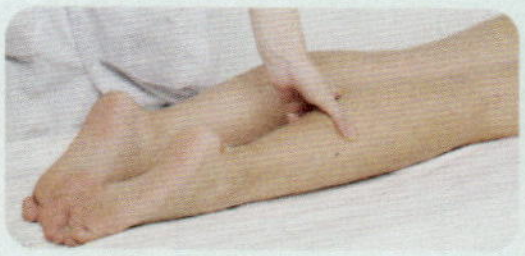

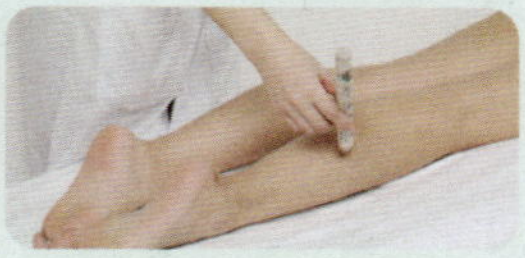

按摩 用拇指指尖按揉飞扬穴100～200次，每天坚持，能够治疗腰腿疼痛。

艾灸 用艾条温和灸熏灸飞扬穴5～10分钟，每天1次，可改善头痛、风寒感冒等。

181 跗阳穴

退热散风精神好

【主治】
头痛、腰腿疼痛、下肢疼痛、腰扭伤等。

穴位定位

位于小腿后区，外踝后，昆仑穴直上3寸处。

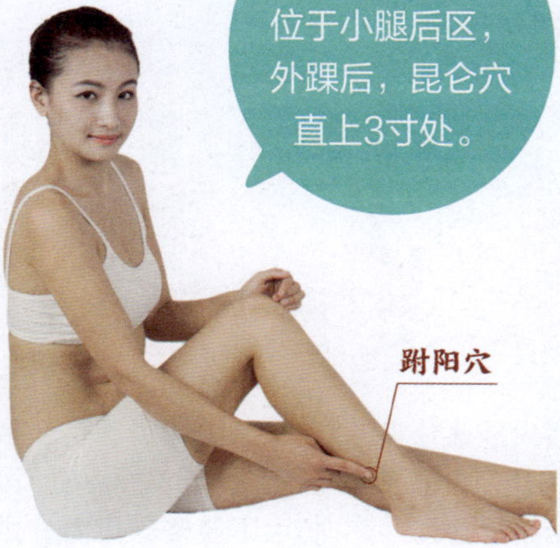

跗，指脚背；阳，指阳气。足少阳肾经和足阳明胃经，二经的阳气在本穴带动膀胱经的气血上行，故名跗阳。

一穴多用

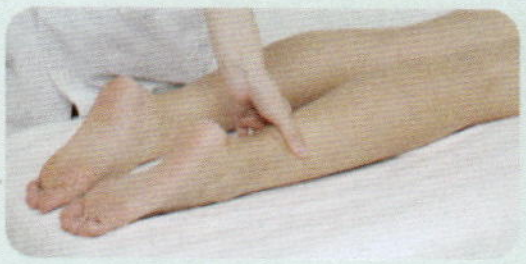

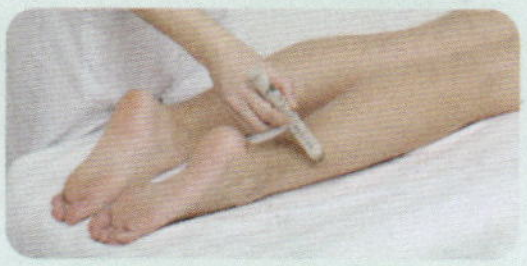

按摩 用拇指指尖按揉跗阳穴100～200次，每天坚持，可治疗头痛、腰腿疼痛等。

艾灸 用艾条温和灸熏灸跗阳穴5～10分钟，每天1次，可改善下肢痹痛。

182 昆仑穴

舒筋活络按昆仑

【主治】
目眩、头痛、颈项强痛、腰痛、足跟痛等。

穴位定位

位于足部外踝后方，当外踝尖与跟腱之间的凹陷处。

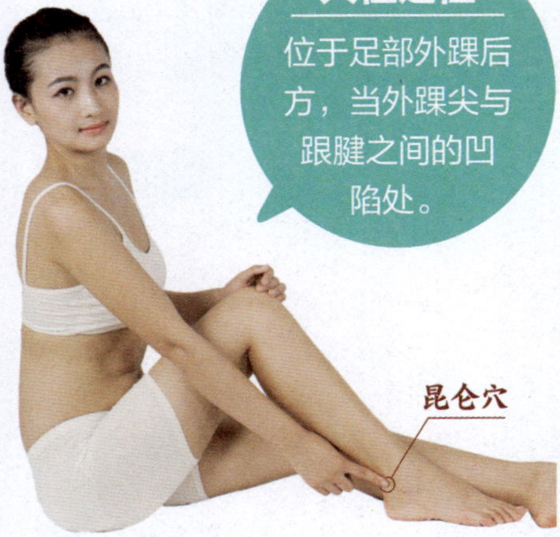

足少阳胆经、足阳明胃经二经的外散之热、寒湿水气吸热后上行于天部。穴内的各个层次都有气血存在，广袤无垠，故名昆仑。

一穴多用

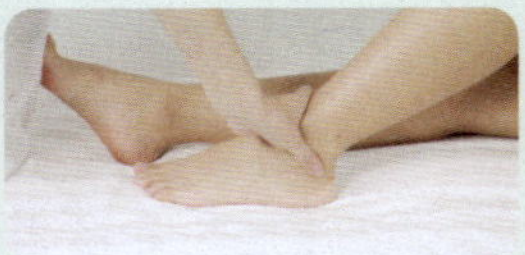

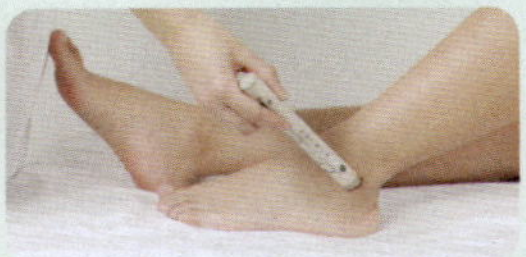

按摩
每天用拇指指尖按揉昆仑穴100~200次，可防治目眩、头痛、颈项强痛、腰痛等。

艾灸
用艾条温和灸熏灸昆仑穴5分钟，每天1次，可改善目眩、头痛、心痛等。

183 仆参穴

濡养筋脉强筋骨

【主治】
下肢痿软无力、足跟痛、脚气等。

穴位定位

位于足部外侧，外踝后下方，昆仑穴直下，跟骨外侧，赤白肉际处。

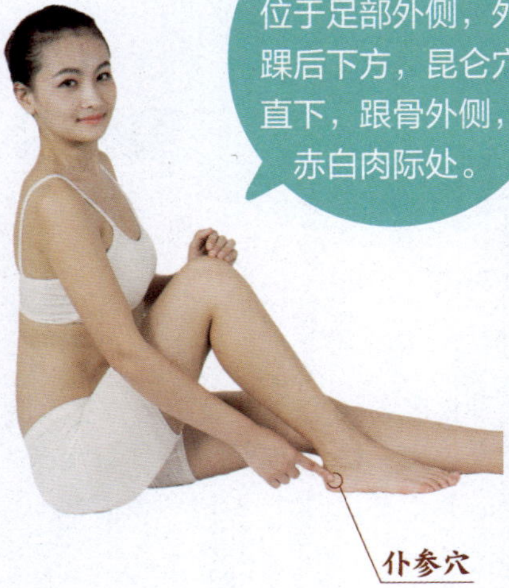

仆参，古时仆人参拜主人时，屈膝下跪，足跟显露，而手指垂放处正好是本穴位置，故名仆参。

一穴多用

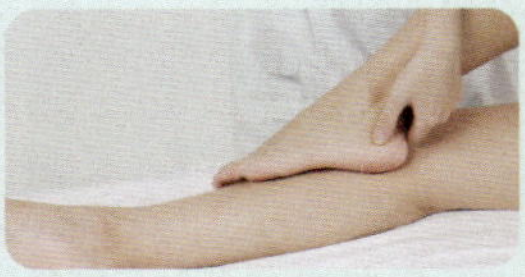

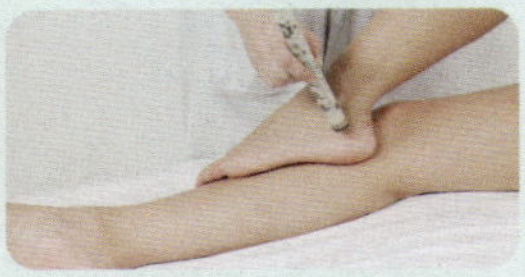

按摩
用拇指指尖按揉仆参穴100~200次，每天坚持，能够治疗足跟痛。

艾灸
用艾条温和灸熏灸仆参穴10分钟，每天1次，可防治下肢痿软无力、足跟痛等。

184 申脉穴
肢节不利找申脉

【主治】
头痛、眩晕、目赤肿痛、失眠、下肢痿痹等。

一穴多用

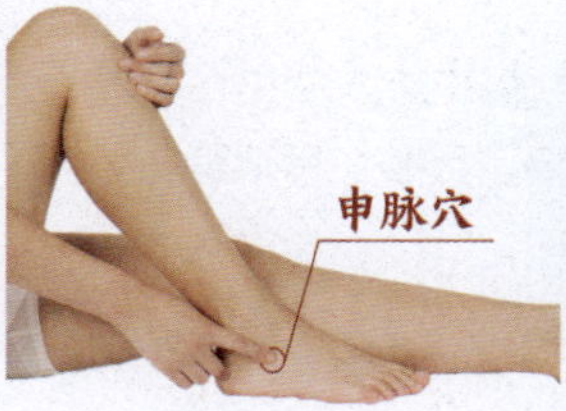

穴位定位

位于足背外侧，外踝尖直下方凹陷中。

按摩

每天用拇指指尖按揉申脉穴100~200次，可治疗头痛、眩晕、目赤肿痛、失眠等。

艾灸

用艾条温和灸熏灸申脉穴10分钟，每天1次，可改善头痛、眩晕、失眠等。

185 金门穴
醒神镇惊金门行

【主治】
癫痫、小儿惊风、头痛、足跟痛、腰痛等。

一穴多用

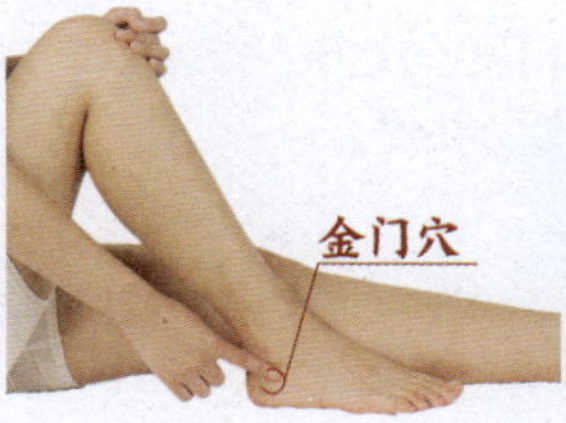

穴位定位

位于足背外侧，当外踝前缘直下，骰骨下缘凹陷处。

按摩

用拇指指尖按揉金门穴100~200次，每天坚持，能够治疗头痛、足跟痛等。

艾灸

用艾条温和灸熏灸金门穴5~10分钟，每天1次，可改善腰痛。

186 京骨穴
祛风舒筋止疼痛

【主治】
头痛、脑膜炎、目翳、鼻出血、足痛等。

一穴多用

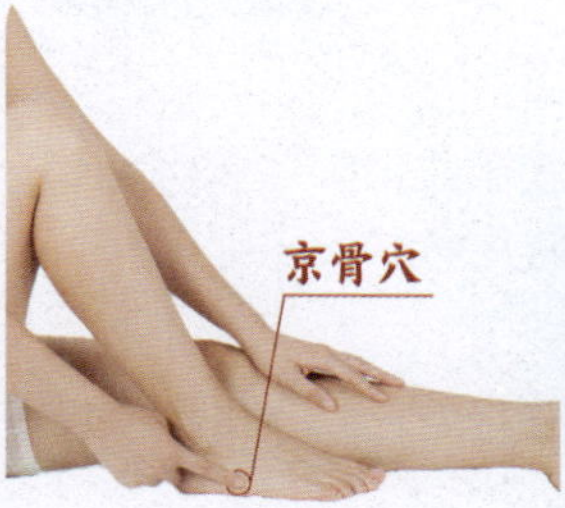

穴位定位

位于足背外侧，第五跖骨粗隆下方，赤白肉际处。

按摩

每天坚持用拇指指尖按揉京骨穴100~200次，可防治头痛、目翳、足痛等。

艾灸

用艾条温和灸熏灸京骨穴5~10分钟，每天1次，可改善目翳、鼻出血、头痛等。

187 束骨穴

清利头目平肝风

【主治】

头痛、目眩、耳鸣、痔疮、足部肿痛等。

一穴多用

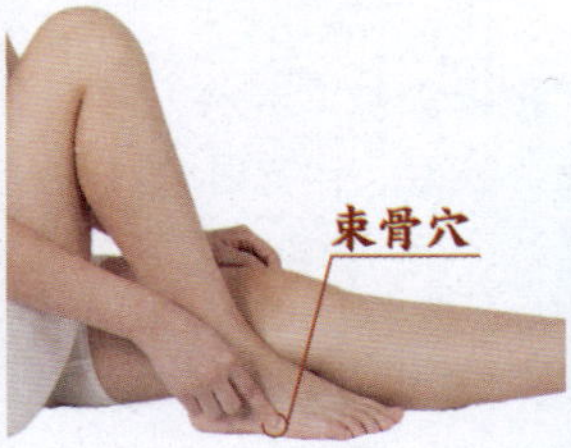

穴位定位

位于足外侧，足小趾本节后方下缘，赤白肉际处。

按摩

每天用拇指指尖按揉束骨穴100～200次，能够治疗头痛、目眩、耳鸣等。

艾灸

用艾条温和灸熏灸束骨穴5～10分钟，每天1次，可防治目眩、耳鸣、痔疮等。

188 足通谷穴

安神定志祛痰湿

【主治】

头痛、项强、目眩、鼻出血、癫狂、痔疮等。

一穴多用

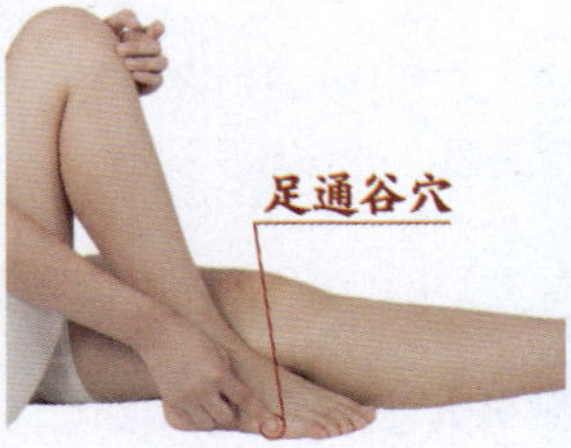

穴位定位

位于足外侧，第五跖趾关节前缘，赤白肉际处。

按摩

用拇指指尖按揉足通谷穴100～200次，每天坚持，能够治疗头痛。

艾灸

用艾条温和灸熏灸足通谷穴5～10分钟，每天1次，可改善头痛、痔疮等。

189 至阴穴

正胎催产灸至阴

【主治】

头痛、胎位不正、滞产等。

一穴多用

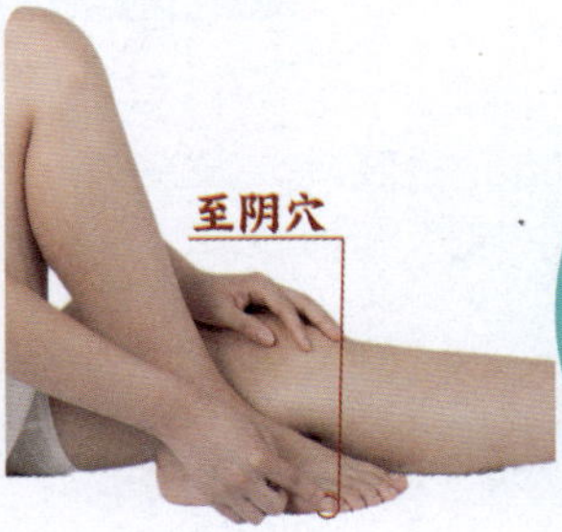

穴位定位

位于足小趾末节外侧，距趾甲角0.1寸（指寸）处。

按摩

用拇指指尖按揉至阴穴100～200次，每天坚持，能够治疗头痛。

艾灸

用艾条温和灸熏灸至阴穴5～10分钟，每天1次，可治疗胎位不正。

第9章 足少阴肾经

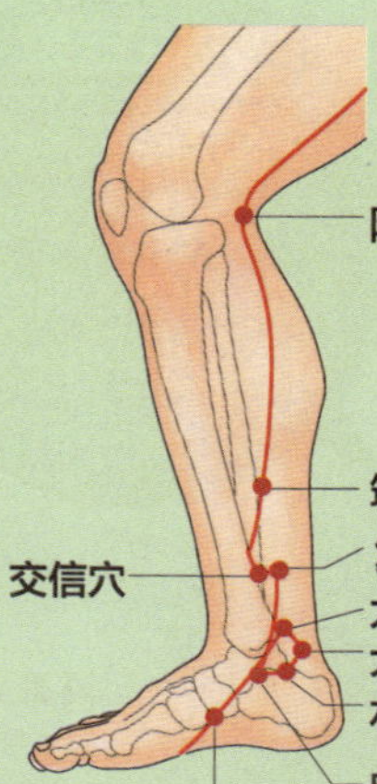

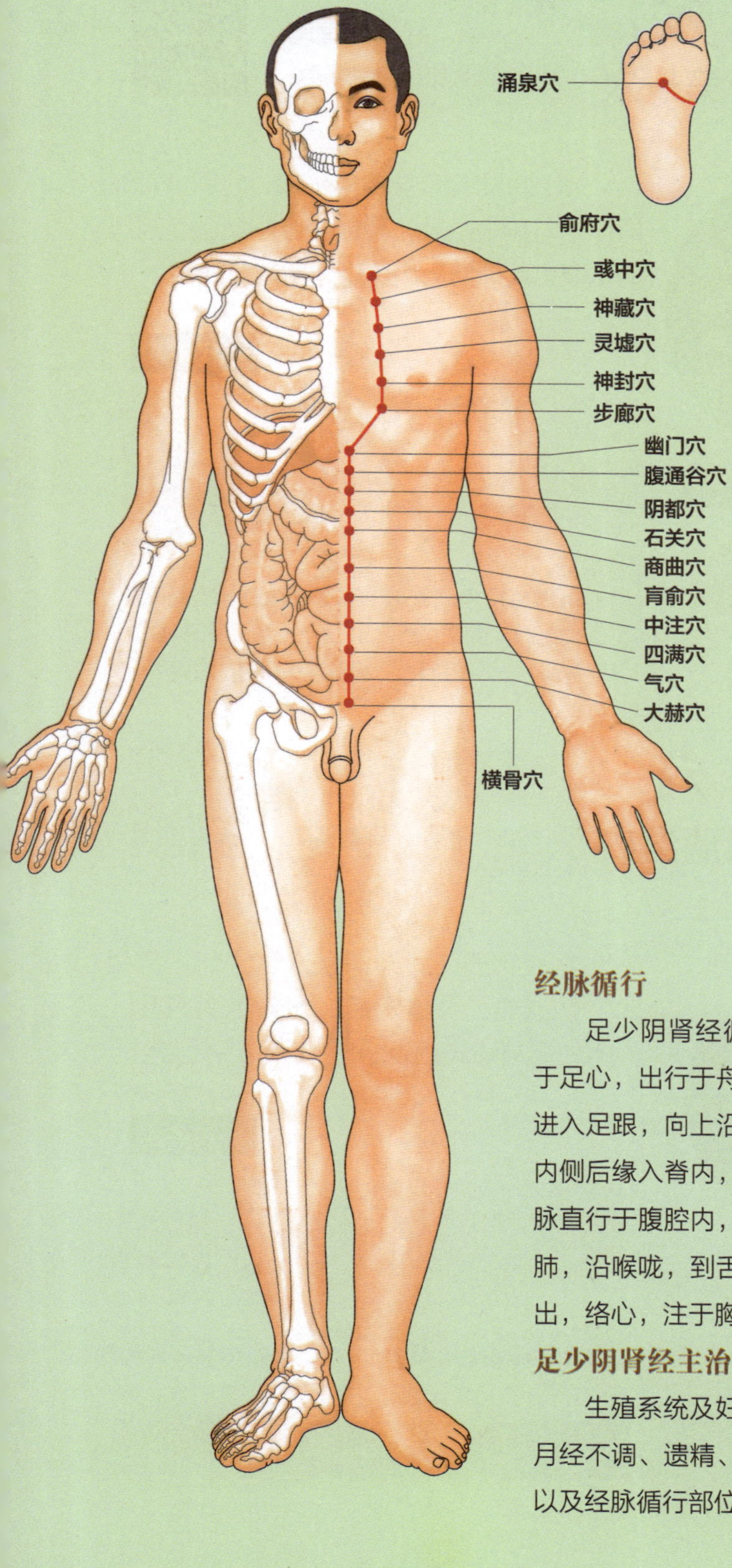

经脉循行

足少阴肾经循行部位起于足小趾下面，斜行于足心，出行于舟骨粗隆之下，沿内踝后缘，分出进入足跟，向上沿小腿内侧后缘，至腘内侧，上股内侧后缘入脊内，穿过脊柱，属肾，络膀胱。本经脉直行于腹腔内，从肾上行，穿过肝和膈肌，进入肺，沿喉咙，到舌根两旁。本经脉一分支从肺中分出，络心，注于胸中，交于手厥阴心包经。

足少阴肾经主治病症

生殖系统及妇科疾病，肾、肺、咽喉病症，如月经不调、遗精、小便不利、水肿、便秘、泄泻，以及经脉循行部位的其他病症。

190 涌泉穴
肾经保健第一穴

【主治】
昏迷、中风、头顶痛、失眠、喉痹等。

本穴为肾经经脉的第一穴，它联通肾经的体内与体表经脉，肾经经脉中高温、高压的水液由此外涌而出体表，所以名涌泉。

穴位定位
位于足底部，约当足底第二、三趾趾缝纹头与足跟连线的前1/3与后2/3交点处。

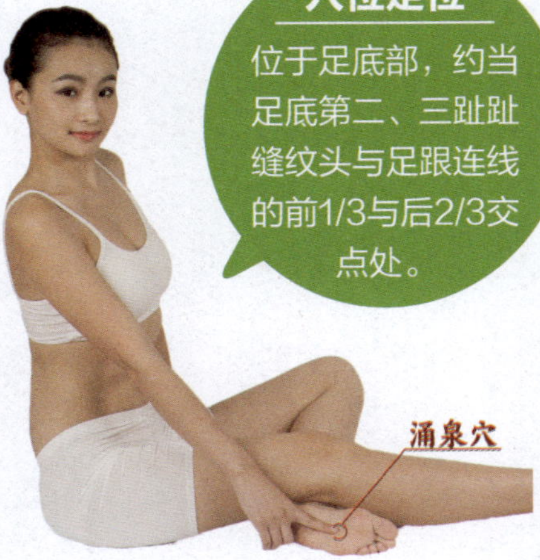

一穴多用

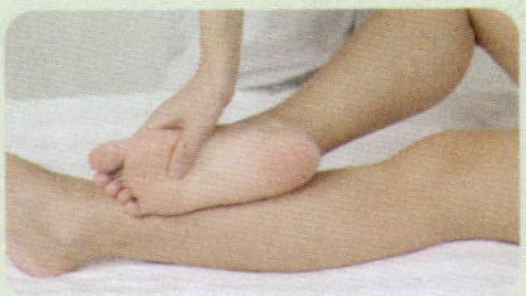

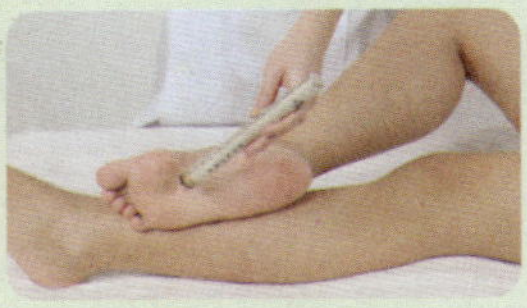

按摩 用拇指指尖按揉涌泉穴100~200次，每天1次，治疗头晕、小便不利等。

艾灸 用艾条温和灸熏灸涌泉穴5~10分钟，每天1次，可改善头顶痛、喉痹等。

191 然谷穴
益气固肾清湿热

【主治】
膀胱炎、阳痿、遗精、痛经、脚痛等。

本穴物质为肾经涌泉穴传来的地部经水，性温热，至本穴后，水液大量汽化，经水如同被燃烧蒸发一般，所以名然谷。

穴位定位
位于足内侧，足舟骨粗隆下方，赤白肉际处。

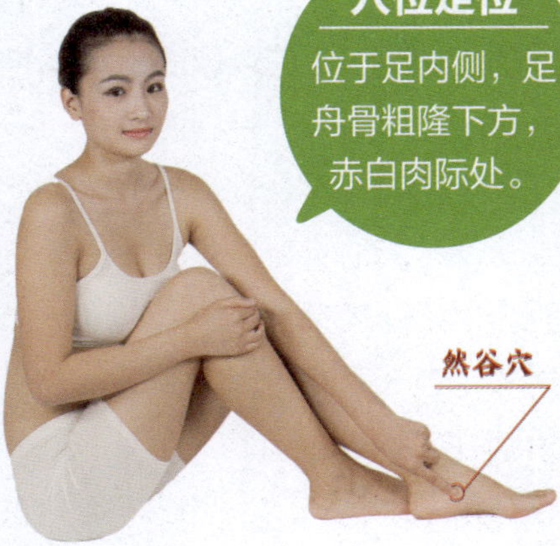

一穴多用

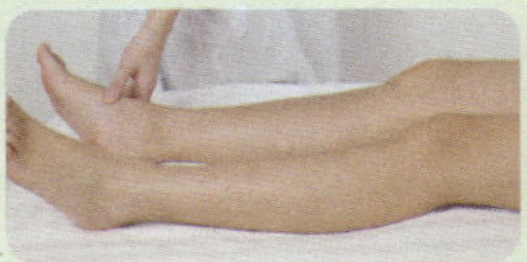

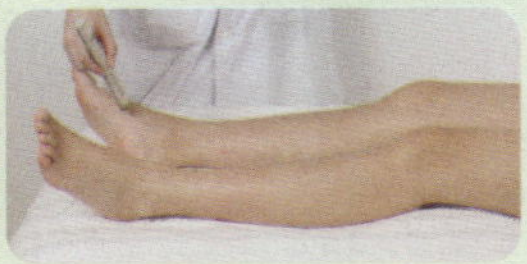

按摩 每天用拇指指腹按揉然谷穴100~200次，可治疗阳痿、遗精、月经不调等。

艾灸 用艾条温和灸熏灸然谷穴10分钟，每天1次，可治疗阳痿、遗精、月经不调等。

192 太溪穴
肾虚耳鸣太溪疗

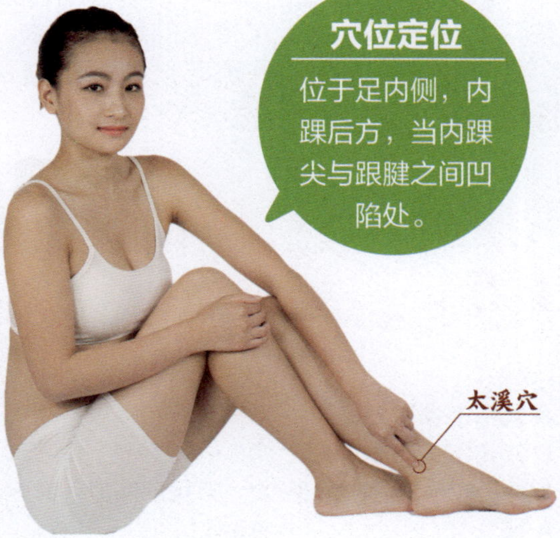

穴位定位

位于足内侧，内踝后方，当内踝尖与跟腱之间凹陷处。

太，大；溪，溪流。指肾经水液在此形成较大的溪水。本穴物质为然谷穴传来的冷降之水。至本穴后，冷降水液形成较为宽大的浅溪，故名太溪。

【主治】 肾虚、头痛、眩晕等肾虚症；咽喉肿痛、牙痛、耳鸣耳聋等五官病症；咳嗽、气喘、胸痛等肺部病症等。

【配伍】 ①太溪配少泽，主治咽喉炎、牙痛。②太溪配飞扬，主治头痛、目眩。③太溪配肾俞、志室，主治遗精、阳痿、肾虚腰痛。

小贴士

养成多喝水的习惯可以稀释尿液，让尿液快速排出，能预防结石。摄食过多盐时多喝水，也有利于尿液稀释，从而保护肾脏。

一穴多用

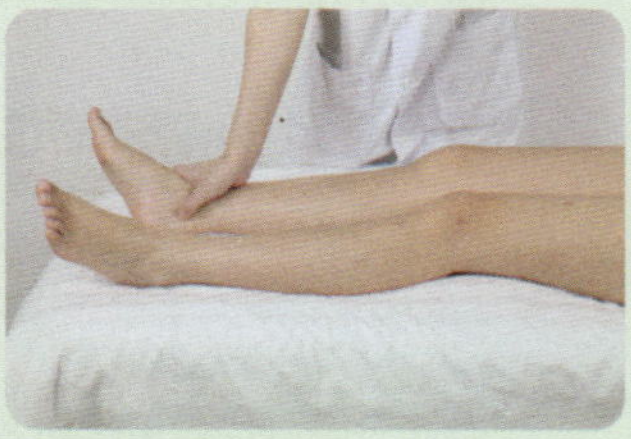

按摩

用拇指指尖用力按揉太溪穴100～200次，每天坚持，可治疗耳鸣、头痛、眩晕等。

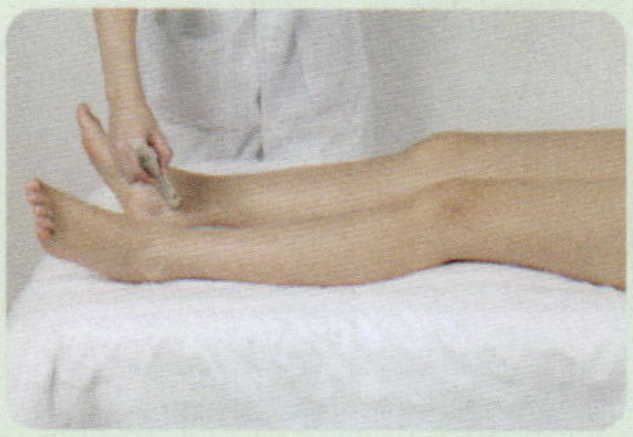

艾灸

用艾条温和灸熏灸太溪穴5～10分钟，每天1次，可改善由肾虚引起的各种症状。

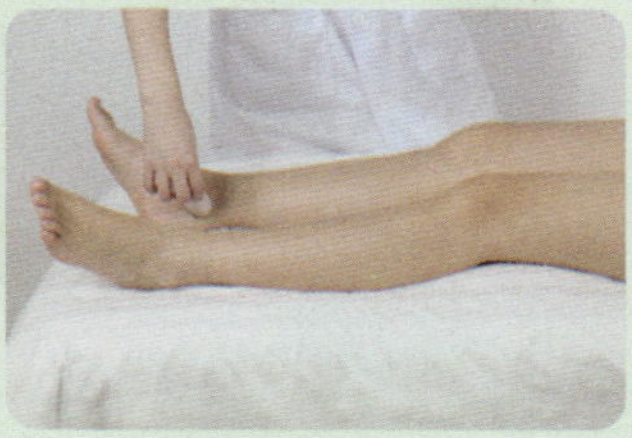

刮痧

用点按法垂直刮拭太溪穴15～30次，由轻至重，逐渐加力，每天1次，可改善咽喉肿痛。

193 大钟穴

肾虚气喘找大钟

【主治】
肾虚气喘、便秘、尿潴留、淋病等。

穴位定位

位于足内侧，内踝后下方，当跟腱附着部内侧前方凹陷处。

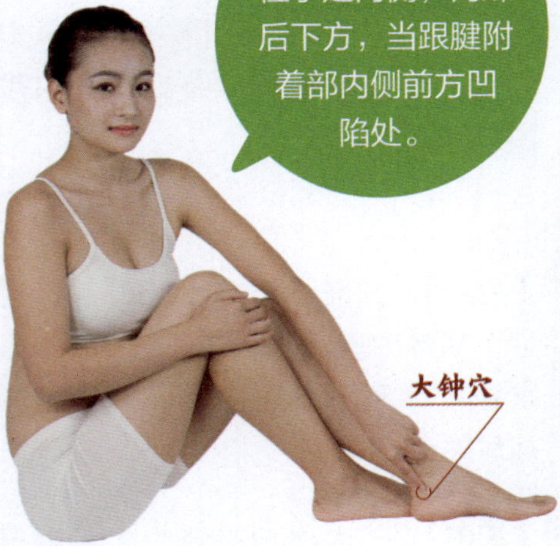

大，巨大；钟，编钟，其声浑厚洪亮。本穴物质为太溪穴传来的地部经水，在本穴的运行为从高处流落低处，如瀑布落下一般，声如洪钟，故名大钟。

一穴多用

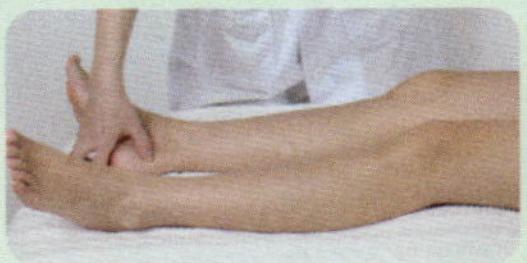

按摩

用拇指指尖用力按揉大钟穴100~200次，每天坚持，可治疗足跟痛、便秘等。

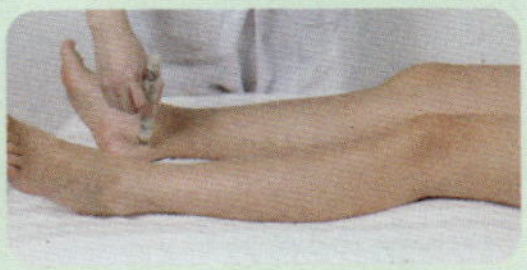

艾灸

用艾条温和灸熏灸大钟穴5~10分钟，每天1次，可缓解咯血、肾虚气喘等。

194 水泉穴

水泉清热又通络

【主治】
痛经、闭经、月经不调、视物模糊等。

穴位定位

位于足内侧，内踝后下方，当太溪穴直下1寸，跟骨结节的内侧凹陷处。

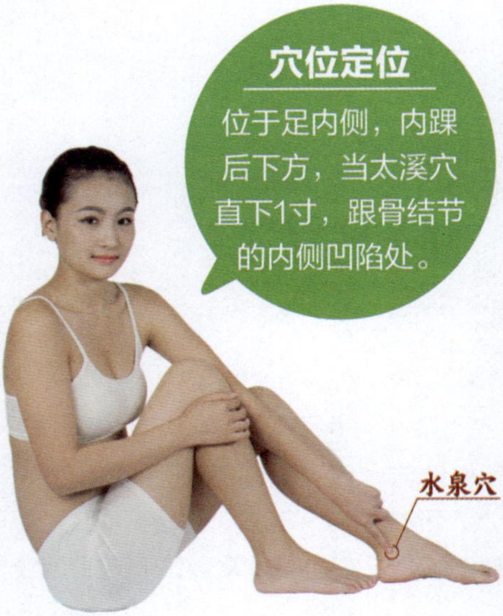

水，水液；泉，水潭。指肾经水液在此聚集形成水潭。本穴物质为大钟穴传来的地部经水，在本穴聚集后如同水潭，故名水泉。

一穴多用

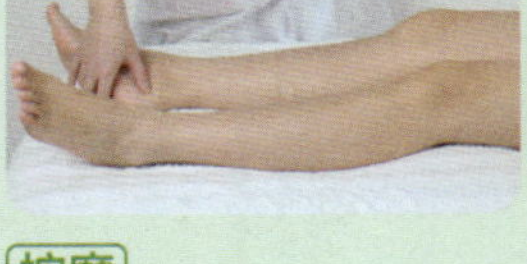

按摩

用拇指指尖按揉水泉穴100~200次，每天1次，可改善腹痛、视物模糊等。

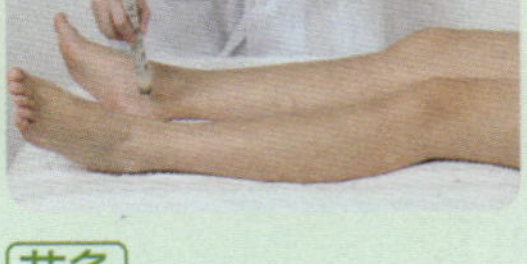

艾灸

用艾条温和灸熏灸水泉穴5~10分钟，每天1次，可改善痛经、闭经、月经不调等。

195 照海穴

调经止痛蒸水液

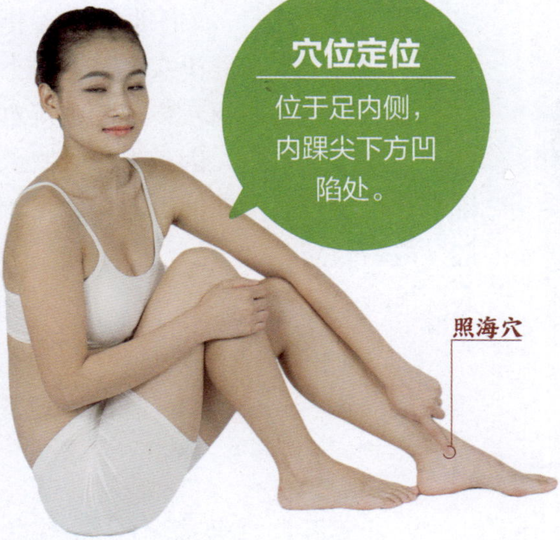

穴位定位

位于足内侧，内踝尖下方凹陷处。

照，照射；海，大水。指肾经经水在此大量蒸发。本穴物质为水泉穴传来的地部经水，至本穴后形成一个较大的水域，水域平静如镜，较多地接收受天部照射的热能而大量蒸发形成水液，故名照海。

小贴士

研究表明，针刺或艾灸照海穴，可促进肾脏的泌尿功能。常用于治疗慢性咽喉炎、扁桃体炎、神经衰弱、失眠、癔症、癫痫等。

【主治】 目赤肿痛、赤白带下、痛经、月经不调、烦躁不宁、失眠、癫痫、小便频数、癃闭等。

【配伍】 ①照海配合谷、列缺，主治咽喉肿痛。②照海配中极、三阴交，主治月经不调、痛经、赤白带下。

一穴多用

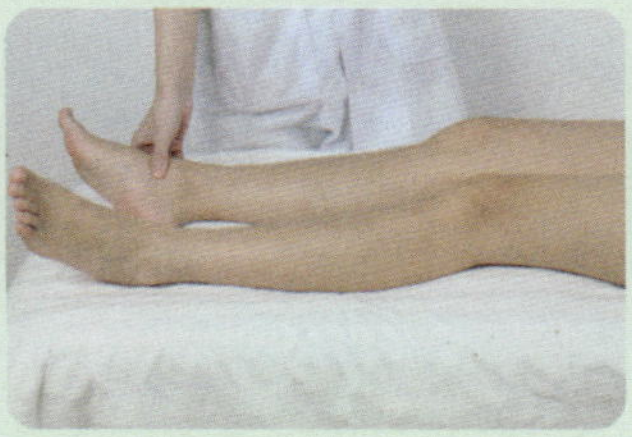

按摩

用拇指指间用力按揉照海穴100～200次，每天坚持，可治疗烦躁不宁、失眠。

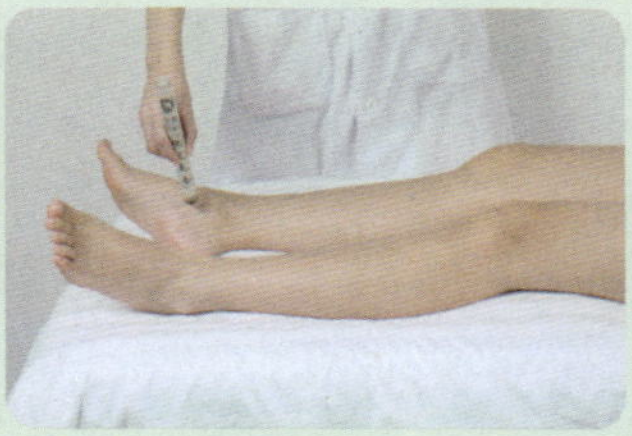

艾灸

用艾条温和灸熏灸照海穴5～10分钟，每天1次，可改善小便频数、赤白带下、痛经、月经不调等。

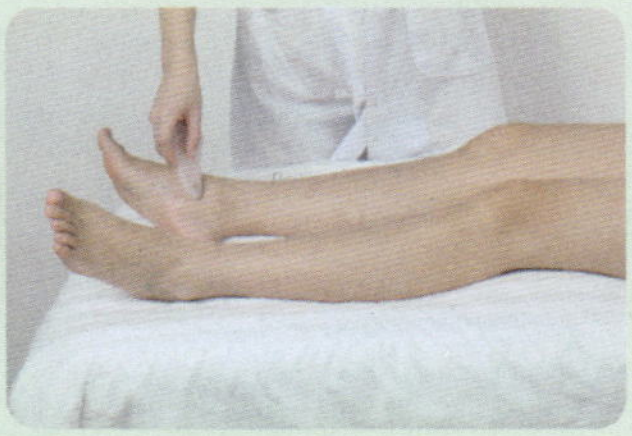

刮痧

用角刮法从上向下刮拭照海穴3～5分钟，隔天1次，可缓解目赤肿痛等。

196 复溜穴

补肾益阴温利水

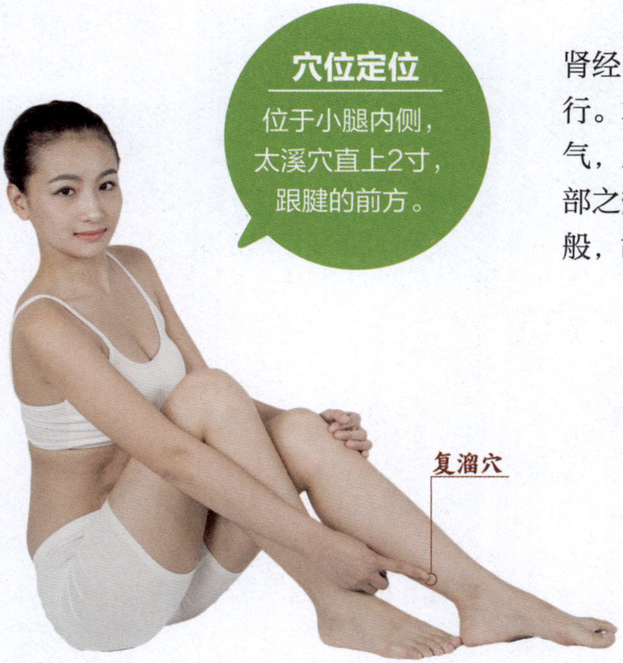

复，再；溜，悄悄地散失。指肾经的水湿之气在此再次吸热蒸发上行。本穴物质为照海穴传来的寒湿水气，上行至本穴后，因其再次吸收天部之热而蒸升，气血的散失如溜走一般，故名复溜。

【主治】 水肿、腹胀、盗汗、腹泻、淋证；腰脊强痛、腰肌劳损、下肢痿痹、腿肿等。

【配伍】 ①复溜配合谷，主治多汗、无汗或少汗。②复溜配肝俞、脾俞，主治泄泻、水肿。

一穴多用

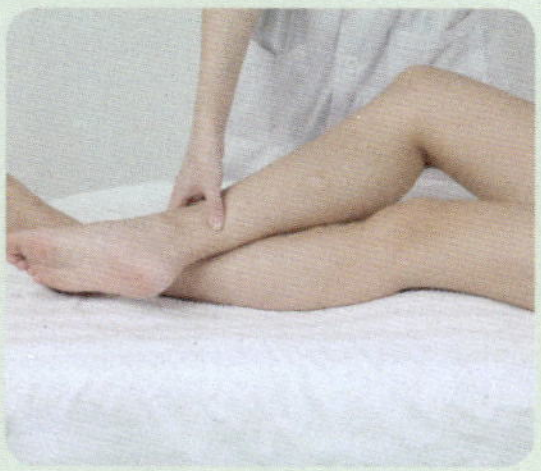

按摩 用拇指指尖按揉复溜穴100～200次，每天坚持，可治疗腿肿。

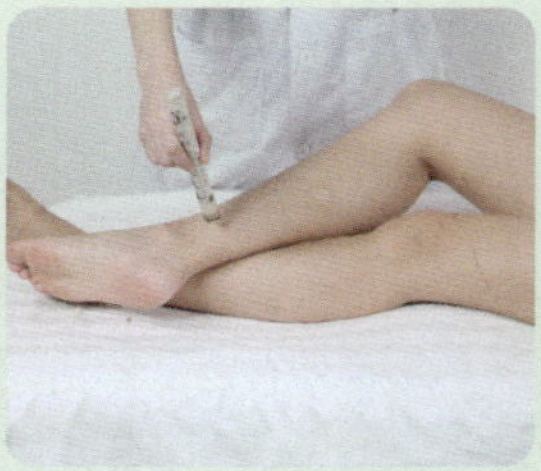

艾灸 用艾条温和灸熏灸复溜穴5～10分钟，每天1次，可改善水肿、腹胀、盗汗等。

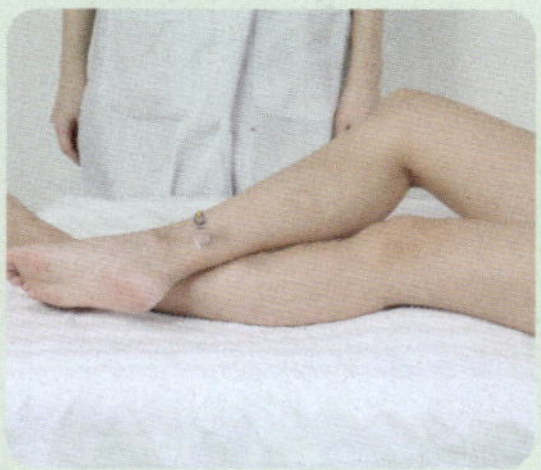

拔罐 用拔罐器将气罐吸附在复溜穴上，留罐5～10分钟，隔天1次，可改善腹胀、水肿等。

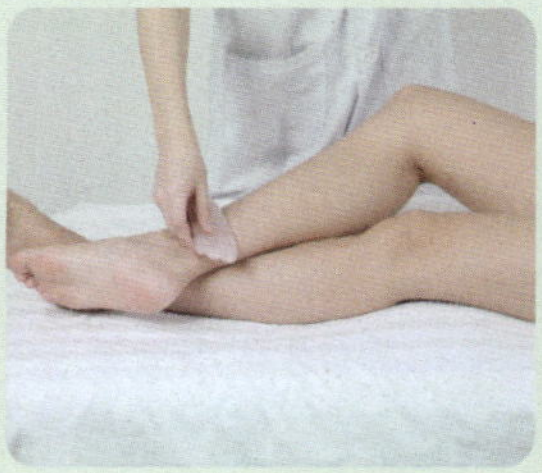

刮痧 用面刮法从上而下刮拭复溜穴，力度微重，以出痧为度，隔天1次，可缓解腹泻、淋证等。

197 交信穴

益肾调经通二便

【主治】
崩漏、带下病、阴痒、便秘、小便不利等。

穴位定位

位于小腿内侧，当太溪穴直上2寸，复溜穴前0.5寸，胫骨内侧缘后方。

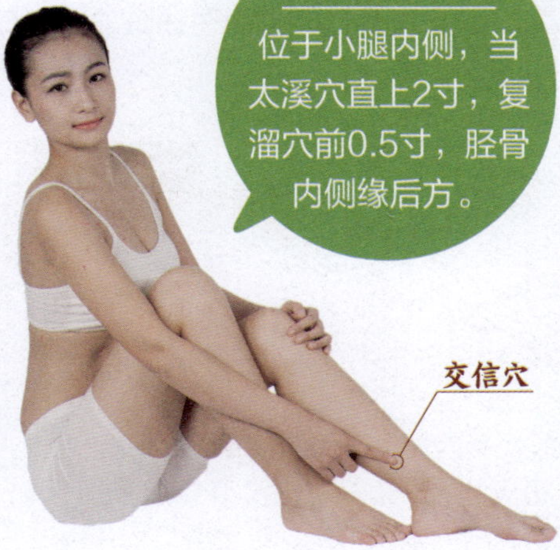

交，交流、交换。信，信息。指肾经经气由此交于三阴交穴。本穴物质为复溜穴传来的水湿之气。

一穴多用

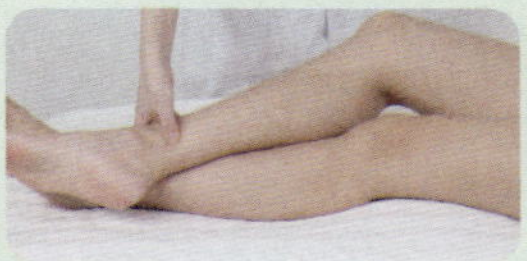

按摩

用拇指指尖按揉交信穴100～200次，每天坚持，可治疗月经不调、便秘等。

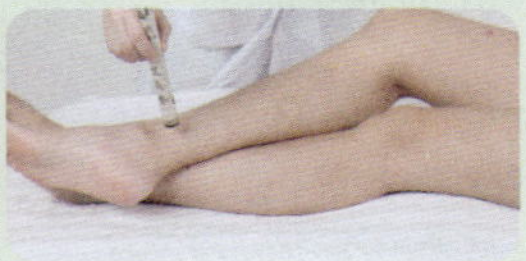

艾灸

用艾条温和灸熏灸交信穴5～10分钟，每天1次，可改善阴痒、崩漏等。

198 筑宾穴

行气止痛理下焦

【主治】
癫狂、水肿、疝气、小腿内侧痛等。

穴位定位

位于小腿内侧，太溪穴与阴谷穴的连线上，太溪穴上5寸，腓肠肌肌腹内下方。

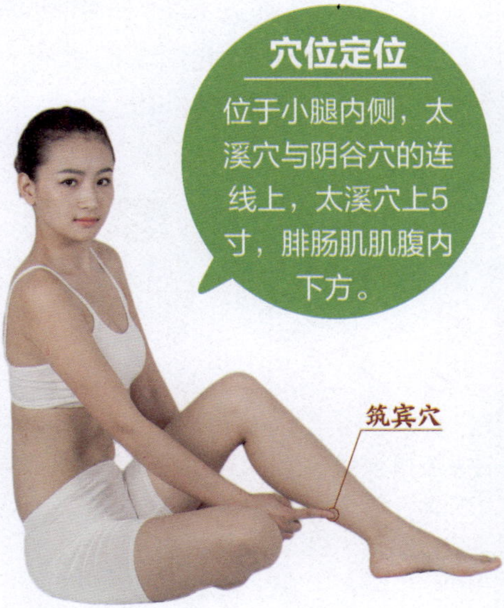

筑，通祝，为庆祝之意。宾，宾客。指足三阴经气血混合重组后的凉湿水气由此交于肾经。

一穴多用

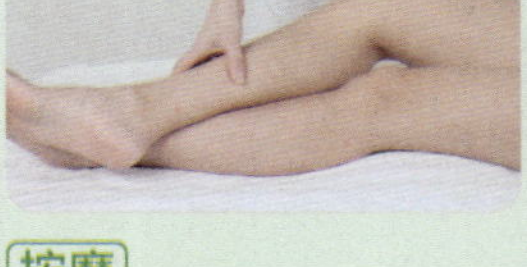

按摩

用拇指指尖按揉筑宾穴100～200次，每天坚持，可治疗小腿内侧痛、痫症等。

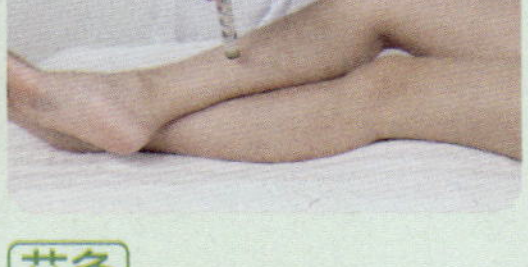

艾灸

用艾条温和灸熏灸筑宾穴5～10分钟，每天1次，可改善水肿、疝气等。

199 阴谷穴

益肾调经清湿热

【主治】
月经不调、疝气、阳痿、膝关节炎等。

穴位定位

位于腘窝内侧，屈膝时，当半腱肌肌腱与半膜肌肌腱之间。

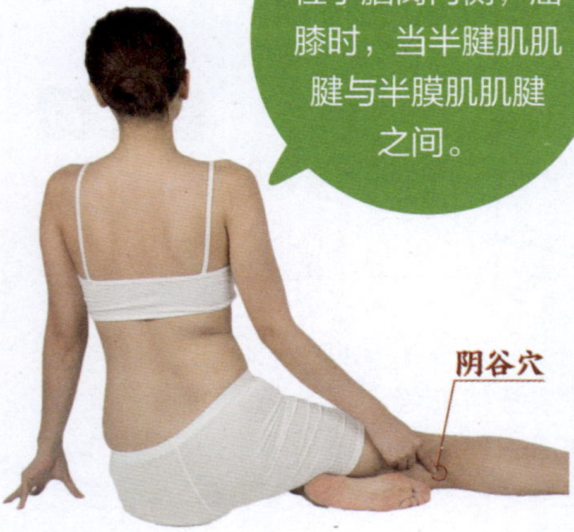

阴，阴性水湿；谷，肉之大会，两山所夹空隙。指肾经的水湿之气在此汇合并形成大范围的水湿云气。

一穴多用

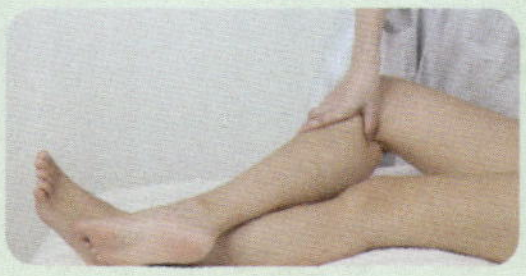

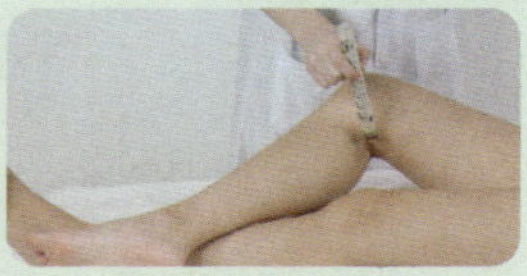

按摩
用拇指按揉阴谷穴100～200次，每天1次，可防治月经不调、阳痿等。

艾灸
用艾条温和灸熏灸阴谷穴5～10分钟，每天1次，可缓解月经不调、疝气等。

200 横骨穴

生殖保健不可少

【主治】
阳痿、疝气、腹痛、脱肛等。

穴位定位

位于下腹部，当脐中下5寸，前正中线旁开0.5寸处。

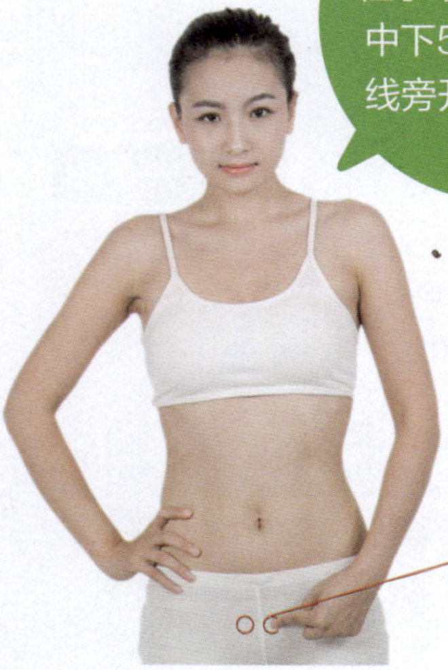

横，指穴内物质为横向移动的风气；骨，指穴内物质中含骨所主的水液。指肾经的水湿云气在此横向外传。

一穴多用

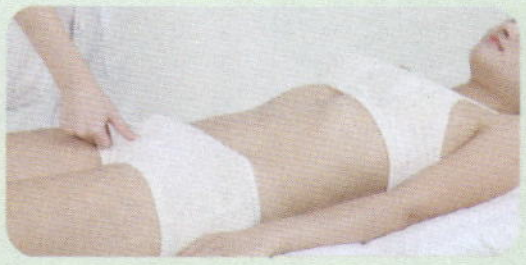

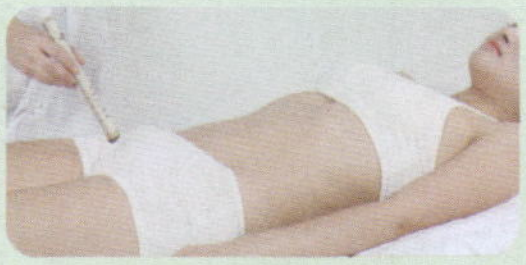

按摩
用拇指指尖按揉横骨穴100～200次，每天坚持，可防治阳痿、疝气等。

艾灸
用艾条温和灸熏灸横骨穴10分钟，每天1次，可改善腹痛、疝气、脱肛、阳痿等。

201 大赫穴

调理冲任温肾阳

【主治】

腹痛、男科病、妇科病、不孕不育症等。

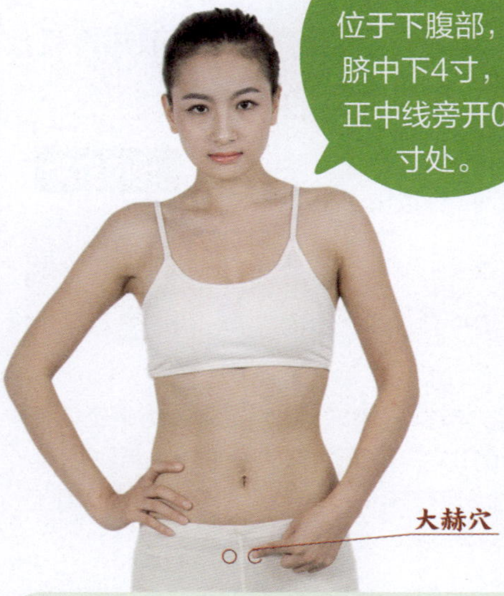

穴位定位

位于下腹部，当脐中下4寸，前正中线旁开0.5寸处。

大，盛；赫，红如火烧，十分显耀。指体内冲脉的高温、高湿之气由本穴出肾经。

一穴多用

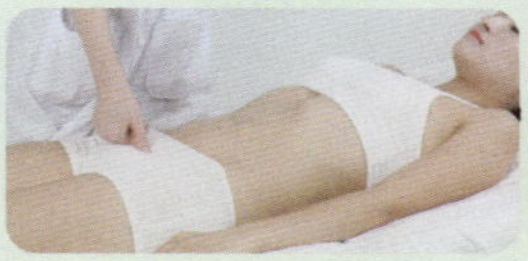

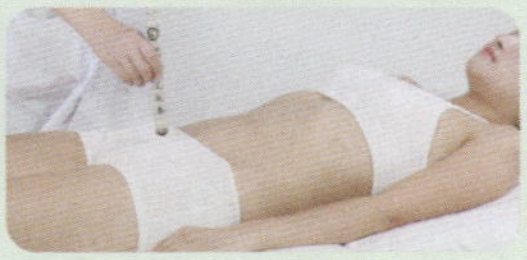

按摩

用拇指指尖按揉大赫穴100～200次，每天1次，可治疗阳痿、腹痛等。

艾灸

用艾条温和灸熏灸大赫穴10分钟，每天1次，可治疗肾阳虚引起的不孕不育症。

202 气穴

益肾暖胞好帮手

【主治】

腹胀、奔豚、小便不利、痛经等。

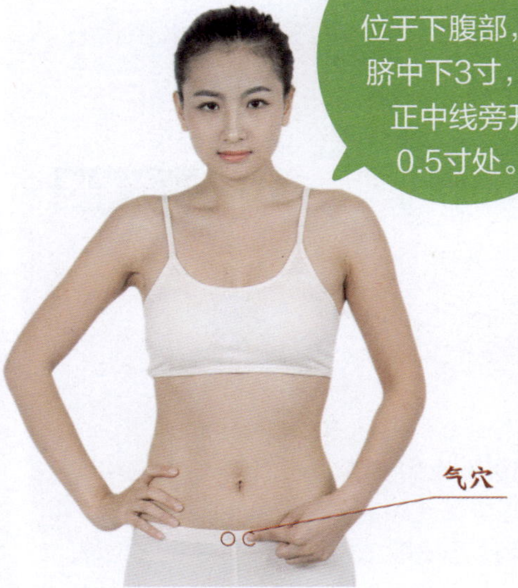

穴位定位

位于下腹部，当脐中下3寸，前正中线旁开0.5寸处。

本穴物质为大赫穴传来的高温、高压水气，至本穴后，快速、强劲的高温和高压水气势弱缓行，并扩散为温热之性的气态物，故名气穴。

一穴多用

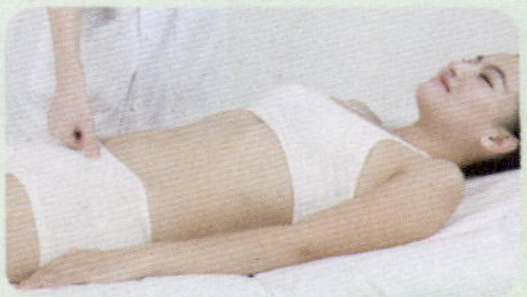

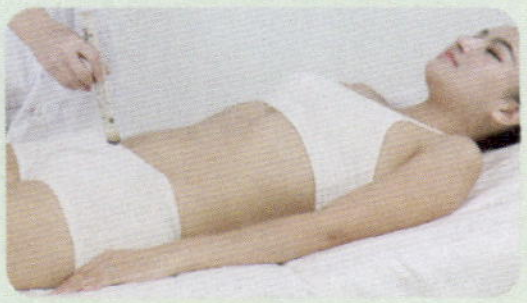

按摩

用拇指指尖按揉气穴100～200次，每天坚持，治疗腹胀、奔豚等。

艾灸

用艾条温和灸熏灸气穴5~10分钟，每天1次，可治疗小便不利、痛经等。

203 四满穴
生殖健康用四满

【主治】
遗精、腹痛、月经不调、带下异常等。

穴位定位

位于下腹部，当脐中下2寸，前正中线旁开0.5寸处。

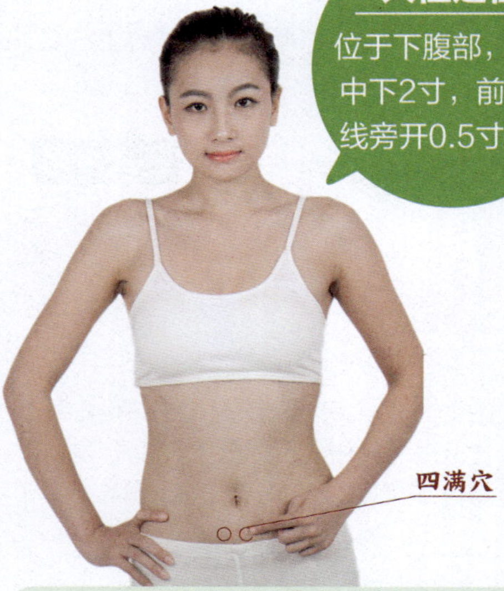

四，四面八方；满，充斥、充满。指肾经冲脉气血在此散热冷凝，充斥于穴内各个空间。

一穴多用

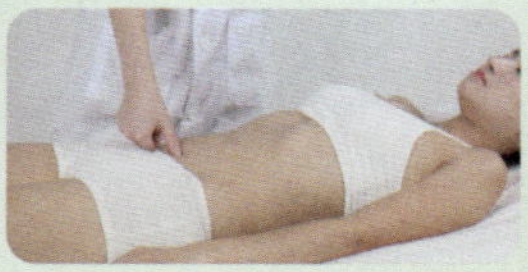

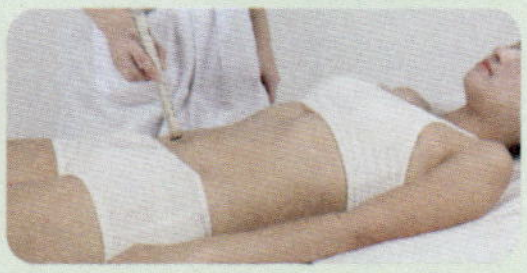

按摩
用拇指指尖按揉四满穴100～200次，每天1次，可治疗月经不调、遗精等。

艾灸
用艾条温和灸熏灸四满穴10分钟，每天1次，可防治遗精、腹痛、月经不调等。

204 中注穴
通调经络护胃肠

【主治】
便秘、腹痛、腹胀、疝气、月经不调等。

穴位定位

位于下腹部，当脐中下1寸，前正中线旁开0.5寸处。

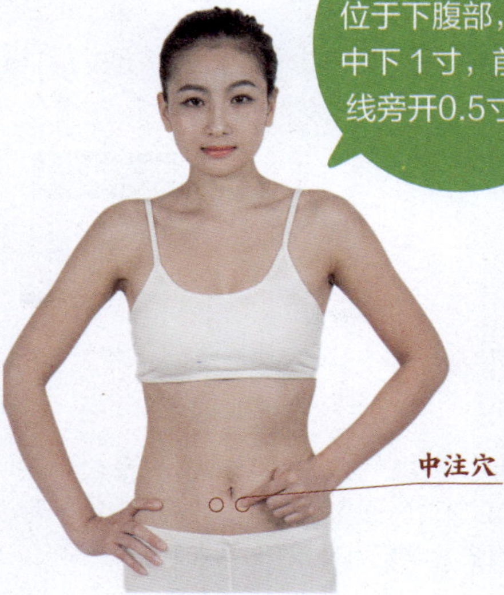

中，与外相对，指里部；注，注入。指肾经冲脉的冷降经水由此注入体内。

一穴多用

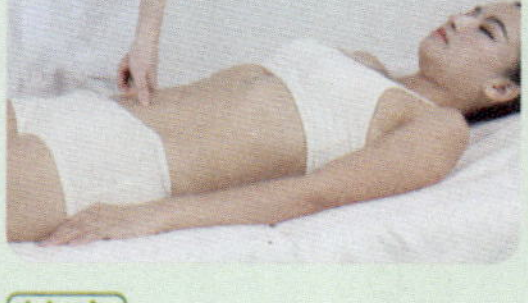

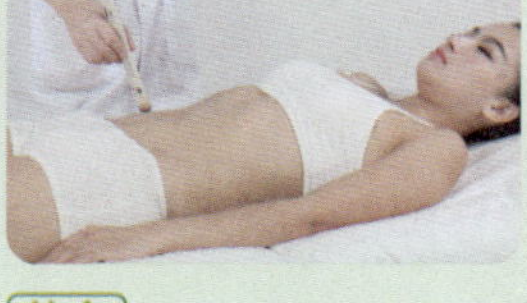

按摩
用拇指指尖按揉中注穴100~200次，每天坚持，可治疗便秘、腹痛等。

艾灸
用艾条温和灸熏灸中注穴5~10分钟，每天1次，可治疗疝气、月经不调等。

205 肓俞穴

固肾滋阴治腹痛

【主治】

疝气、月经不调、脐痛、呕吐、便秘、腹痛等。

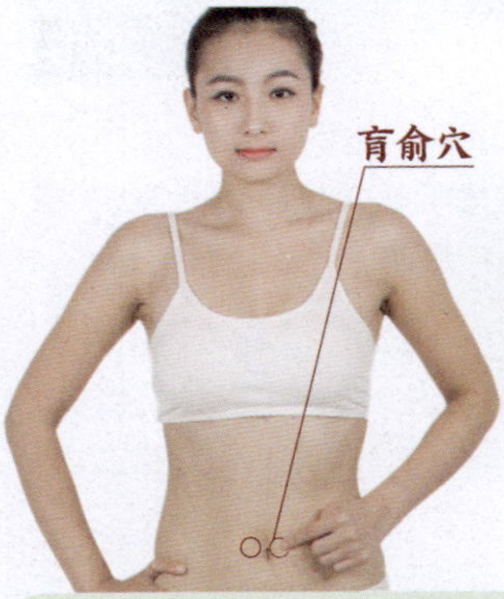

穴位定位

位于腹中部，当脐中旁开0.5寸处。

一穴多用

按摩

用拇指指尖按揉肓俞穴100～200次，每天坚持，可治疗便秘、腹痛等。

艾灸

用艾条温和灸熏灸肓俞穴5～10分钟，每天1次，可防治疝气、月经不调等。

206 商曲穴

消积止痛健脾胃

【主治】

腹痛、胃炎、胃下垂、食积、便秘等。

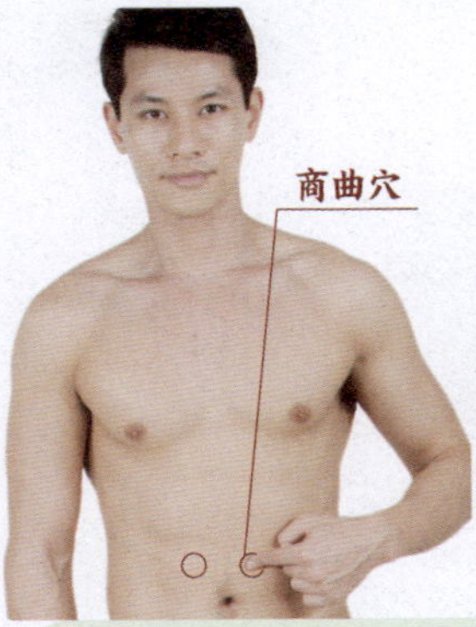

穴位定位

位于上腹部，当脐中上2寸，前正中线旁开0.5寸处。

一穴多用

按摩

用拇指指尖按揉商曲穴100～200次，每天坚持，可改善腹痛。

艾灸

用艾条温和灸熏灸商曲穴10分钟，每天1次，可改善腹中积聚、胃炎等。

207 石关穴

消食通便理气血

【主治】

便秘、呃逆、呕吐、腹胀、食积、产后腹痛等。

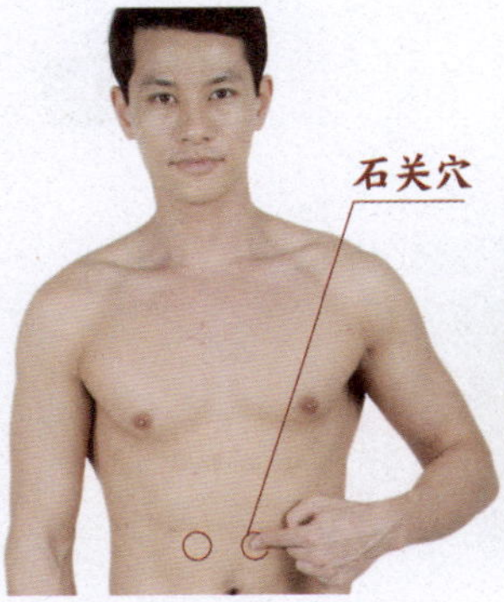

穴位定位

位于上腹部，当脐中上3寸，前正中线旁开0.5寸处。

一穴多用

按摩

用拇指指腹按揉石关穴100～200次，每天坚持，可治疗呃逆、呕吐、腹胀等。

艾灸

用艾条温和灸熏灸石关穴10分钟，每天1次，可治便秘、呕吐、不孕、产后腹痛等。

208 阴都穴

升清降浊止胃痛

【主治】

胃脘胀痛、呕吐、小腹痛、腹胀、泄泻、闭经、月经不调等。

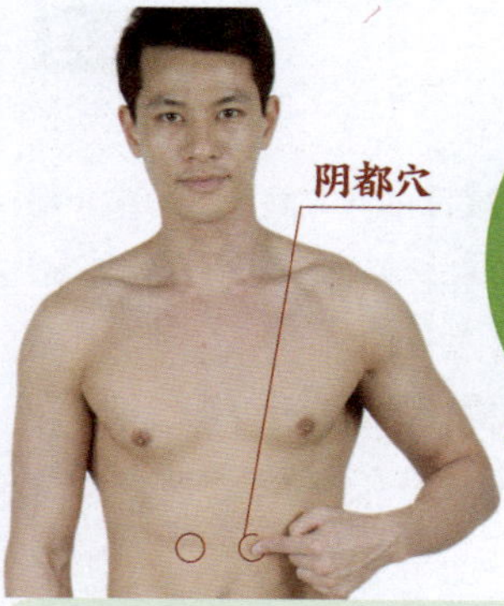

穴位定位

位于上腹部，当脐中上4寸，前正中线旁开0.5寸处。

一穴多用

按摩

用拇指指尖按揉阴都穴100~200次，每天坚持，可治疗胃脘胀痛、呕吐等。

艾灸

用艾条温和灸熏灸阴都穴10分钟，每天1次，可改善闭经、月经不调、小腹痛等。

209 腹通谷穴

健脾和胃排浊气

【主治】

心痛、胃脘胀痛、呕吐、心悸等。

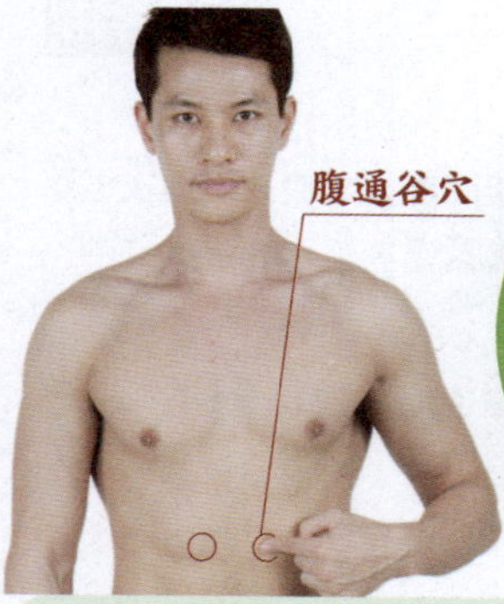

穴位定位

位于上腹部，当脐中上5寸，前正中线旁开0.5寸处。

一穴多用

按摩

用拇指指尖按揉腹通谷穴100~200次，每天坚持，可治疗心痛、胃脘胀痛等。

艾灸

用艾条温和灸熏灸腹通谷穴5~10分钟，每天1次，可改善心痛、心悸等。

210 幽门穴

健脾和胃止呕泻

【主治】

胃痛、消化不良、呕吐、泄泻等。

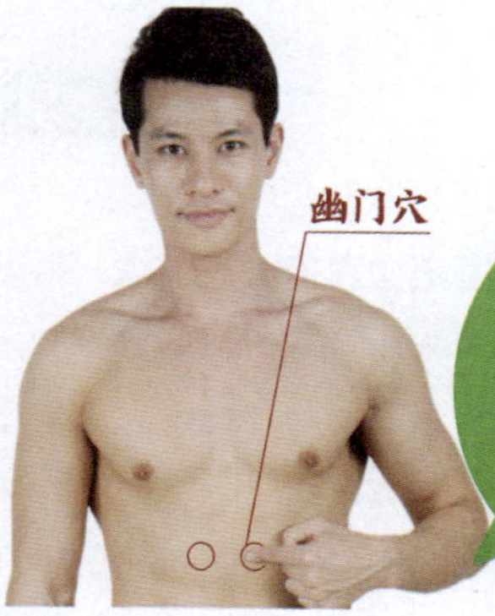

穴位定位

位于上腹部，当脐中上6寸，前正中线旁开0.5寸处。

一穴多用

按摩

用拇指按揉幽门穴100~200次，每天坚持，可治疗胃脘胀痛、呕吐等。

艾灸

用艾条温和灸熏灸幽门穴5~10分钟，每天1次，可改善胃痛、消化不良、呕吐等。

211 步廊穴 止咳平喘止疼痛

【主治】
多痰、咳嗽、支气管炎、哮喘、呕吐、肋间神经痛等。

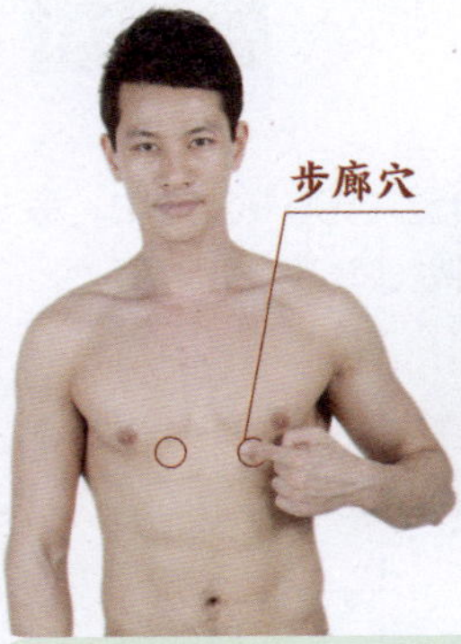

穴位定位
位于胸部，当第五肋间隙，前正中线旁开2寸处。

一穴多用

按摩
用拇指指尖按揉步廊穴100~200次，每天坚持，可治疗咳嗽、哮喘等。

艾灸
用艾条温和灸熏灸步廊穴10分钟，每天1次，可改善咳嗽、肋间神经痛等。

212 神封穴 消炎止咳宽胸中

【主治】
胸胁胀痛、气喘、咳嗽等。

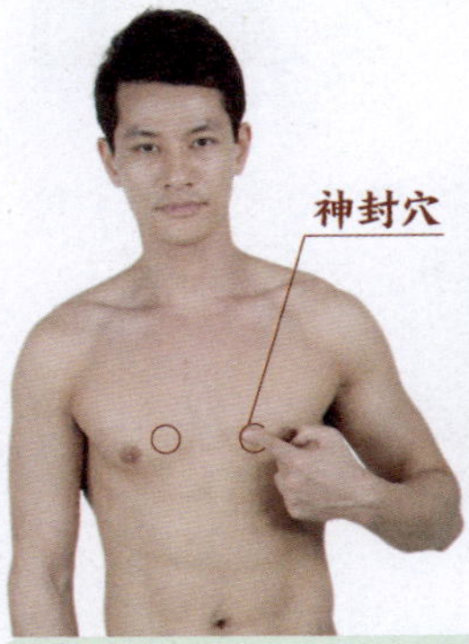

穴位定位
位于胸部，当第四肋间隙，前正中线旁开2寸处。

一穴多用

按摩
用拇指指尖按揉神封穴100~200次，每天坚持，可治疗胸胁胀痛、气喘、咳嗽等。

艾灸
用艾条温和灸熏灸神封穴10分钟，每天1次，可改善胸胁胀痛、咳嗽、呕吐。

213 灵墟穴 益气平喘疏肝气

【主治】
失眠、气喘、胸胁胀痛等。

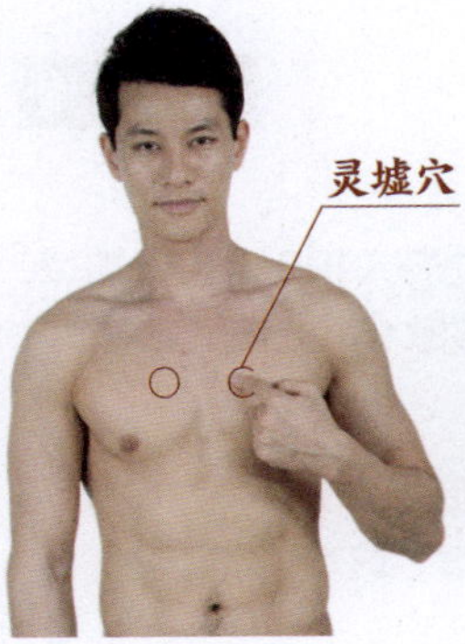

穴位定位
位于胸部，当第三肋间隙，前正中线旁开2寸处。

一穴多用

按摩
用拇指指尖按揉灵墟穴100~200次，每天坚持，可治疗失眠、气喘、胸胁胀痛等。

艾灸
用艾条温和灸熏灸灵墟穴10分钟，每天1次，可改善咳嗽、胸胁胀痛等。

214 神藏穴

消炎平喘治疼痛

【主治】

咳嗽、气喘、胸痛、呕吐等。

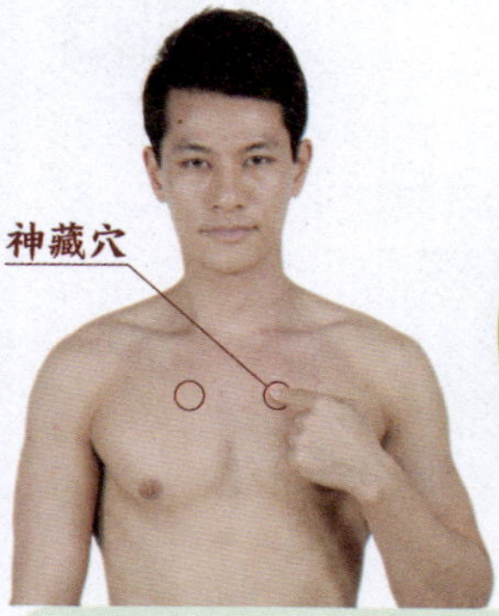

穴位定位

位于胸部，当第二肋间隙，前正中线旁开2寸处。

一穴多用

按摩

用拇指指尖按揉神藏穴100～200次，每天坚持，可治疗咳嗽、气喘、胸痛等。

艾灸

用艾条温和灸熏灸神藏穴5～10分钟，每天1次，可改善咳嗽、呕吐、心痛等。

215 彧中穴

止咳化痰胸中舒

【主治】

咳痰、咳嗽、胸痛、心痛、气喘等。

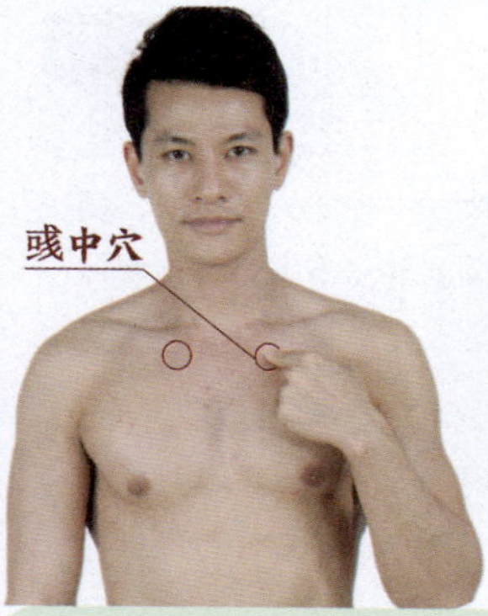

穴位定位

位于胸部，当第一肋间隙，前正中线旁开 2 寸处。

一穴多用

按摩

用拇指指尖按揉彧中穴100～200次，每天坚持，可治疗咳嗽、胸痛、气喘等。

艾灸

用艾条温和灸熏灸彧中穴5～10分钟，每天1次，可改善心痛、咳嗽痰多等。

216 俞府穴

止咳平喘兼开胃

【主治】

心痛、咳嗽、气喘、呕吐、胸痛、不嗜食等。

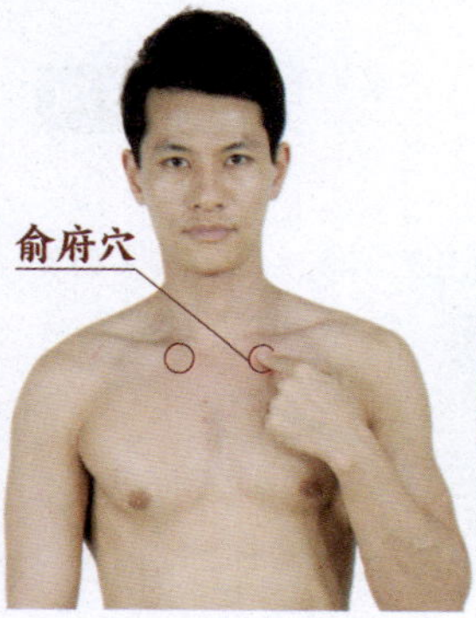

穴位定位

位于胸部，当锁骨下缘，前正中线旁开2寸处。

一穴多用

按摩

用拇指指尖按揉俞府穴100～200次，每天坚持，可治疗咳嗽、呕吐、胸痛等。

艾灸

用艾条温和灸熏灸俞府穴5～10分钟，每天1次，可改善心痛、咳嗽、气喘等。

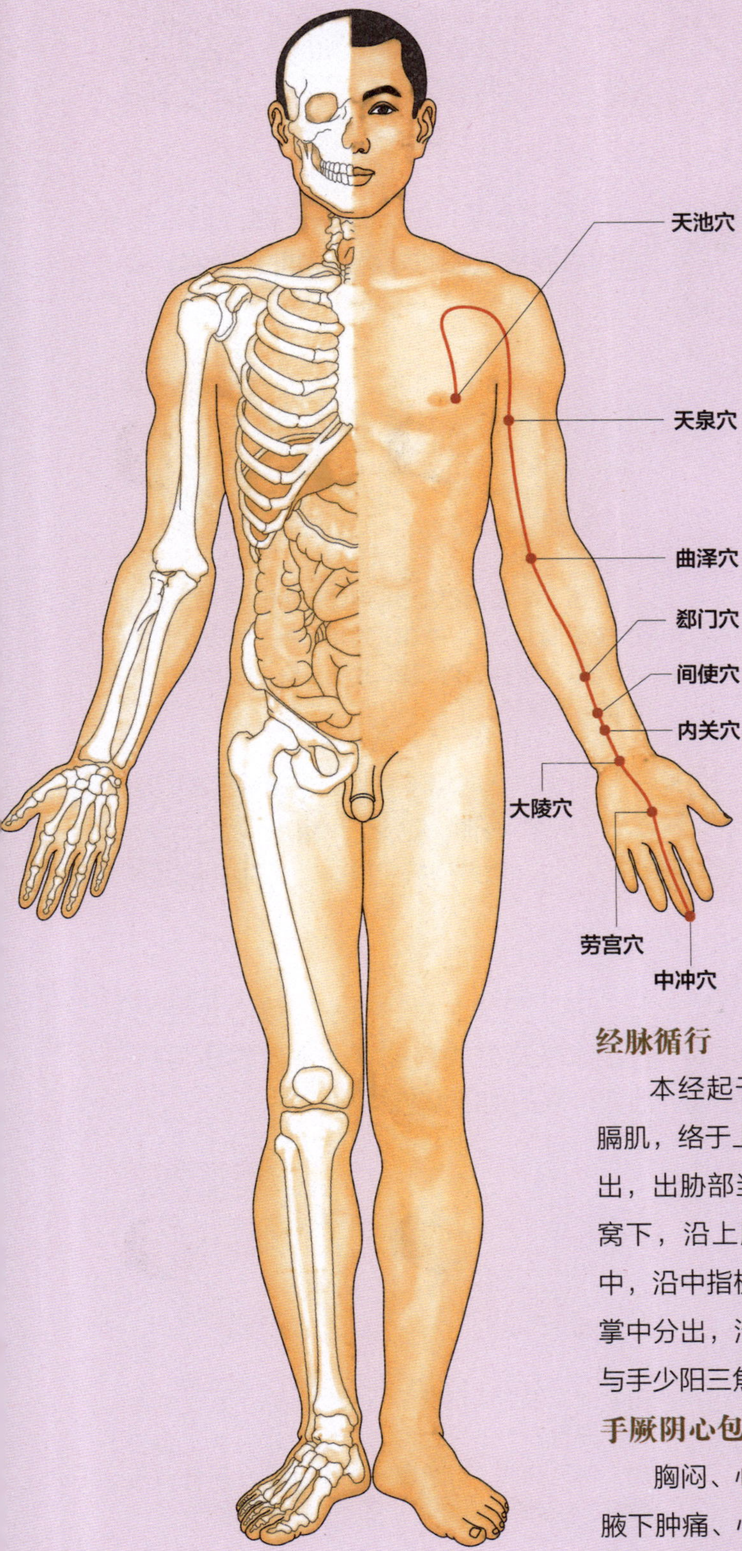

第10章 手厥阴心包经

经脉循行

本经起于胸中，出属心包络，向下穿过膈肌，络于上、中、下三焦。其分支从胸中分出，出胁部当腋下3寸处的天池穴，向上至腋窝下，沿上肢内侧中线入肘，过腕部，入掌中，沿中指桡侧至末端的中冲穴。另一分支从掌中分出，沿无名指尺侧端行，经气于关冲穴与手少阳三焦经相接。

手厥阴心包经主治病症

胸闷、心烦、咳嗽、痰多、气喘、胸痛、腋下肿痛、心痛、胸胁胀满、胸背和上臂内侧痛及经脉循行所过处之不适。

217 天池穴

活血化瘀疗心病

【主治】
气喘、心痛、咳嗽、胸闷等。

穴位定位

位于胸部，当第四肋间隙，乳头外1寸，前正中线旁开5寸处。

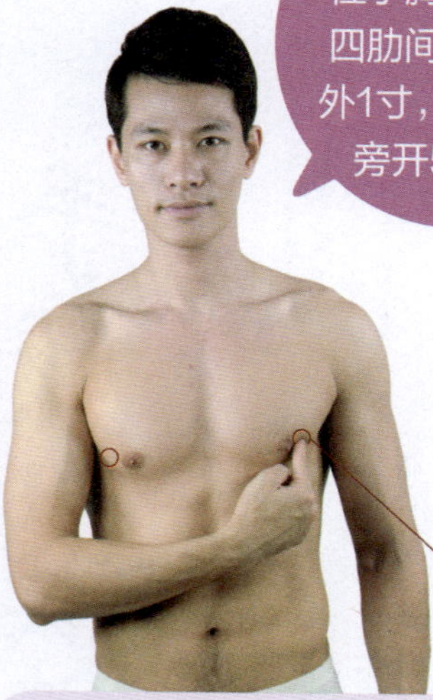

天，天部；池，储液之池。指心包外输的高温水气在此处冷凝为地部经水。

一穴多用

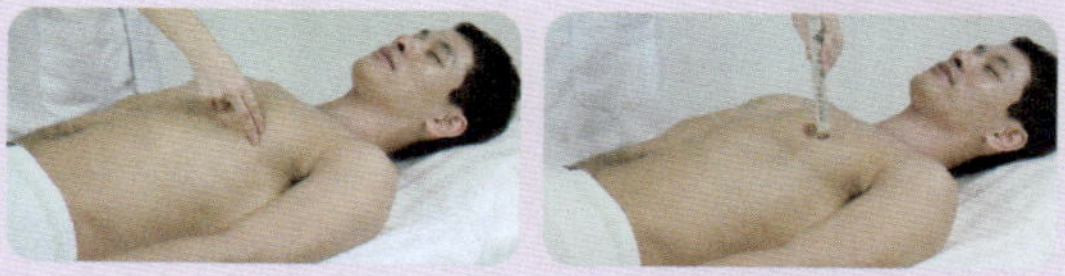

按摩

用食指、中指两指指尖揉按天池穴100～200次，每天坚持，可缓解胸闷、气喘等。

艾灸

用艾条温和灸熏灸天池穴10分钟，每天1次，可改善心痛、咳嗽等。

218 天泉穴

活血通脉益心脏

【主治】
心悸、心痛、失眠、前臂内侧冷痛等。

穴位定位

位于上臂内侧，当腋前纹头下2寸，肱二头肌的长头与短头之间。

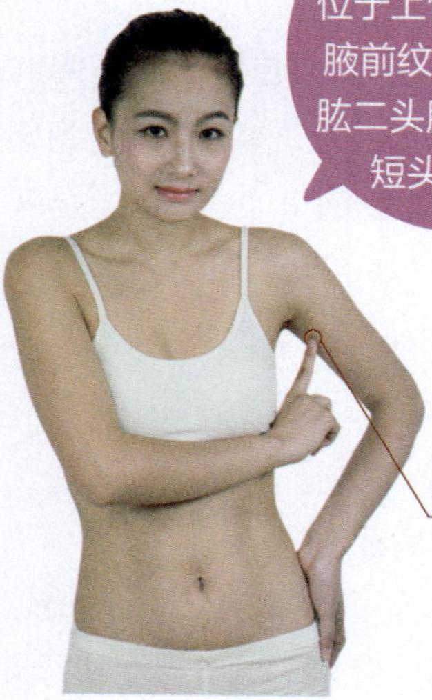

天，天部；泉，泉水。指心包经的下行经水从高处飞落而下。本穴物质为从天池穴传来的地部温热经水。

一穴多用

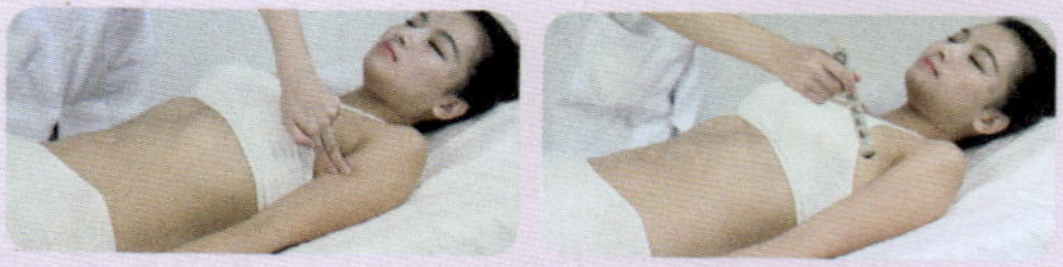

按摩

用食指、中指两指指尖揉按天泉穴100～200次，每天坚持，可缓解咳嗽、心悸等。

艾灸

用艾条温和灸熏灸天泉穴5～10分钟，每天1次，可治疗前臂内侧冷痛。

219 曲泽穴

疼痛烦闷找曲泽

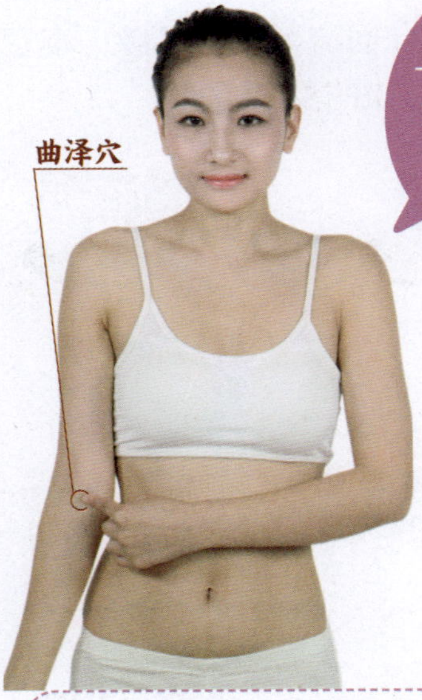

穴位定位

位于肘横纹中，当肱二头肌腱的尺侧缘。

指心包经气血在此汇合，虽然心包经上、下两部经脉的经气在这里汇合并散热冷降，表现出水的润下特征，但是从天泉穴下传至本穴位的经水仍然有大量汽化水湿。这个穴位就像热带沼泽一样生发气血，故名曲泽。

【主治】 心悸、心痛、烦躁、善惊等心系疾病；胃痛、呕血、呕吐等热性疾病；暑热病等。

【配伍】 ①曲泽配内关、大陵，可治疗心胸痛。②曲泽配神门、鱼际，可治疗呕血。③曲泽配委中、曲池，可治疗高热中暑。

小贴士

①针或灸曲泽穴对缓解心痛有一定疗效；②针刺曲泽穴对急性心肌缺血损伤，有减轻损伤程度、抑制损伤发展和加快恢复的作用。

一穴多用

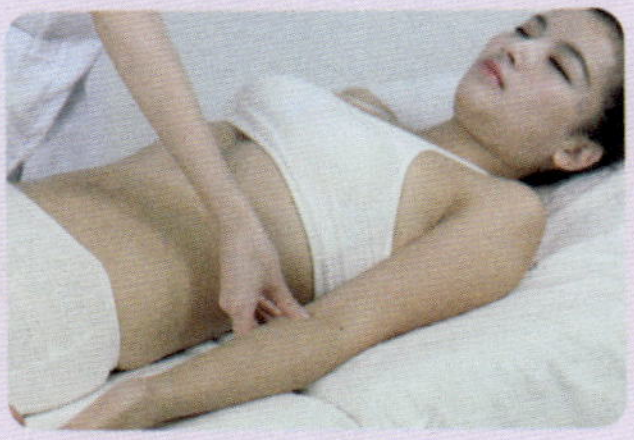

按摩

用拇指指尖弹拨曲泽穴100~200次，每天坚持，能改善心悸、心痛、咯血等。

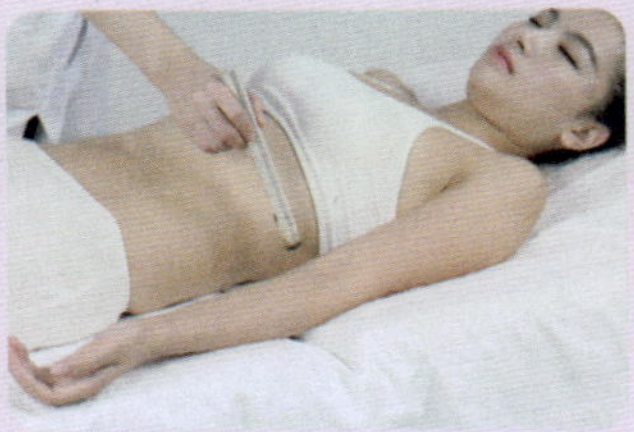

艾灸

用艾条温和灸熏灸曲泽穴5~10分钟，每天1次，可缓解善惊、心痛等。

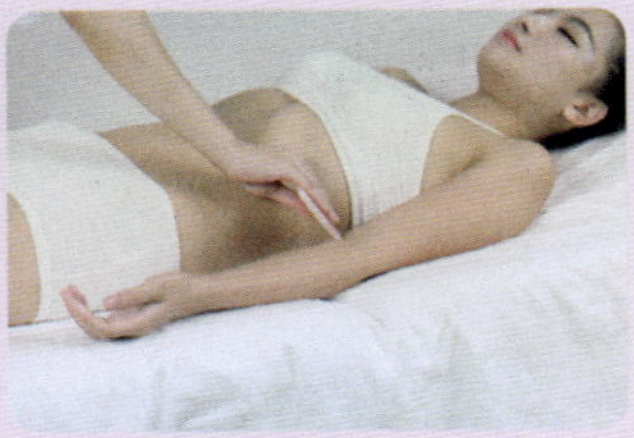

刮痧

用角刮法从上向下刮拭曲泽穴3~5分钟，隔天1次，可治疗热病、心悸、心痛、烦躁等。

220 郄门穴

止血安神胸痛消

【主治】
胸痛、心悸、呕血等。

穴位定位

位于前臂掌侧，当曲泽穴与大陵穴连线上，腕横纹上5寸处。

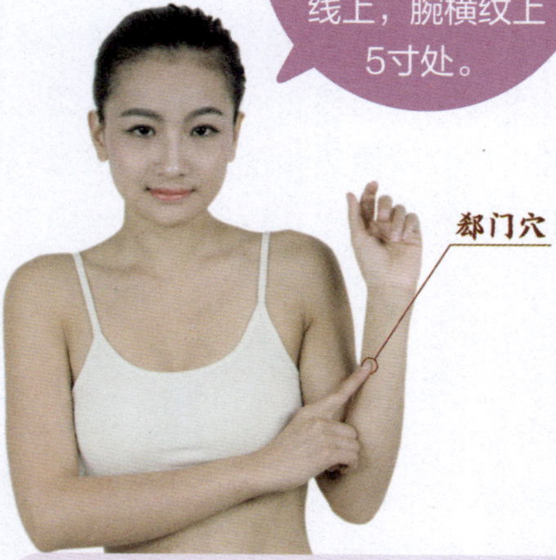

郄，孔隙；门，出入的门户。指心包经的体表经水由此回流至体内经脉。本穴物质为从曲泽穴传来的温热经水。

一穴多用

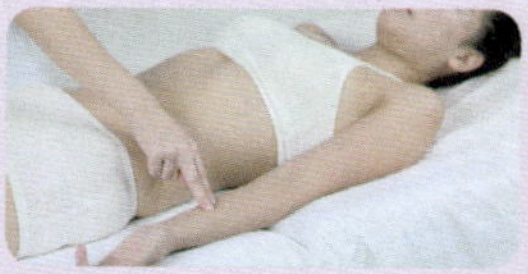

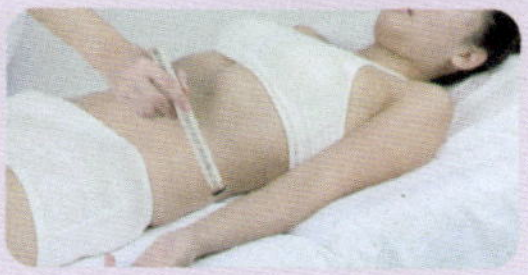

按摩

用食、中指两指揉按郄门穴100～200次，每天坚持，可缓解心痛、心悸等。

艾灸

用艾条温和灸熏灸郄门穴5～10分钟，每天1次，可治疗心痛。

221 间使穴

安神利心又和中

【主治】
心痛、心悸、癫狂、烦躁、呕吐、反胃等。

穴位定位

位于前臂掌侧，当曲泽穴与大陵穴连线上，腕横纹上3寸，掌长肌腱与桡侧腕屈肌腱之间。

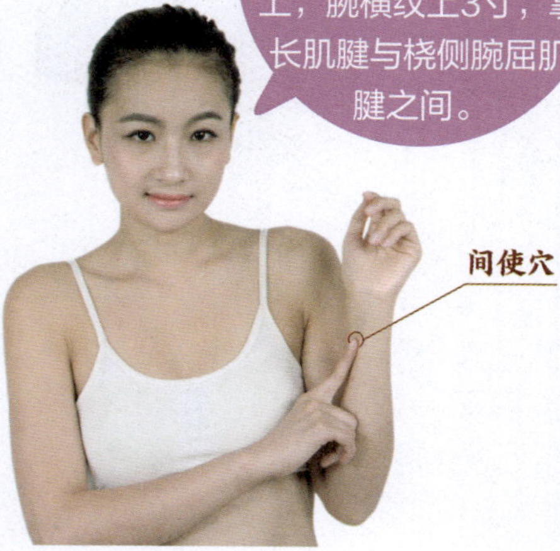

间，间隙，此指两筋之间；使，出使，臣使。本穴属于心包经，心包络为君子之官——心的臣使，故名间使。

一穴多用

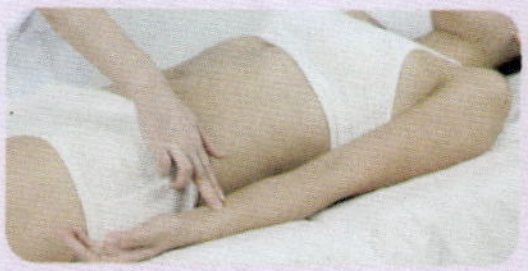

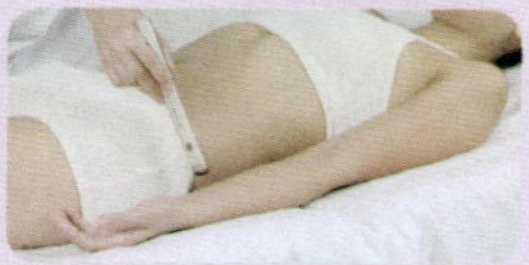

按摩

用食指、中指两指指尖揉按间使穴100～200次，每天坚持，可治疗呕吐、反胃、心痛等。

艾灸

用艾条温和灸熏灸间使穴5～10分钟，每天1次，可治疗心悸、前臂冷痛等。

222 内关穴

安神止痛晕车灵

【主治】
呕吐、晕车、心痛、心悸、痛经等。

穴位定位

位于前臂掌侧，曲泽穴与大陵穴连线上，腕横纹上2寸，掌长肌腱与桡侧腕屈肌腱之间。

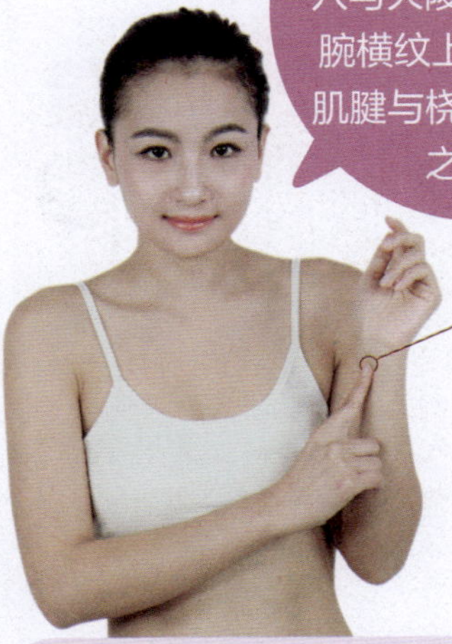

内，内部；关，关卡。指心包经的体表经水由此注入体内。本穴物质是从间使穴传来的地部经水。

一穴多用

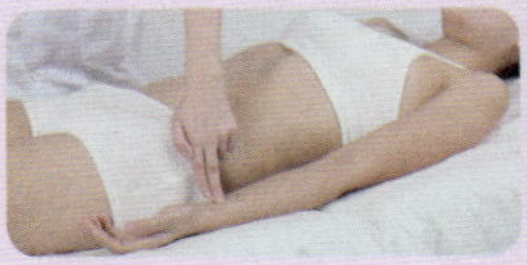

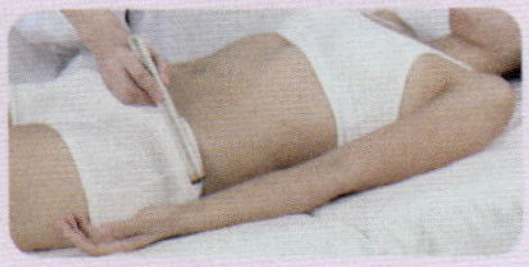

按摩

用食指、中指两指指尖揉按内关穴100～200次，每天坚持，可缓解呕吐、晕车、心痛等。

艾灸

用艾条温和灸熏灸内关穴5～10分钟，每天1次，可治疗痛经。

223 大陵穴

宁心安神治心痛

【主治】
心痛、癫狂、呕吐等。

穴位定位

位于前臂掌侧，腕掌横纹的中点处，当掌长肌腱与桡侧腕屈肌腱之间。

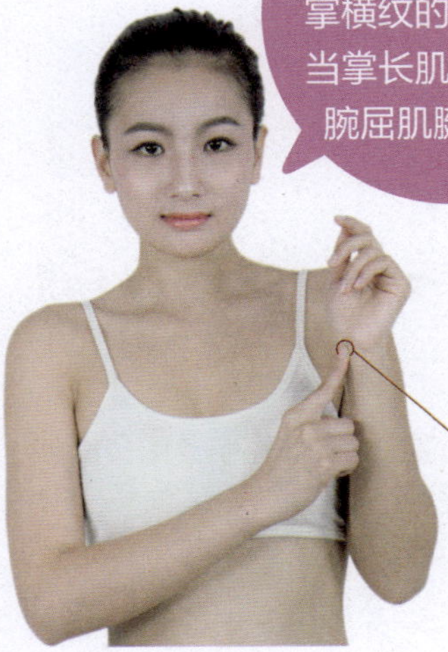

大，与小相对；陵，丘陵、土堆。指随心包经经水冲刷下行的脾土物质在这里堆积。

一穴多用

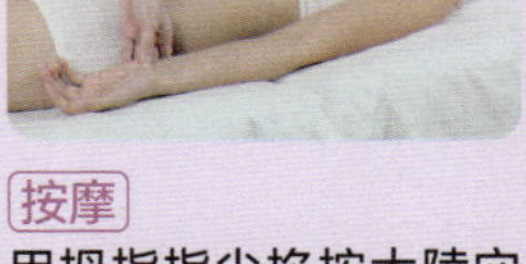

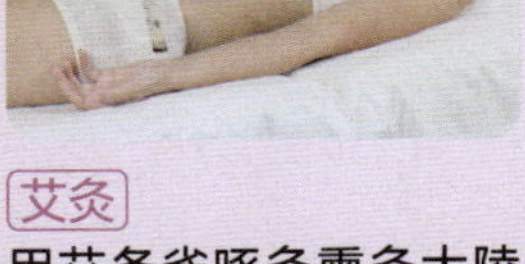

按摩

用拇指指尖掐按大陵穴100～200次，每天坚持，能够缓解心痛。

艾灸

用艾条雀啄灸熏灸大陵穴5～10分钟，每天1次，可治疗心痛。

224 劳宫穴
急救意外中风按

【主治】

心痛、癫狂、中风、吐血、便血、掌心热等。

穴位定位

位于手掌心，当第二、三掌骨之间偏于第三掌骨，握拳屈指时中指指尖处。

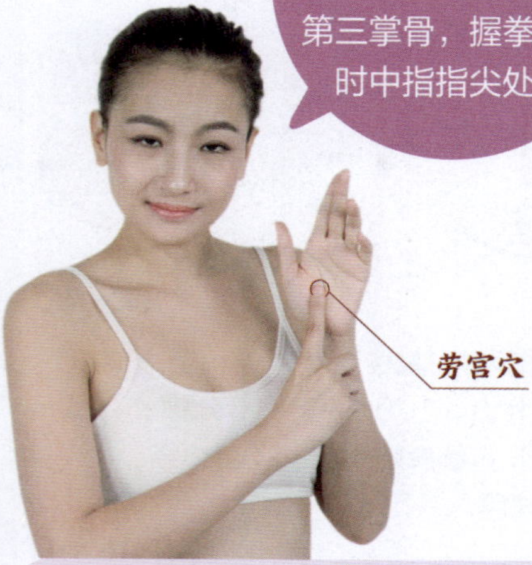

劳，劳作；宫，宫殿。指心包经的高热之气在此处穴位带动脾土中的水湿汽化为气。

一穴多用

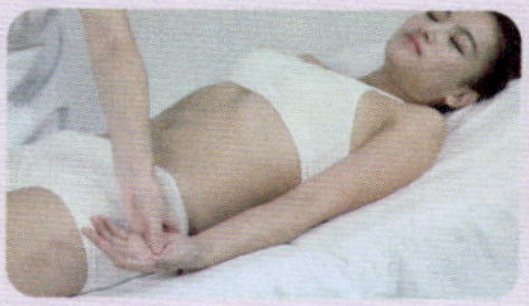

按摩

用拇指指尖揉按劳宫穴100～200次，每天坚持，能够缓解心痛。

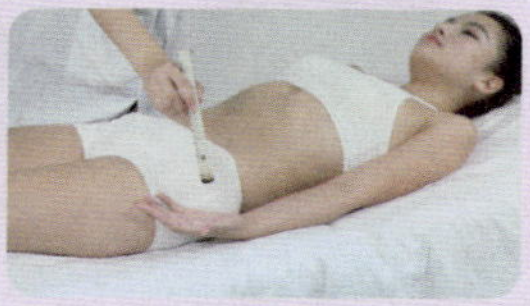

艾灸

用艾条雀啄灸熏灸劳宫穴5～10分钟，每天1次，可治疗吐血、便血等。

225 中冲穴
醒厥开窍清心热

【主治】

中风昏迷、热病、昏厥、心痛等。

穴位定位

位于手中指末节尖端中央。

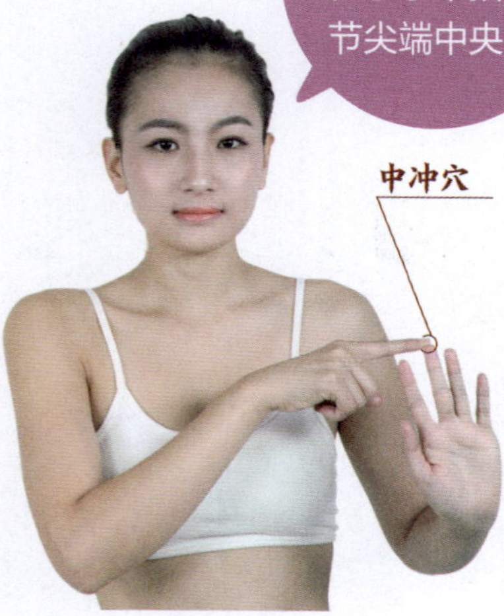

中，与外相对，指穴内物质来自体外心包经；冲，冲射之状。指体内心包经的高热之气从这个穴位冲出体表。

一穴多用

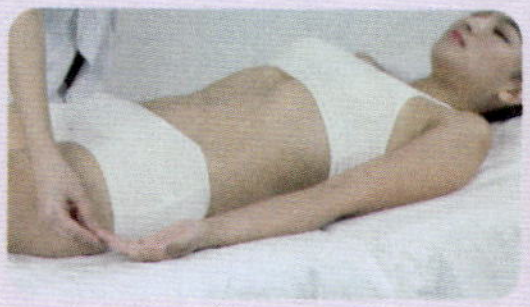

按摩

用拇指指尖掐按中冲穴15次，每天坚持，能够治疗中风、热病等。

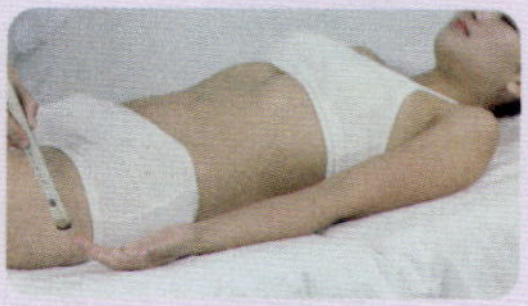

艾灸

用艾条温和灸熏灸中冲穴5～10分钟，每天1次，可治疗心痛。

第11章 手少阳三焦经

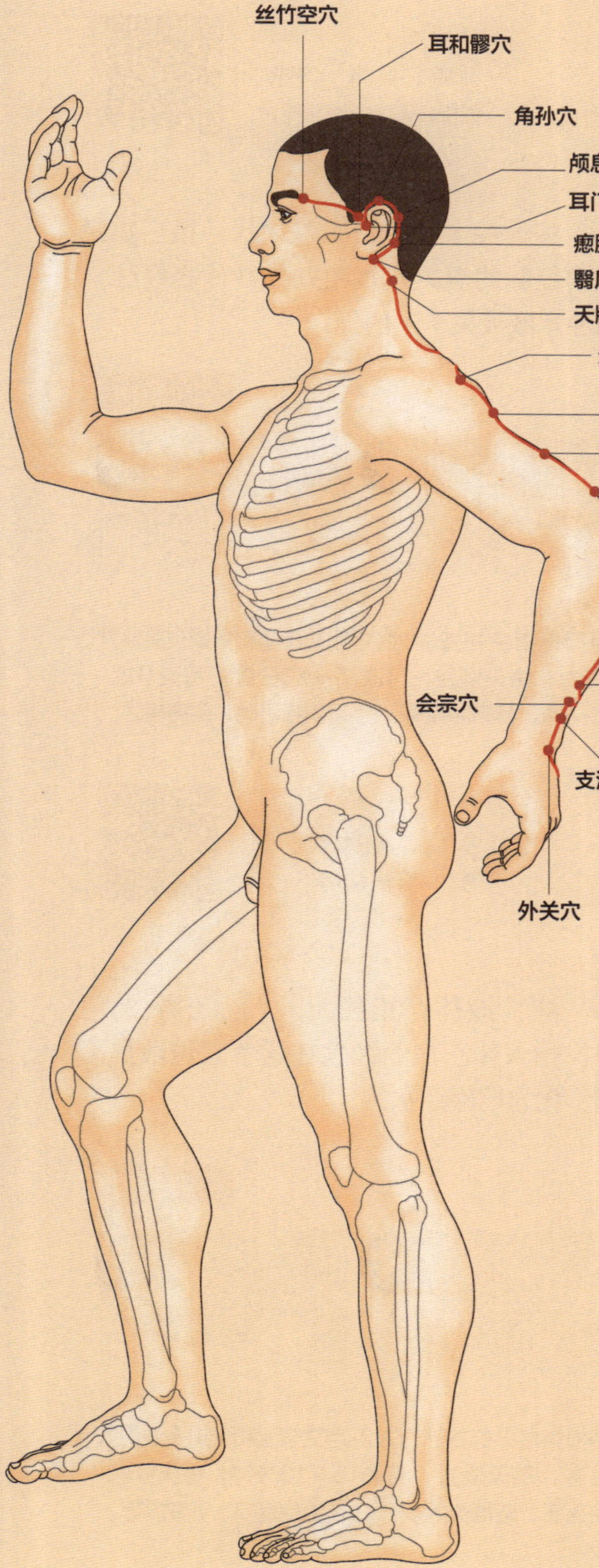

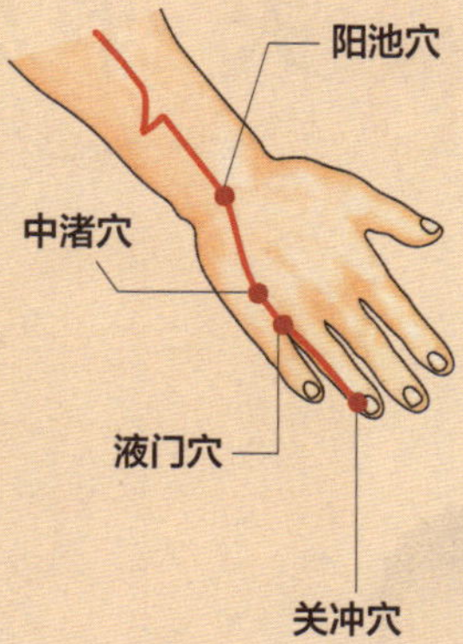

经脉循行

手少阳三焦经起于无名指尺侧指甲角旁的关冲穴，向上沿无名指尺侧至手腕背面，上行尺骨、桡骨之间，通过肘尖，沿上臂外侧向上至肩部，向前行入缺盆，布于膻中，散络心包，穿过膈肌，属上、中、下三焦。其分支从膻中分出，上行出缺盆，至肩部，左右交会并与督脉相会于大椎，上行到项，沿耳后直上出耳上角，止于眉梢的丝竹空穴。

手少阳三焦经主治病症

头痛、耳鸣、咽喉肿痛、昏厥、失眠，以及经脉循行经过部位的其他病症。

226 关冲穴

泻热开窍用关冲

【主治】

耳鸣、头痛、目赤肿痛等。

穴位定位

位于手指第四指末节尺侧，距指甲角0.1寸（指寸）处。

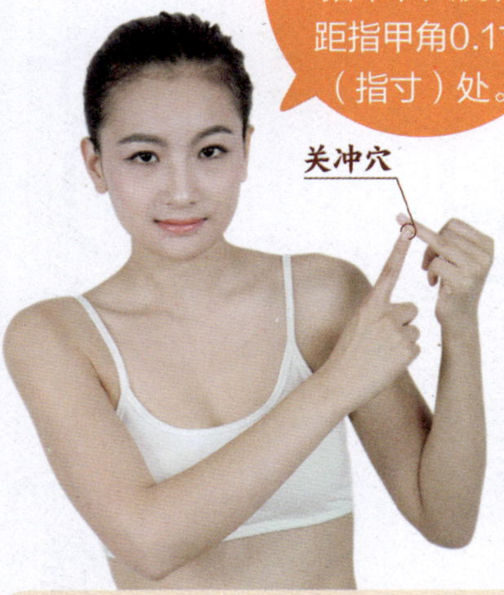

关，关卡；冲，冲射之状。指三焦经体内经脉的温热水汽由此外冲体表经脉，阴性水液被关卡于内。

一穴多用

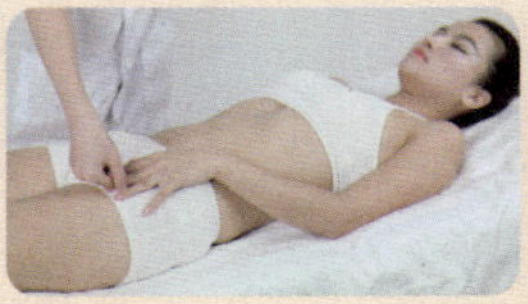

按摩

用拇指指尖掐按关冲穴50次，每天坚持，可改善头痛、目赤肿痛等。

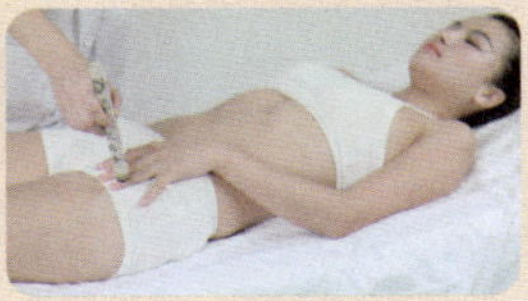

艾灸

用艾条温和灸熏灸关冲穴5～10分钟，每天1次，可治疗耳鸣、头痛等。

227 液门穴

清火散热消炎症

【主治】

头痛、咽喉炎、耳疾、手背痛等。

穴位定位

位于手背部，当第四、五指间，指蹼缘后方，赤白肉际处。

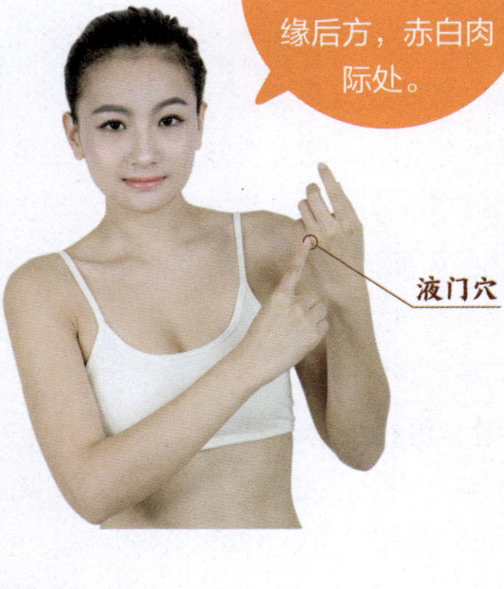

液，液体，指经水；门，出入的门户。指人体三焦经经气在这个穴位散热冷降，化为地部经水。

一穴多用

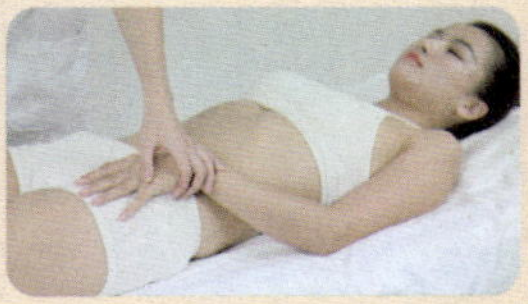

按摩

用拇指指尖掐按液门穴2分钟，每天坚持，可防治头痛、咽喉炎等。

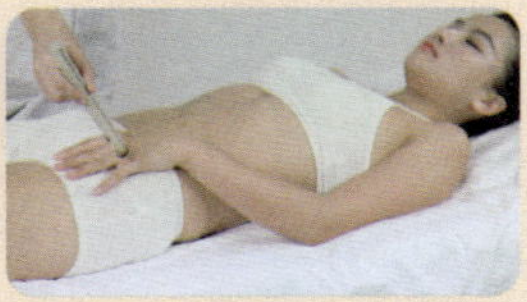

艾灸

用艾条温和灸熏灸液门穴5～10分钟，每天1次，可治疗耳疾、手背痛等。

228 中渚穴

耳鸣耳聋头痛按

【主治】

头痛、耳鸣、耳聋、五指屈伸不利等。

穴位定位

位于手背部，第四、五掌骨间，第四掌指关节近端凹陷处。

中，与外相对，指本穴内部；渚，水中的小块陆地或水边。指随三焦经气血扬散的脾土尘埃在此穴囤积。

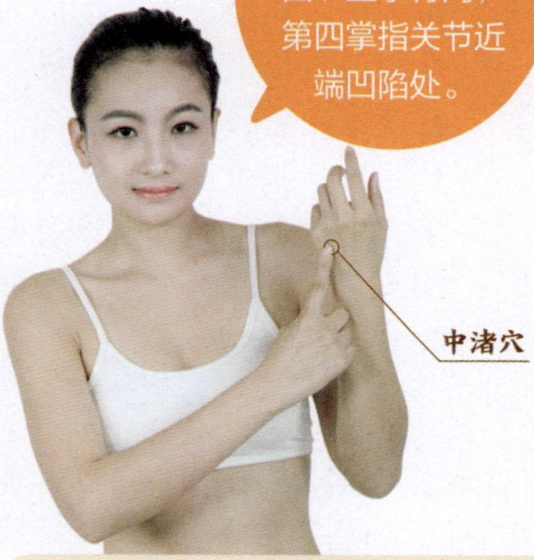

一穴多用

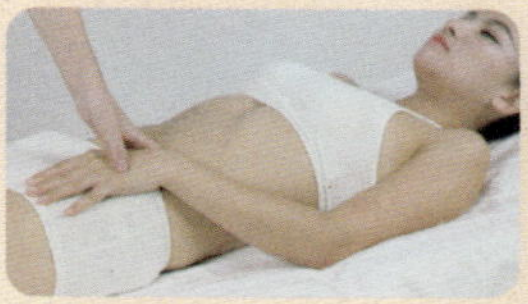

按摩

用拇指指尖掐按中渚穴50次，每天坚持，可防治五指屈伸不利、头痛等。

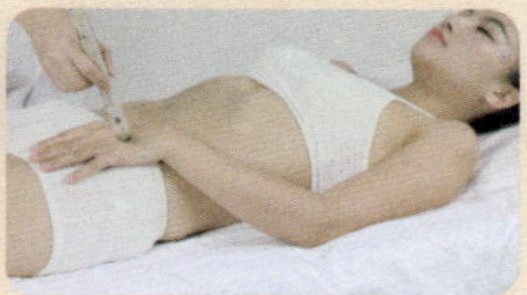

艾灸

用艾条温和灸熏灸中渚穴5~10分钟，每天1次，可治疗耳鸣、耳聋等。

229 阳池穴

按摩艾灸治腕痛

【主治】

肩背痛、手腕痛、消渴（糖尿病）等。

穴位定位

位于腕背横纹中，当指总伸肌腱的尺侧缘凹陷处。

阳，指天部阳气；池，指屯物之器。指三焦经气血在这个穴位处吸热后，化为阳热之气。

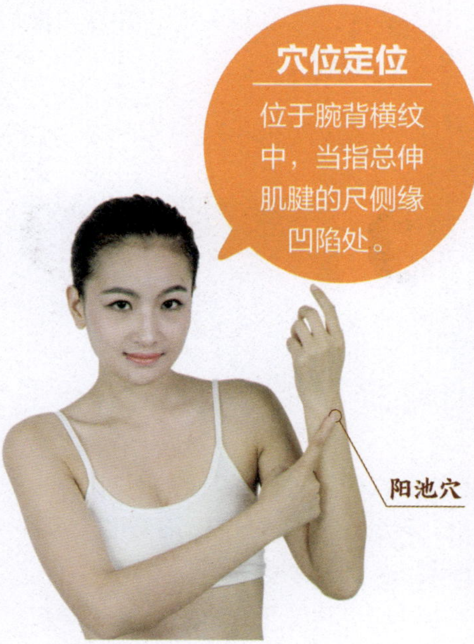

一穴多用

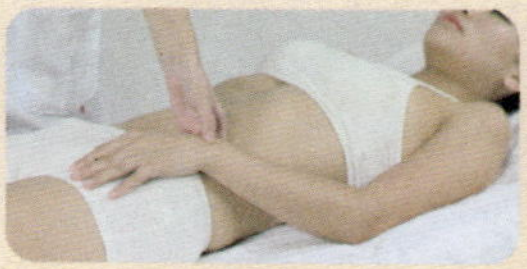

按摩

用拇指指尖掐按阳池穴2分钟，每天坚持，可缓解手腕痛。

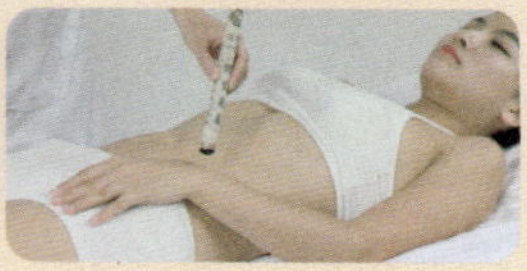

艾灸

用艾条温和灸熏灸阳池穴5~10分钟，每天1次，可治疗肩背痛、手腕痛等。

230 外关穴

祛火通络治便秘

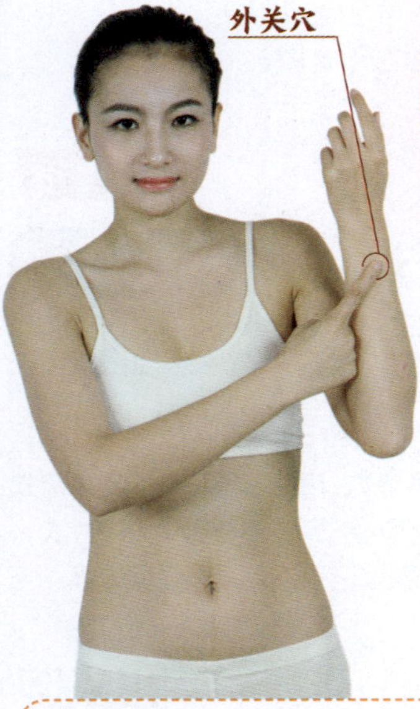

穴位定位

位于前臂背侧，当阳池穴与肘尖连线上，腕背横纹上2寸，尺骨与桡骨之间。

指三焦经气血在此胀散外行，外部气血被关卡而不得入于三焦经。本穴物质为从阳池穴传来的阳热之气，行至本穴后，因吸热而进一步胀散，胀散之气由穴内出于穴外。穴外的气血物质无法入于穴内，外来之物如被关卡一般，故名外关。

【主治】 热病；头痛、目赤肿痛、耳鸣耳聋等头面五官病症；胁肋痛、上肢痿痹不遂、肩背痛、便秘等。

【配伍】 ①外关配阳池、中渚，主治手指疼痛、腕关节疼痛。②外关配太阳、率谷，主治偏头痛。③外关配后溪，主治落枕。

小贴士

①针刺外关穴有一定的镇痛作用；②临床发现，针刺外关穴对防治青少年近视有效，能够保护视力，改善屈光度。

一穴多用

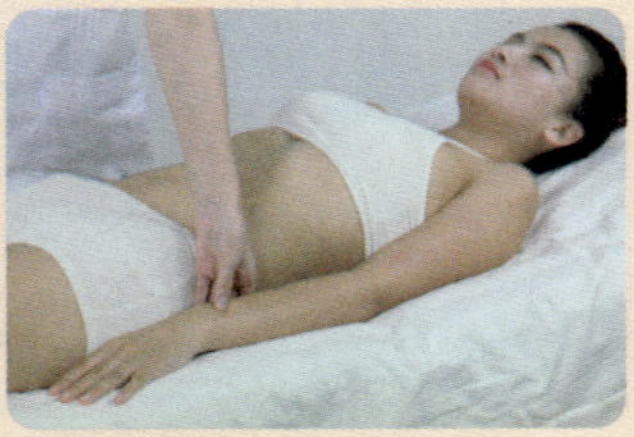

按摩

用拇指指尖掐按外关穴100～200次，每天坚持，可治疗便秘、头痛、耳鸣等。

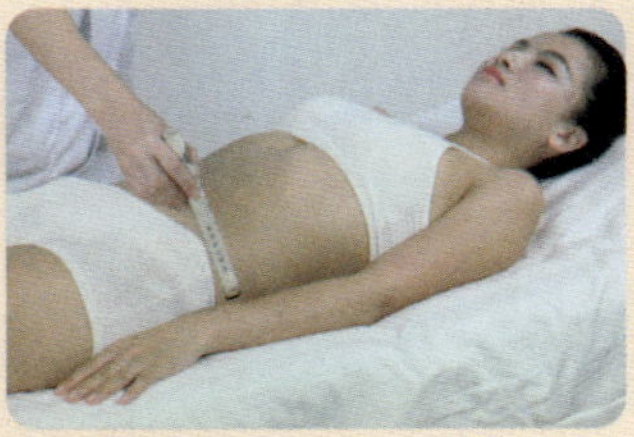

艾灸

用艾条温和灸熏灸外关穴5～10分钟，每天1次，可治疗耳鸣、耳聋、肩背痛等。

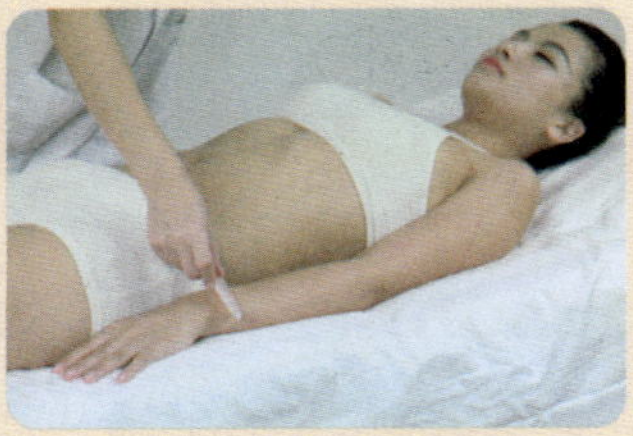

刮痧

用面刮法从上向下刮拭外关穴3～5分钟，隔天1次，可缓解便秘、热病、耳鸣等。

231 支沟穴

通便利腑清三焦

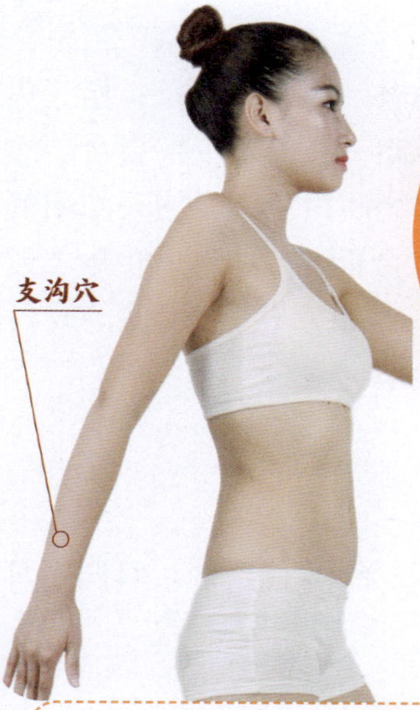

穴位定位

位于前臂背侧，当阳池穴与肘尖连线上，腕背横纹上3寸，尺骨与桡骨之间。

指三焦经气血在这个穴位吸热扩散。本穴物质为从外关穴传来的阳热之气，水湿较少，到达本穴后，又进一步吸热胀散为高压之气，按其自身的阳热特性，循三焦经经脉路线向上，向外而行，扩散之气像树的分叉一样，故名支沟。

小贴士

①针灸支沟穴对治疗便秘的效果明显，通常1周便能起效，4周后疗效最佳；②针刺支沟穴，对头痛有一定的缓解与改善作用。

【主治】 便秘、偏头痛、耳鸣、耳聋、热病、胁肋疼痛等。

【配伍】 ①支沟配阳池、八邪，主治手指震颤。②支沟配足三里，主治便秘。③支沟配章门，主治胁肋痛。

一穴多用

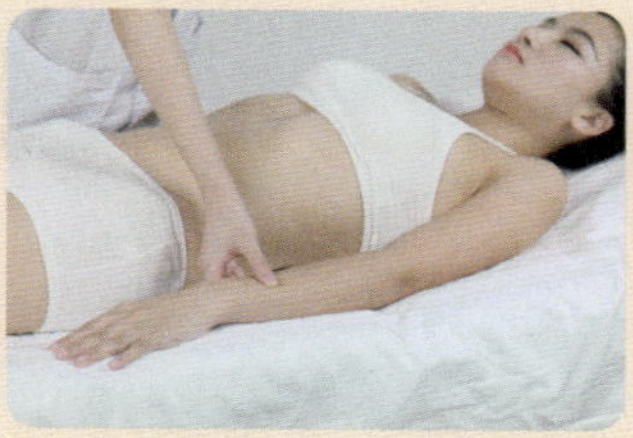

按摩

用拇指指尖按揉支沟穴100~200次，每天坚持，可防治偏头痛。

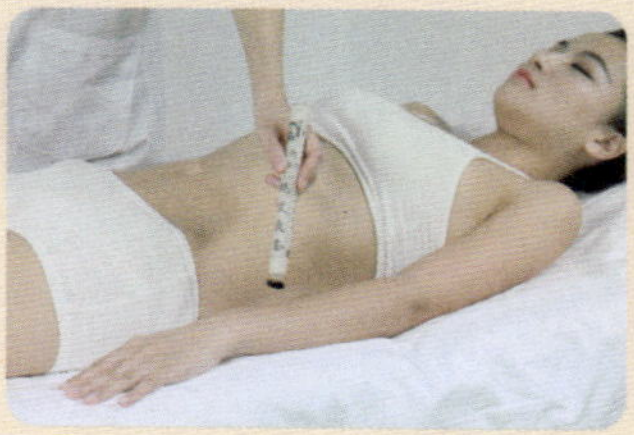

艾灸

用艾条温和灸熏灸支沟穴5~10分钟，每天1次，可治疗偏头痛、耳鸣、耳聋等。

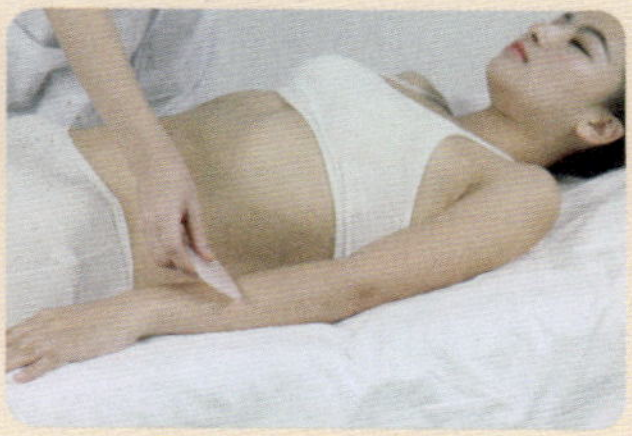

刮痧

用面刮法从上向下刮拭支沟穴3~5分钟，隔天1次，可治疗耳鸣、耳聋、热病、偏头痛等。

232 会宗穴

安神定志治耳疾

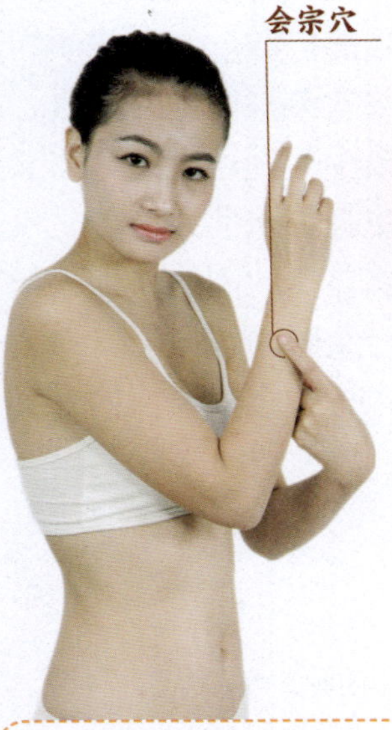

穴位定位

位于前臂背侧，当腕背横纹上3寸，支沟尺侧，尺骨的桡侧缘。

会，会合；宗，祖宗，为老、为尊、为长。指三焦经阳气在天之天部会合。本穴物质由三焦经的天部阳气会合而成，所处为天之天部，如宗气之所汇，故名会宗。

【主治】偏头痛、耳鸣、耳聋、痫症、手臂痛等。

【配伍】①会宗配臂臑、曲池，主治上肢痹痛。②会宗配听会、翳风，主治耳鸣、耳聋。③会宗配大椎、百会，主治小儿癫痫。

小贴士

①针灸会宗穴可以改善听力，对耳鸣、耳聋有一定疗效；②针灸或按摩会宗穴对改善肩臂疼痛效果显著，能缓解疼痛。

一穴多用

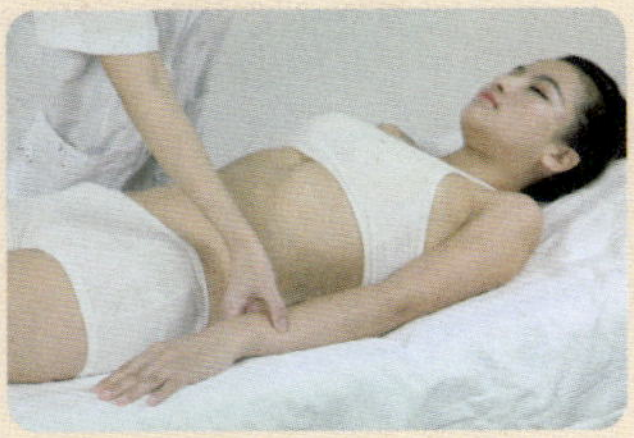

按摩

用拇指指尖按揉会宗穴100～200次，每天坚持，可防治耳鸣、耳聋等。

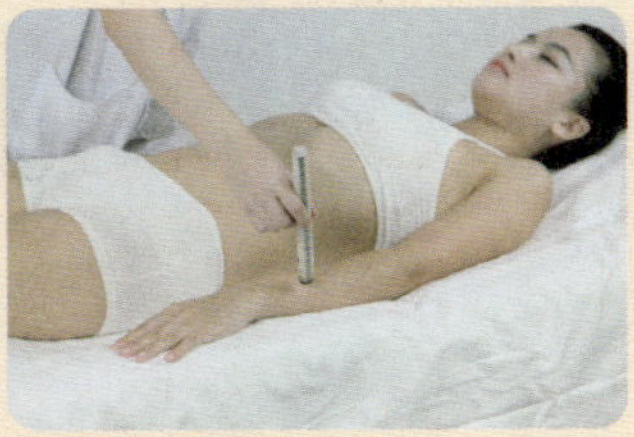

艾灸

用艾条温和灸熏灸会宗穴5～10分钟，每天1次，可治疗偏头痛、耳鸣、耳聋等。

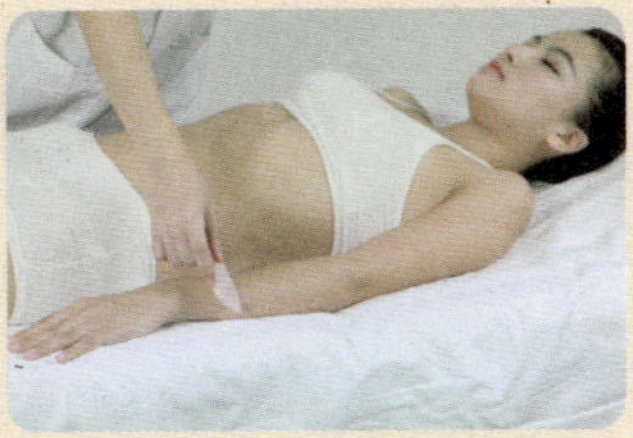

刮痧

用面刮法从上向下刮拭会宗穴3～5分钟，隔天1次，可治疗耳鸣、耳聋、热病、偏头痛等。

233 三阳络穴

开窍镇痛活经络

【主治】

胸胁痛、耳鸣、耳聋、上肢偏瘫等。

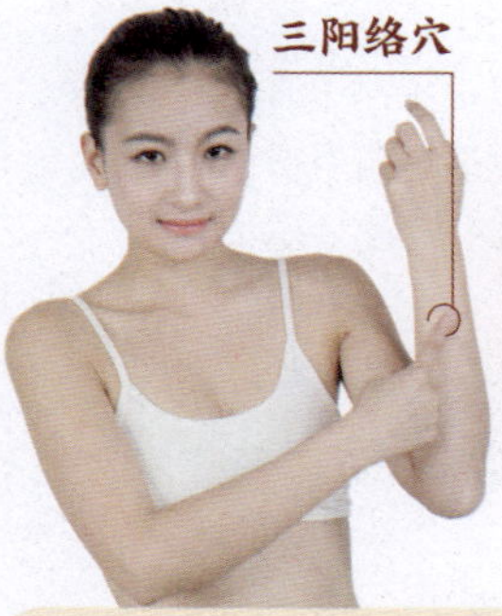

穴位定位

位于前臂背侧，腕背横纹上4寸，尺骨与桡骨之间。

一穴多用

按摩

用拇指指尖按揉三阳络穴100～200次，每天坚持，可防治上肢偏瘫。

艾灸

用艾条雀啄灸熏灸三阳络穴10分钟，每天1次，可治疗耳鸣、耳聋等。

234 四渎穴

清利咽喉治耳鸣

【主治】

偏头痛、耳鸣、耳聋、咽喉痛、手臂酸痛等。

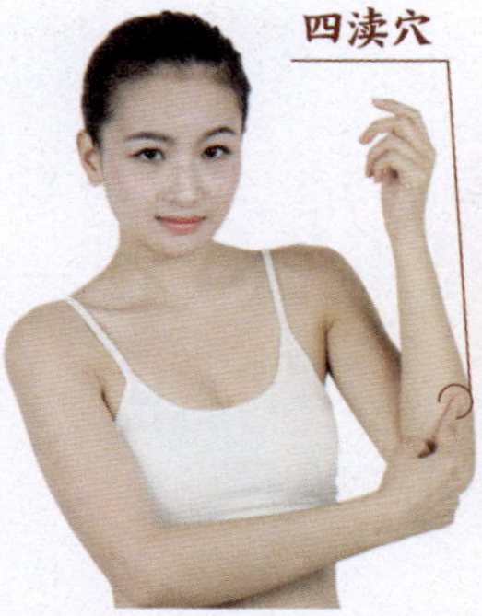

穴位定位

位于阳池穴与肘尖连线上，肘尖下5寸，尺骨与桡骨之间。

一穴多用

按摩

用拇指指尖按揉四渎穴100～200次，每天坚持，可缓解手臂酸痛。

艾灸

用艾条温和灸熏灸四渎穴10分钟，每天1次，可治疗偏头痛、耳鸣、耳聋等。

235 天井穴

清热凉血治头痛

【主治】

偏头痛、耳鸣、耳聋等。

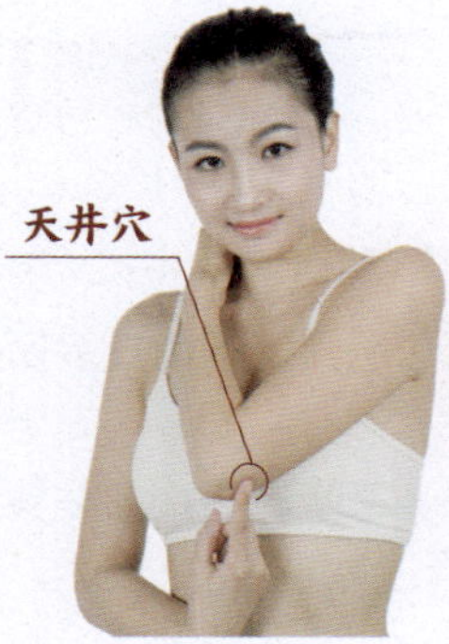

穴位定位

位于手臂外侧，屈肘时，当肘尖直上1寸凹陷处。

一穴多用

按摩

用拇指按揉天井穴100～200次，每天坚持，可防治偏头痛。

艾灸

用艾条雀啄灸熏灸天井穴10分钟，每天1次，可治疗偏头痛、耳鸣、耳聋等。

236 清冷渊穴

疏散风寒止痹痛

【主治】

前臂痛、偏头痛、耳鸣、耳聋等。

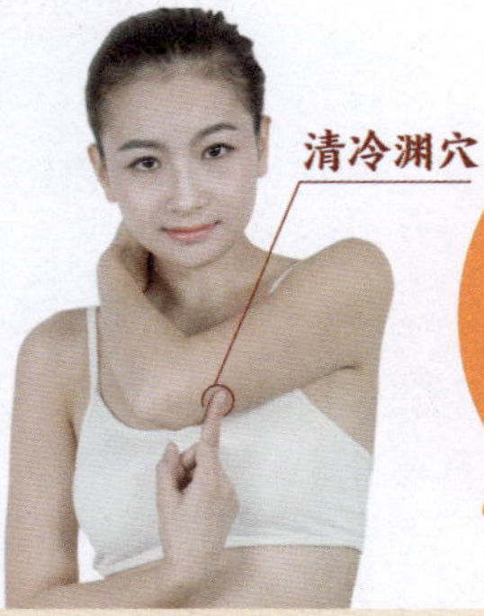

穴位定位

位于臂外侧，屈肘时，当肘尖直上2寸处。

一穴多用

按摩

用拇指指尖按揉清冷渊穴100～200次，每天坚持，可改善前臂痛。

艾灸

用艾条回旋灸熏灸清冷渊穴5～10分钟，每天1次，可治疗偏头痛、耳鸣、耳聋等。

237 消泺穴

安神止痛疗效显

【主治】

头痛、颈项强痛、臂痛、牙痛、癫疾、肩周炎等。

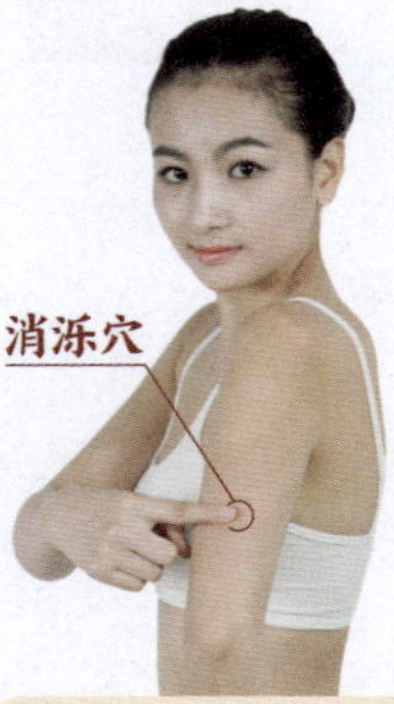

穴位定位

位于手臂外侧，当清冷渊穴与臑会穴连线的中点处。

一穴多用

按摩

用拇指指尖按揉消泺穴100～200次，每天坚持，可防治头痛。

艾灸

用艾条温和灸熏灸消泺穴5～10分钟，每天1次，可治疗头痛、臂痛等。

238 臑会穴

通络止痛治眼疾

【主治】

肩臂痛、瘿气、眼疾等。

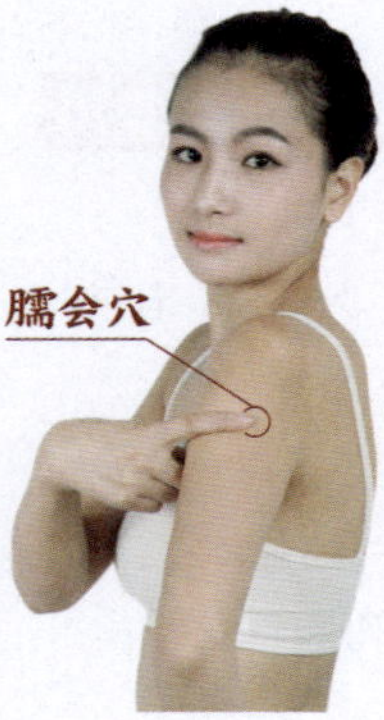

穴位定位

位于手臂外侧，肘尖与肩髎穴连线上，肩下3寸，三角肌后下缘。

一穴多用

按摩

用拇指指尖揉按臑会穴100～200次，每天坚持，可缓解肩臂痛。

艾灸

用艾条温和灸熏灸臑会穴5～10分钟，每天1次，可治疗瘿气。

239 肩髎穴

祛湿通络治肩痛

【主治】

肩臂痛、肋间神经痛等。

穴位定位

位于肩部，肩髃穴后方，当臂外展时，肩峰后下方呈现的凹陷处。

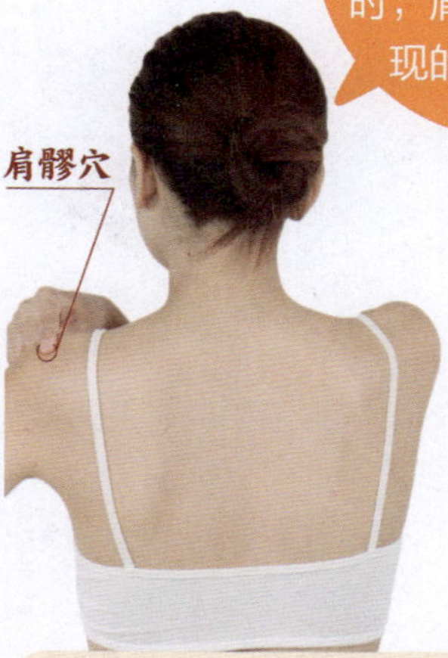

肩，指穴在肩部；髎，孔隙。指三焦经经气在此化雨，冷降归于地部。本穴物质为从臑会穴传来的天部阳气。

一穴多用

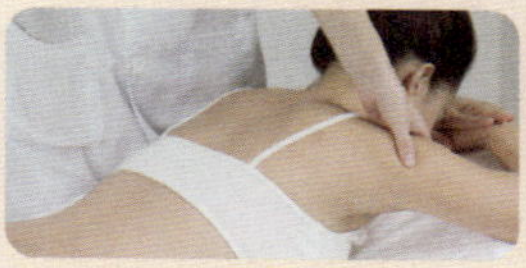

按摩

用拇指指尖揉按肩髎穴100～200次，每天坚持，可缓解肩臂痛。

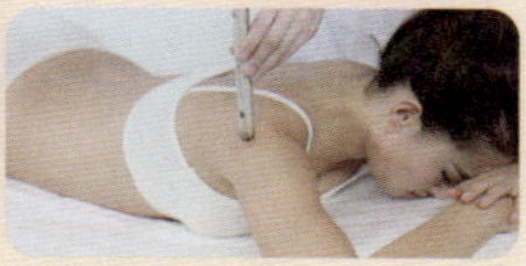

艾灸

用艾条温和灸熏灸肩髎穴10分钟，每天1次，可治疗肩臂冷痛、肋间神经痛等。

240 天髎穴

祛风除湿消肩痛

【主治】

肩臂痛、落枕、颈椎病、上肢痹痛等。

穴位定位

位于肩胛部，肩井穴与曲垣穴的中间，当肩胛骨上角处。

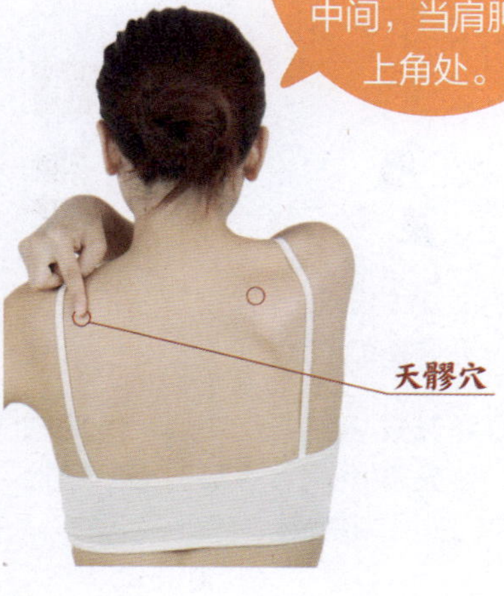

天，指穴内物质所在为天部；髎，孔隙。指三焦经吸热上行的水气在此散热冷降。本穴物质为从肩髎穴传来的水湿之气。

一穴多用

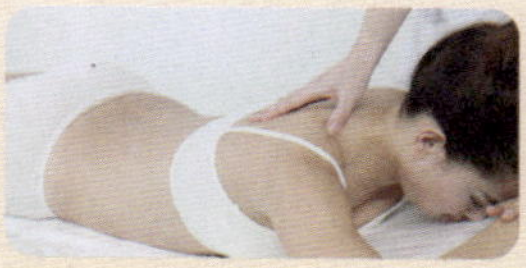

按摩

用拇指指尖按揉天髎穴100～200次，每天坚持，可缓解肩臂痛、落枕等。

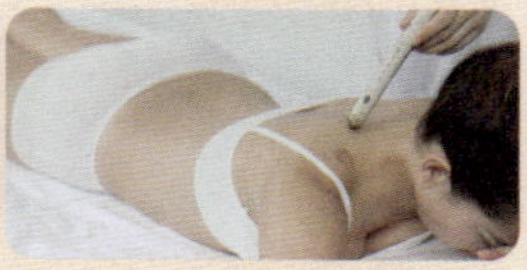

艾灸

用艾条温和灸熏灸天髎穴10分钟，每天1次，可治疗肩背冷痛、上肢痹痛等。

241 天牖穴

明目活络又止痛

【主治】

偏头痛、耳鸣、颈痛、目痛、目昏等。

穴位定位

位于颈侧部，当乳突的后下方，平下颌角，胸锁乳突肌后缘。

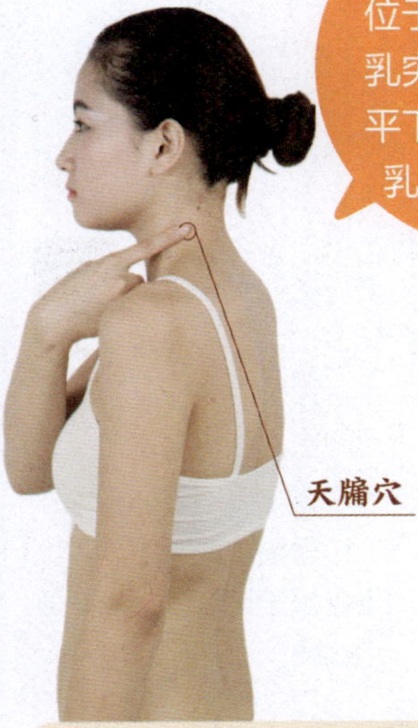

天，天部，阳气；牖，窗户。指三焦经气血在此吸热后上行天部。水湿之气吸热后，循三焦经直上天部。本穴如同三焦经气血上行天部的窗户，故名天牖。

一穴多用

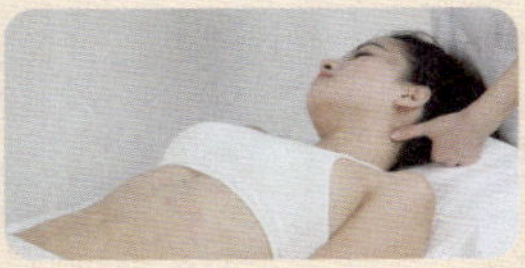

按摩

用拇指指尖按揉天牖穴100~200次，每天坚持，可改善偏头痛、耳鸣、颈痛等。

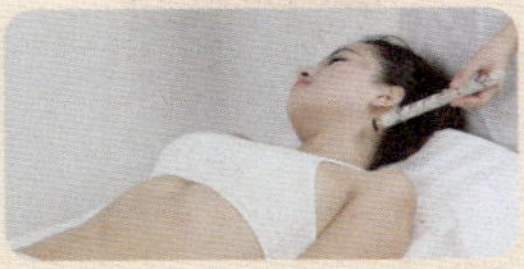

艾灸

用艾条温和灸熏灸天牖穴5~10分钟，每天1次，可治疗目痛、偏头痛等。

242 翳风穴

聪耳通窍疗面瘫

【主治】

耳鸣、耳聋、面瘫、口噤不开、头痛等。

穴位定位

位于耳垂后方，当乳突与下颌角之间的凹陷处。

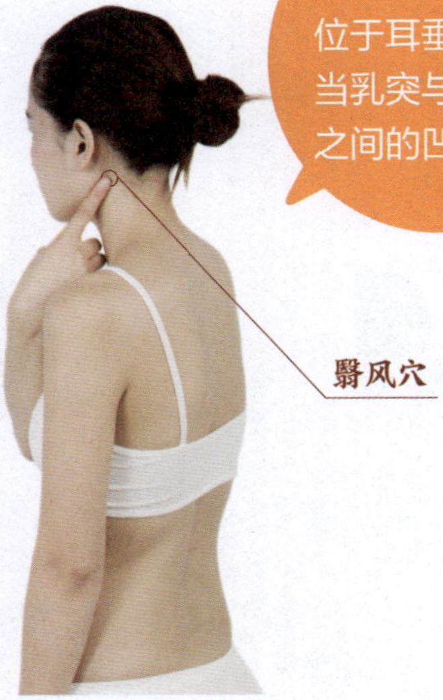

翳，指羽毛做的华盖穴，指穴内物质为天部的卫外阳气；风，穴内之气为风行之状也。指三焦经经气在此化为天部的阳气。

一穴多用

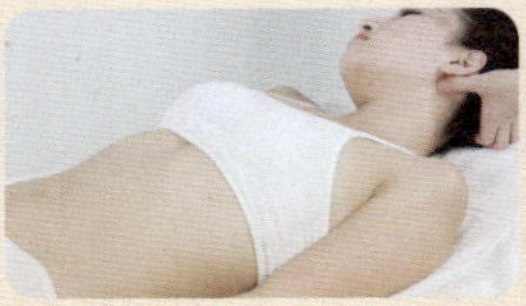

按摩

用拇指指尖按揉翳风穴100~200次，每天坚持，可治疗口噤不开。

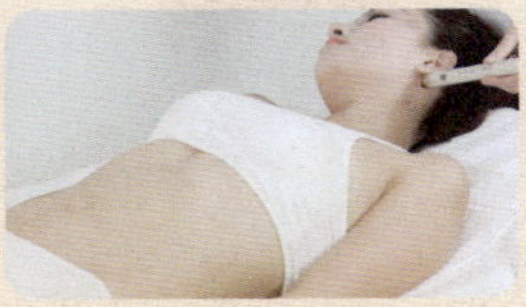

艾灸

用艾条温和灸熏灸翳风穴10分钟，每天1次，可治疗面瘫、耳鸣、耳聋等。

243 瘈脉穴
耳聋耳鸣不再愁

【主治】
头痛、耳鸣、耳聋、呕吐、泄泻等。

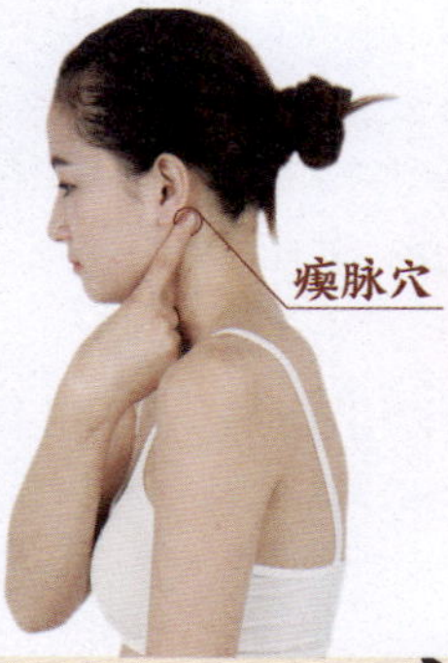

穴位定位

当角孙穴与翳风穴之间，沿耳轮连线的中、下1/3交点处。

一穴多用

按摩
用拇指指尖按揉瘈脉穴100～200次，每天坚持，可改善头痛、耳鸣等。

艾灸
用艾条温和灸熏灸瘈脉穴5～10分钟，每天1次，可治疗呕吐、泄泻等。

244 颅息穴
泻热通耳治牙痛

【主治】
偏头痛、耳鸣、牙痛、呕吐、泄泻等。

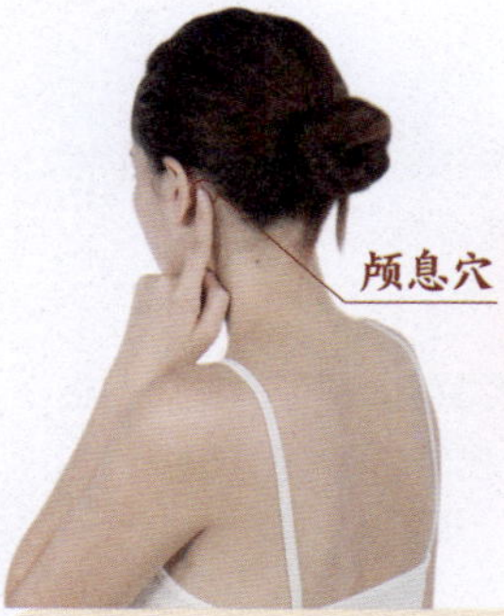

穴位定位

位于角孙穴与翳风穴之间，沿耳轮连线的上、中1/3交点处。

一穴多用

按摩
用拇指指尖按揉颅息穴100～200次，每天坚持，可改善偏头痛、耳鸣等。

艾灸
用艾条温和灸熏灸颅息穴5～10分钟，每天1次，可治疗呕吐、泄泻、牙痛等。

245 角孙穴
消肿止痛兼明目

【主治】
头项痛、眩晕、耳鸣、牙痛、目翳等。

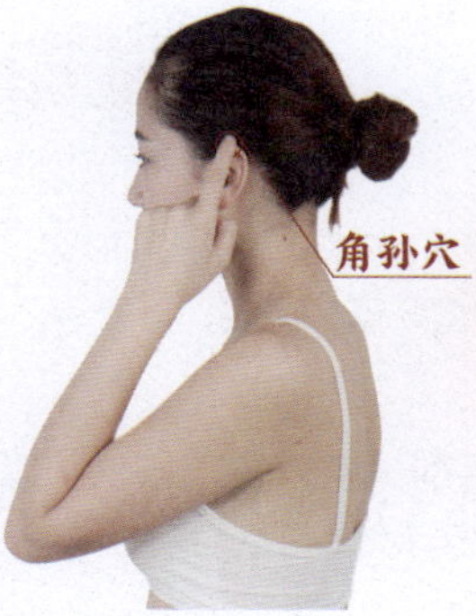

穴位定位

位于头部，折耳郭向前，当耳尖直上入发际处。

一穴多用

按摩
用拇指指尖按揉角孙穴100～200次，每天坚持，可改善头项痛、眩晕等。

艾灸
用艾条温和灸熏灸角孙穴5～10分钟，每天1次，可治疗牙痛、目翳等。

246 耳门穴

开窍护耳止疼痛

【主治】

耳聋、耳鸣、耳道炎、牙痛、颈项痛等。

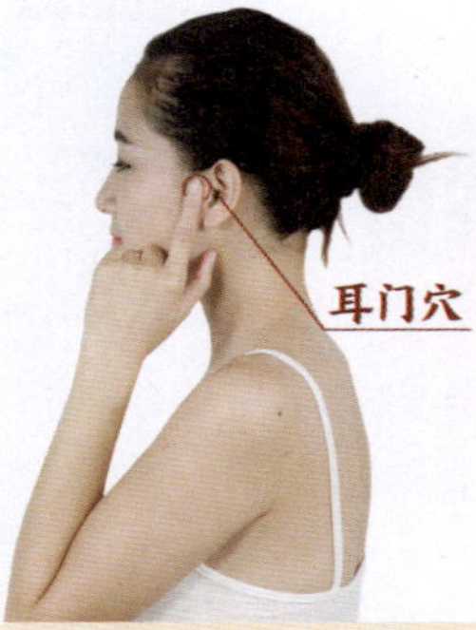

穴位定位

位于耳屏上切迹前方，下颌骨髁状突后缘，张口有凹陷处。

一穴多用

按摩

用拇指指尖按揉耳门穴100~200次，每天坚持，可改善牙痛、耳鸣等。

艾灸

用艾条温和灸熏灸耳门穴5~10分钟，每天1次，可治疗耳鸣、耳聋等。

247 耳和髎穴

开窍解痉利耳鼻

【主治】

头痛、耳鸣、牙关紧闭、颊肿、鼻炎、口渴等。

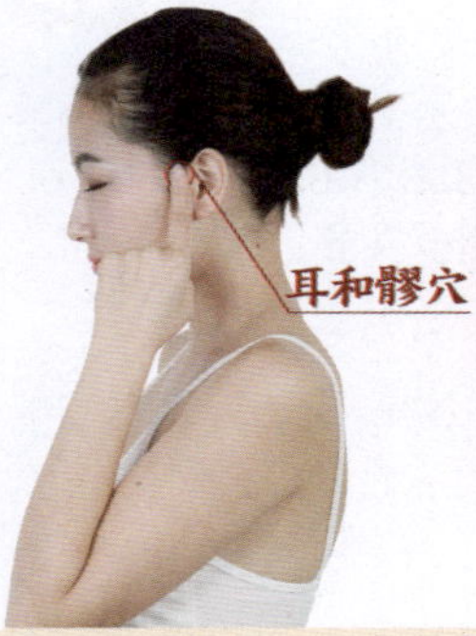

穴位定位

位于鬓发后缘，平耳郭根的前方，颞浅动脉的后缘。

一穴多用

按摩

用拇指指尖按揉耳和髎穴100~200次，每天坚持，可改善耳聋、耳鸣等。

艾灸

用艾条温和灸熏灸耳和髎穴5~10分钟，每天1次，可治疗耳鸣、耳聋等。

248 丝竹空穴

明目镇惊治眼疾

【主治】

目眩、目赤肿痛、目上视、癫痫、面神经麻痹、头晕等。

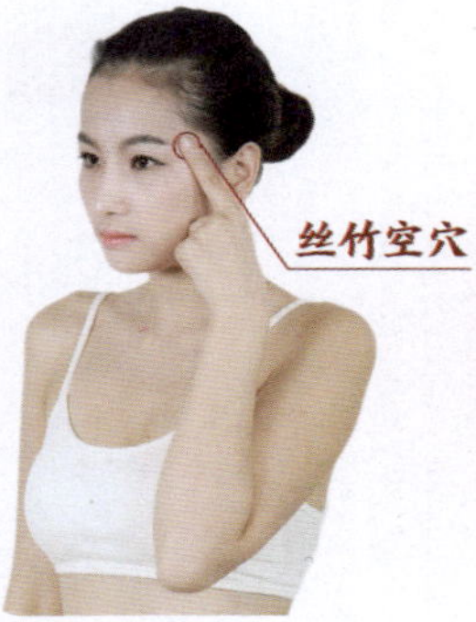

穴位定位

位于面部，当眉梢凹陷处。

一穴多用

按摩

用拇指指尖按揉丝竹空穴100~200次，每天坚持，可改善牙痛、目疾、头晕等。

刮痧

用面刮法沿眉毛刮拭丝竹空穴15次，以不出痧为度，隔天1次，可治眼疾。

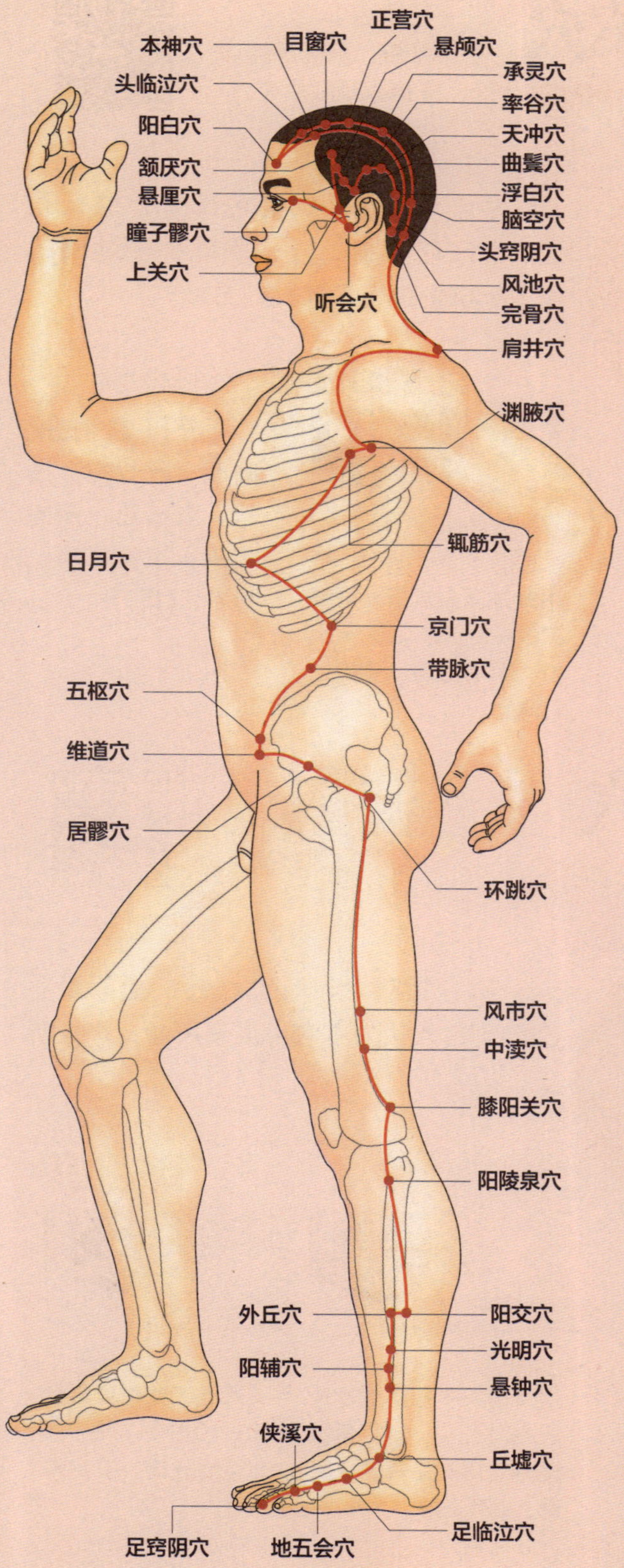

第12章

足少阳胆经

经脉循行

足少阳胆经起于眼外眦的瞳子髎穴，上行至额角，环绕侧头部，向下循行耳部，至肩入缺盆，再走到腋下，沿胸腹侧面，在髋关节与眼外角支脉会合，然后沿下肢外侧中线下行，经外踝前，至足背，止于足第四趾外侧端的足窍阴穴。

足少阳胆经主治病症

口干、口苦、脱发、胸胁苦满、胆怯易惊、食欲不振、失眠、皮肤萎黄、肝胆疾病、神经系统疾病，以及经脉循行所过部位的其他病症。

249 瞳子髎穴

头目疾病均能疗

【主治】
头痛、目赤肿痛、白内障等。

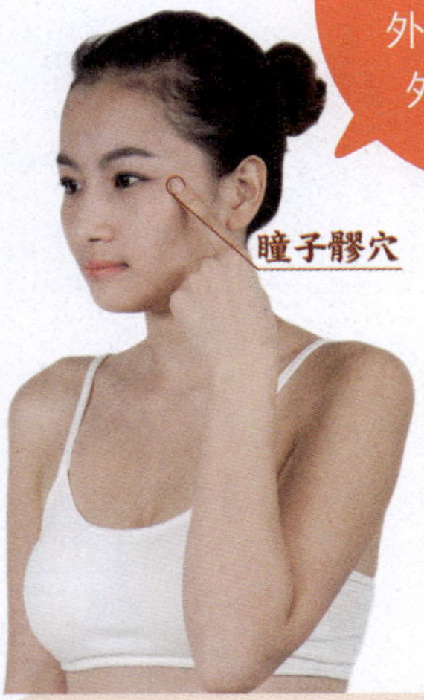

穴位定位

位于面部，目外眦旁，当眶外侧缘处。

瞳子，指眼珠的黑色部分；髎，孔隙。本穴在眼睛外方，眼眶外侧的凹陷中，故名瞳子髎。

一穴多用

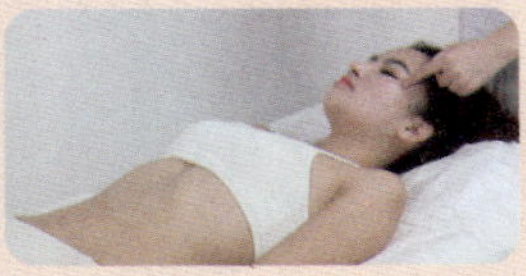

按摩

用食指指尖揉按瞳子髎穴3～5分钟，每天坚持，可治目痛、头痛、目赤等。

【配伍】瞳子髎配睛明、丝竹空、攒竹，有清热止痛的作用，主治目痛、目赤、目翳等。

250 听会穴

开窍通经治耳疾

【主治】
耳鸣、耳聋、中耳炎、三叉神经痛等。

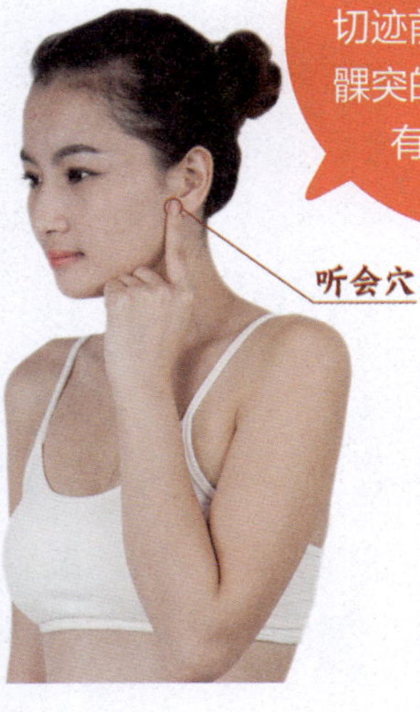

穴位定位

位于面部，当屏间切迹前方，下颌骨髁突的后缘，张口有凹陷处。

听，指听力、听觉；会，指汇聚、交会。古人认为本穴可汇聚声音，产生听觉，故名听会。

一穴多用

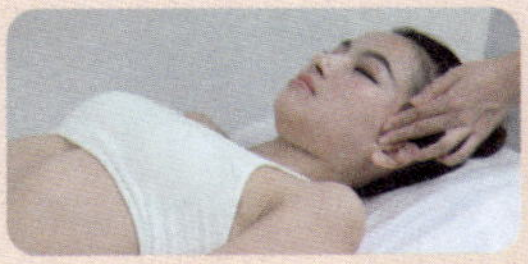

按摩

用食指、中指指腹揉按听会穴2～3分钟，每天坚持，可防治耳鸣、耳聋、中耳炎等。

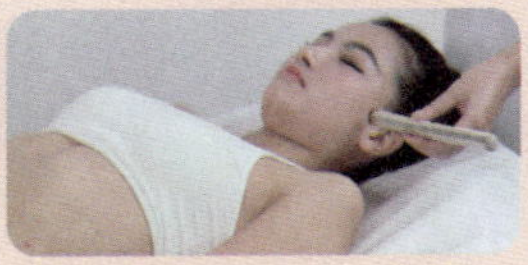

艾灸

用艾条温和灸熏灸听会穴5～10分钟，每天1次，可治牙痛、三叉神经痛等。

251 上关穴

耳鸣耳聋头痛按

【主治】
耳聋、耳鸣、中耳炎、头痛、小儿惊风等。

穴位定位

位于耳前，下关穴直上，当颧弓上缘凹陷处。

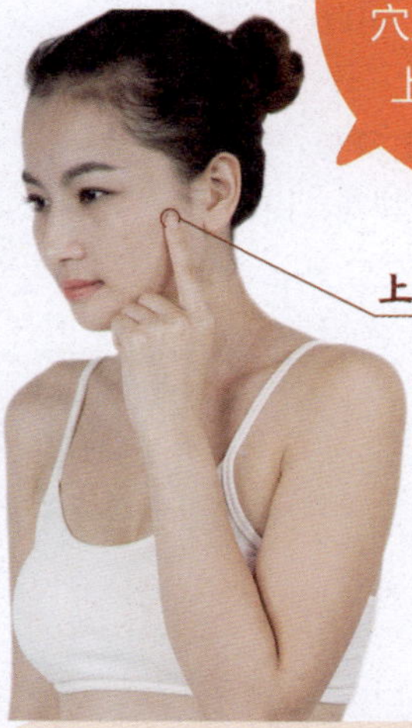

上，指的是颧弓上方；关，指的是牙关开合的机关，又因穴位位于下关穴的上方，故名上关。

一穴多用

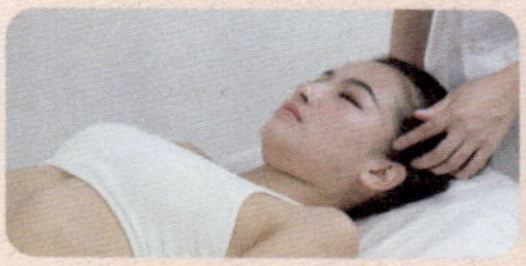

按摩
用食指指尖揉按上关穴3分钟，每天坚持，可防治耳鸣、耳聋、中耳炎等。

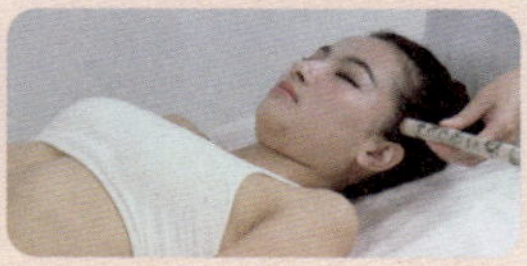

艾灸
用艾条温和灸熏灸上关穴5～10分钟，每天1次，可治疗头痛、小儿惊风等。

252 颔厌穴

开窍聪耳清风热

【主治】
头痛、眩晕、耳鸣、目外眦痛、结膜炎等。

穴位定位

位于头部鬓发上，当头维穴与曲鬓穴弧形连线的上1/4与下3/4交点处。

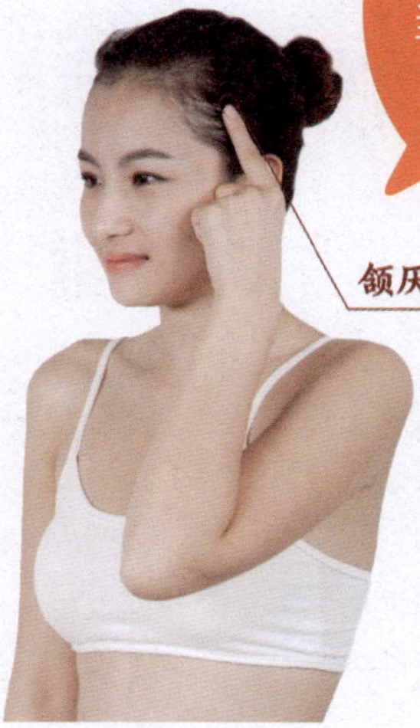

颔，下巴，指足阳明胃经的气血；厌，厌倦。本穴靠近足阳明胃经，运输气血为胃经所厌恶，故名颔厌。

一穴多用

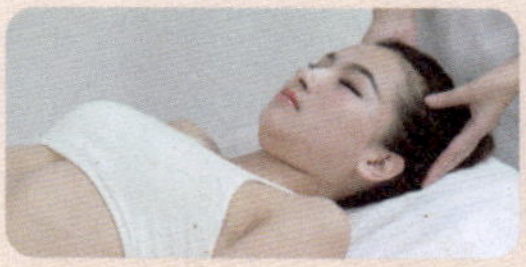

按摩
用拇指指尖按揉颔厌穴2～3分钟，每天坚持，可防治头痛、眩晕等。

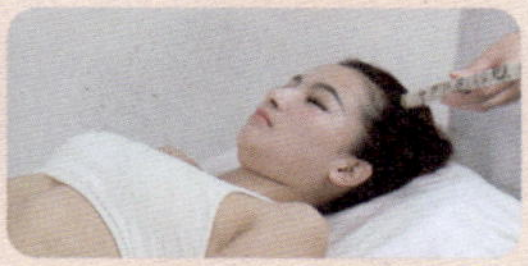

艾灸
用艾条温和灸熏灸颔厌穴10分钟，每天1次，可防治耳鸣、目外眦痛、结膜炎等。

253 悬颅穴

祛风止痛且明目

【主治】

头痛、目赤肿痛、目外眦痛、牙痛等。

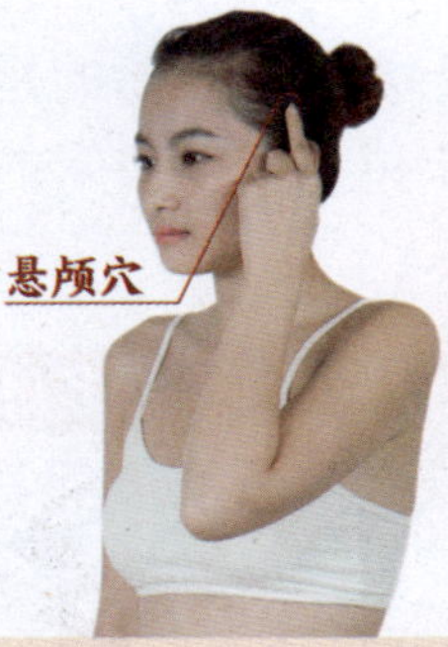

穴位定位

位于头部鬓发上，当头维穴与曲鬓穴弧形连线的中点处。

一穴多用

按摩

用拇指指尖揉按悬颅穴2～3分钟，每天坚持，防治头痛、目赤肿痛等。

艾灸

用艾条温和灸熏灸悬颅穴5～10分钟，每天1次，治疗目赤肿痛、目外眦痛等。

254 悬厘穴

清热散风消浮肿

【主治】

头痛、头晕、神经衰弱、颜面浮肿、目赤肿痛等。

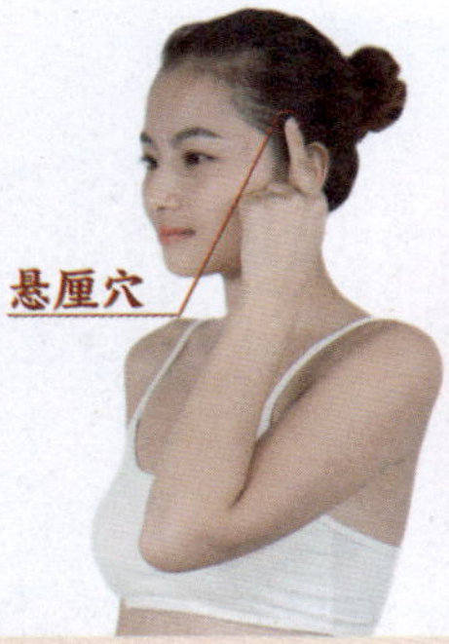

穴位定位

位于头维穴与曲鬓穴弧形连线的上3/4与下1/4交点处。

一穴多用

按摩

用拇指指尖揉按悬厘穴3分钟，每天坚持，可治疗头痛、神经衰弱等。

艾灸

用艾条温和灸熏灸悬厘穴10分钟，每天1次，可防治颜面浮肿、目赤肿痛等。

255 曲鬓穴

清心开窍治疼痛

【主治】

偏头痛、三叉神经痛、目赤肿痛、牙关紧闭、牙痛等。

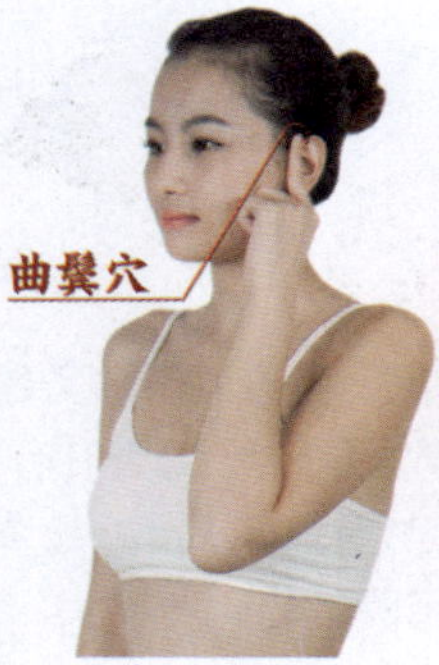

穴位定位

位于头部，当耳前鬓角发际后缘垂线与耳尖水平线的交点处。

一穴多用

按摩

每天用拇指指尖揉按曲鬓穴3分钟，长期坚持，可治疗牙关紧闭、牙痛等。

艾灸

用艾条温和灸熏灸曲鬓穴5～10分钟，每天1次，可治疗目赤肿痛。

256 率谷穴

平肝息风治头痛

【主治】

偏头痛、目眩、惊痫、面瘫等。

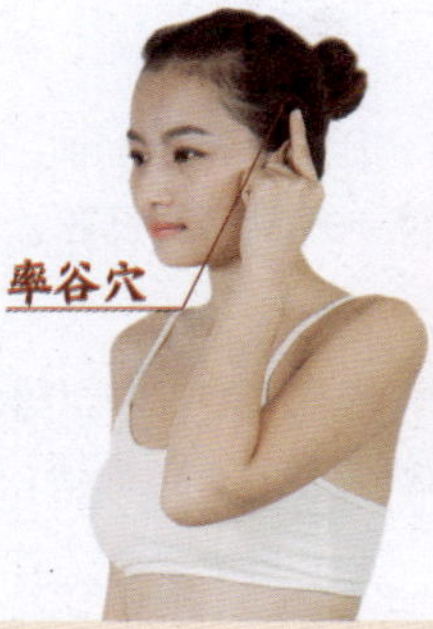

穴位定位

位于头部，当耳尖直上入发际1.5寸处，角孙穴直上方。

一穴多用

按摩

用拇指指尖揉按率谷穴3～5分钟，每天坚持，可治疗偏头痛、目眩等。

艾灸

用艾条温和灸熏灸率谷穴5～10分钟，每天1次，可治疗惊痫、面瘫等。

257 天冲穴

益气补阳止疼痛

【主治】

头痛、牙龈肿痛、癫痫等。

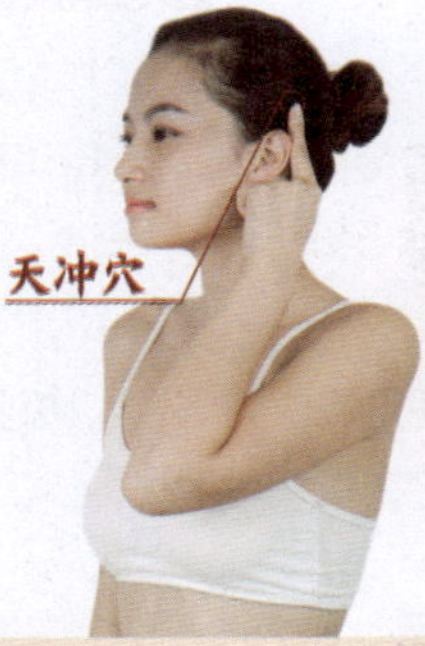

穴位定位

位于头部，当耳根后缘直上入发际2寸，率谷穴后0.5寸处。

一穴多用

按摩

用拇指指尖揉按天冲穴3～5分钟，长期按摩，可治疗癫痫等。

艾灸

用艾条温和灸熏灸天冲穴5～10分钟，每天1次，可治疗头痛、牙龈肿痛、癫痫等。

258 浮白穴

理气止痛耳目灵

【主治】

头痛、中风后遗症、目痛、扁桃体炎、支气管炎、耳鸣、耳聋等。

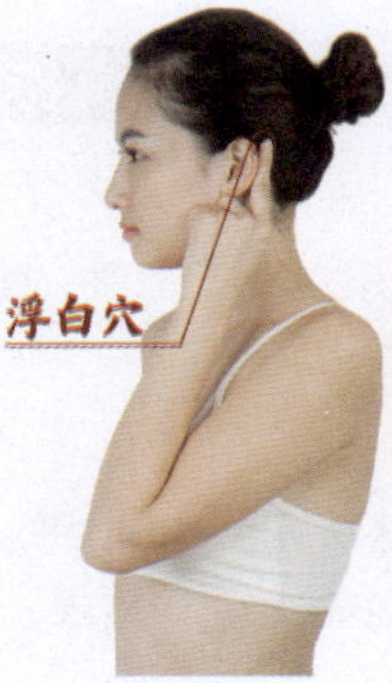

穴位定位

位于天冲穴与完骨穴弧形连线的中1/3与上1/3交点处。

一穴多用

按摩

用拇指指尖揉按浮白穴3～5分钟，每天坚持，可防治头痛、中风后遗症等。

艾灸

用艾条温和灸熏灸浮白穴5～10分钟，每天1次，可改善耳鸣、耳聋等。

259 头窍阴穴

开窍聪耳平肝阳

【主治】
眩晕、耳鸣、耳聋、耳痛、头痛、三叉神经痛等。

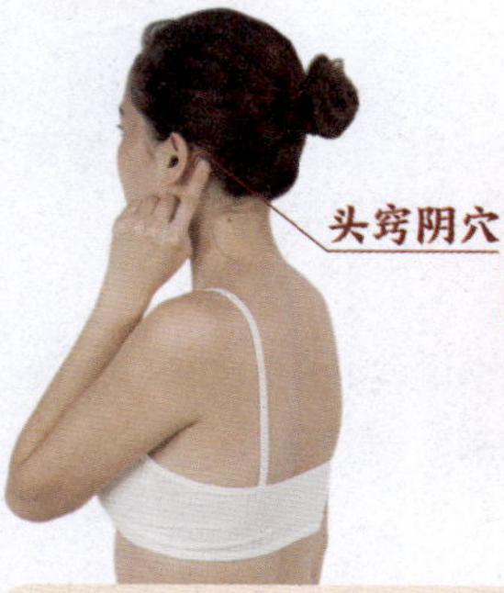

穴位定位
位于天冲穴与完骨穴弧形连线的中1/3与下1/3交点处。

一穴多用

按摩
用拇指指尖按揉头窍阴穴2～3分钟，每天坚持，可防治头痛、三叉神经痛等。

艾灸
用艾条温和灸熏灸头窍阴穴10分钟，每天1次，可治眩晕、耳鸣、耳聋、耳痛等。

260 完骨穴

祛风清热又安神

【主治】
面瘫、落枕、中耳炎、头痛、失眠、痄腮(流行性腮腺炎)等。

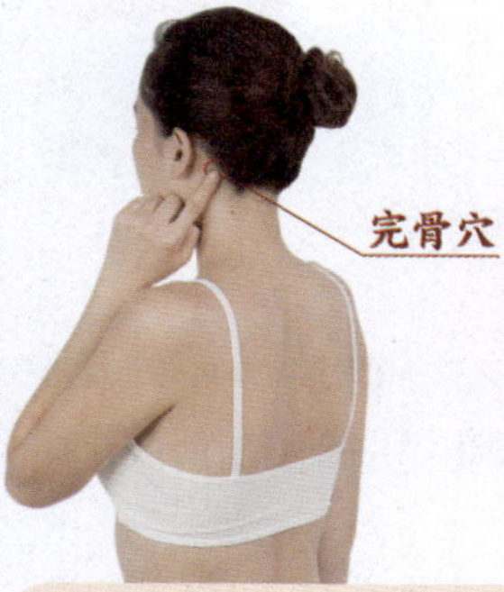

穴位定位
位于头部，当耳后乳突的后下方凹陷处。

一穴多用

按摩
用拇指指尖揉按完骨穴2～3分钟，每天坚持，可治疗头痛、失眠等。

艾灸
用艾条温和灸熏灸完骨穴10分钟，每天1次，可防治落枕、中耳炎、痄腮等。

261 本神穴

调神开窍睡眠好

【主治】
头痛、目眩、癫痫、失眠等。

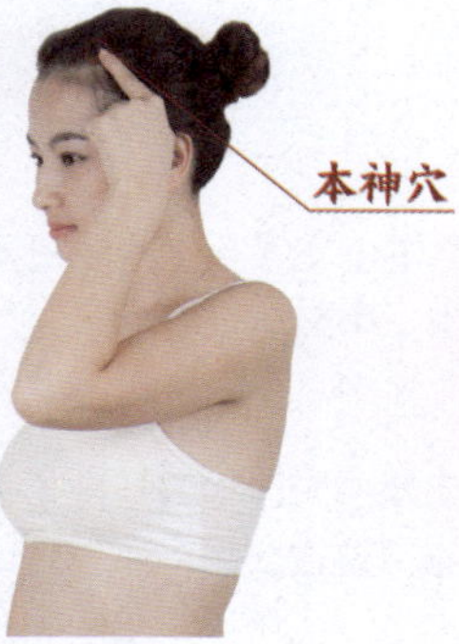

穴位定位
位于神庭穴与头维穴连线的内2/3与外1/3交点处。

一穴多用

按摩
用拇指指尖揉按本神穴2～3分钟，每天坚持，可防治头痛、目眩等。

艾灸
用艾条温和灸熏灸本神穴5～10分钟，每天1次，可治疗目眩、癫痫、失眠等。

262 阳白穴

清头明目祛风热

【主治】
头痛、眩晕、面瘫、近视、沙眼、视物模糊、夜盲症等。

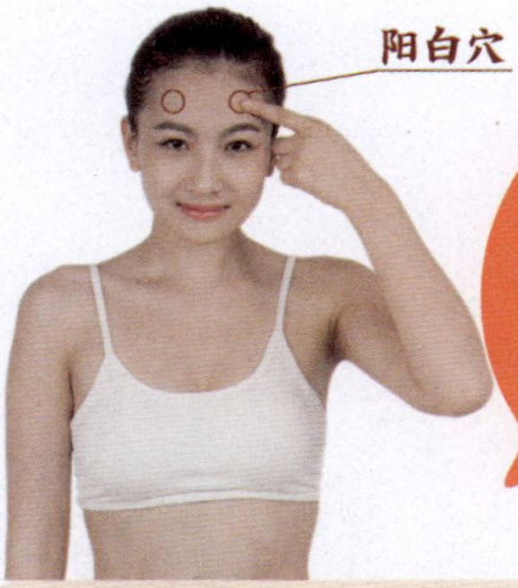

穴位定位

位于前额部，当瞳孔直上，眉上1寸处。

一穴多用

按摩

用拇指指腹按揉阳白穴2～3分钟，每天坚持，可防治头痛、眩晕、面瘫等。

艾灸

用艾条温和灸熏灸阳白穴5～10分钟，每天1次，可治疗视物模糊、夜盲症等。

263 头临泣穴

明目通鼻散风热

【主治】
头痛、目眩、目赤肿痛、流泪、目翳、鼻炎等。

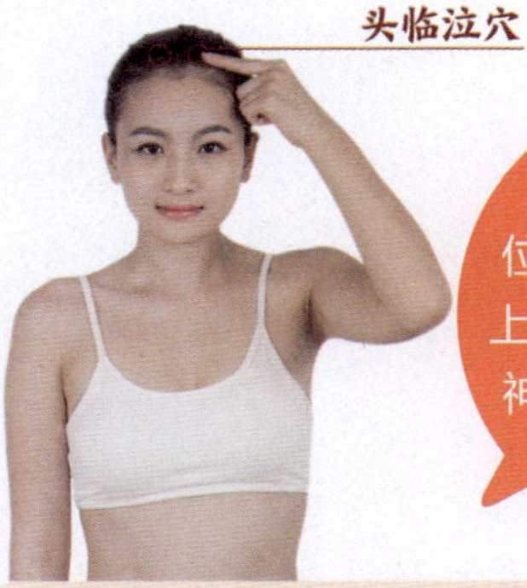

穴位定位

位于头部，瞳孔直上入前发际0.5寸，神庭穴与头维穴连线的中点处。

一穴多用

按摩

用拇指指尖揉按头临泣穴3～5分钟，每天坚持，可防治头痛、目眩等。

艾灸

用艾条温和灸熏灸头临泣穴5～10分钟，每天1次，可治疗目翳、鼻炎等。

264 目窗穴

明目安神消肿痛

【主治】
头痛、目眩、目赤肿痛、癫痫、面部浮肿等。

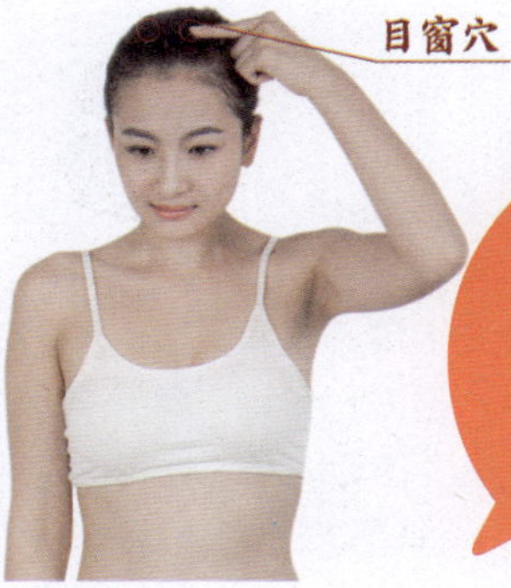

穴位定位

位于头部，当前发际上1.5寸，头正中线旁开2.25寸处。

一穴多用

按摩

用拇指指尖点按目窗穴3～5分钟，每天坚持，可治疗头痛、目眩等。

艾灸

用艾条温和灸熏灸目窗穴5～10分钟，每天1次，可治疗癫痫、面部浮肿等。

265 正营穴

定眩止呕平肝风

【主治】

头痛、头晕、目眩、牙痛、呕吐等。

穴位定位

位于头部，当前发际上2.5寸，头正中线旁开2.25寸处。

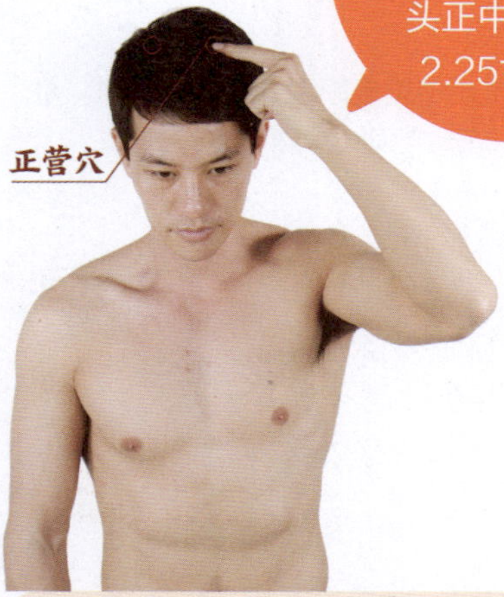

正，指正当；营，同荣，指春气。本穴位于头正中线旁开2.25寸处，像初阳升发，故名正营。

一穴多用

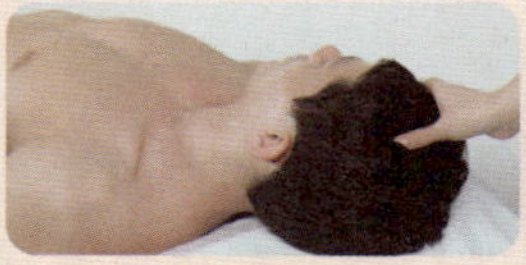

按摩

用拇指指尖揉按正营穴3～5分钟，每天坚持，可治疗头痛、头晕、目眩等。

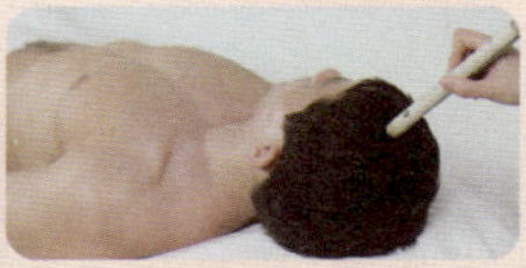

艾灸

用艾条温和灸熏灸正营穴5～10分钟，每天1次，防治头痛、头晕、呕吐等。

266 承灵穴

疏肝通络清风热

【主治】

鼻渊、鼻出血、头晕、眩晕、耳鸣等。

穴位定位

位于头部，当前发际上4寸，头正中线旁开2.25寸处。

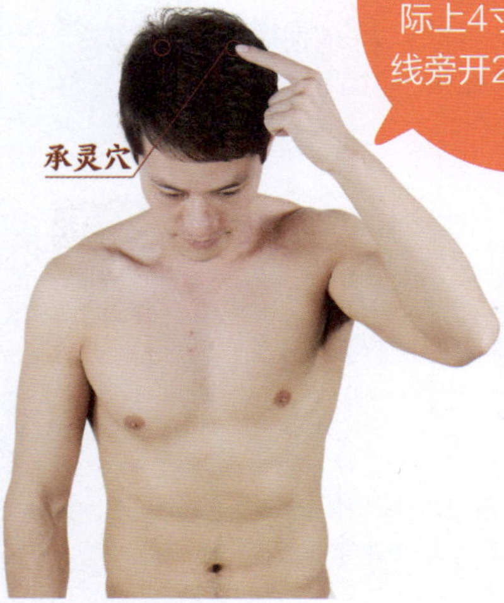

承，承受；灵，神灵。本穴位于头部两侧，是人体灵气聚集的重要之地，故名承灵。

一穴多用

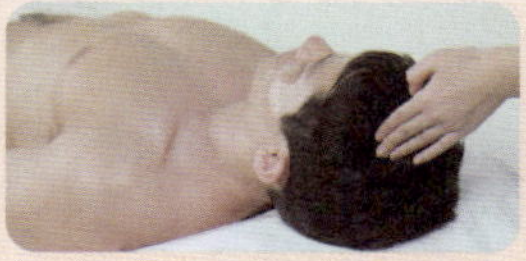

按摩

用除拇指外的四指指尖揉按承灵穴3～5分钟，每天坚持，可防治头晕、眩晕、耳鸣等。

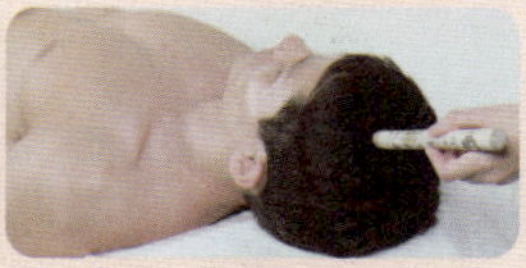

艾灸

用艾条温和灸熏灸承灵穴5～10分钟，每天1次，可防治目痛、鼻渊、鼻出血等。

267 脑空穴

醒脑宁神清风热

【主治】

目眩、哮喘、癫痫、头痛、心悸等。

穴位定位

位于头部，当枕外隆凸的上缘外侧，头正中线旁开2.25寸处。

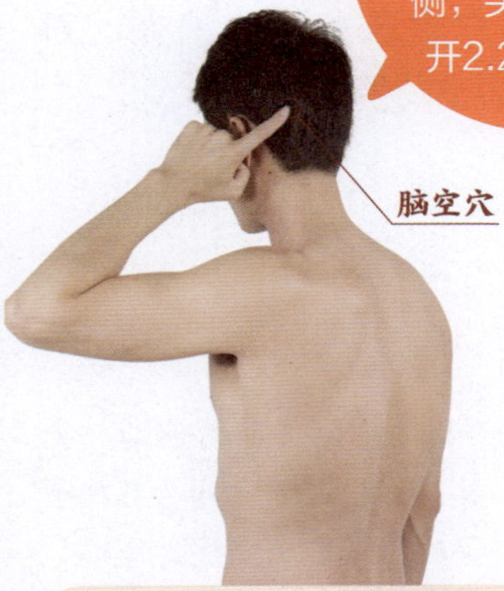

脑，指穴内的天之上部；空，空虚。胆经气血在本穴冷降，则天部气血为空虚状态，故名脑空。

一穴多用

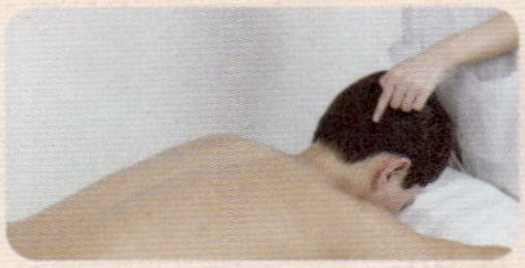

按摩

用食指指尖揉按脑空穴3～5分钟，每天坚持，可防治目眩、哮喘、癫痫等。

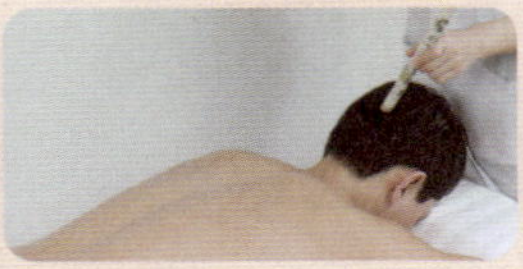

艾灸

用艾条温和灸熏灸脑空穴5～10分钟，每天1次，可防治哮喘、癫痫、心悸等。

268 风池穴

内风外风皆能疗

【主治】

头痛、眩晕、耳聋、中风、颈痛等。

穴位定位

位于项部，当枕骨之下，与风府穴相平，胸锁乳突肌与斜方肌上端之间的凹陷处。

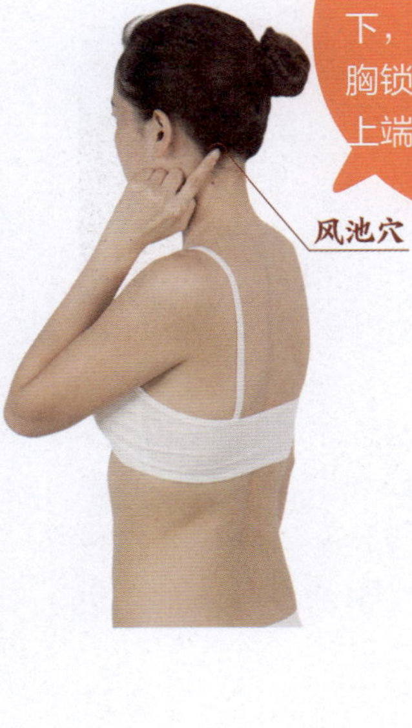

风，入侵人体的风邪；池，储水用洼地，凹陷处。本穴位于枕骨下方的两侧凹陷处，是风邪蓄积之所，故名风池。

一穴多用

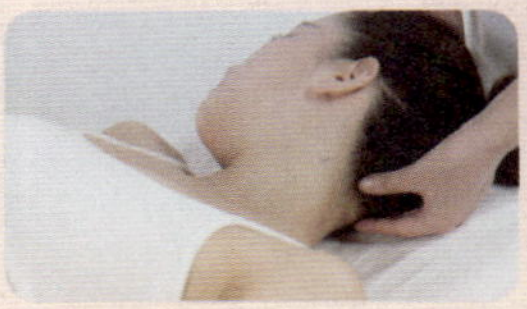

按摩

用拇指指腹揉按风池穴3～5分钟，每天坚持，可治头痛、眩晕等。

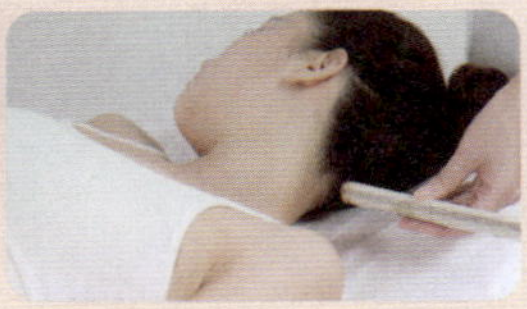

艾灸

用艾条温和灸熏灸风池穴5～10分钟，每天1次，可治疗耳聋、中风等。

269 肩井穴

消肿止痛肩病按

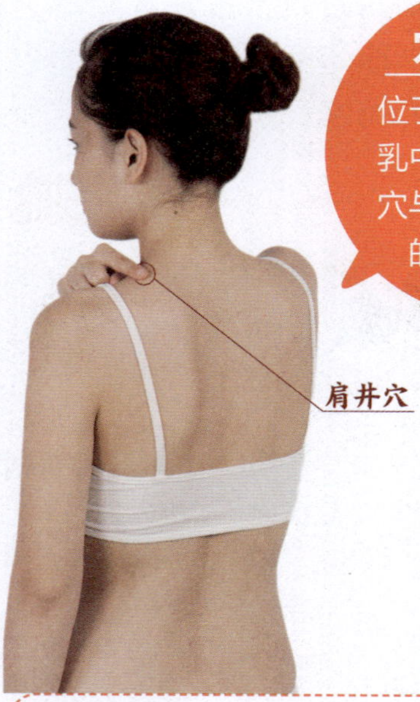

穴位定位

位于肩上，前直乳中穴，当大椎穴与肩峰端连线的中点处。

肩，指肩膀；井，深井，指凹陷处。本穴位于肩部凹陷处，凹陷较深，如深井一般，故名肩井。本穴功在止痛、消炎、解毒，主肩部及神志。

【主治】 颈项强痛、肩背疼痛、上肢不遂、落枕；难产、乳痈、乳汁不下、乳癖等妇科及乳房病症；瘰疬；高血压、中风；眼疾等。

【配伍】 ①肩井配肩髃、天宗，主治肩背痹痛。②肩井配乳根、少泽，主治乳汁不足、乳痈。③肩井配合谷、三阴交，主治难产。

小贴士

研究表明，肩井穴用于颈椎病、落枕、颈淋巴结核、乳腺炎、功能性子宫出血、小儿肌性斜颈等，治疗效果显著。

一穴多用

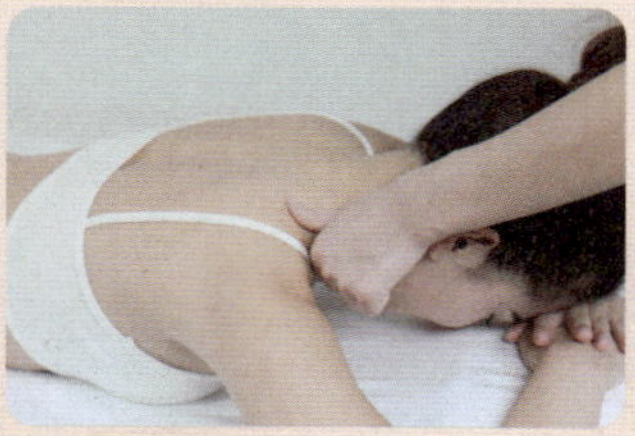

按摩

用拇指指腹按揉肩井穴3～5分钟，长期按摩，可治疗肩部酸痛、肩周炎等。

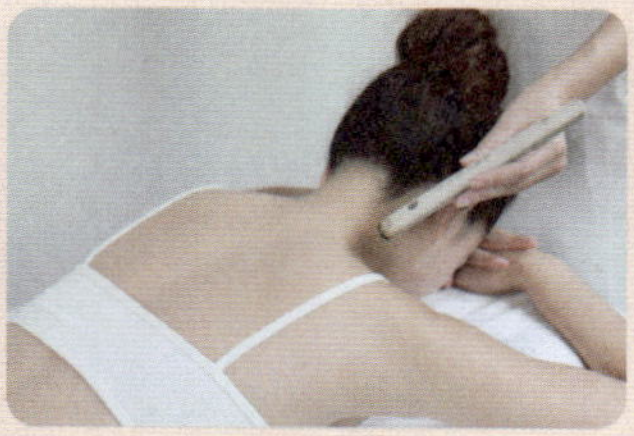

艾灸

用艾条温和灸熏灸肩井穴5～10分钟，每天1次，可改善高血压、中风、落枕等。

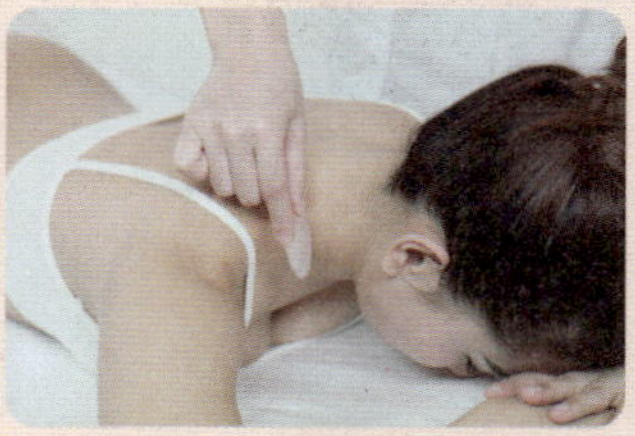

刮痧

用面刮法刮拭肩井穴30次，以出痧为度，隔天1次，可改善头重脚轻、眼睛疲劳、耳鸣等症状。

270 渊腋穴

理气宽胸消肿痛

【主治】

胸胁痛、哮喘、流涎、呕吐、腋肿等。

穴位定位

位于侧胸部，当腋中线上，腋窝下3寸，第四肋间隙中。

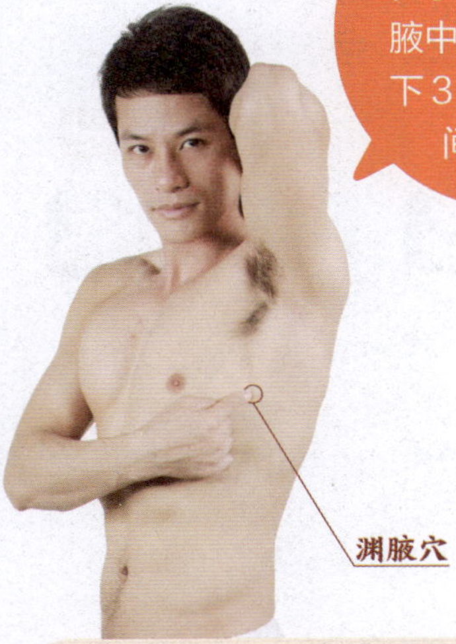

渊，指深潭；腋，指人体腋部。本穴位于腋下深处，故名渊腋。

一穴多用

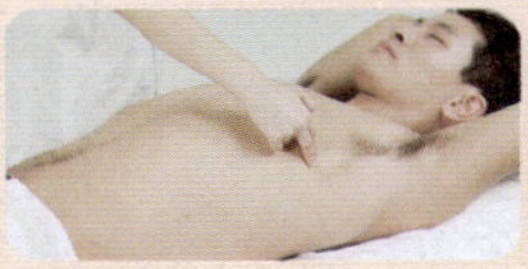

按摩

用食指、中指指尖按揉渊腋穴2～3分钟，每天坚持，可治哮喘、流涎等。

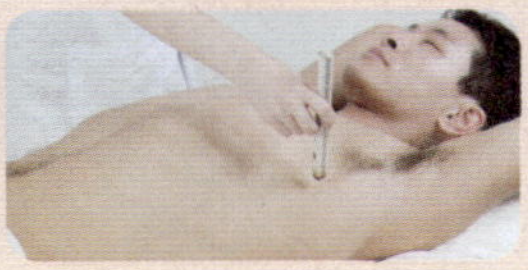

艾灸

用艾条温和灸熏灸渊腋穴5～10分钟，每天1次，可防治肩臂疼痛、流涎等。

271 辄筋穴

理气平喘止呕吐

【主治】

胸胁痛、哮喘、呕吐、腋肿、胸闷等。

穴位定位

位于侧胸部，渊腋穴前1寸，平乳头，第四肋间隙中。

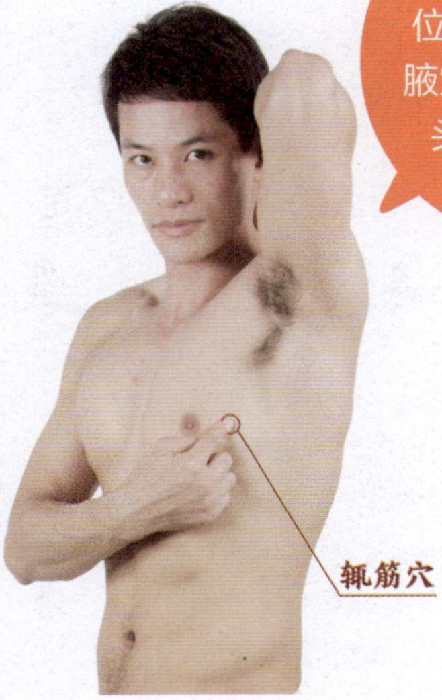

辄，指车前弯曲部分，形似肋骨；筋，指肌肉。本穴位于胸大肌外缘，故名辄筋。

一穴多用

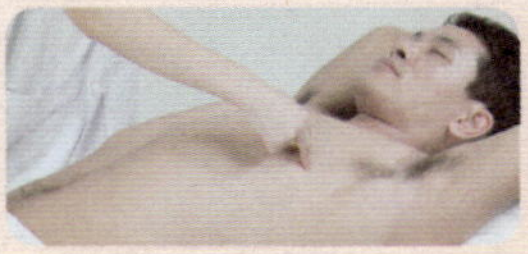

按摩

用食指、中指指尖揉按辄筋穴2～3分钟，每天坚持，可防治哮喘、流涎等。

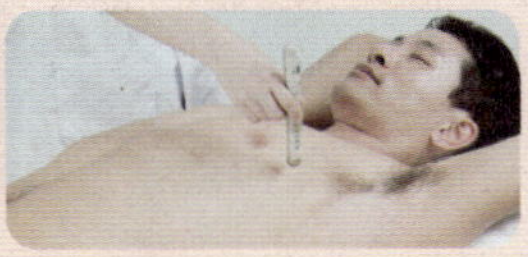

艾灸

用艾条温和灸熏灸辄筋穴5～10分钟，每天1次，可防治胸胁痛、哮喘、呕吐等。

272 日月穴 强健机体防老化

【主治】

胸胁胀痛、胃痛、呕吐、黄疸、胸闷等。

穴位定位

位于上腹部，当乳头直下，第七肋间隙，前正中线旁开4寸处。

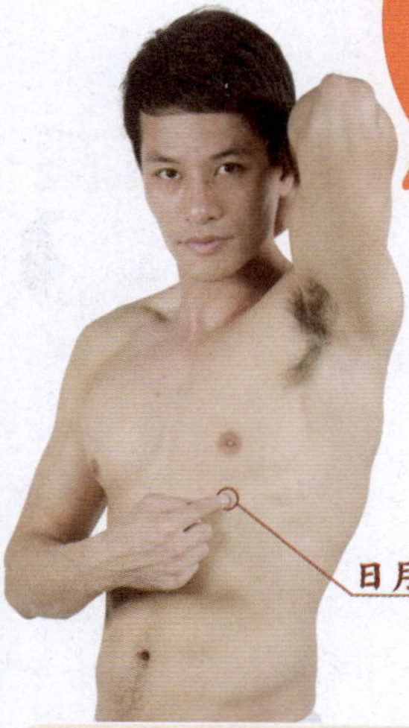

日，为阳；月，为阴。本穴可调和阴阳，调控身体机能，是维持人体健康的重要穴位，故名日月。

一穴多用

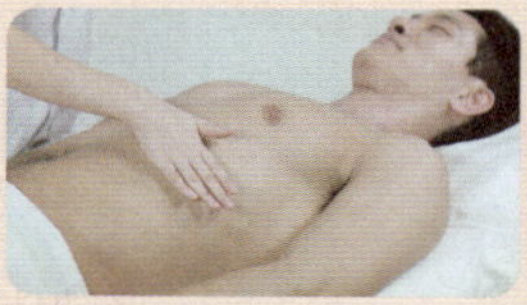

按摩

用手掌大鱼际按擦日月穴3~5分钟，每天坚持，可防治胸胁痛、胃痛等。

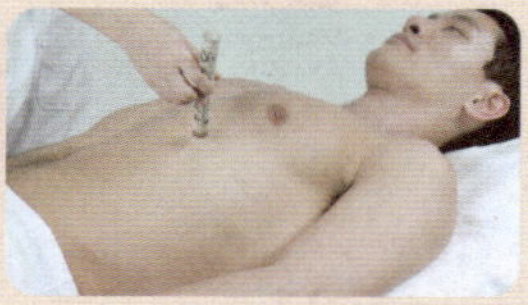

艾灸

用艾条温和灸熏灸日月穴5~10分钟，每天1次，可防治黄疸、胸胁痛等。

273 京门穴 利水消胀健腰肾

【主治】

小便不利、肾炎、腰胁痛、水肿等。

穴位定位

位于侧腰部，章门穴后1.8寸，当第十二肋骨游离端的下方。

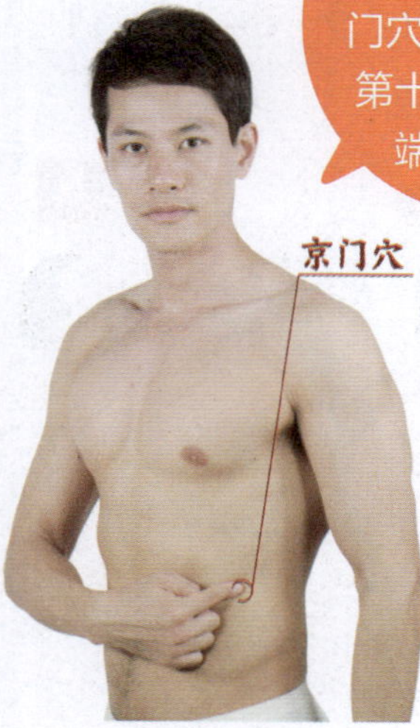

京，指人与物汇聚之所；门，指出入的门户。由日月穴下传至本穴的气血在此聚集且散热冷降，故名京门。

一穴多用

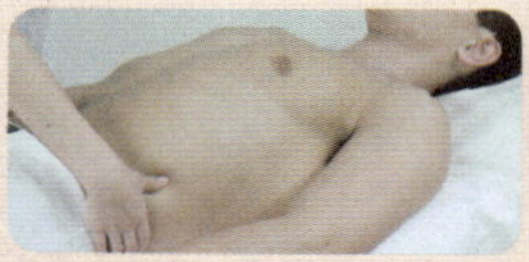

按摩

用拇指指尖揉按京门穴3~5分钟，每天坚持，可改善小便不利、腰胁痛等。

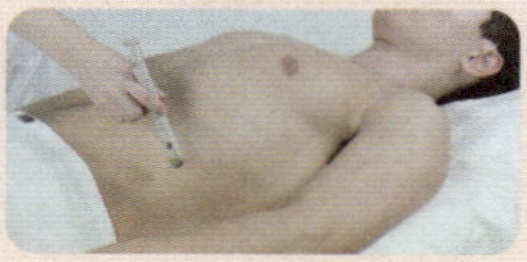

艾灸

用艾条温和灸熏灸京门穴5~10分钟，每天1次，可防治水肿、腰痛、肠鸣等。

274 带脉穴

按摩艾灸治带下

穴位定位

位于侧腹部，章门穴下1.8寸，当第十一肋骨游离端下方垂线与脐水平线交点处。

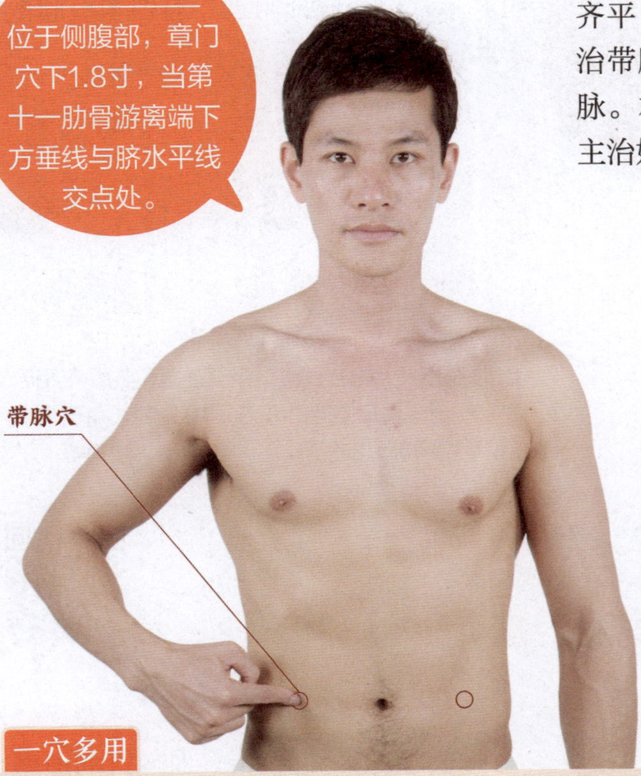

带，指束带。本穴与肚脐齐平，经气须从带脉通过，又主治带脉及妇女经带病症，故称带脉。本穴可行气活血、补肝肾，主治妇科经带病症。

【主治】 月经不调、闭经、带下病、小腹疼痛等妇科经带病症；疝气；腰痛、胁痛等。

【配伍】 ①带脉配白环俞、阴陵泉、三阴交，主治带下病。②带脉配中极、地机、三阴交，主治痛经、闭经。③带脉配血海、膈俞，主治月经不调。

一穴多用

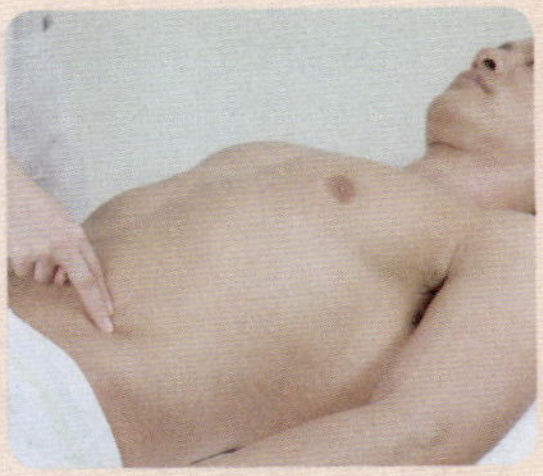

按摩

用食指、中指指尖点按带脉穴3～5分钟，长期按摩，可改善月经不调、经闭等。

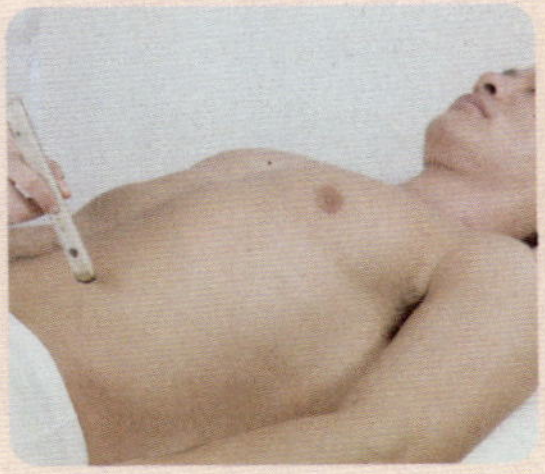

艾灸

用艾条温和灸熏灸带脉穴5～10分钟，每天1次，可治疗带下病、闭经、疝气等。

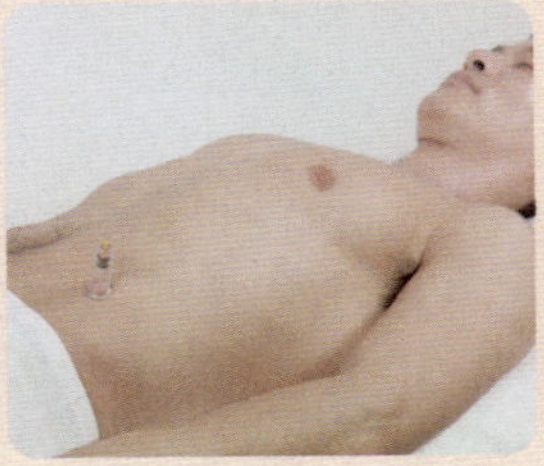

拔罐

将气罐吸附在带脉穴上，留罐15分钟，隔天1次，可防治腹痛、子宫内膜炎、盆腔炎等。

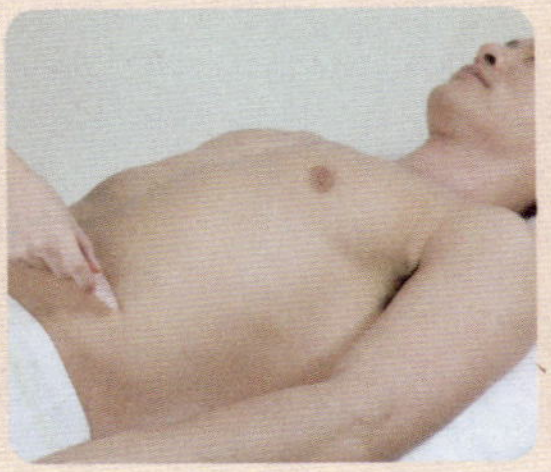

刮痧

用角刮法刮带脉穴30次，以皮肤发红为宜，隔天1次，可防治疝气、腹痛、盆腔炎等。

275 五枢穴

调经止带理下焦

【主治】
月经不调、疝气、便秘、腹胀、腰痛等。

穴位定位

位于侧腹部，当髂前上棘的前方，横平脐下3寸处。

五，指数量，正中之数；枢，指枢纽。本穴位于髋部附近，有很多经脉汇聚于此，故名五枢。

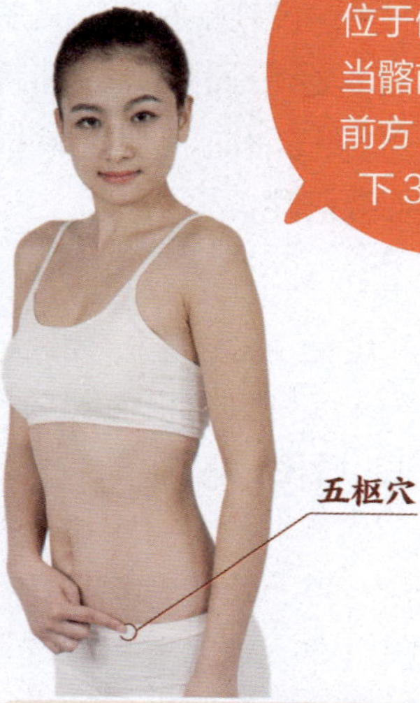

一穴多用

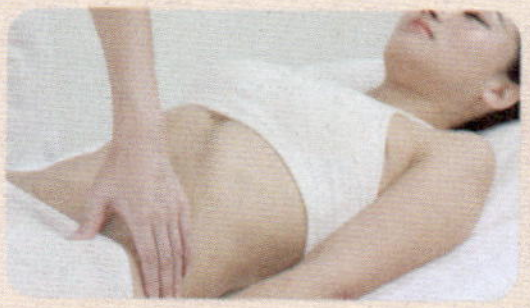

按摩

用拇指指尖点按五枢穴3~5分钟，每天坚持，可治疗月经不调、疝气等。

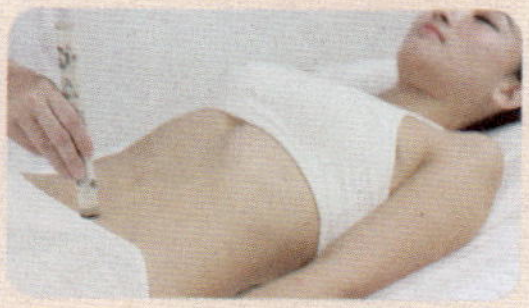

艾灸

用艾条温和灸熏灸五枢穴5~10分钟，每天1次，治疗便秘、腰痛等。

276 维道穴

利水止痛消炎症

【主治】
盆腔炎、子宫脱垂、带下、肾炎等。

穴位定位

位于侧腹部，当髂前上棘的前下方，五枢穴前下0.5寸处。

维，维持；道，指气血运行的道路。本穴有维持胆经气血正常运行的作用，故名维道。

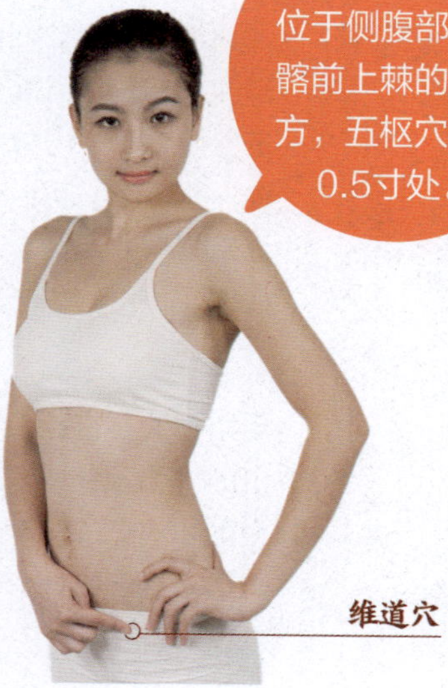

一穴多用

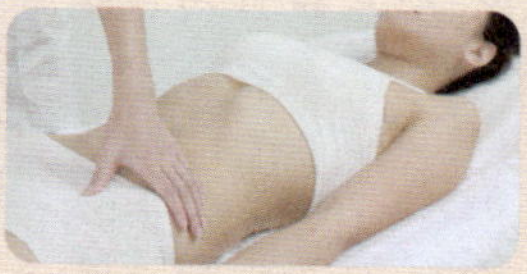

按摩

用拇指指尖点按维道穴3~5分钟，每天按摩，可防治带下病、盆腔炎、子宫脱垂等。

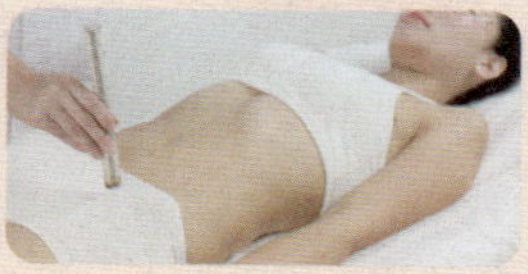

艾灸

用艾条温和灸熏灸维道穴5~10分钟，每天1次，可防治腹痛、子宫内膜炎、带下等。

277 居髎穴

疏经活络强筋骨

【主治】
疝气、下肢痿痹、睾丸炎、肾炎等。

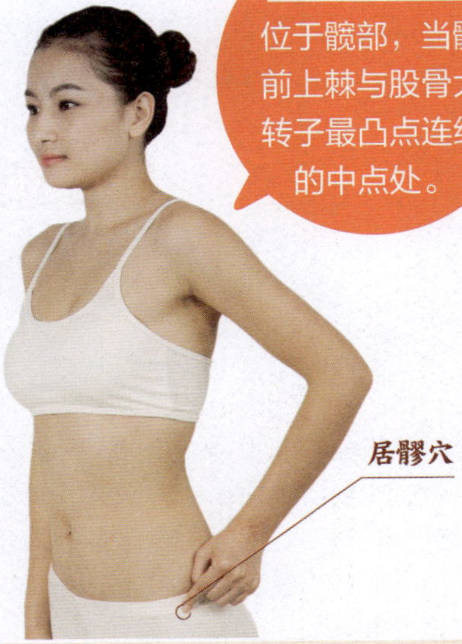

穴位定位

位于髋部，当髂前上棘与股骨大转子最凸点连线的中点处。

居，下蹲；髎，骨节的空隙处。人在屈髋下蹲时此处有凹陷，而本穴就位于凹陷处，故名居髎。

一穴多用

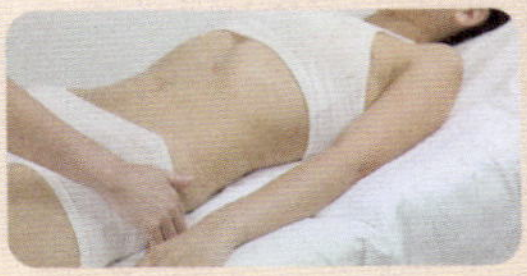

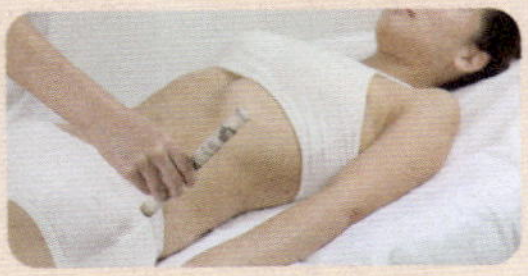

按摩 用拇指指尖擦按居髎穴5～10分钟，每天坚持，可防治疝气、下肢痿痹等。

艾灸 用艾条温和灸熏灸居髎穴5～10分钟，每天1次，可防治睾丸炎、肾炎等。

278 环跳穴

通经活络利腰腿

【主治】
下肢麻痹、坐骨神经痛、感冒、风疹等。

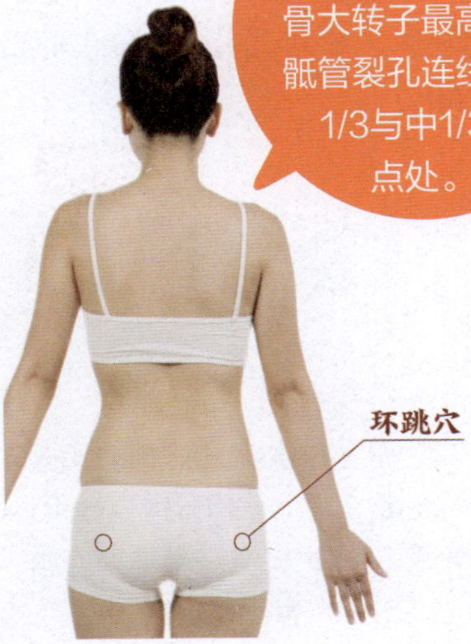

穴位定位

侧卧屈股，位于股骨大转子最高点与骶管裂孔连线的外1/3与中1/3交点处。

环，圆形，这里指臀部；跳，跳动、跳跃。本穴位于臀部，对下肢疾病有一定的治疗效果，故名环跳。

一穴多用

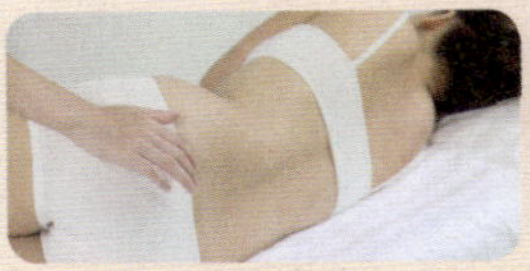

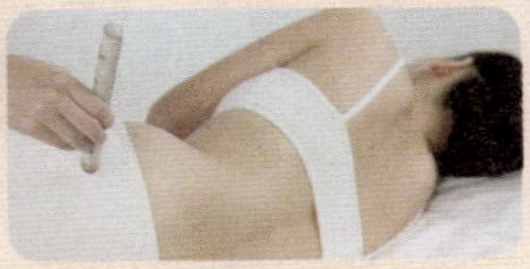

按摩 用手掌大鱼际擦按环跳穴10分钟，每天按摩，可改善下肢麻痹、坐骨神经痛等。

艾灸 用艾条温和灸熏灸环跳穴5～10分钟，每天1次，可防治脚气、感冒、风疹等。

279 风市穴

下肢痿痹找风市

【主治】

下肢痿痹、腰腿疼痛、坐骨神经痛等。

穴位定位

位于大腿外侧部的中线上，当腘横纹上7寸，或直立垂手时，中指指尖处。

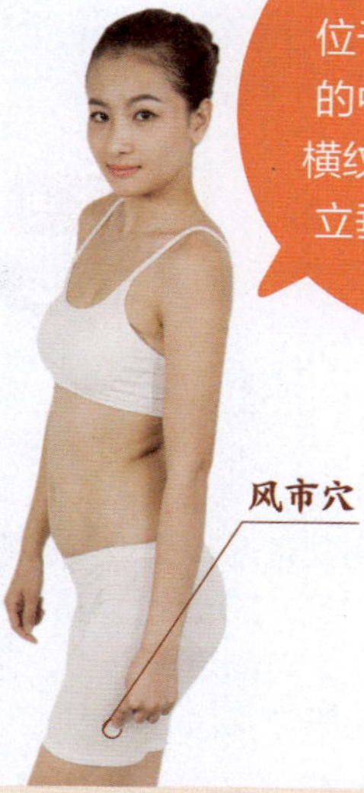

风，入侵人体的风邪；市，集市，汇聚。下肢风邪多汇聚于此，本穴可治疗各种由风邪所致的病症，故名风市。

一穴多用

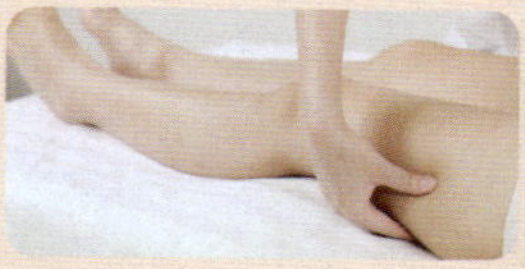

按摩

用拇指指尖压揉风市穴2～3分钟，每天坚持，可治下肢痿痹、腰腿疼痛等。

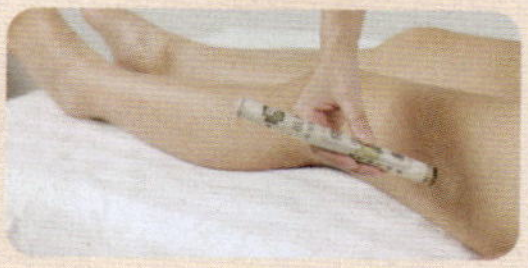

艾灸

用艾条温和灸熏灸风市穴5～10分钟，每天1次，可治疗坐骨神经痛、头痛等。

280 阳陵泉穴

强腰健膝治痿痹

【主治】

下肢痿痹、膝关节炎、踝扭伤、高血压等。

阳，阳气，外侧为阳，这里指小腿外侧；陵，土堆，这里指突起处，腓骨小头；泉，指凹陷处。本穴名指胆经的地部经水在此大量汽化。

穴位定位

位于小腿外侧，当腓骨小头前下方的凹陷处。

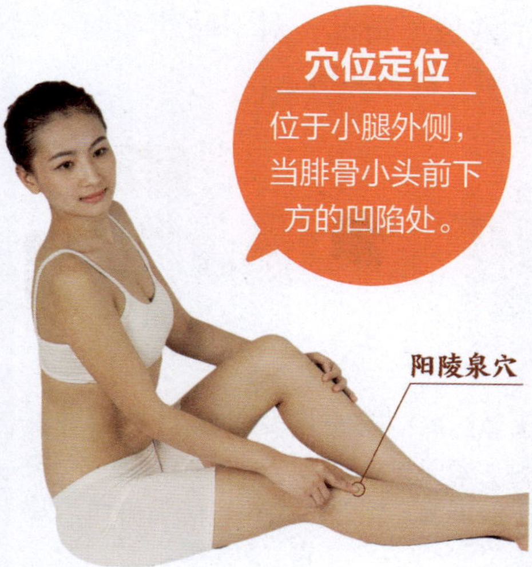

一穴多用

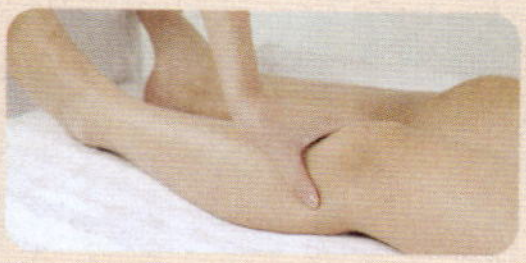

按摩

用拇指指尖按揉阳陵泉穴3～5分钟，每天坚持，可防治下肢痿痹、膝关节炎等。

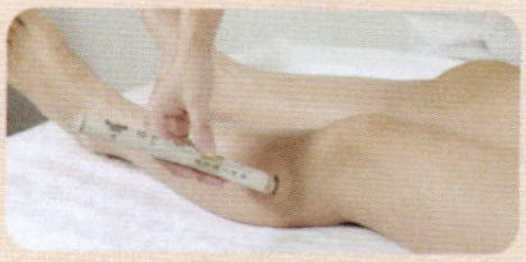

艾灸

用艾条温和灸熏灸阳陵泉穴5～10分钟，每天1次，可治疗高血压、呕吐、黄疸等。

281 中渎穴

通经止痛祛风寒

【主治】

下肢痿痹、下肢麻木、半身不遂、坐骨神经痛、腓肠肌痉挛等。

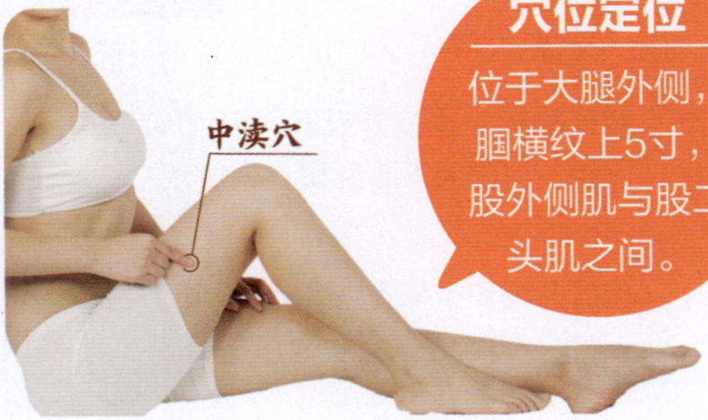

穴位定位

位于大腿外侧，腘横纹上5寸，股外侧肌与股二头肌之间。

一穴多用

按摩

用拇指指尖压揉中渎穴2～3分钟，每天坚持，可防治下肢痿痹、麻木等。

艾灸

用艾条温和灸熏灸中渎穴10分钟，每天1次，可治腓肠肌痉挛、下肢痿痹。

282 膝阳关穴

祛风化湿治膝痛

【主治】

膝关节炎、下肢瘫痪、小腿麻木、坐骨神经痛等。

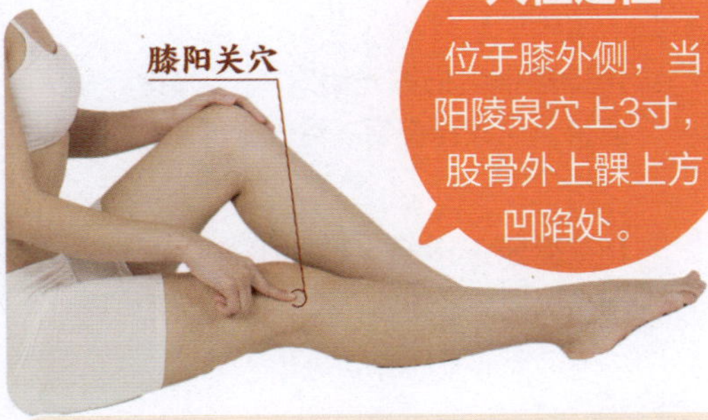

穴位定位

位于膝外侧，当阳陵泉穴上3寸，股骨外上髁上方凹陷处。

一穴多用

按摩

用拇指指尖揉按膝阳关穴3～5分钟，每天1次，可改善膝关节炎、下肢瘫痪等。

艾灸

用艾条温和灸熏灸膝阳关穴10分钟，每天1次，可治疗下肢瘫痪、膝关节炎等。

283 阳交穴

祛风除湿利关节

【主治】

坐骨神经痛、下肢痿痹、癫痫、神经性疾病、哮喘等。

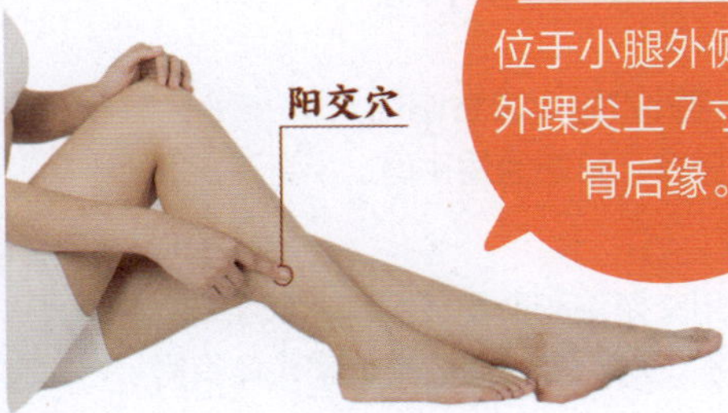

穴位定位

位于小腿外侧，当外踝尖上7寸，腓骨后缘。

一穴多用

按摩

用拇指指尖掐揉阳交穴5分钟，每天坚持，可防治下肢痿痹、哮喘等。

艾灸

用艾条温和灸熏灸阳交穴5～10分钟，每天1次，可治疗坐骨神经痛、下肢痿痹等。

284 外丘穴

疏肝理气安心神

【主治】

下肢麻痹、癫痫、胸胁痛、腿痛等。

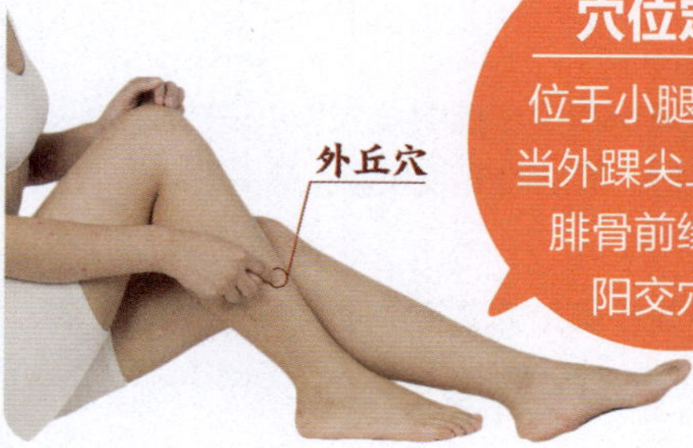

穴位定位

位于小腿外侧，当外踝尖上7寸，腓骨前缘，平阳交穴。

一穴多用

按摩

用拇指指尖揉按外丘穴3～5分钟，每天坚持，可防治下肢麻痹、癫痫等。

艾灸

用艾条温和灸熏灸外丘穴5～10分钟，每天1次，可治疗胸胁痛、腿痛等。

285 光明穴

通络止痛治目疾

【主治】

目痛、夜盲、青光眼、膝痛、下肢痿痹等。

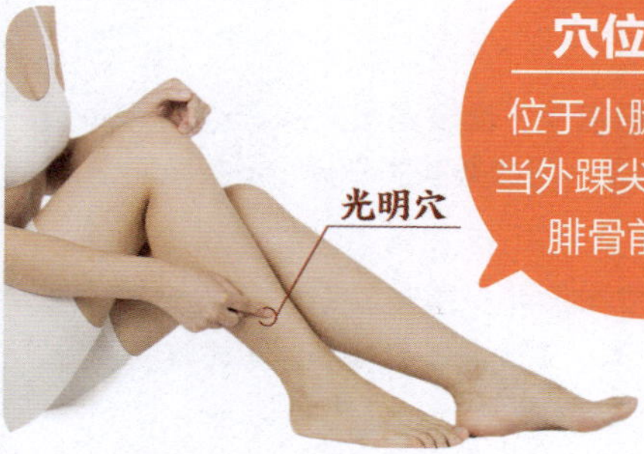

穴位定位

位于小腿外侧，当外踝尖上5寸，腓骨前缘。

一穴多用

按摩

用拇指指尖掐按光明穴3～5分钟，每天坚持，可改善夜盲、青光眼等。

艾灸

用艾条温和灸熏灸光明穴10分钟，每天1次，可防治视神经萎缩、膝痛、下肢痿痹等。

286 阳辅穴

祛风除湿利筋骨

【主治】

偏头痛、半身不遂、腰痛、膝关节炎、扁桃体炎等。

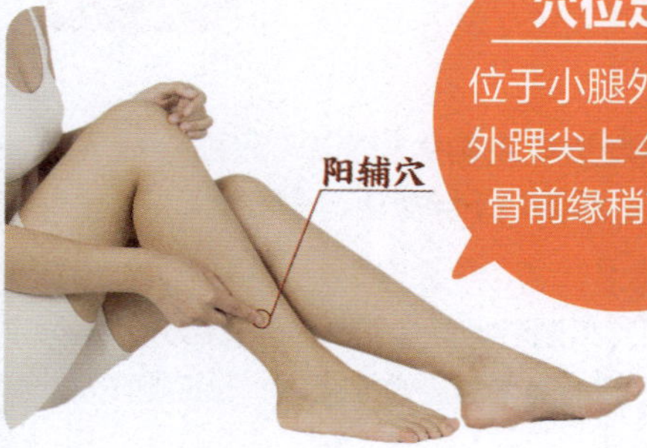

穴位定位

位于小腿外侧，当外踝尖上４寸，腓骨前缘稍前方。

一穴多用

按摩

用拇指指尖揉按阳辅穴3～5分钟，每天坚持，可防治偏头痛、半身不遂等。

艾灸

用艾条温和灸熏灸阳辅穴10分钟，每天1次，可治疗膝关节炎、扁桃体炎等。

287 悬钟穴

疏肝泻胆活筋脉

【主治】

头痛、腰痛、胸腹胀满、半身不遂、高脂血症、高血压等。

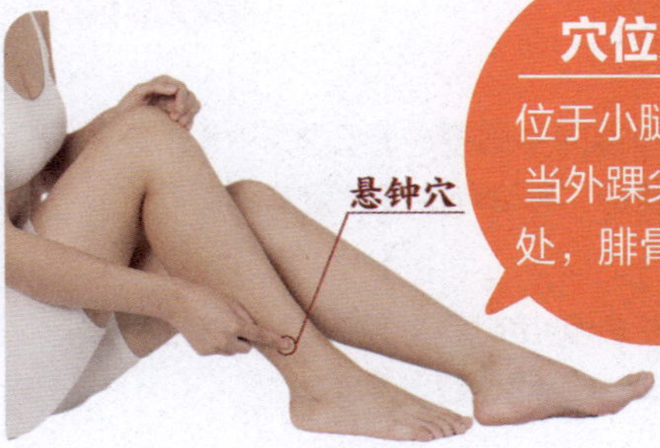

穴位定位

位于小腿外侧，当外踝尖上3寸处，腓骨前缘。

一穴多用

按摩

用拇指指腹按揉悬钟穴3~5分钟，每天坚持，可治疗头痛、腰痛等。

艾灸

用艾条温和灸熏灸悬钟穴5~10分钟，每天1次，可治疗高脂血症、高血压等。

288 丘墟穴

通经活络消肿痛

【主治】

中风偏瘫、头痛、疝气、下肢痿痹、足跗肿痛等。

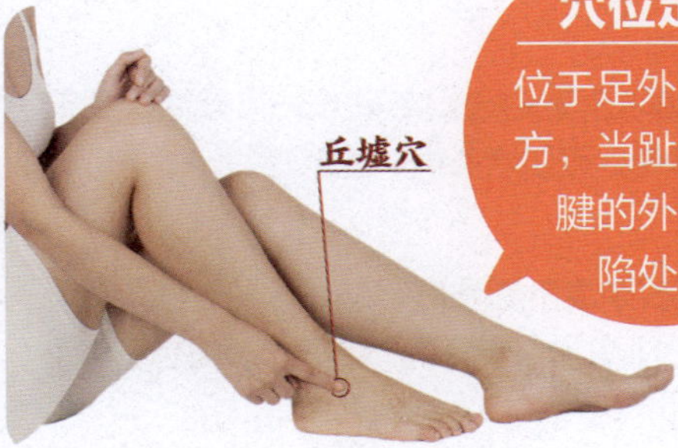

穴位定位

位于足外踝前下方，当趾长伸肌腱的外侧凹陷处。

一穴多用

按摩

用拇指指尖揉按丘墟穴3~5分钟，每天坚持，可防治头痛、疝气等。

艾灸

用艾条温和灸熏灸丘墟穴5~10分钟，每天1次，可治疗中风偏瘫、下肢痿痹等。

289 足临泣穴

头痛心悸目眩按

【主治】

中风偏瘫、头痛、心悸、目眩等。

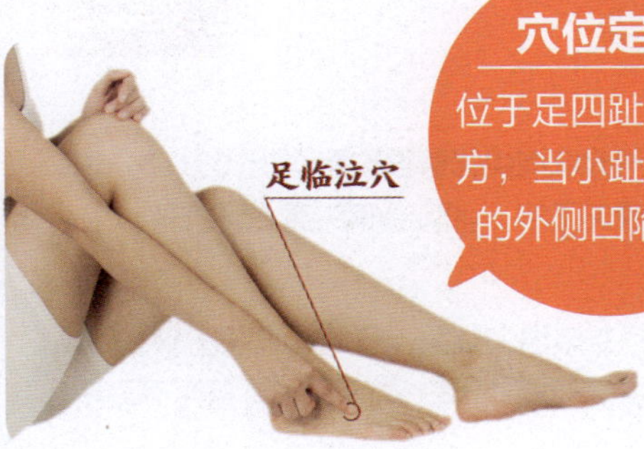

穴位定位

位于足四趾关节后方，当小趾伸肌腱的外侧凹陷处。

一穴多用

按摩

用拇指指尖点按足临泣穴2~3分钟，每天坚持，可防治头痛、心悸、目眩等。

艾灸

用艾条温和灸熏灸足临泣穴5~10分钟，每天1次，可治疗中风偏瘫等。

290 地五会穴

清热泻火治耳聋

【主治】
头痛、目赤肿痛、耳鸣、耳聋、乳腺炎、足扭伤等。

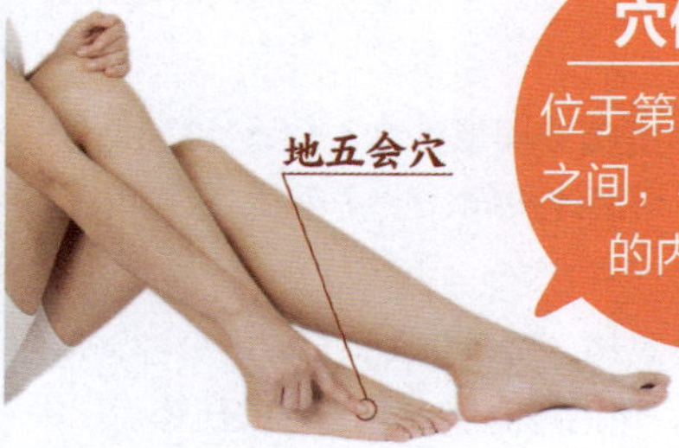

穴位定位

位于第四、五跖骨之间，小趾伸肌腱的内侧缘。

一穴多用

按摩

用拇指指尖掐按地五会穴2～3分钟，每天坚持，可治疗头痛、目赤肿痛等。

艾灸

用艾条温和灸熏灸地五会穴5～10分钟，每天1次，可治疗乳腺炎。

291 侠溪穴

清热息风消肿痛

【主治】
头痛、眩晕、目赤肿痛、脑卒中、高血压、耳鸣等。

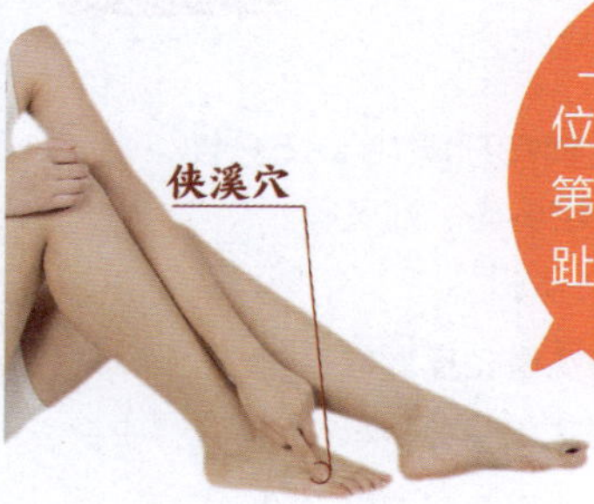

穴位定位

位于足背外侧，当第四、五趾之间，趾蹼缘后方，赤白肉际处。

一穴多用

按摩

用拇指指尖按揉侠溪穴5～6分钟，每天坚持，可防治头痛、眩晕等。

艾灸

用艾条温和灸熏灸侠溪穴5～10分钟，每天1次，可治目赤肿痛、脑卒中、高血压等。

292 足窍阴穴

通经止痛又聪耳

【主治】
偏头痛、目眩、耳聋、耳鸣、失眠、目赤肿痛等。

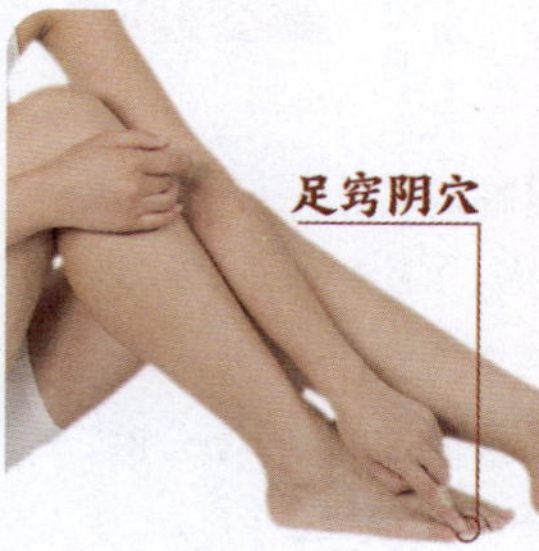

穴位定位

位于足第四趾末节外侧，距趾甲角0.1寸（指寸）处。

一穴多用

按摩

用拇指指尖垂直掐按足窍阴穴3～5分钟，每天坚持，可防治偏头痛、目眩等。

艾灸

用艾条温和灸熏灸足窍阴穴10分钟，每天1次，可防治耳鸣、失眠、多梦、月经不调等。

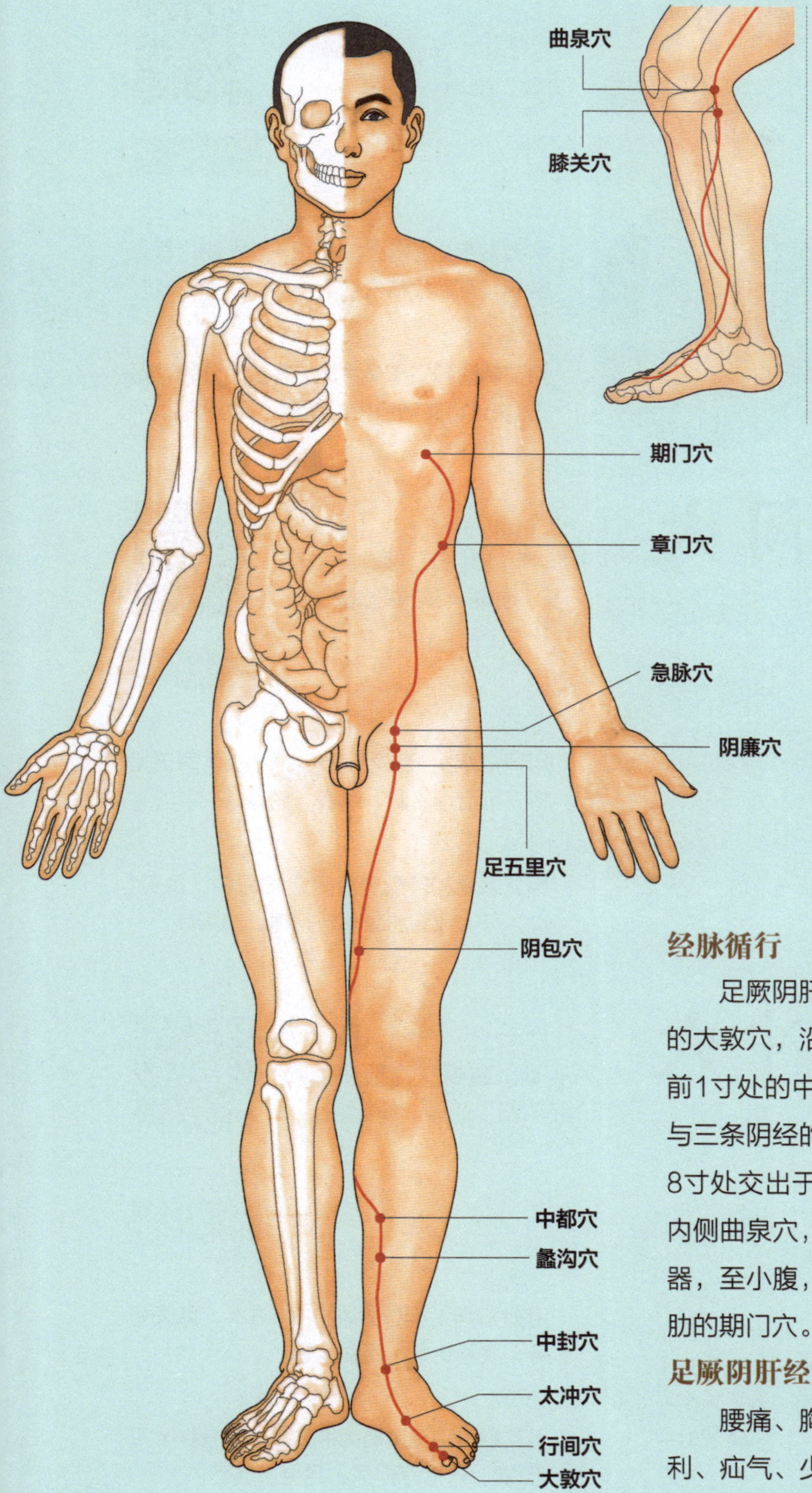

第13章 足厥阴肝经

经脉循行

足厥阴肝经起于足大趾外侧甲角旁的大敦穴，沿足背内侧向上，经过内踝前1寸处的中封穴，上行于小腿内侧，与三条阴经的三阴交穴交会，至内踝上8寸处交出于足太阴脾经的后面，至膝内侧曲泉穴，沿大腿内侧中线，环绕阴器，至小腹，行于胸腹部，止于乳下两肋的期门穴。

足厥阴肝经主治病症

腰痛、胸满、呃逆、遗尿、小便不利、疝气、少腹肿、肝病、妇科病、前阴病以及经脉循行部位的其他病症。

293 大敦穴

调经止痛理下焦

【主治】

子宫脱垂、疝气、崩漏、闭经、遗尿、腹痛等。

一穴多用

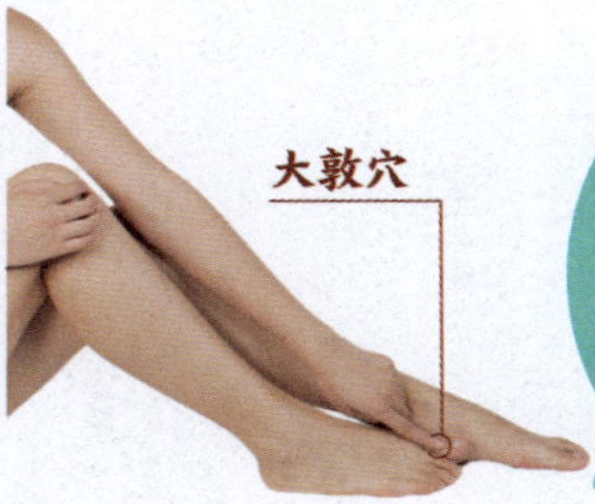

穴位定位

位于足大趾末节外侧，距趾甲角0.1寸（指寸）处。

按摩

用拇指指尖掐按大敦穴3～5分钟，每天坚持，可治疗疝气。

艾灸

用艾条温和灸熏灸大敦穴5～10分钟，每天1次，可防治疝气、崩漏、闭经等。

294 行间穴

清肝泻热找行间

【主治】

耳鸣、耳聋、眩晕、阳痿、崩漏、胸胁胀痛等。

一穴多用

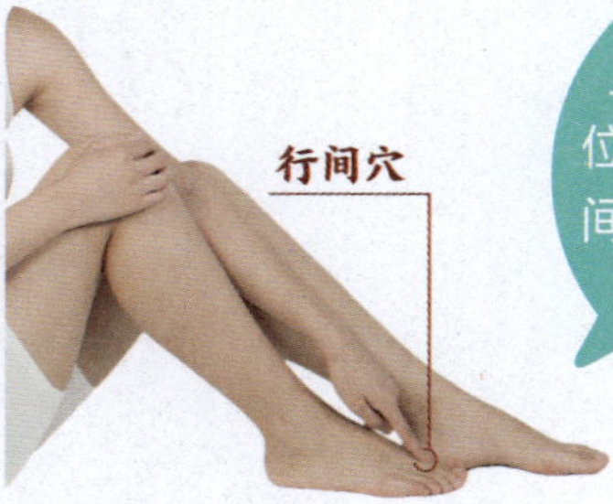

穴位定位

位于第一、二趾之间，趾蹼缘后方，赤白肉际处。

按摩

用拇指指尖掐按行间穴3～5次，每天坚持，可治疗耳鸣、耳聋、眩晕等。

艾灸

用艾条温和灸熏灸行间穴10分钟，每天1次，可治疗胸胁胀痛、阳痿、崩漏等。

295 太冲穴

清肝养血利下焦

【主治】

头晕、眩晕、高血压、月经不调、遗尿、癃闭等。

一穴多用

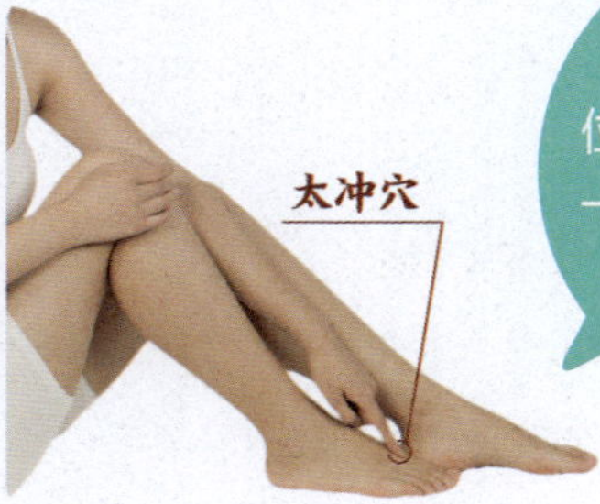

穴位定位

位于足背侧，当第一跖骨间隙的后方凹陷处。

按摩

用拇指指尖掐按太冲穴3～5次，每天坚持，改善头晕、高血压等。

艾灸

用艾条温和灸熏灸太冲穴5～10分钟，每天1次，可治疗遗尿、月经不调等。

296 中封穴

调理下焦清肝胆

【主治】
小便不利、阴茎痛、疝气、胁肋痛、黄疸、腰痛、内踝肿痛等。

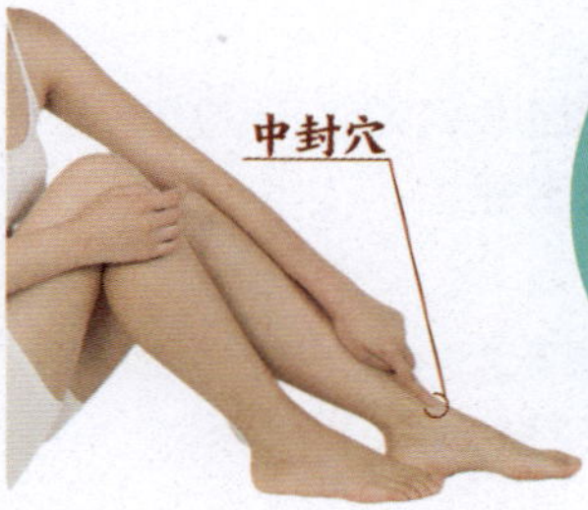

穴位定位

位于商丘穴与解溪穴连线之间，胫骨前肌腱的内侧凹陷处。

一穴多用

按摩
用拇指指尖用力掐按中封穴3~5次，每天坚持，可治疗胁肋痛。

艾灸
用艾条温和灸熏灸中封穴5~10分钟，每天1次，可治疗阴茎痛、疝气等。

297 蠡沟穴

疏肝理气治下焦

【主治】
下肢痹痛、疝气、月经不调、崩漏、阴茎痛等。

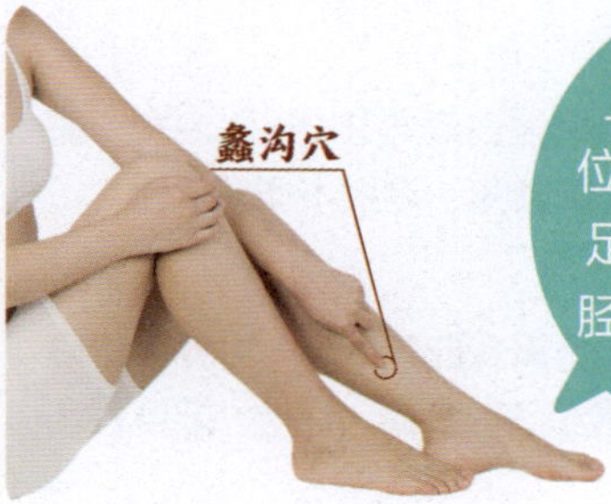

穴位定位

位于小腿内侧，当足内踝尖上5寸，胫骨内侧面中央。

一穴多用

按摩
用拇指指尖用力掐按蠡沟穴3~5次，每天坚持，可治疗月经不调、阴茎痛等。

艾灸
用艾条温和灸熏灸蠡沟穴5~10分钟，每天1次，可改善月经不调、疝气、崩漏等。

298 中都穴

调经止血疏肝气

【主治】
腹痛、疝气、痛经、遗精、崩漏等。

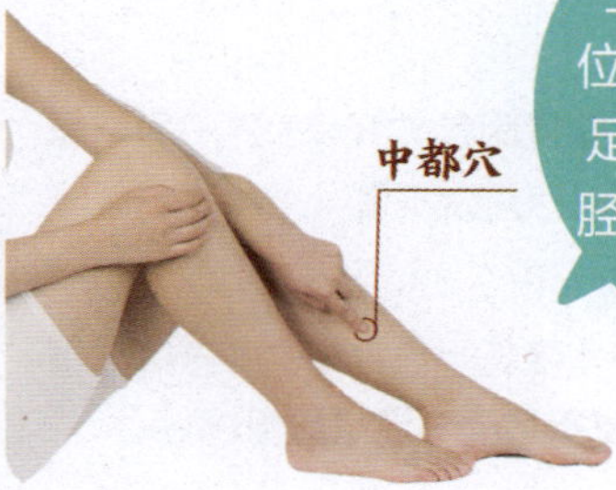

穴位定位

位于小腿内侧，当足内踝尖上7寸，胫骨内侧面中央。

一穴多用

按摩
用拇指指尖按揉中都穴100~200次，每天坚持，可治疗腹痛。

艾灸
用艾条温和灸熏灸中都穴5~10分钟，每天1次，可治疗疝气、痛经、遗精、崩漏等。

299 膝关穴

祛湿防治关节炎

【主治】

膝痛、下肢麻木、痛风、膝关节炎、腿痛、咽喉肿痛等。

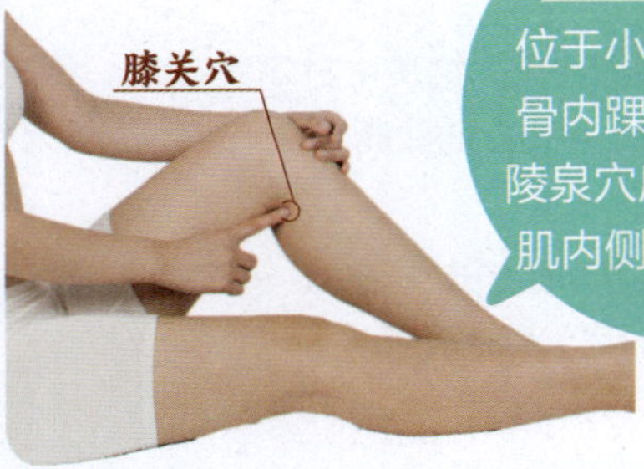

穴位定位

位于小腿内侧，胫骨内踝后下方，阴陵泉穴后1寸，腓肠肌内侧头的上部。

一穴多用

按摩

用拇指指尖按揉膝关穴100～200次，每天坚持，可治疗膝痛。

艾灸

用艾条温和灸熏灸膝关穴5～10分钟，每天1次，可改善下肢痹痛、膝痛等。

300 曲泉穴

男女生殖保健穴

【主治】

月经不调、痛经、遗精、阳痿、膝痛、下肢痹痛等。

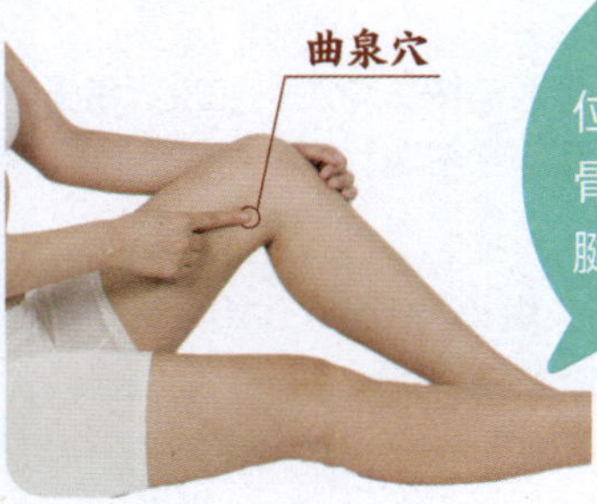

穴位定位

位于大腿内侧，股骨内侧髁后缘，半腱肌、半膜肌止端前缘凹陷处。

一穴多用

按摩

用拇指指尖按揉曲泉穴100～200次，每天坚持，治疗膝痛、月经不调等。

艾灸

用艾条温和灸熏灸曲泉穴5～10分钟，每天1次，可改善下肢痹痛、遗精、阳痿等。

301 阴包穴

疏经止痛调经血

【主治】

头痛、目眩、月经不调、遗尿、小便不利、腰骶痛等。

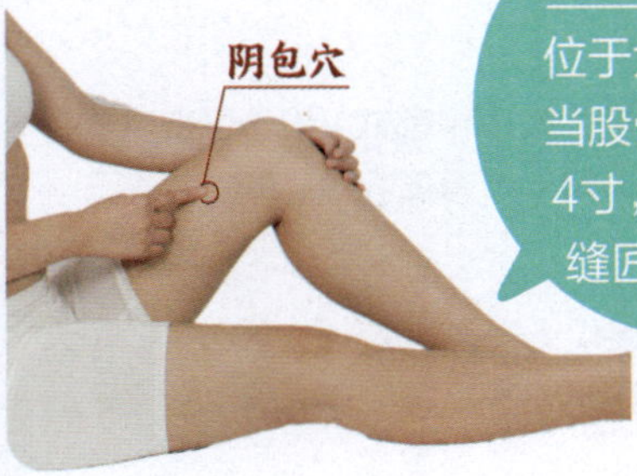

穴位定位

位于大腿内侧，当股骨内上髁上4寸，股内肌与缝匠肌之间。

一穴多用

按摩

用拇指指尖按揉阴包穴100～200次，每天坚持，可治疗月经不调。

艾灸

用艾条温和灸熏灸阴包穴5～10分钟，每天1次，可改善月经不调、腰骶痛等。

302 足五里穴
疏肝理气保健穴

【主治】
少腹胀痛、小便不通、嗜卧、四肢倦怠、阴囊湿疹等。

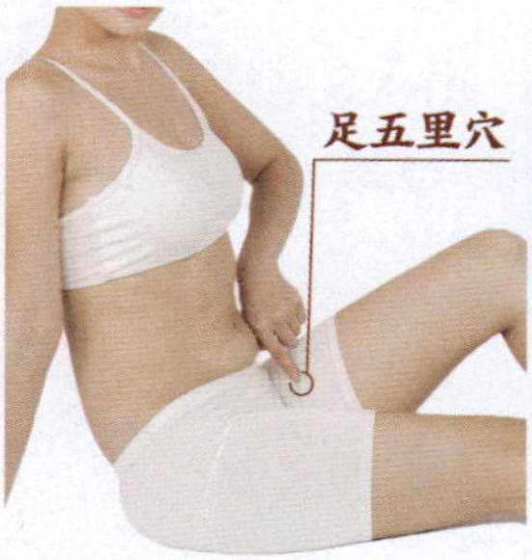

穴位定位

位于大腿内侧，当气冲穴直下3寸，耻骨结节下方，长收肌的外缘。

一穴多用

按摩

用拇指指尖按揉足五里穴100～200次，每天坚持，可改善腹痛、小便不利等。

艾灸

用艾条温和灸熏灸足五里穴10分钟，每天1次，可缓解腹痛。

303 阴廉穴
呵护女人调经带

【主治】
月经不调、赤白带下、少腹疼痛、股内侧痛等。

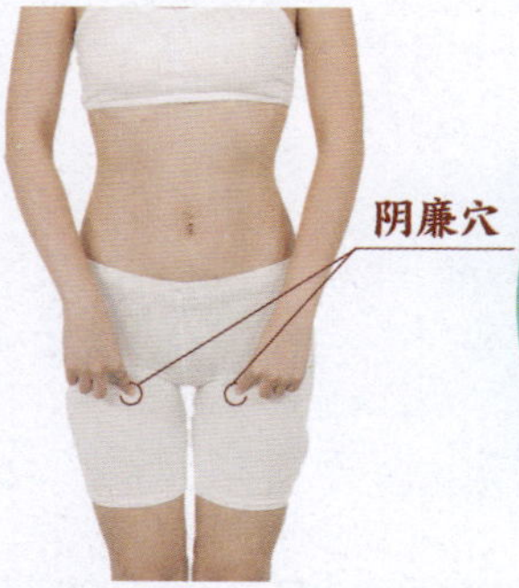

穴位定位

位于大腿内侧，当气冲穴直下2寸，耻骨结节下方，长收肌的外缘。

一穴多用

按摩

用拇指指尖按揉阴廉穴100～200次，每天坚持，可治疗腹痛、月经不调等。

艾灸

用艾条温和灸熏灸阴廉穴10分钟，每天1次，可缓解腹痛，改善月经不调。

304 急脉穴
疏肝理气调下焦

【主治】
下肢冷痛麻木、睾丸肿痛、疝气、少腹痛、股内侧痛等。

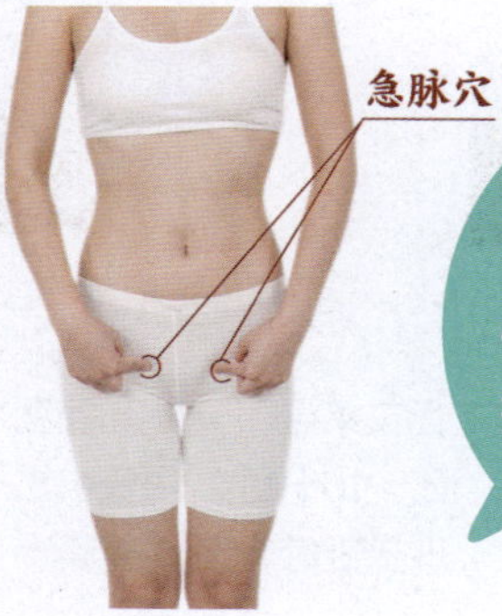

穴位定位

位于耻骨结节外侧，腹股沟股动脉搏动处，前正中线旁开2.5寸处。

一穴多用

按摩

用拇指指尖一按一松地按摩急脉穴，操作3分钟，每天坚持，可治疗下肢冷痛、麻木等。

艾灸

用艾条温和灸熏灸急脉穴5～10分钟，每天1次，可改善睾丸肿痛、疝气等。

305 章门穴

理气除胀章门强

【主治】

腹痛、腹胀、胸胁痛、吞酸、泄泻等。

穴位定位

位于侧腹部，当第十一肋游离端的下方。

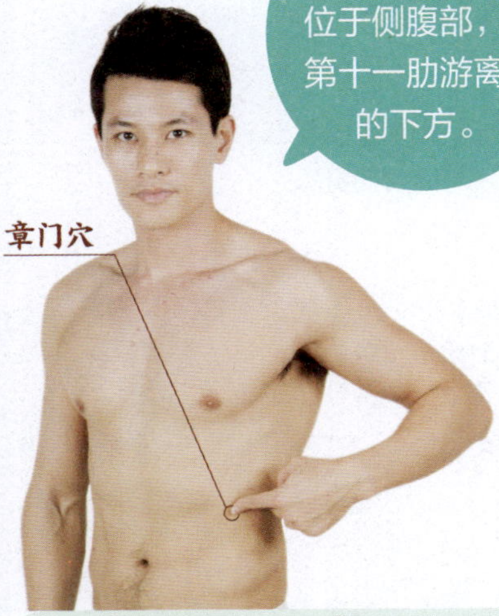

章，大木材；门，出入的门户。指肝经的强劲风气在此风停气息。本穴物质为从急脉穴传来的强劲风气。

一穴多用

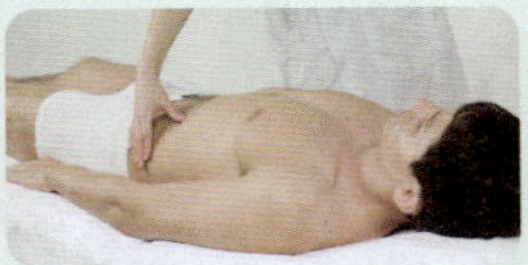

按摩

用拇指指尖按揉章门穴100～200次，每天坚持，可治疗腹痛、腹胀、胸胁痛等。

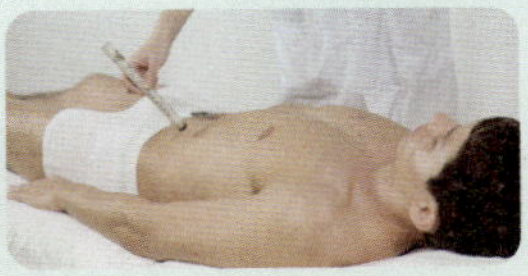

艾灸

用艾条温和灸熏灸章门穴5～10分钟，每天1次，可改善胸胁痛、泄泻等。

306 期门穴

疏肝理气能活血

【主治】

胸胁痛、吞酸、呕吐等。

穴位定位

位于胸部，当乳头直下，第六肋间隙，前正中线旁开4寸处。

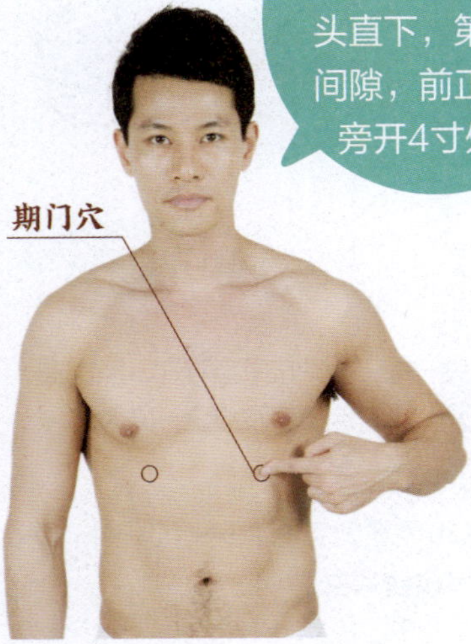

期，期望、约会之意；门，出入的门户。指天之中部的水湿之气由此输入肝经。

一穴多用

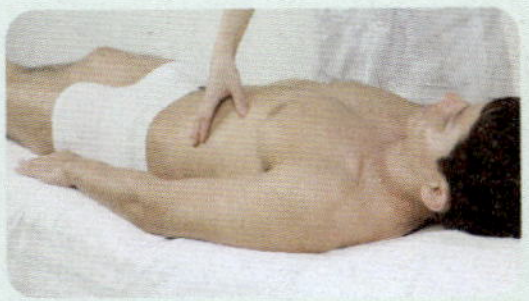

按摩

用拇指指尖按揉期门穴100～200次，每天坚持，治疗胸胁痛、吞酸等。

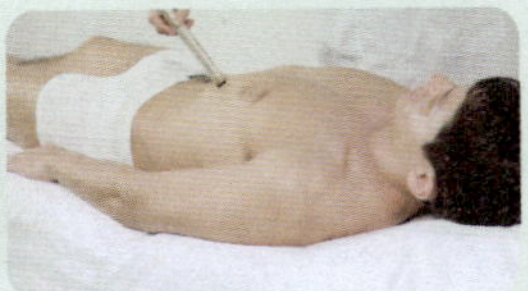

艾灸

用艾条温和灸熏灸期门穴5～10分钟，每天1次，改善呕吐、胸胁痛等。

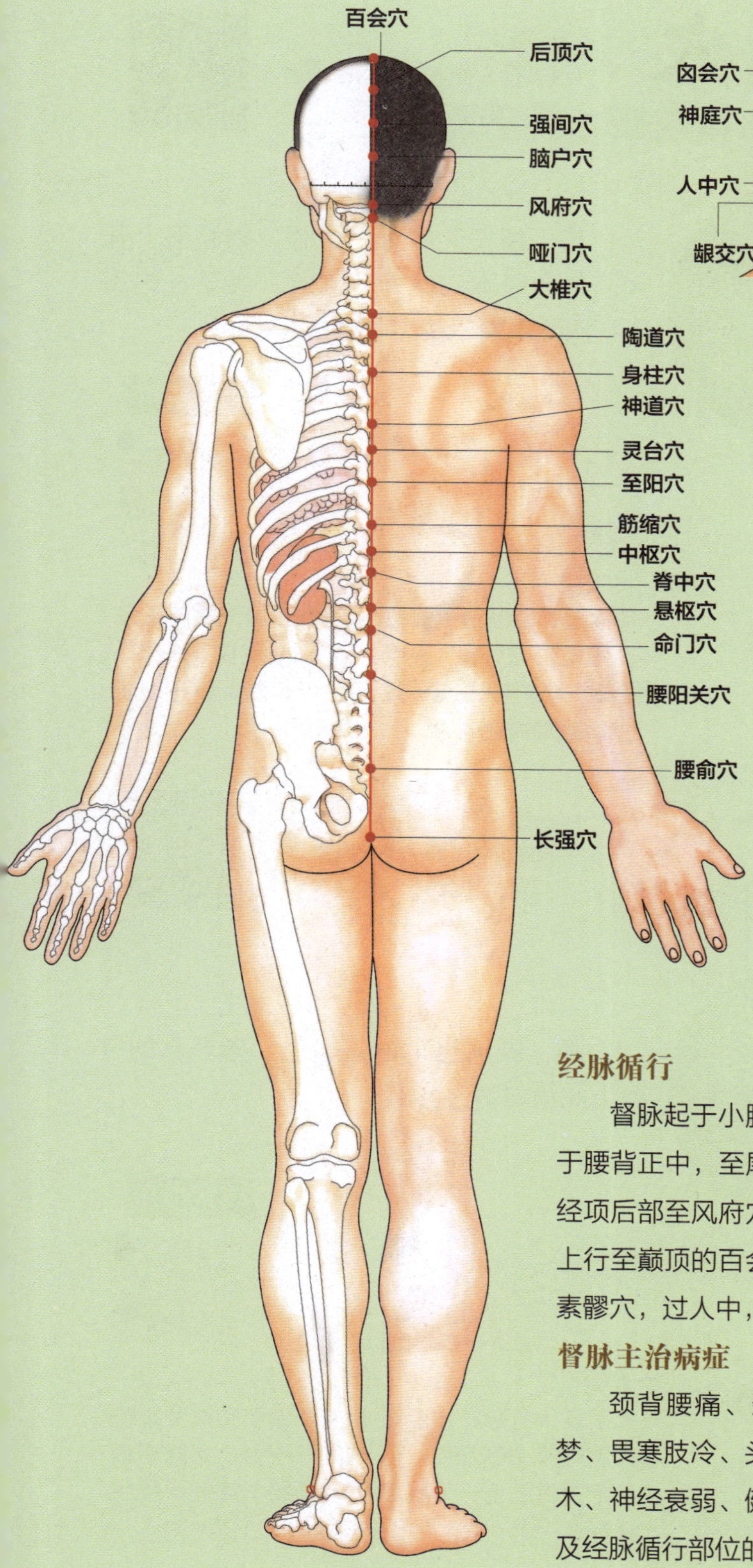

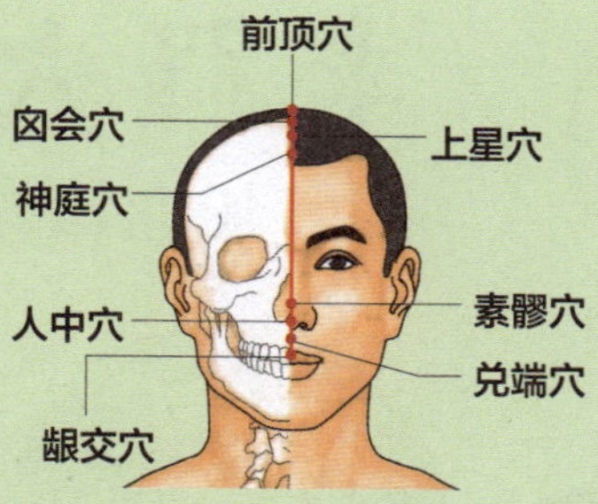

第14章

督脉

经脉循行

督脉起于小腹内胞宫，下出会阴部，向后行于腰背正中，至尾骶部的长强穴，沿脊柱上行，经项后部至风府穴，进入脑内，沿头部正中线，上行至巅顶的百会穴，经前额下行鼻柱至鼻尖的素髎穴，过人中，至上齿正中的龈交穴。

督脉主治病症

颈背腰痛、颈部发硬、烦躁易怒、失眠多梦、畏寒肢冷、头晕、目眩、手足震颤、手足麻木、神经衰弱、健忘、痔疮、脱肛、子宫脱垂以及经脉循行部位的其他病症。

307 长强穴

调气和血肾虚按

【主治】
痔疮、便秘、泄泻、遗精、阳痿、肾虚等。

穴位定位

位于尾骨端下0.5寸，当尾骨端与肛门连线的中点处。

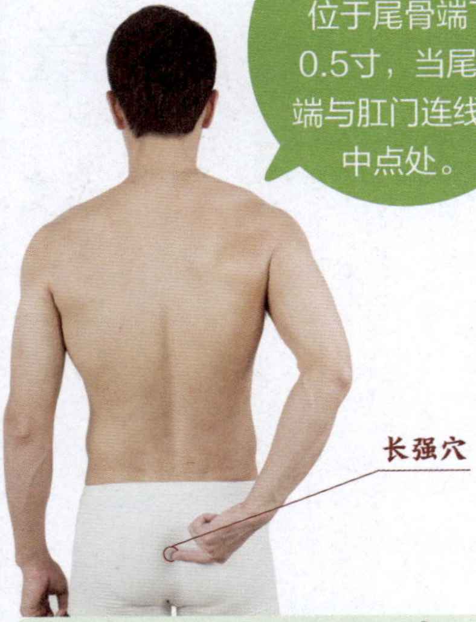

长，指长久的意思；强，指强盛、强大。气血经本穴向外输出时，强劲、饱满而且源源不断，故名长强。

一穴多用

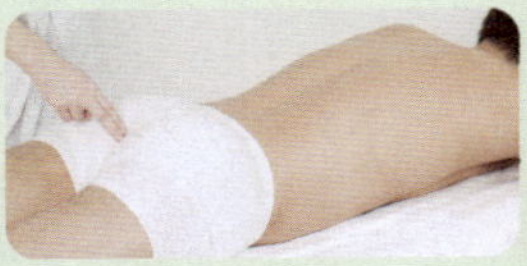

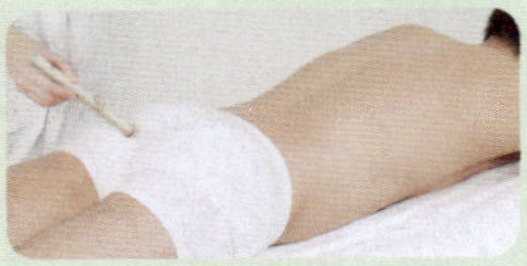

按摩
用食指、中指指尖揉按长强穴3～5分钟，长期按摩，对遗精、阳痿、肾虚有很好的治疗效果。

艾灸
用艾条回旋灸熏灸长强穴10分钟，每天1次，可治疗痔疮、泄泻、便秘等。

308 腰俞穴

清热散寒强筋骨

【主治】
腰脊冷痛、下肢痿痹、月经不调等。

穴位定位

位于骶部，当后正中线上，适对骶管裂孔。

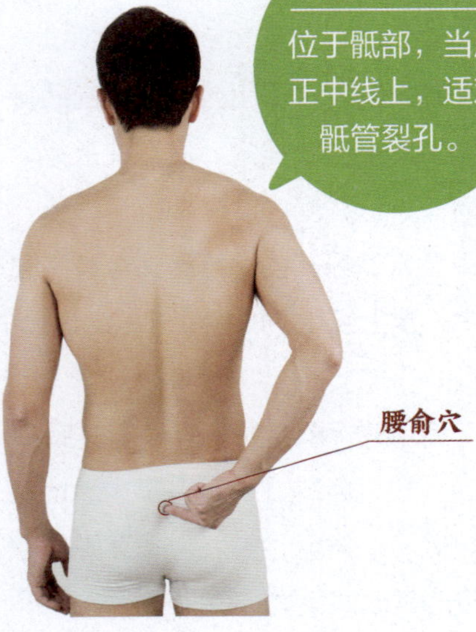

腰，腰部也；俞，输也。指督脉的气血由此输向腰之各部。

一穴多用

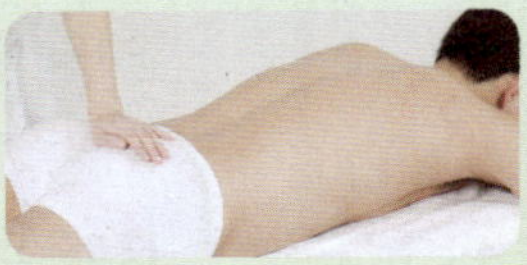

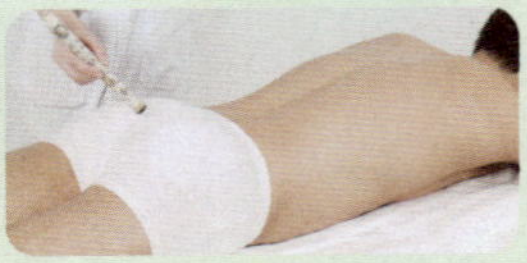

按摩
用手掌大鱼际揉按腰俞穴3分钟，每天坚持，可治疗腰脊强痛、下肢痿痹等。

艾灸
用艾条温和灸熏灸腰俞穴3～5分钟，可防治腹泻、便秘、痔疮、月经不调等。

309 腰阳关穴

腰脊强健特效穴

穴位定位

位于腰部，当后正中线上，第四腰椎棘突下凹陷处。

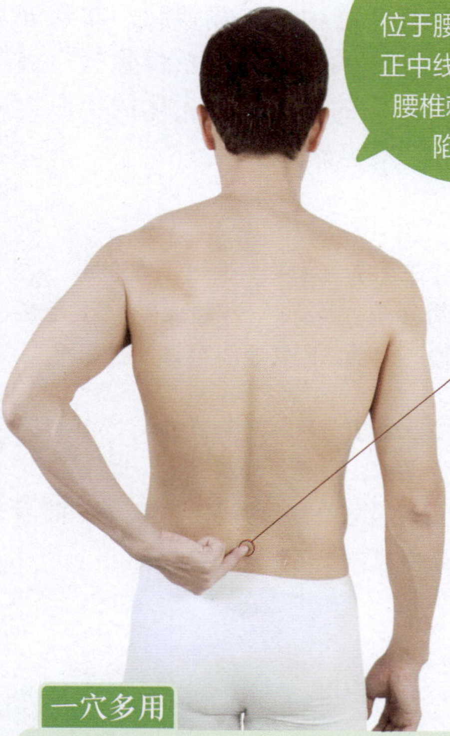

腰，指腰部；阳，指阳气；关，指关卡。本穴物质为腰俞穴传来的水湿之气，在上行至本穴的过程中散热吸湿，至本穴后，滞重的水湿之气不能继续上行。本穴如同督脉水湿上行的关卡一般，故名腰阳关。

【主治】 坐骨神经痛、腰腿痛、下肢痿痹、四肢厥冷；月经不调、赤白带下等妇科病症；遗精、阳痿等男科病症。

【配伍】 ①腰阳关配肾俞、次髎、委中，防治腰腿疼痛。②腰阳关配腰夹脊、秩边、承山、飞扬，防治坐骨神经痛。

一穴多用

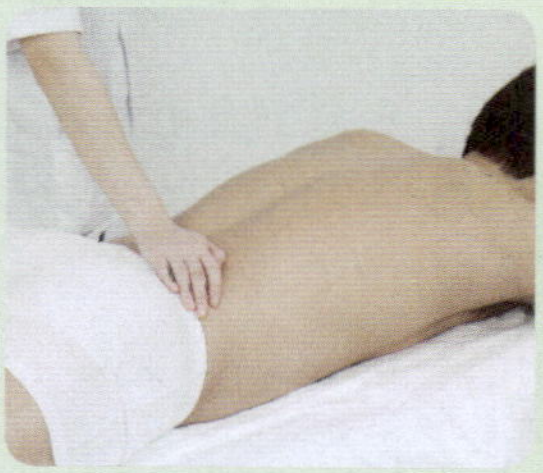

按摩

用手掌大鱼际揉按腰阳关穴2～3分钟，每天坚持，可治疗坐骨神经痛、腰腿痛等。

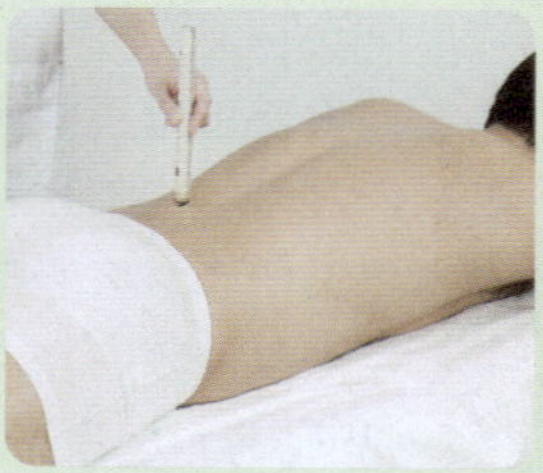

艾灸

用艾条温和灸熏灸腰阳关穴10~15分钟，每天1次，可防治膀胱炎、盆腔炎、遗精、阳痿、月经不调等。

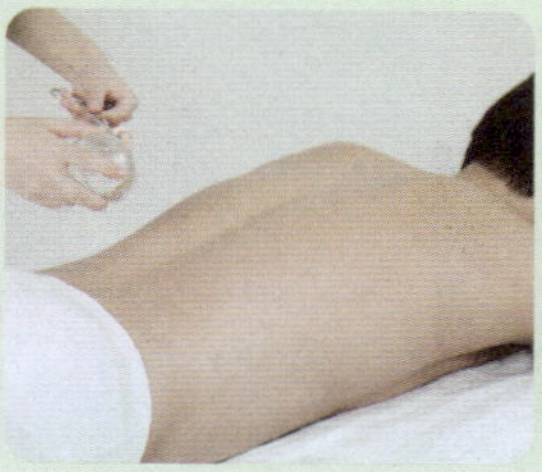

拔罐

用闪罐法拔腰阳关穴，至皮肤潮红发热为度，每天1次，可治疗腰痛、四肢厥冷等。

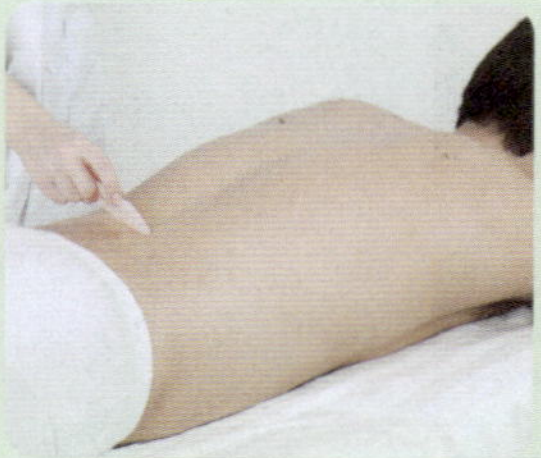

刮痧

用角刮法刮拭腰阳关穴1～2分钟，稍出痧即可，每天1次，可治疗腰骶疼痛、下肢痿痹等。

310 命门穴

补肾壮阳命门魁

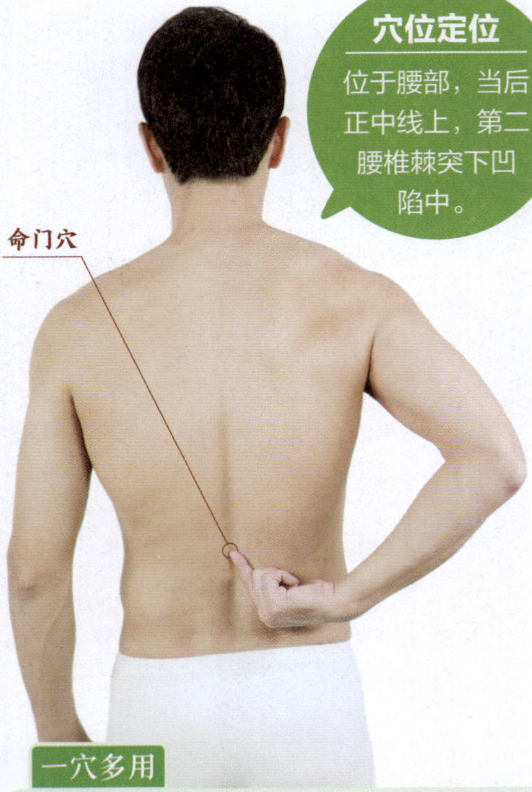

穴位定位

位于腰部，当后正中线上，第二腰椎棘突下凹陷中。

命，指生命；门，指出入的门户。指脊骨中的高温、高压之阴性水液由此外输督脉。本穴外输的阴性水液有维系督脉气血流行不息的作用，为人体的生命之本，故名命门。

【主治】遗尿、尿频、赤白带下、胎屡坠、腰痛、脊强反折、手足逆冷、遗精、阳痿、不育等。

【配伍】①命门配肾俞、太溪，防治遗精、早泄、腰膝无力、遗尿。②命门配百会、筋缩、腰阳关，防治破伤风、抽搐。

一穴多用

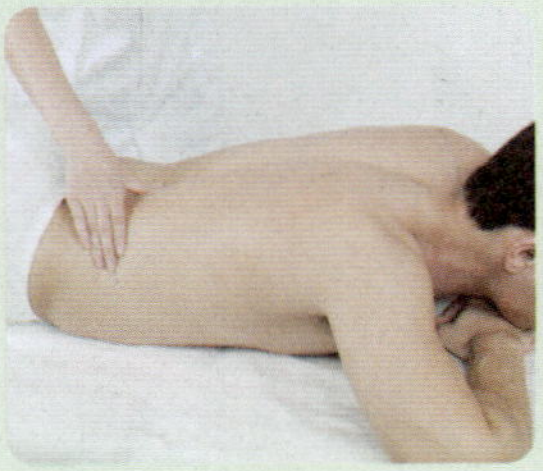

按摩 用拇指指腹揉按命门穴100～200次，每天按摩，可治疗遗尿、尿频、赤白带下、胎屡坠等。

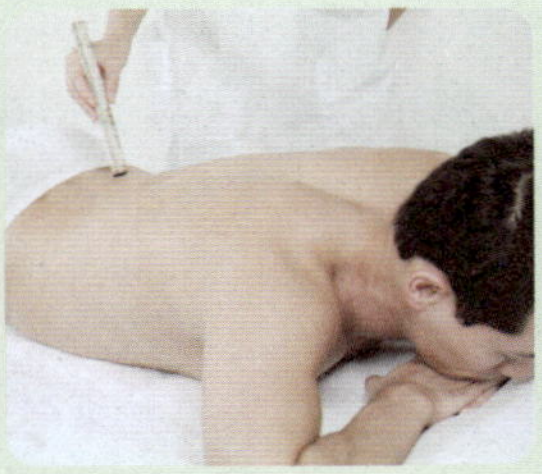

艾灸 用艾条温和灸熏灸命门穴10分钟，每天1次，可治疗头晕、耳鸣、泄泻等。

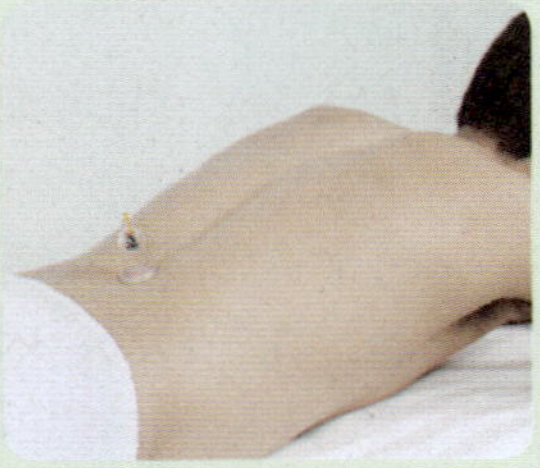

拔罐 将气罐吸附在命门穴上，留罐10～15分钟，隔天1次，可防治虚损腰痛、脊强反折、手足逆冷等。

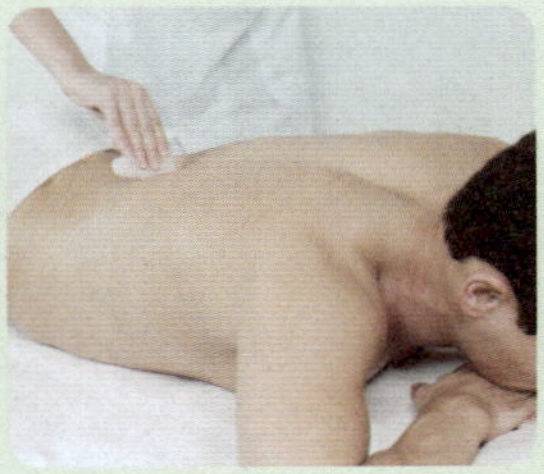

刮痧 用面刮法刮拭命门穴1～2分钟，每天1次，可治疗遗精、阳痿、早泄等。

311 悬枢穴

腹胀腹痛有悬枢

【主治】

腹胀、腹痛、完谷不化、泄泻、痢疾、痔疮等。

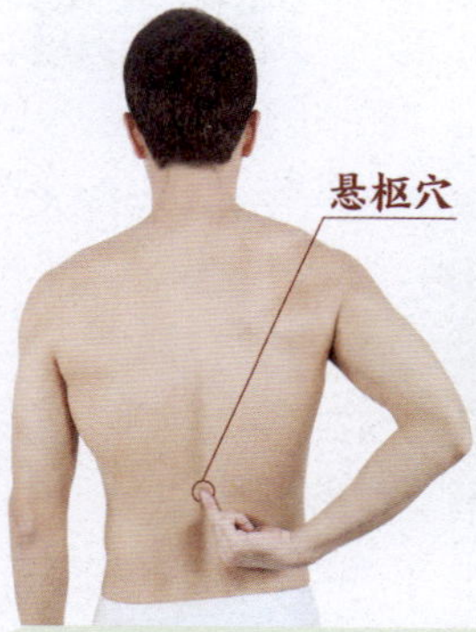

穴位定位

位于腰部，后正中线上，第一腰椎棘突下凹陷中。

一穴多用

按摩

用拇指指尖揉按悬枢穴2～3分钟，长期按摩，可防治腰部疾病，还能促进消化。

艾灸

用艾条温和灸熏灸悬枢穴10～15分钟，每天1次，可防治腹胀、腹痛、完谷不化等。

312 脊中穴

温阳健脾亦安神

【主治】

胃痛、腹胀、腹泻、风湿痛、脱肛、黄疸、疳积、癫痫等。

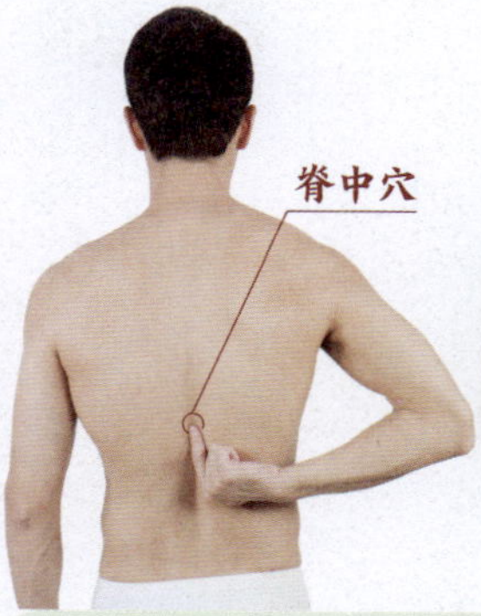

穴位定位

位于背部，当后正中线上，第十一胸椎棘突下凹陷中。

一穴多用

按摩

用拇指指腹揉按脊中穴2～3分钟，长期按摩，可治疗黄疸、癫痫等。

艾灸

用艾条温和灸熏灸脊中穴10～15分钟，每天1次，可治疗胃痛、腹泻等。

313 中枢穴

散寒止痛健脾胃

【主治】

食欲不振、胃痛、腰痛、半身不遂、胸腹胀满、呕吐等。

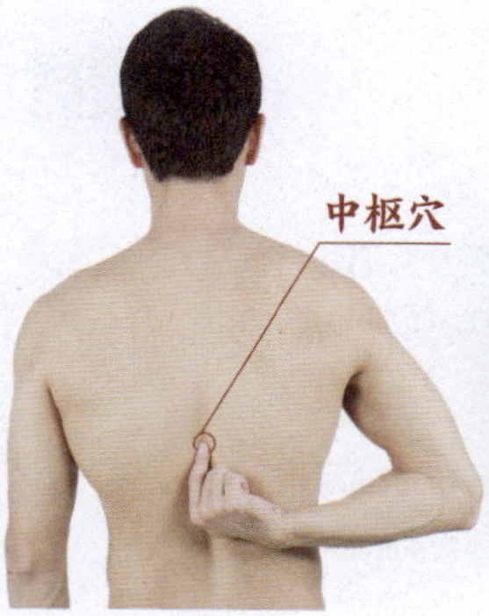

穴位定位

位于背部，当后正中线上，第十胸椎棘突下凹陷中。

一穴多用

按摩

用拇指指尖按揉中枢穴3～5分钟，长期按摩，可改善胃痛、腰痛等。

艾灸

用艾条温和灸熏灸中枢穴5～10分钟，每天1次，可防治食欲不振、腹满、呕吐等。

314 筋缩穴

平肝息风调肝气

【主治】
下肢痿痹、神经衰弱、癫痫、抽搐、黄疸等。

一穴多用

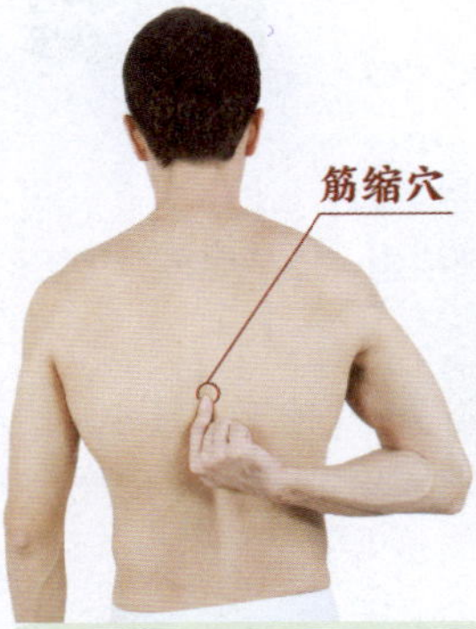

穴位定位

位于背部，当后正中线上，第九胸椎棘突下凹陷中。

按摩

用拇指指腹按揉筋缩穴3～5分钟，每天按摩，可改善下肢痿痹、神经衰弱等。

艾灸

用艾条温和灸熏灸筋缩穴5～10分钟，可治疗癫痫、肌肉抽搐、黄疸等。

315 至阳穴

胸闷咳嗽气喘消

【主治】
胃痉挛、膈肌痉挛、胸闷、咳嗽、气喘、黄疸等。

一穴多用

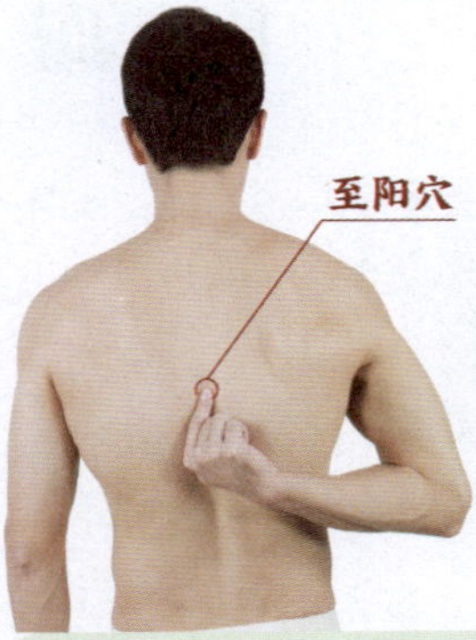

穴位定位

位于背部，当后正中线上，第七胸椎棘突下凹陷中。

按摩

用拇指指尖推按至阳穴200～300次，每天按摩，可防治胃痉挛、膈肌痉挛、胸闷等。

艾灸

每天用艾条温和灸熏灸至阳穴5～10分钟，可治疗咳嗽、气喘、黄疸、呕吐等。

316 灵台穴

止咳定喘清湿热

【主治】
哮喘久咳、胃痛、胃痉挛、寒热感冒、疔疮等。

一穴多用

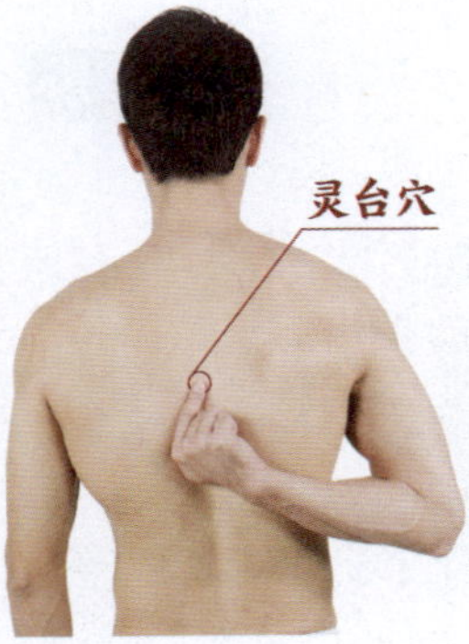

穴位定位

位于背部，当后正中线上，第六胸椎棘突下凹陷中。

按摩

用拇指指腹推按灵台穴1～3分钟，每天按摩，可治疗哮喘久咳、疔疮等。

艾灸

用艾条温和灸熏灸灵台穴5～10分钟，每天1次，可治疗寒热感冒、疔疮等。

317 神道穴

行气清热宁心神

【主治】

咳嗽、哮喘、心悸、神经衰弱、失眠等。

穴位定位

位于背部，当后正中线上，第五胸椎棘突下凹陷中。

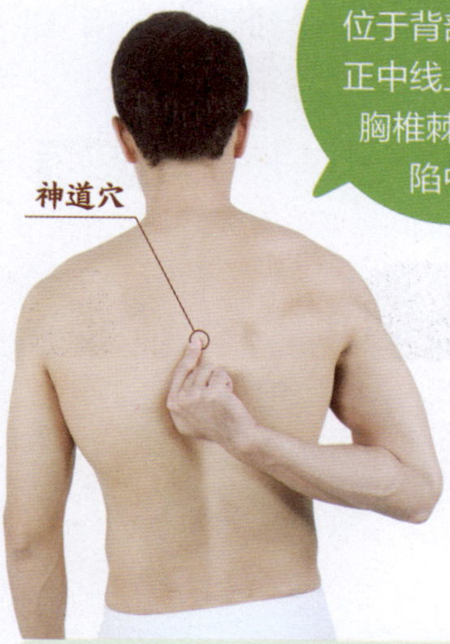

神，人体天部之气；道，通道。督脉气血在运行至本穴的过程中，由天之上部冷降至天之下部，并循督脉固有渠道运行。

一穴多用

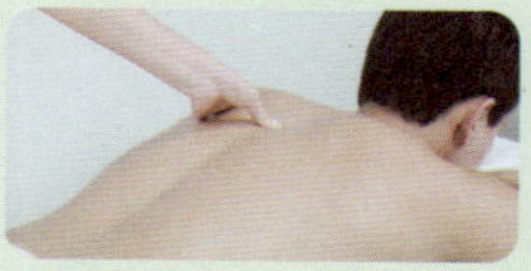

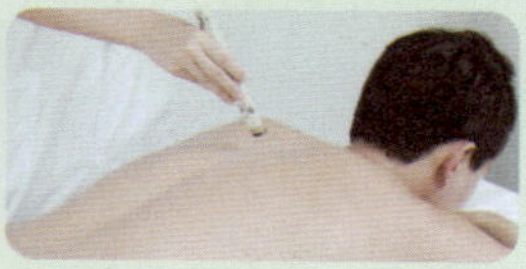

按摩

用拇指指尖揉按神道穴2～3分钟，长期按摩，可改善呼吸，治疗咳嗽、哮喘等。

艾灸

用艾条温和灸熏灸神道穴10分钟，每天1次，可治疗神经衰弱、失眠等。

318 身柱穴

肺系疾病身柱按

【主治】

咳嗽、哮喘、肺炎、头痛、感冒、多梦等。

穴位定位

位于背部，当后正中线上，第三胸椎棘突下凹陷中。

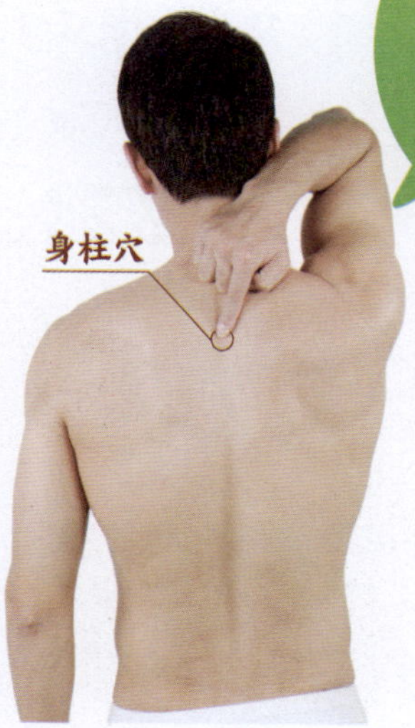

身，指身体；柱，支柱，这里指脊柱。本穴位于第三胸椎棘突下，犹如全身支柱，故名身柱。

一穴多用

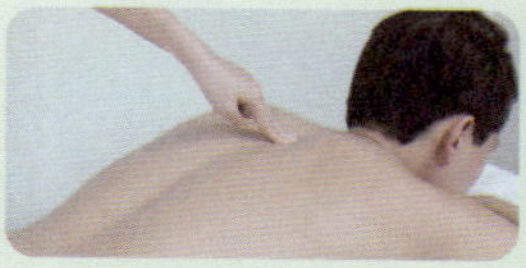

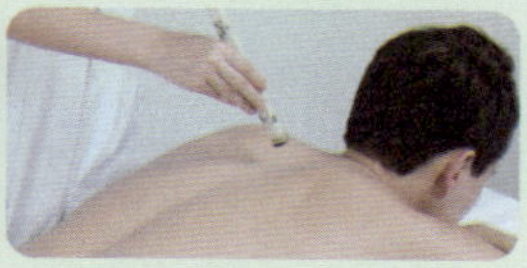

按摩

用食指、中指两指指尖推按身柱穴2～3分钟，长期按摩，可治疗咳嗽、哮喘、肺炎等。

艾灸

用艾条温和灸熏灸身柱穴10分钟，每天1次，可治疗头痛、感冒、多梦等。

319 陶道穴

解表退热补肺气

【主治】

头痛、咳嗽、恶寒发热、胸痛、颈椎病等。

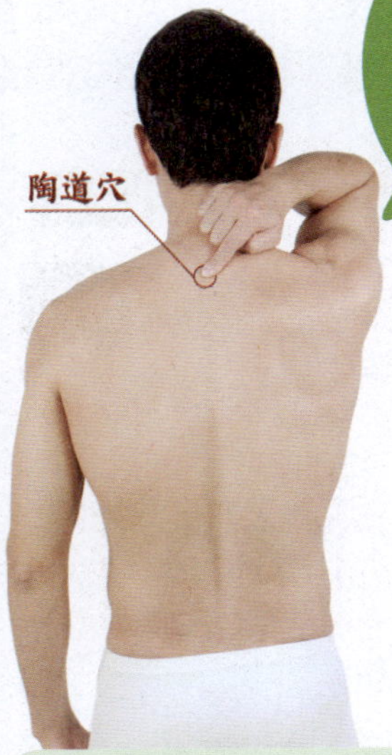

穴位定位

位于背部，当后正中线上，第一胸椎棘突下凹陷中。

陶，指穴内为肺金属性的温热气血；道，指道路，运行的路线。指气血向上而行的路线，故名陶道。

一穴多用

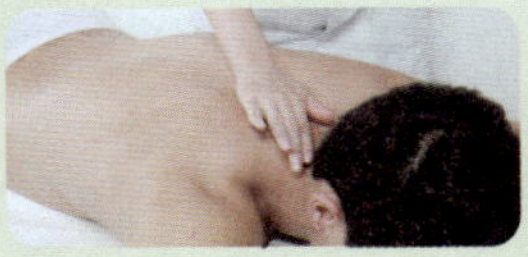

按摩

用手掌大鱼际揉按陶道穴3～5分钟，每天按摩，可治疗头痛、胸痛等。

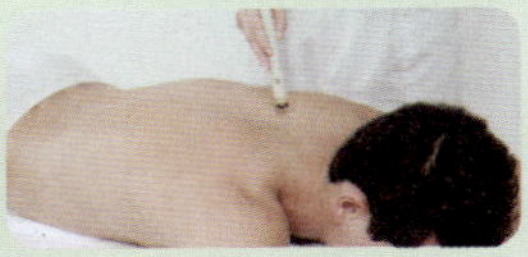

艾灸

用艾条温和灸熏灸陶道穴5～10分钟，每天1次，可治疗头痛、恶寒发热等。

320 大椎穴

截疟清热大椎疗

【主治】

呃逆、项强、热病、头痛、中暑、疟疾等。

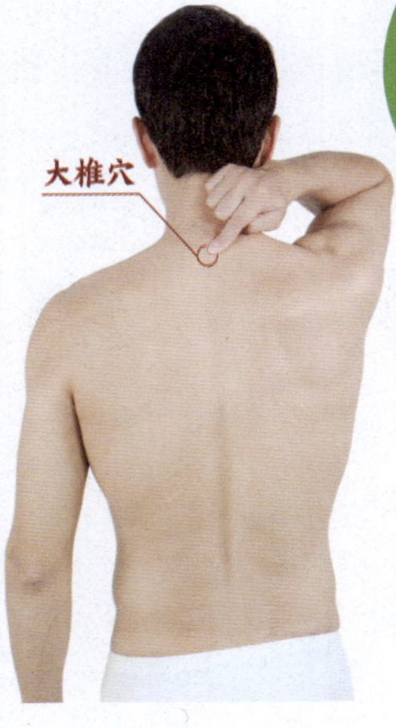

穴位定位

位于后正中线上，第七颈椎棘突下凹陷中。

大，指形状大小；椎，指锥子，一种锤击的工具。本穴在第七颈椎骨棘突隆起最高处下方，故名大椎。

一穴多用

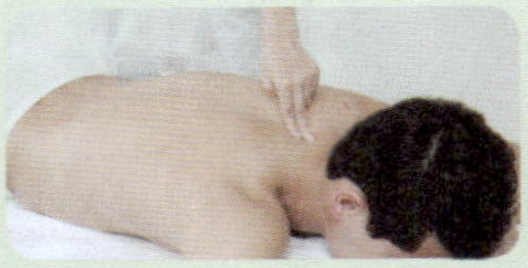

按摩

用食指、中指两指指尖揉按大椎穴100～200次，每天按摩，可防治风疹、热病、呃逆等。

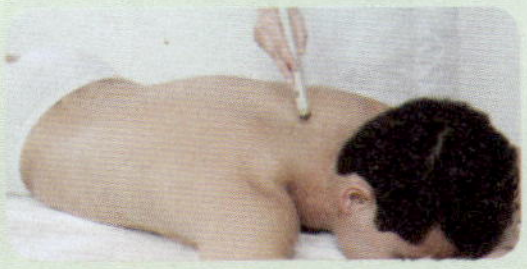

艾灸

用艾条温和灸熏灸大椎穴10～15分钟，每天1次，可防治呕吐、肩背痛等。

321 哑门穴

醒脑开窍平肝风

【主治】
中风尸厥、癫痫、头痛、头晕、癔症等。

穴位定位

位于项部，当后发际正中直上0.5寸，第一颈椎棘突下。

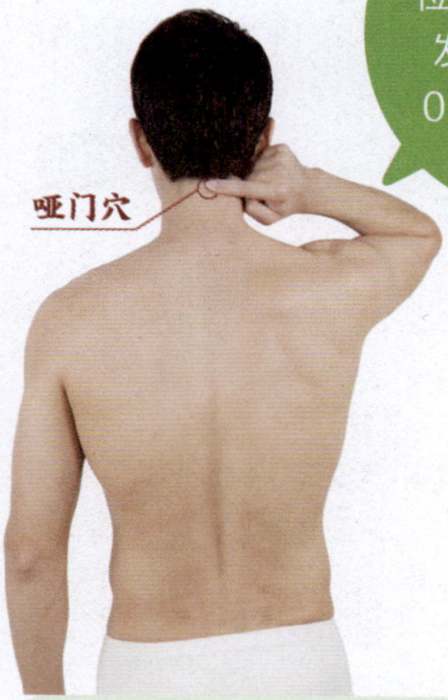

哑，指不能发出声音；门，出入的门户。指督脉阳气在此散热冷缩。阳气运行至本穴后开始衰败，故名哑门。

一穴多用

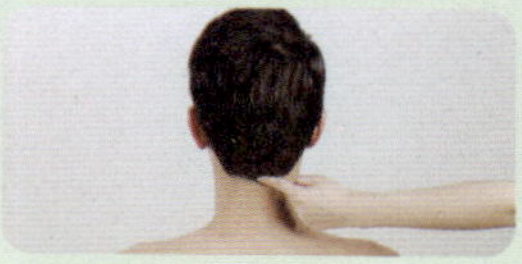

按摩

用食指指腹揉按哑门穴2～3分钟，长期按摩，可治疗中风尸厥、癫痫等。

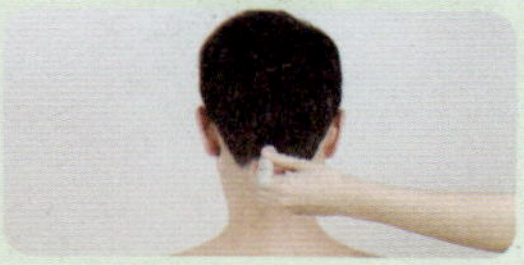

艾灸

用艾条温和灸熏灸哑门穴15分钟，每天1次，可治疗头痛、头晕、癔症、呕吐等。

322 风府穴

理气解郁疗风疾

【主治】
中风、头痛、头晕、失眠、失音、癫狂等。

穴位定位

位于项部，当后发际正中直上1寸，枕外隆凸直下，两侧斜方肌之间的凹陷中。

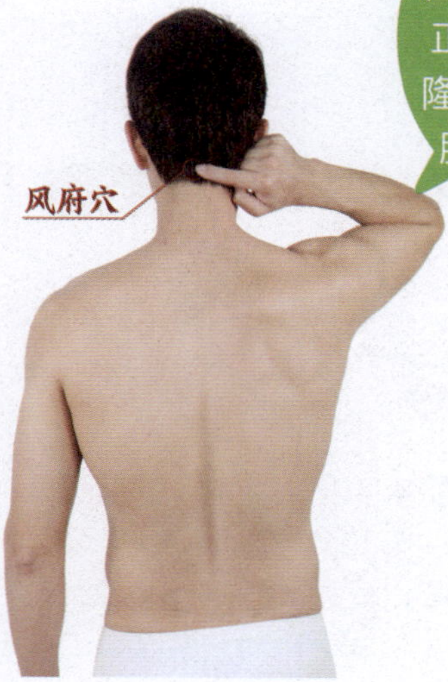

风，指风邪；府，指府宅、府库。本穴为风邪聚集的部位，可以治疗风疾，故名风府。

一穴多用

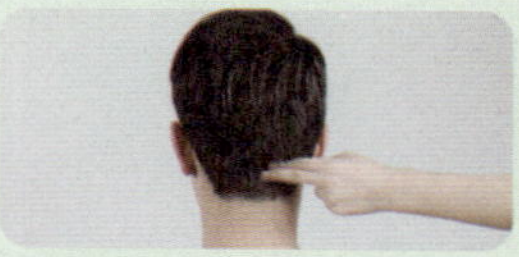

按摩

用食指、中指两指指腹揉按风府穴2～3分钟，长期按摩，可治疗失音、癫狂、中风等。

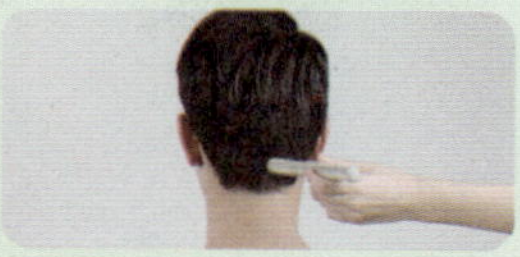

艾灸

用艾条温和灸熏灸风府穴15分钟，每天1次，可治疗头痛、头晕、失眠、高血压等。

323 脑户穴

疏肝利胆头不晕

【主治】
头痛、头晕、目赤肿痛、目外眦痛、牙痛等。

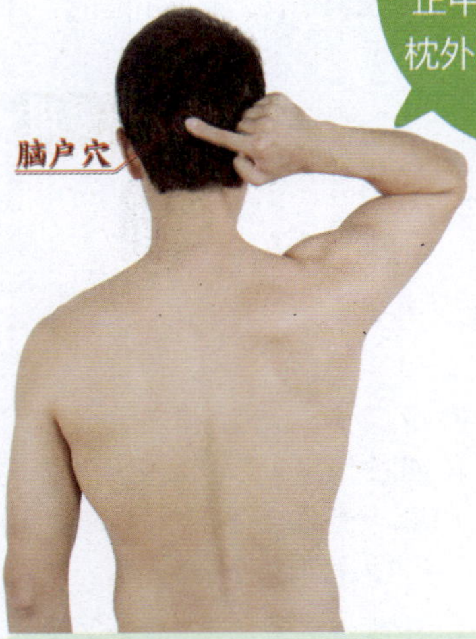

穴位定位

位于头部，后发际正中直上2.5寸，枕外隆凸的上缘凹陷处。

脑，人体大脑；户，出入门户。督脉气血向上运行至本穴，从此进入大脑，本穴犹如出入大脑的门户，故名脑户。

一穴多用

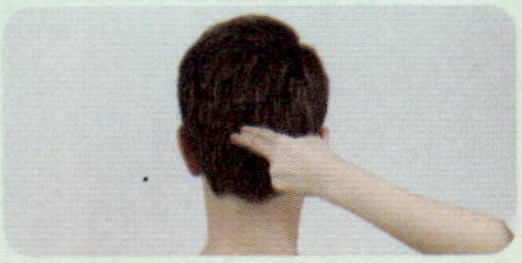

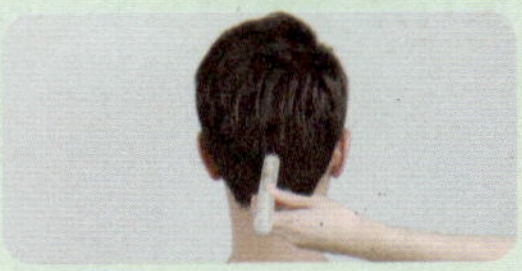

按摩
用食指、中指两指指尖揉按脑户穴2～3分钟，长期按摩，可防治头部疾病。

艾灸
用艾条温和灸熏灸脑户穴5～10分钟，每天1次，可治头痛、目赤肿痛、目黄等。

324 强间穴

行气化痰平肝风

【主治】
头痛、目眩、头晕、心烦、失眠等。

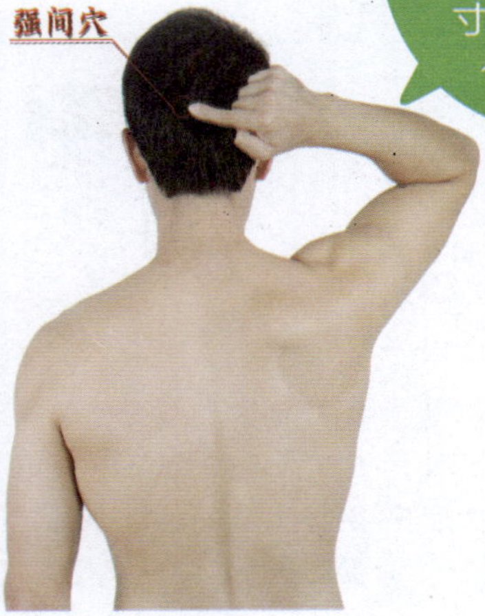

穴位定位

位于头部，当后发际正中直上4寸，脑户穴上1.5寸处。

强，指刚强、强硬；间，这里指中间。本穴位于顶骨与枕骨结合处的中间，故名强间。

一穴多用

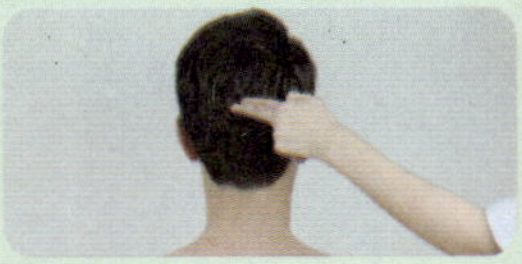

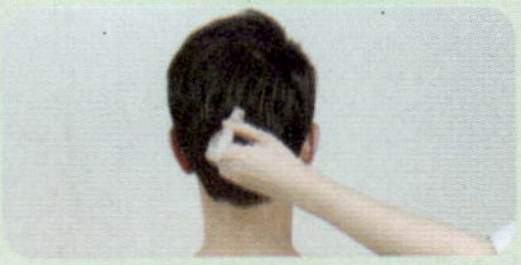

按摩
用食指、中指指腹揉按强间穴2～3分钟，长期按摩，可治疗头痛、目眩，预防中风。

艾灸
用艾条温和灸熏灸强间穴15分钟，每天1次，可治疗头痛、头晕、心烦、失眠等。

325 百会穴

健脑安神降血压

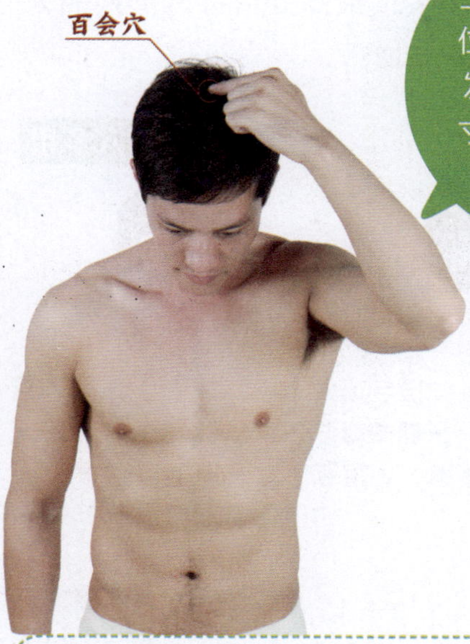

穴位定位

位于头部，当前发际正中直上5寸，或两耳尖连线的中点处。

百，指数量众多；会，交会、聚集的地方。百会名意指手足三阳经及督脉的阳气在此交会。本穴处于人之头顶，在人的最高处，人体各经上传的阳气都交会于此，故名百会。

【主治】 中风、失语、失眠、健忘、癫狂、癔症等神志疾病；头痛、眩晕、耳鸣等头面部疾病；脱肛、胃下垂等气陷类疾病；脱发、高血压等。

【配伍】 ①百会配人中、足三里，防治低血压。②百会配养老、风池、足临泣，防治梅尼埃病。

小贴士

研究表明，针刺百会透曲鬓、前神聪、悬厘等穴，能够使患者血液流变学的各项指标得到改善，使脑组织细胞得到一定的恢复。

一穴多用

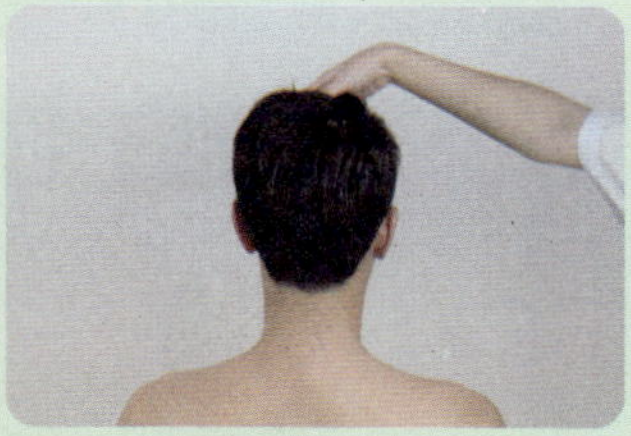

按摩

用拇指指腹揉按百会穴60～100次，长期按摩，可防治脱发、中风失语等。

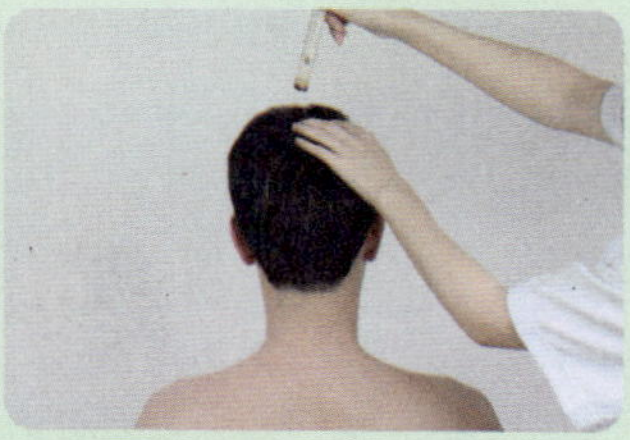

艾灸

用艾条回旋灸熏灸百会穴10～15分钟，每天1次，可治疗头痛、鼻塞、眩晕、梅尼埃病。

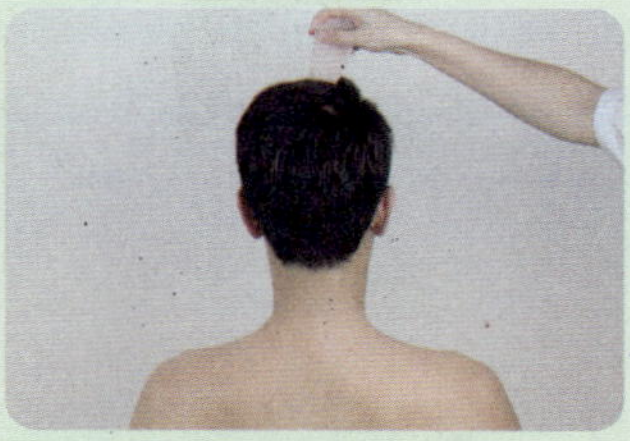

刮痧

用角刮法刮拭百会穴，力度轻柔，刮拭1～2分钟，可治疗头痛、昏厥、中风等。

326 后顶穴
滋阴降火睡得香

【主治】
头痛、项直颈痛、精神分裂症、目眩、失眠等。

穴位定位

位于头部，当后发际正中直上5.5寸（脑户穴上3寸）。

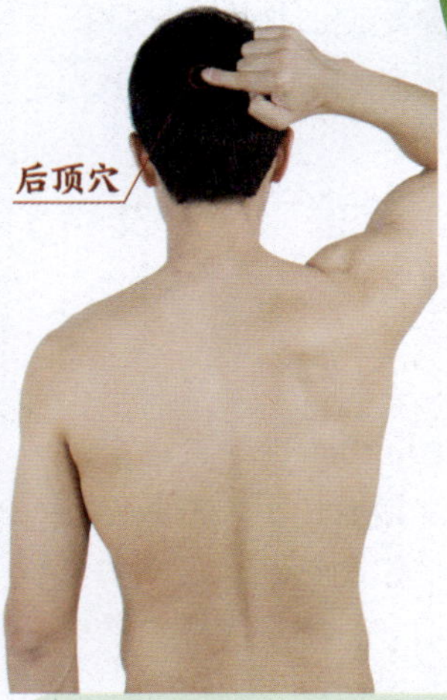

后指后面；顶，指头顶。本穴位于头顶最高处百会穴的稍后方，故名后顶。

一穴多用

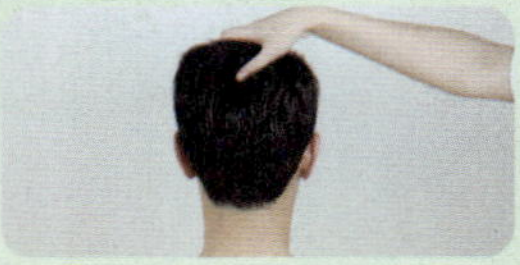

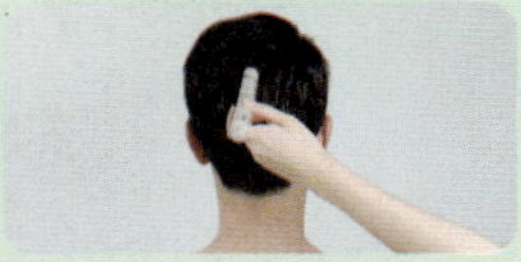

按摩
用拇指指尖按揉后顶穴2～3分钟，长期按摩，可防治偏头痛、项直颈痛等。

艾灸
用艾条温和灸熏灸后顶穴5～10分钟，每天1次，可治疗脱发、头痛、目眩等。

327 前顶穴
清热泻火宁心神

【主治】
头痛、头晕、目眩、目赤肿痛、惊痫等。

穴位定位

位于头部，当前发际正中直上3.5寸，百会穴前1.5寸处。

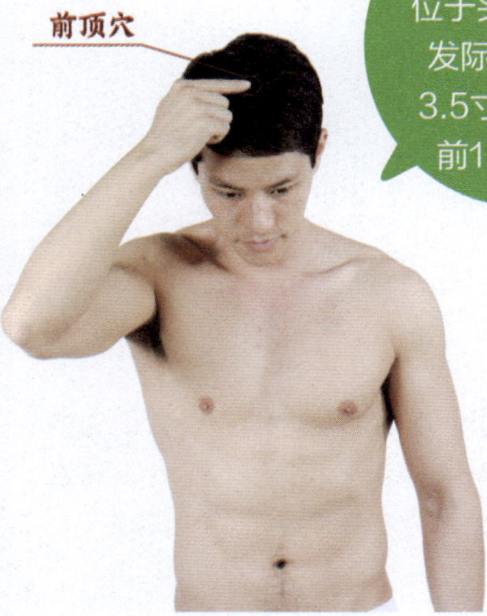

前，指前面；顶，指头顶。本穴位于头顶最高处百会穴的稍前方，与后顶穴相对，故名前顶。

一穴多用

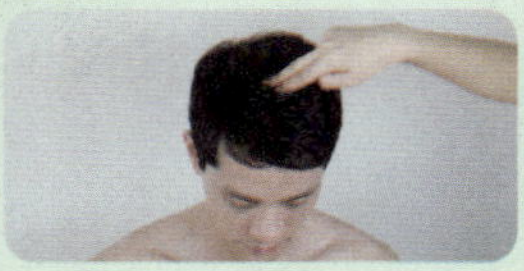

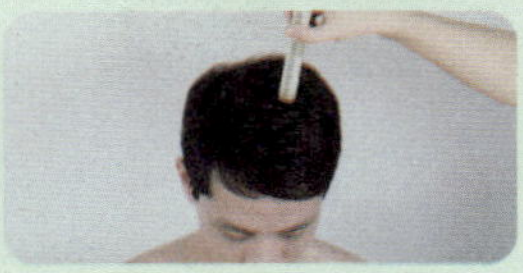

按摩
用食指、中指二指指腹揉按前顶穴2～3分钟，长期按摩，可治疗高血压、偏瘫等。

艾灸
用艾条回旋灸熏灸前顶穴15分钟，每天1次，可防治头痛、头晕、目赤肿痛等。

328 囟会穴

安神醒脑利鼻窍

【主治】

心悸、头痛、目赤肿痛、鼻炎、高血压、记忆力减退等。

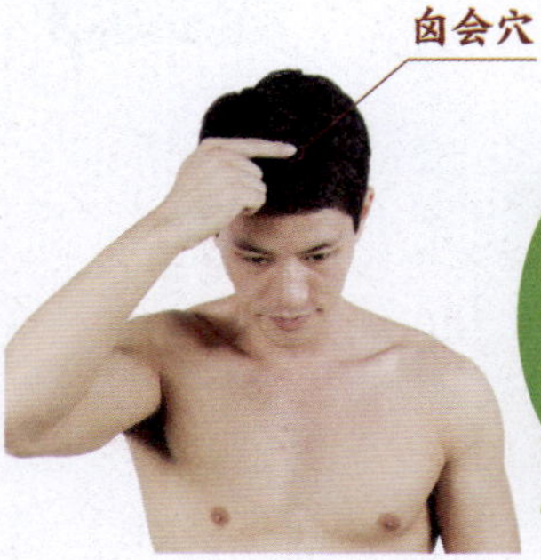

穴位定位

位于头部，当前发际正中直上2寸（百会穴前3寸）。

一穴多用

按摩

用拇指指尖指腹揉按囟会穴2～3分钟，长期按摩，可治疗高血压、记忆力减退等。

艾灸

用艾条回旋灸熏灸囟会穴10～15分钟，每天1次，可治疗头痛、目赤肿痛、鼻炎等。

329 上星穴

头痛鼻塞找上星

【主治】

头痛、目赤肿痛、癫狂、热病、鼻渊、鼻出血等。

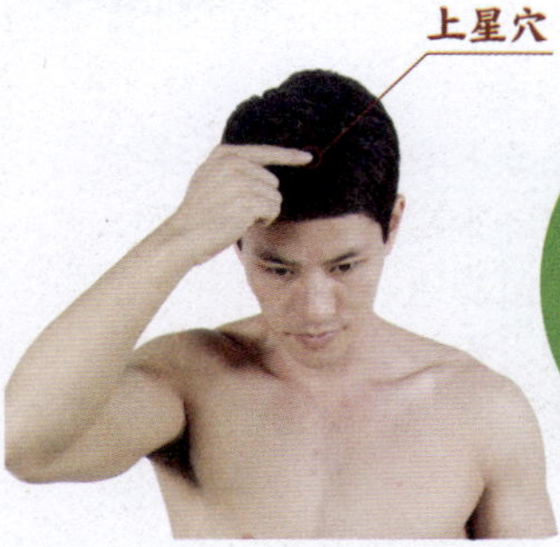

穴位定位

位于头部，当前发际正中直上1寸处。

一穴多用

按摩

用拇指指尖揉按上星穴2～3分钟，长期按摩，可治疗头痛、目赤肿痛、鼻渊等。

艾灸

用艾条温和灸熏灸上星穴5～10分钟，每天1次，可治疗目赤肿痛、目外眦痛等。

330 神庭穴

失眠心悸头痛消

【主治】

失眠、心悸、头痛、记忆力减退、癫痫、鼻炎等。

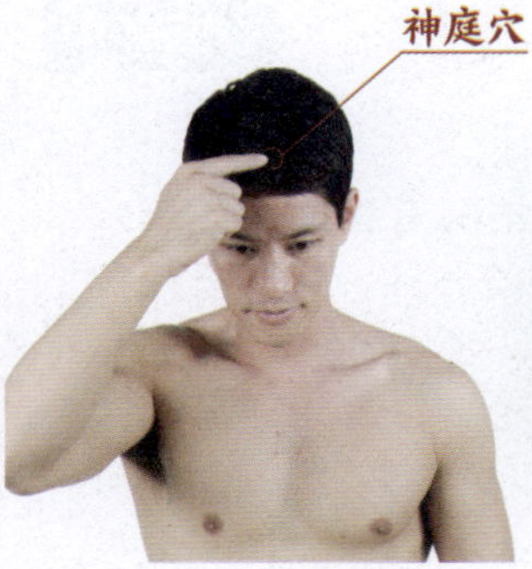

穴位定位

位于头部，当前发际正中直上0.5寸处。

一穴多用

按摩

用拇指指尖逆时针揉按神庭穴100次，长期按摩，可防治记忆力减退、鼻炎等。

艾灸

用艾条温和灸熏灸神庭穴5～10分钟，每天1次，可治疗失眠、头痛、心悸等。

331 素髎穴

通利鼻窍消肿热

【主治】
鼻塞、鼻出血、喘息、惊厥等。

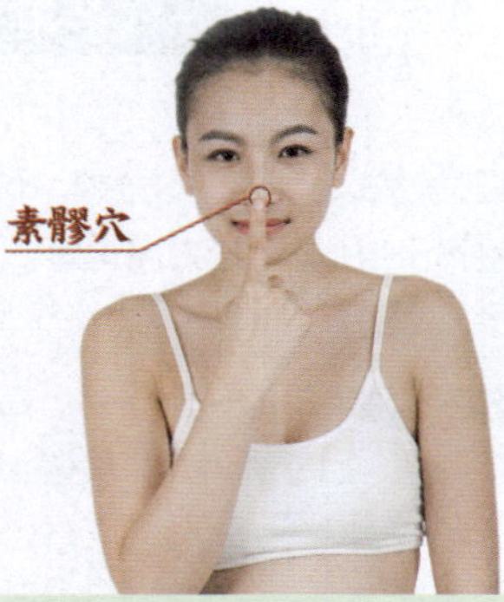

穴位定位

位于面部，当鼻尖的正中央。

一穴多用

按摩

用食指指腹揉按素髎穴60~100次，每天坚持按摩，可防治鼻部病症。

332 人中穴

中风昏迷急救求

【主治】
癫痫、中风昏迷、腰背强痛、小儿惊风、面肿等。

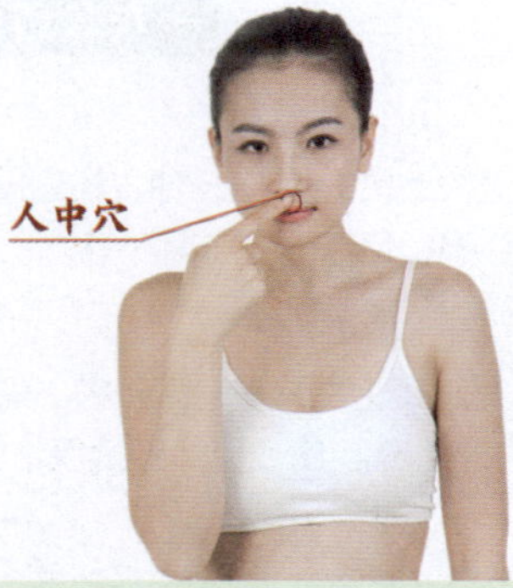

穴位定位

位于面部，当人中沟的上1/3与中1/3交点处。

一穴多用

按摩

用食指指腹揉按人中穴30~50次，可治疗癫痫、中风昏迷、小儿惊风、面肿、腰背强痛等；急救时用拇指指甲掐按人中穴。

333 兑端穴

口气清新更健康

【主治】
消渴、口疮、口臭、口噤、牙痛、舌干、鼻塞等。

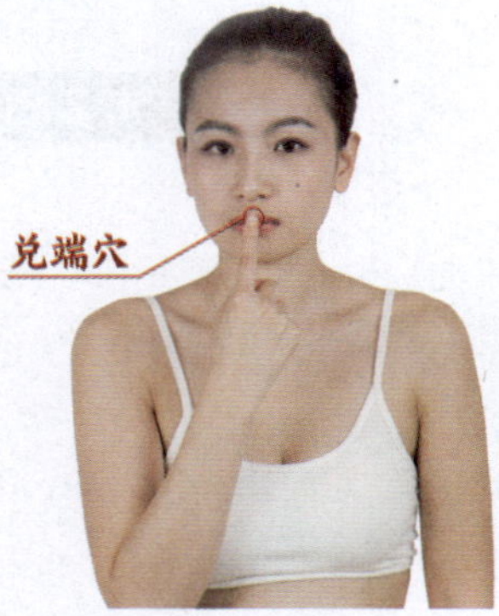

穴位定位

位于上唇尖端，人中沟下端皮肤与嘴唇的移行部。

一穴多用

按摩

用食指指腹揉按兑端穴1~2分钟，每天坚持按摩，可治疗消渴、口疮、口臭、口噤、牙痛、舌干、鼻塞等。

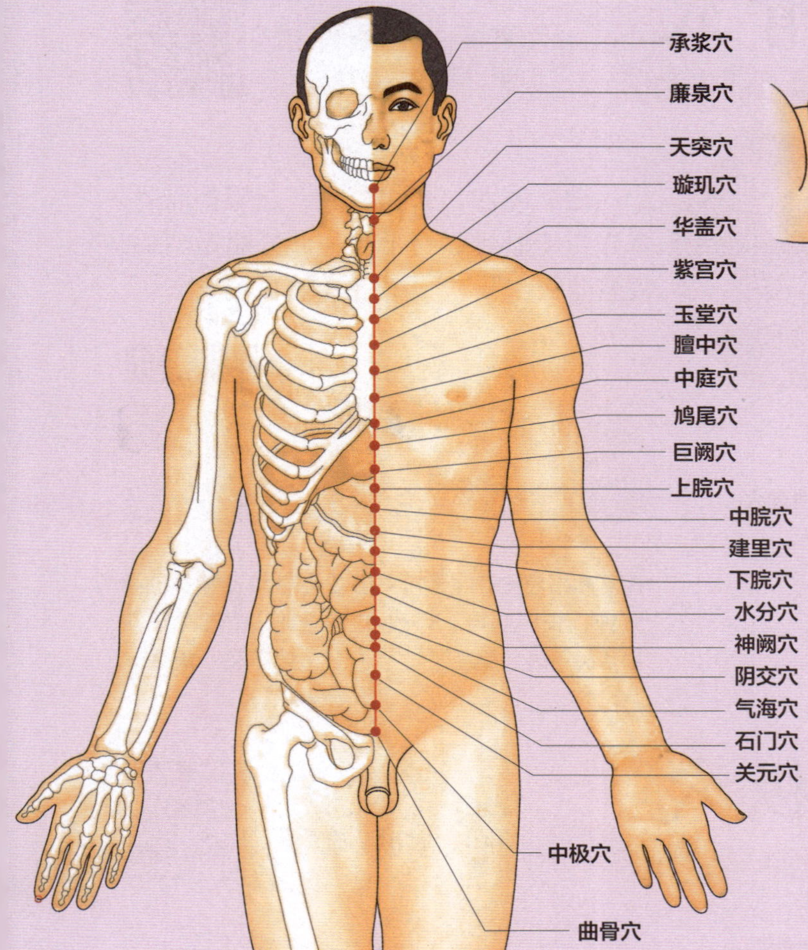

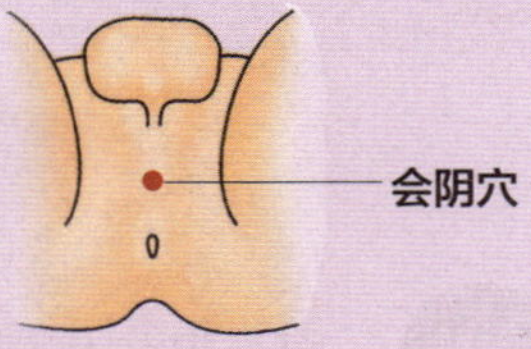

第15章 任脉

经脉循行

起于小腹内胞宫，下出会阴毛部，经阴阜，沿腹部正中线向上经过关元等穴，到达咽喉部的天突穴，再上行到达下唇内，环绕口唇，交会于督脉之龈交穴，再分别通过鼻翼两旁，上至眼眶下的承泣穴，交于足阳明胃经。

任脉主治病症

月经不调、痛经、不孕不育、白带异常、小便不利、疝气、皮肤瘙痒、阴部肿痛、早泄、遗精、遗尿、前列腺疾病、腹胀、呕吐、呃逆、食欲不振、慢性咽炎、哮喘等。

334 曲骨穴

生殖疾病防治穴

【主治】

月经不调、痛经、阳痿、遗尿、遗精等。

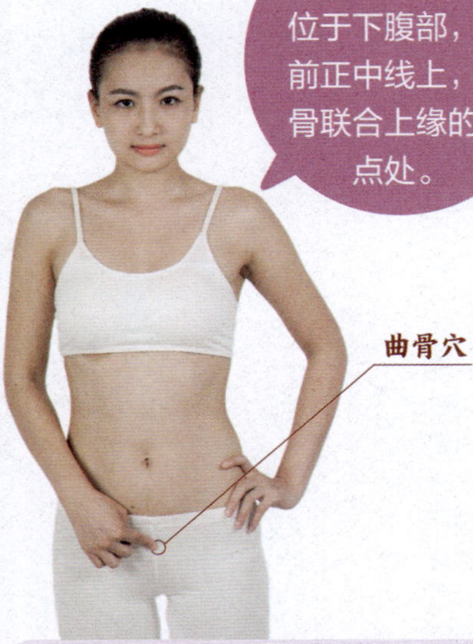

穴位定位

位于下腹部，当前正中线上，耻骨联合上缘的中点处。

曲，弯曲；骨，骨头，这里指耻骨。本穴位于耻骨联合上缘，此处略微弯曲，故名曲骨。

一穴多用

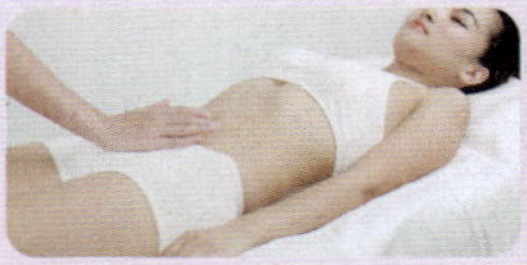

按摩

用手掌根部按揉曲骨穴3分钟，长期坚持，可改善月经不调、痛经等。

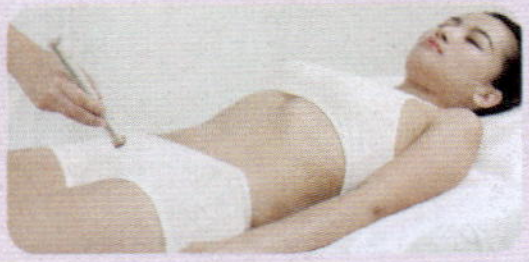

艾灸

用艾条温和灸熏灸曲骨穴10分钟，每天1次，可防治小便不利、遗尿、阳痿等。

335 中极穴

利水调经好帮手

【主治】

阳痿、不孕、月经不调、遗精、膀胱炎等。

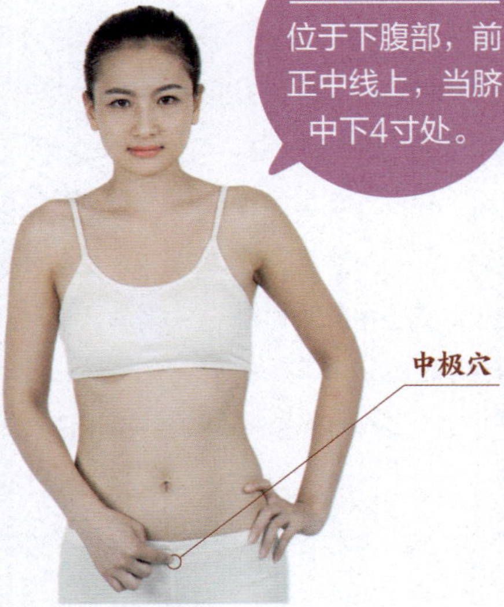

穴位定位

位于下腹部，前正中线上，当脐中下4寸处。

中，这里指穴内；极，指顶端。本穴的寓意为任脉气血在此处达到最高点，故名中极。

一穴多用

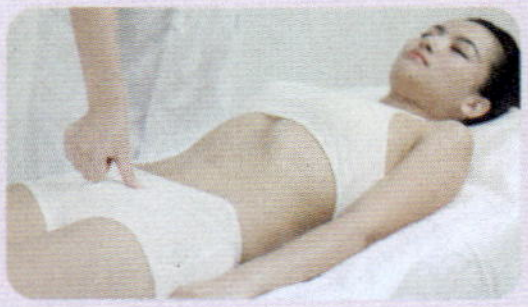

按摩

用拇指指尖按揉中极穴5分钟，长期坚持，可改善阳痿、月经不调等。

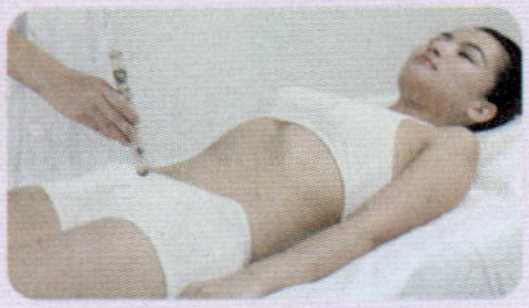

艾灸

用艾条温和灸熏灸中极穴10分钟，每天1次，可治疗遗精、膀胱炎等。

336 关元穴
固本培元保健穴

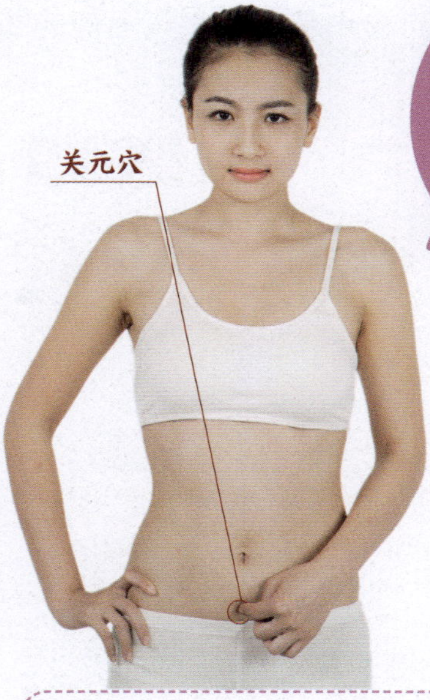

穴位定位

位于下腹部，前正中线上，当脐中下3寸处。

关，关卡也；元，元首也。指任脉气血中的滞重水湿在此关卡不得上行。下部气血上传过程中，经过本穴时会得到整顿，整顿后只有小部分可继续上传，故名关元。

【主治】中风脱证、虚劳；少腹冷痛、疝气；腹泻、痢疾、脱肛、便血；尿频、尿闭、尿血；荨麻疹、失眠、痛经等。

【配伍】①关元配足三里、脾俞、公孙、大肠俞，防治里急腹痛。②关元配三阴交、血海、中极、阴交，防治痛经、月经不调。

小贴士

研究表明，针灸关元穴可以提高机体免疫功能，坚持艾灸关元穴可使肿瘤组织的坏死程度减轻。

一穴多用

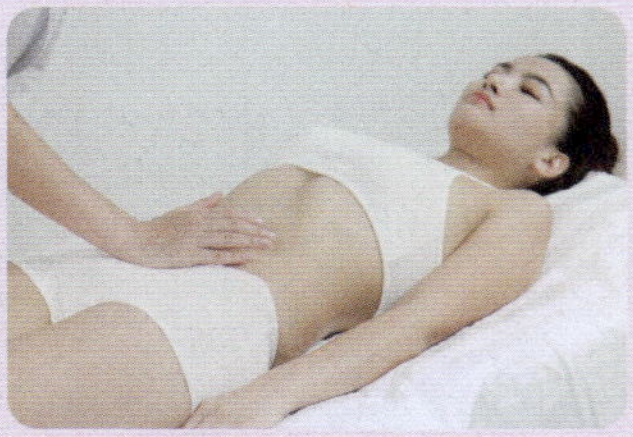

按摩

用手掌根部推揉关元穴2~3分钟，长期按摩，可改善痛经、失眠等。

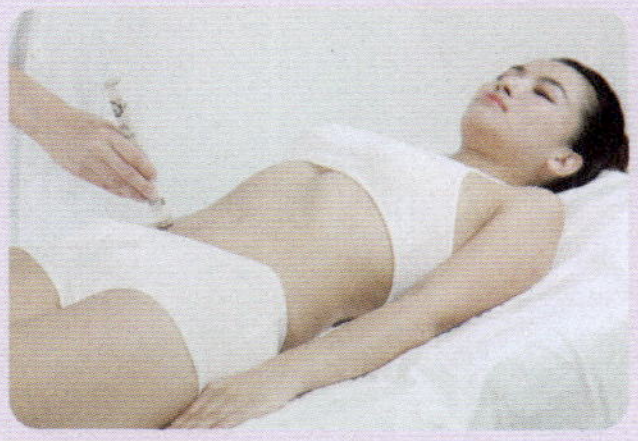

艾灸

用艾条温和灸熏灸关元穴5~10分钟，每天1次，可治疗荨麻疹、痛经、失眠等。

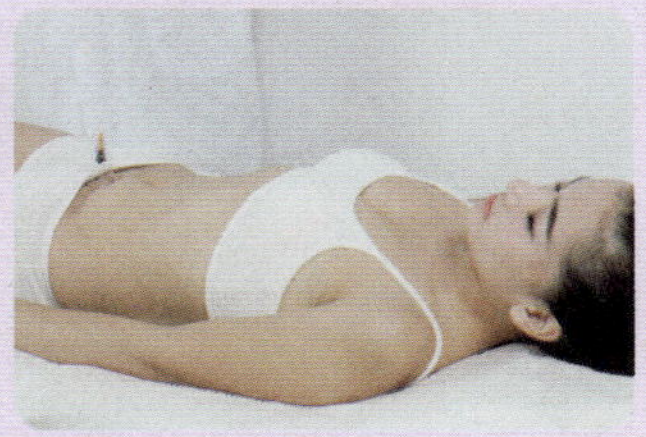

拔罐

将气罐吸附在关元穴上，留罐10~15分钟，隔天1次，可治疗失眠、痢疾、脱肛等。

337 石门穴

补肾壮阳固精带

【主治】
疝气、水肿、带下病、崩漏等。

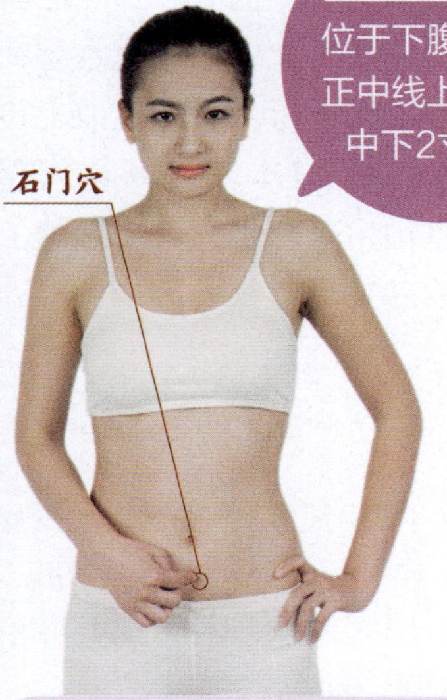

穴位定位

位于下腹部，前正中线上，当脐中下2寸处。

石，这里指的是“肾主之水”；门，指出入的门户。本穴是人体水气上传的关卡，故名石门。

一穴多用

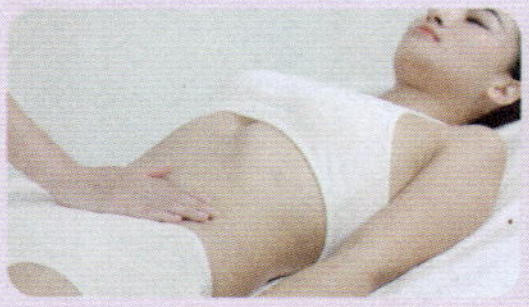

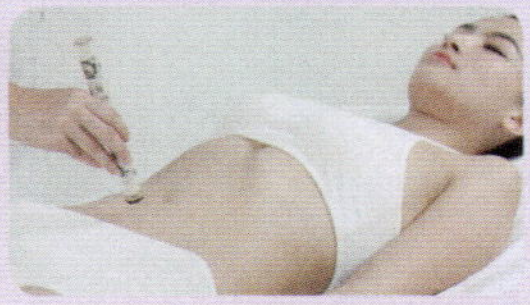

按摩
用手掌揉按石门穴3～5分钟，长期坚持，可改善疝气、水肿等。

艾灸
用艾条回旋灸熏灸石门穴5～10分钟，每天1次，治疗带下病、崩漏等。

338 气海穴

延年益寿保健穴

【主治】
四肢无力、大便不通、遗尿、气喘等。

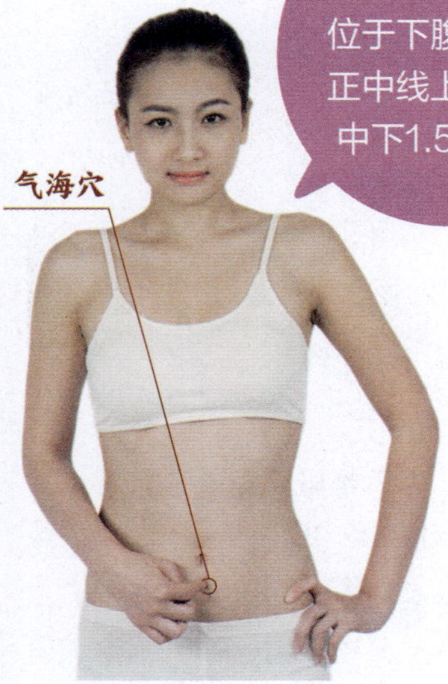

穴位定位

位于下腹部，前正中线上，当脐中下1.5寸处。

气，元气；海，汇聚。本穴是元气的汇聚之地，故名气海。

一穴多用

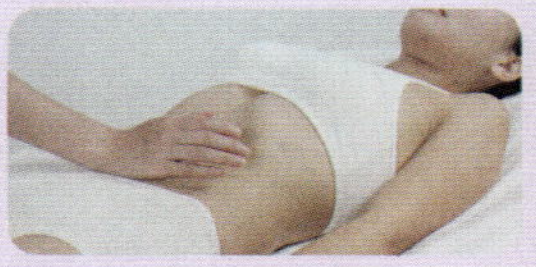

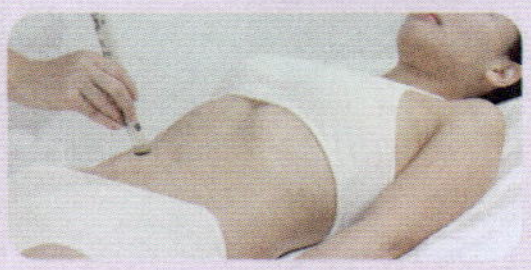

按摩
用手掌小鱼际按揉气海穴5分钟，长期坚持，可改善四肢无力、大便不通等。

艾灸
用艾条雀啄灸熏灸气海穴5～10分钟，每天1次，可治疗遗尿、气喘、肠炎等。

339 阴交穴
行气养阴化湿热

【主治】
疝气、鼻出血、脐周痛、血崩、带下病等。

穴位定位

位于下腹部，前正中线上，当脐中下1寸处。

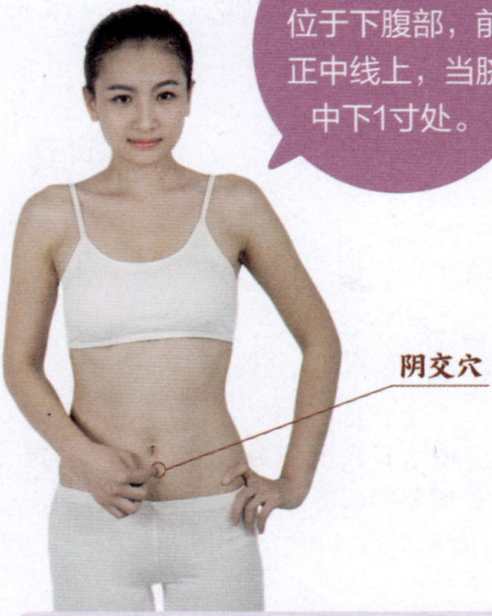

阴，阴水之类也；交，交会也。本穴名意指任脉与冲脉的上行水气在此交会，故名阴交。

一穴多用

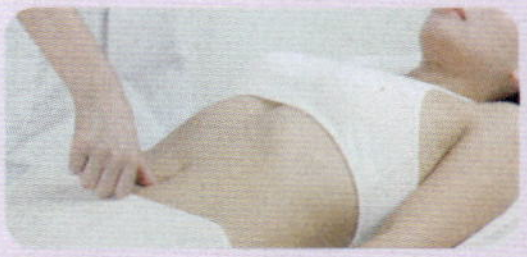

按摩

用拇指指尖点按阴交穴3～5分钟，长期坚持，可改善泄泻、疝气等。

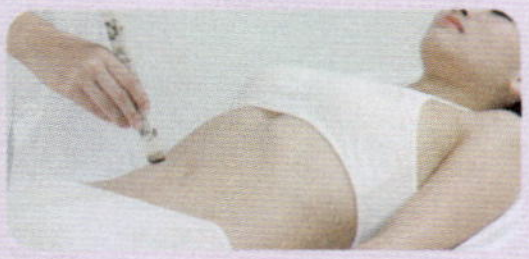

艾灸

用艾条温和灸熏灸阴交穴5分钟，每天1次，可治疗鼻出血、肠炎、脐周痛等。

340 神阙穴
温阳救逆治腹痛

【主治】
四肢冰冷、腹痛、脐周痛、便秘等。

穴位定位

位于腹中部，脐中央。

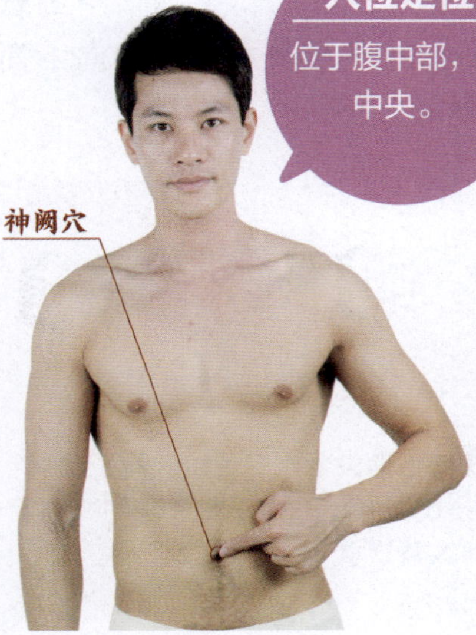

神，指的是神行、神气；阙，指门楼、牌坊。指神气运行的门户，故名神阙。

一穴多用

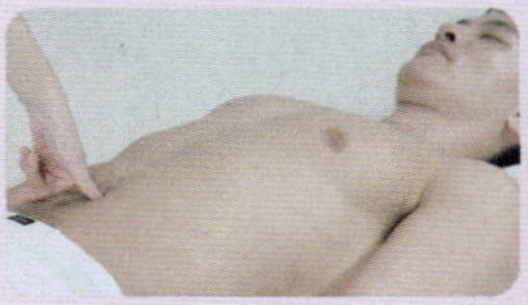

按摩

用指尖点按神阙穴2～3分钟，长期坚持，可改善四肢冰冷、脱肛等。

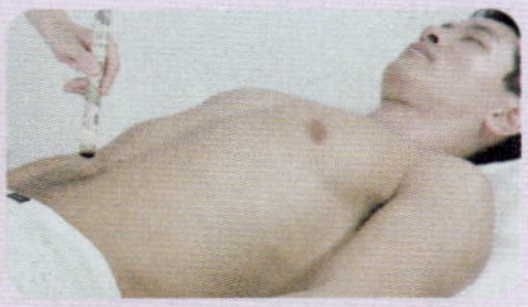

艾灸

艾条温和灸熏灸神阙穴10分钟，每天1次，防治腹痛、脐周痛、便秘等。

341 水分穴

理气止痛治水肿

【主治】

反胃、胃下垂、水肿、肠炎、胃炎等。

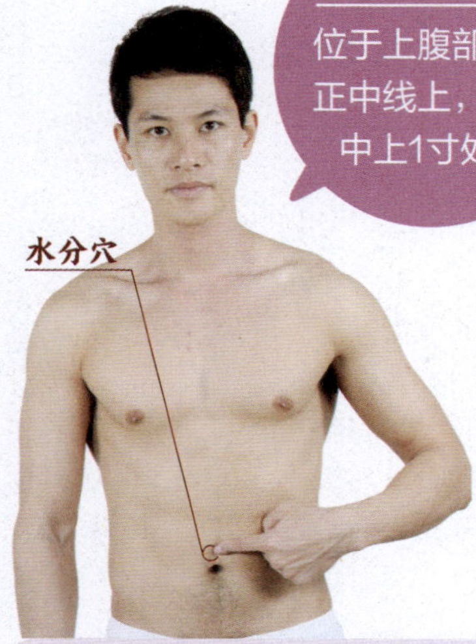

穴位定位

位于上腹部，前正中线上，当脐中上1寸处。

水，指人体水液；分，指分开。人体任脉冷降的水液到本穴后就会分开，故名水分。

一穴多用

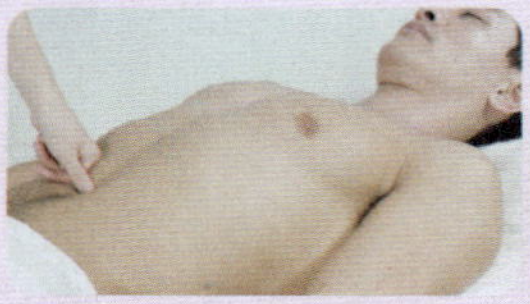

按摩

用拇指指尖点按水分穴3～5分钟，长期坚持，可改善反胃、胃下垂等。

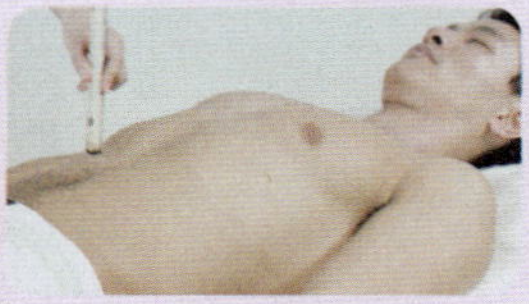

艾灸

用艾条温和灸熏灸水分穴5～10分钟，每天1次，可治疗肠炎、泄泻等。

342 下脘穴

健脾和胃止呃逆

【主治】

饮食不化、胃溃疡、腹胀、呃逆等。

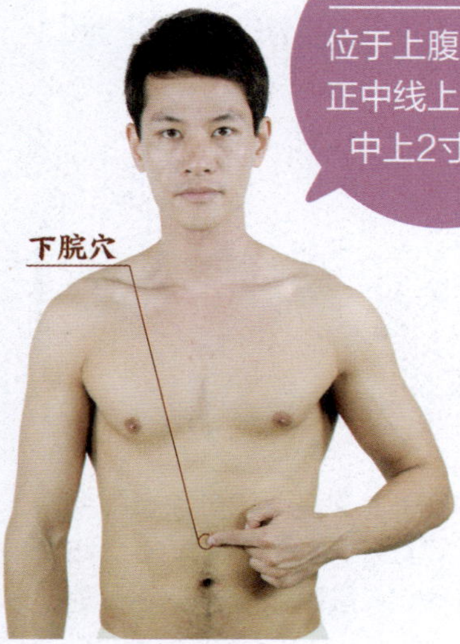

穴位定位

位于上腹部，前正中线上，当脐中上2寸处。

下，指下方、下部；脘，指空的管腔。任脉上部的经水从本穴开始向下而行，故名下脘。

一穴多用

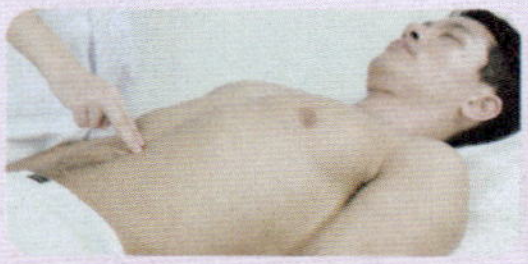

按摩

用食指、中指二指指尖按揉下脘穴3～5分钟，长期坚持，可改善饮食不化、胃溃疡等。

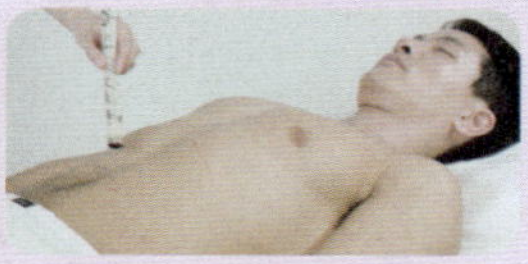

艾灸

用艾条温和灸熏灸下脘穴5~10分钟，每天1次，可治疗呃逆、腹胀等。

343 中脘穴

脾胃疾病中脘行

穴位定位

位于上腹部，前正中线上，当脐中上4寸处。

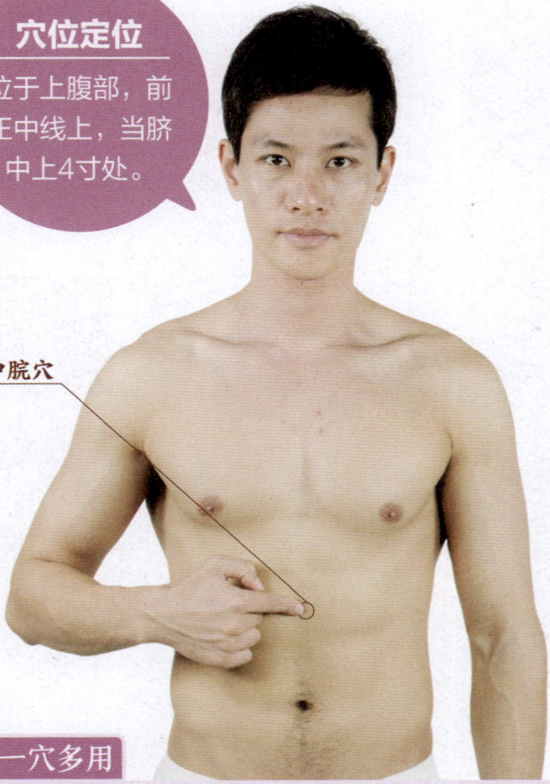

中，指本穴相对于上脘穴、下脘穴二穴而为中也；脘，空腔也。指任脉的地部经水由此向下而行。本穴物质为任脉上部经脉的下行经水至本穴后，继续向下而行，如流入任脉下部的巨大空腔，故名中脘。

【主治】 胃痛、腹胀、纳呆、呕吐、吞酸、呃逆、小儿疳积等脾胃病症；黄疸、头痛、癫狂、失眠、惊风、脏躁、便秘等。

【配伍】 ①中脘配百会、足三里、神门，主治失眠、烦躁。②中脘配阳池、胞门、子宫，主治腰痛、痛经。

一穴多用

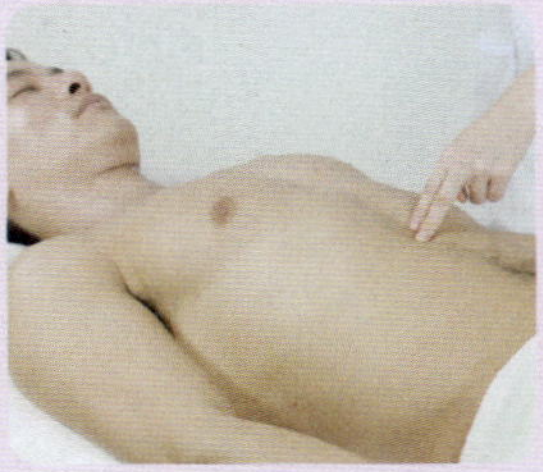

按摩

用食指、中指二指指尖推揉中脘穴3～5分钟，长期按摩，可改善便秘、黄疸、头痛等。

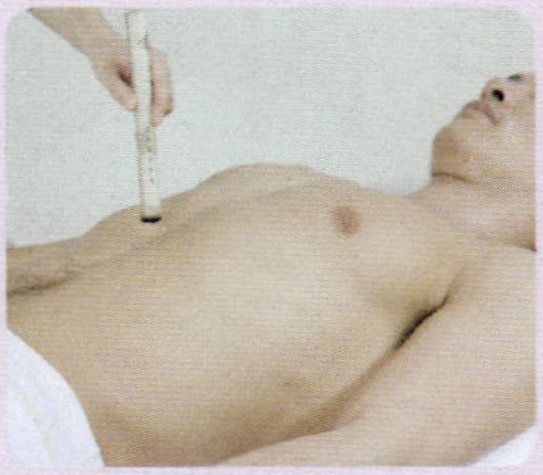

艾灸

用艾条温和灸熏灸中脘穴5～10分钟，每天1次，可治疗头痛、失眠、惊风等。

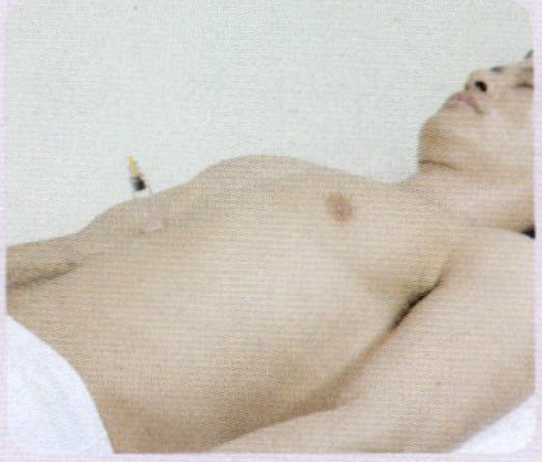

拔罐

用拔罐器将气罐吸附在中脘穴上，留罐15分钟，隔天1次，可治疗疳积、便秘、头痛等。

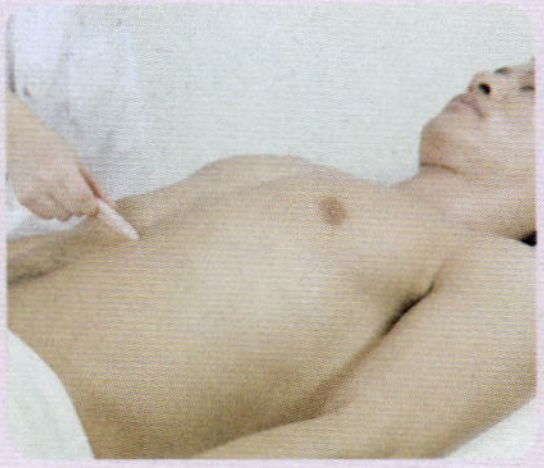

刮痧

用角刮法刮拭中脘穴，以出痧为度，隔天1次，治疗腹胀、呕吐、疳积等。

344 建里穴
和胃健脾通腑气

【主治】
呕吐、食欲不振、胃痛、胃下垂、腹胀、腹痛等。

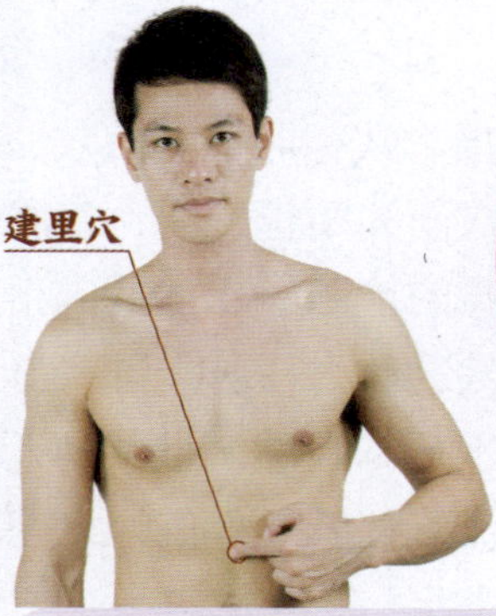

穴位定位

位于上腹部，前正中线上，当脐中上3寸处。

一穴多用

按摩
用拇指指尖按揉建里穴3分钟，长期按摩，可改善胃下垂、食欲不振等。

艾灸
用艾条温和灸熏灸建里穴5~10分钟，每天1次，可治疗呕吐、食欲不振等。

345 上脘穴
和胃降逆治腹泻

【主治】
消化不良、水肿、纳呆、腹泻、腹胀、癫痫等。

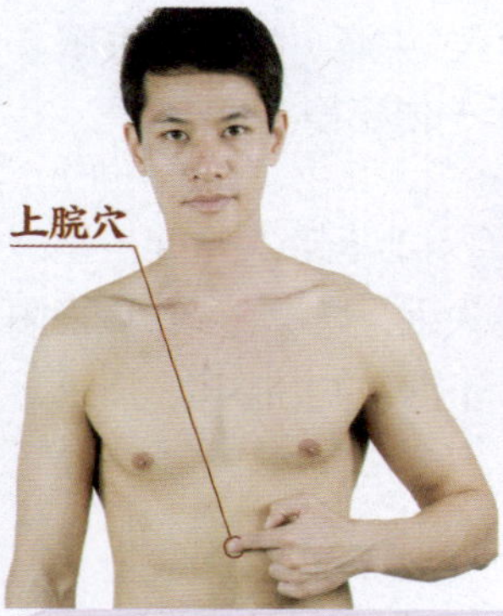

穴位定位

位于上腹部，前正中线上，当脐中上5寸处。

一穴多用

按摩
用拇指指腹推揉上脘穴2~3分钟，长期坚持，可改善消化不良、水肿等。

艾灸
用艾条温和灸熏灸上脘穴5~10分钟，每天1次，治疗纳呆、癫痫等。

346 巨阙穴
宽胸理气养心神

【主治】
胸痛、呕吐、腹泻、癫痫、心烦、惊悸、胃下垂、黄疸等。

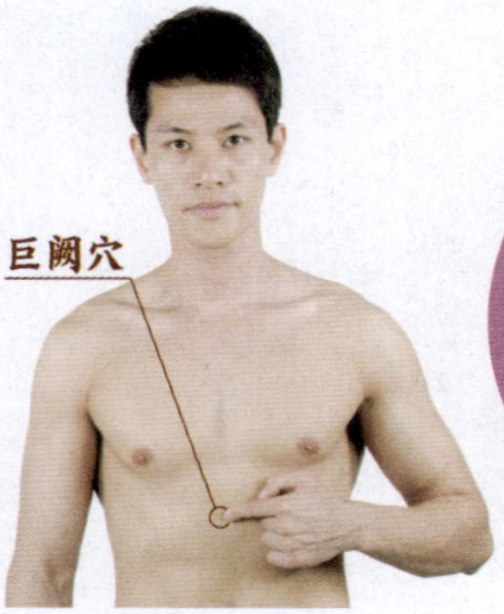

穴位定位

位于上腹部，前正中线上，当脐中上6寸处。

一穴多用

按摩
用拇指指尖点揉巨阙穴3~5分钟，长期坚持，可改善癫痫、胃下垂等。

艾灸
用艾条温和灸熏灸巨阙穴5~10分钟，每天1次，可治疗呕吐、腹泻、黄疸等。

347 鸠尾穴
定喘止咳安心神

【主治】
心痛、心悸、癫痫、惊狂、咳嗽、气喘等。

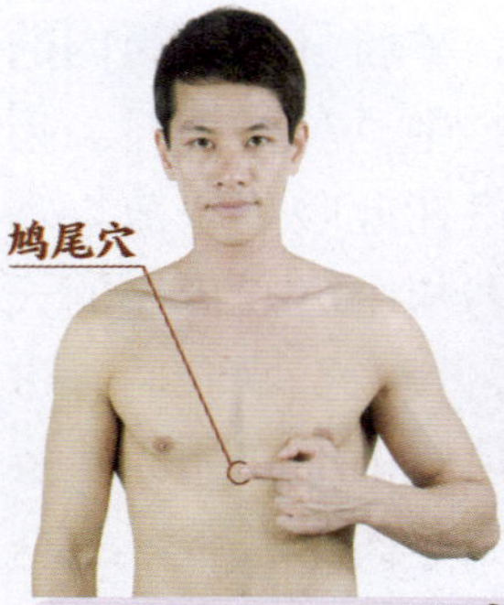

穴位定位

位于上腹部，当前正中线上，胸剑结合部下1寸处。

一穴多用

按摩

用拇指指尖推揉鸠尾穴3分钟，长期坚持，可改善心痛、心悸、癫痫、惊狂等。

艾灸

用艾条温和灸熏灸鸠尾穴5~10分钟，每天1次，治疗咳嗽、气喘、癔症等。

348 中庭穴
宽胸理气医心痛

【主治】
咳嗽、哮喘、心痛、食管炎、小儿吐乳等。

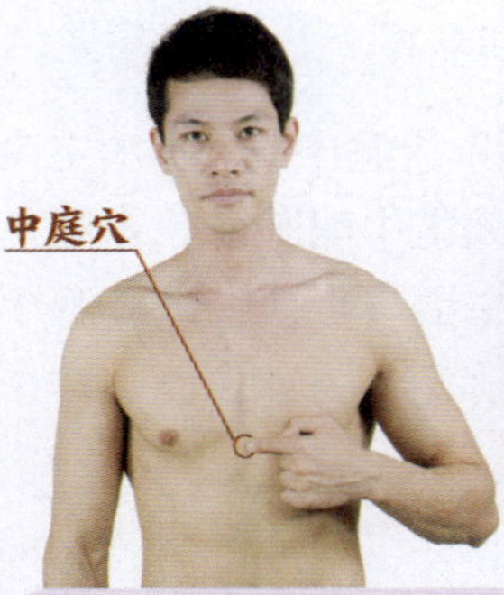

穴位定位

位于胸部，当前正中线上，平第五肋间，即胸剑结合部。

一穴多用

按摩

用拇指指尖推揉中庭穴3~5分钟，长期按摩，可改善哮喘、心痛等。

艾灸

用艾条温和灸熏灸中庭穴5~10分钟，每天1次，治疗食管炎、小儿吐乳等。

349 玉堂穴
散热化气止咳喘

【主治】
气短、胸痛、咳喘、呕吐、咽喉肿痛等。

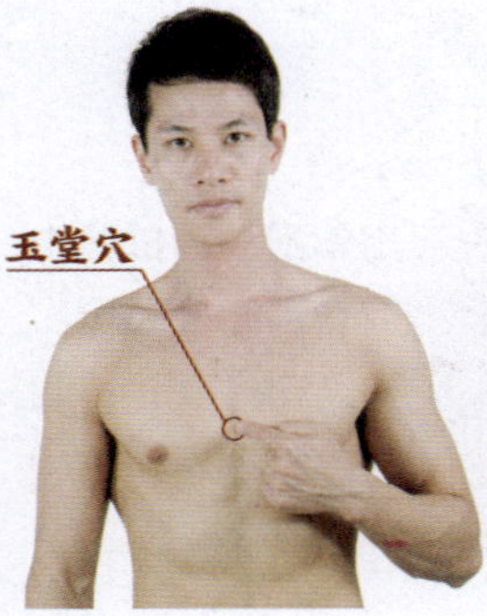

穴位定位

位于胸部，当前正中线上，平第三肋间。

一穴多用

按摩

用拇指指尖推揉玉堂穴3~5分钟，长期坚持，可改善气短、胸痛等。

艾灸

用艾条温和灸熏灸玉堂穴5~10分钟，每天1次，可治疗呕吐、咽喉肿痛等。

350 膻中穴

理气止痛护心胸

穴位定位

位于胸部，当前正中线上，平第四肋间，两乳头连线的中点。

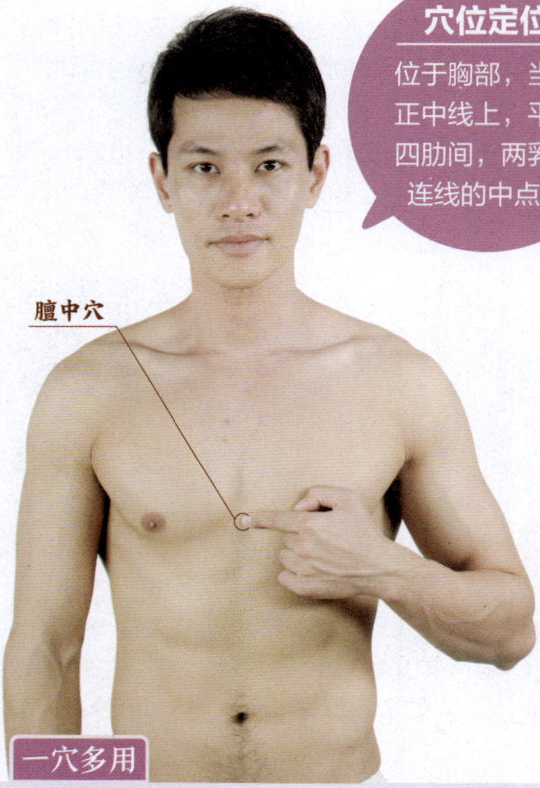

膻，羊臊气或羊腹内的膏脂也；中，与外相对。指任脉之气在此吸热胀散。本穴物质为从中庭穴传来的天部水湿之气，至本穴后，进一步吸热胀散而变化为热燥之气，如羊肉带有腥臊气味一般，故名膻中。

【主治】 咳嗽、气喘、胸闷、心痛、呃逆等胸中气机不畅的病症；产后乳少、乳痈、乳癖等胸乳病症等。

【配伍】 ①膻中配天突，主治哮喘。②膻中配肺俞、丰隆、内关，主治咳嗽痰喘。③膻中配厥阴俞、内关，主治心悸、心烦、心痛。

一穴多用

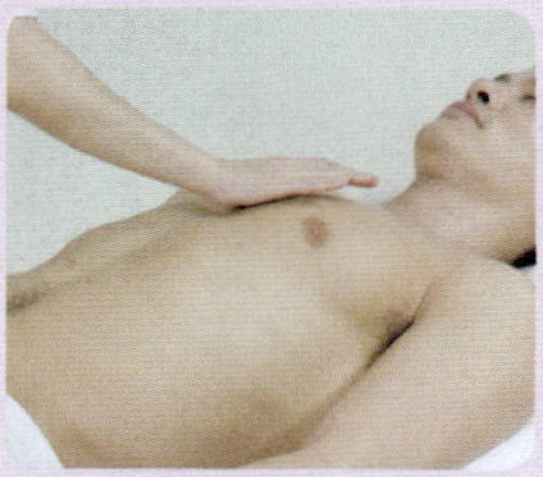

按摩 用手掌大鱼际擦按膻中穴5～10分钟，长期坚持，可改善呼吸困难、心悸等。

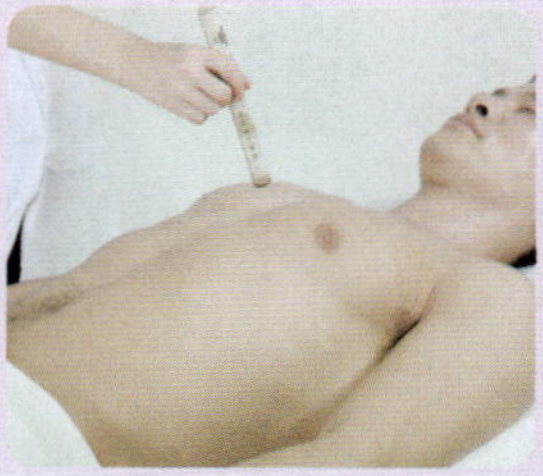

艾灸 用艾条温和灸熏灸膻中穴5～10分钟，每天1次，可治疗乳腺炎。

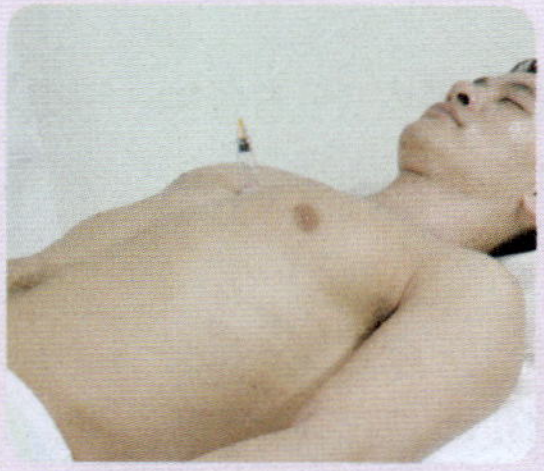

拔罐 用拔罐器将气罐吸附在膻中穴上，留罐10～15分钟，隔天1次，可治疗呼吸困难、咳嗽等。

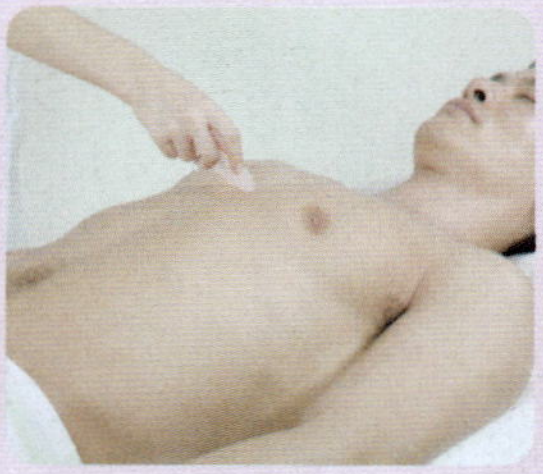

刮痧 用角刮法刮拭膻中穴，稍出痧即可，隔天1次，可治疗胸痛、腹痛、咳嗽、呼吸困难等。

351 紫宫穴

止咳化痰胸痛定

【主治】
气喘、胸痛、喉痹、胸膜炎、呕吐、支气管炎、肺炎等。

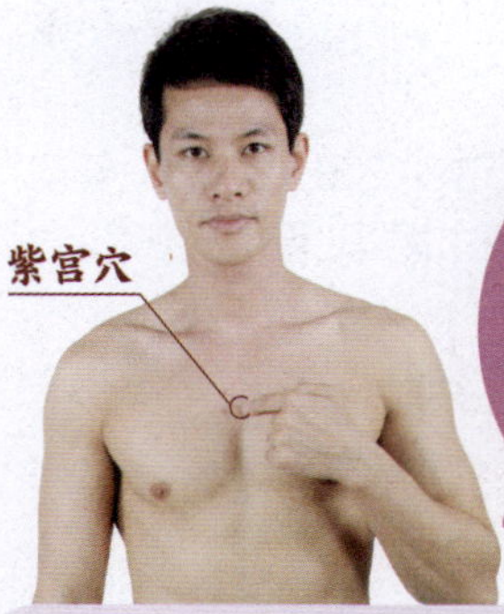

穴位定位

位于胸部，当前正中线上，平第二肋间。

一穴多用

按摩

用拇指指腹推揉紫宫穴5分钟，长期坚持，可改善气喘、胸痛、喉痹等。

艾灸

用艾条温和灸熏灸紫宫穴5～10分钟，可治疗呕吐、支气管炎、肺炎等。

352 华盖穴

利肺平喘好助手

【主治】
支气管炎、哮喘、胸痛、胸膜炎等。

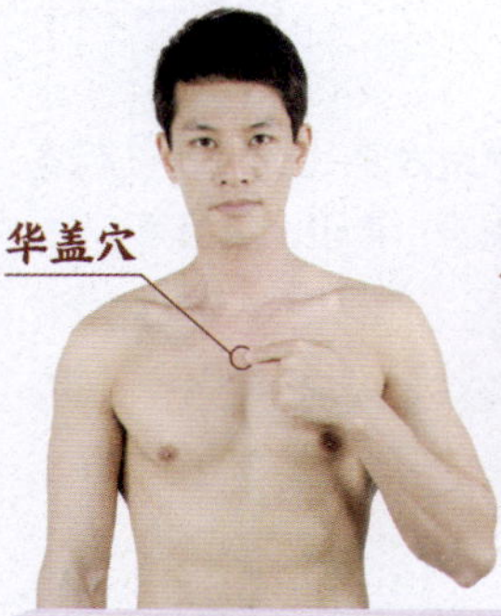

穴位定位

位于胸部，当前正中线上，平第一肋间。

一穴多用

按摩

用拇指指腹揉按华盖穴100～200次，坚持按摩，可预防肺部疾病。

艾灸

用艾条温和灸熏灸华盖穴15分钟，每天1次，可防治喉炎、扁桃体炎、支气管炎等。

353 璇玑穴

清热化痰理肺气

【主治】
喉痹咽肿、咳嗽、气喘、胃痉挛、胸胁支满等。

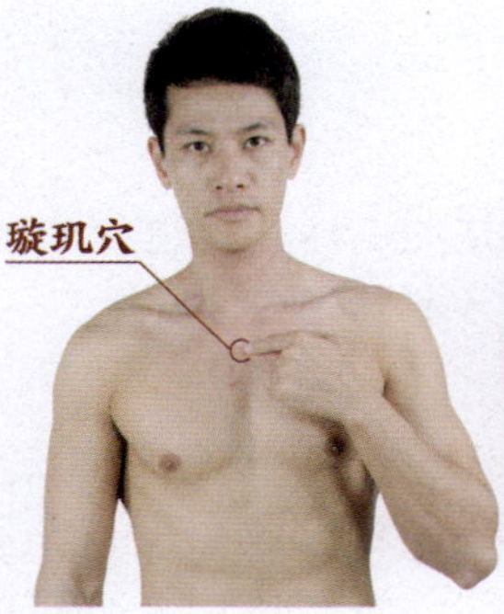

穴位定位

位于胸部，当前正中线上，胸骨上窝中央下1寸处。

一穴多用

按摩

用食指、中指两指指尖揉按璇玑穴50～100次，长期坚持，可治疗胃痉挛和肺部疾病。

艾灸

用艾条温和灸熏灸璇玑穴15分钟，每天1次，可治疗咳嗽、气喘、胸胁支满等。

354 天突穴

冬病夏治首选穴

【主治】
哮喘、胸闷、胸中气逆、外感咳嗽、地方性甲状腺肿大等。

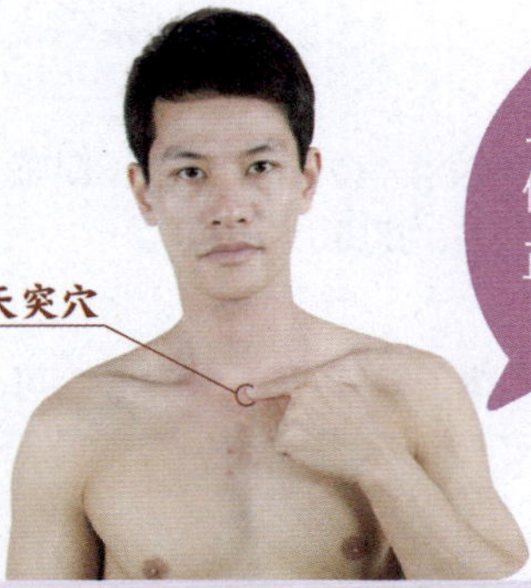

穴位定位

位于颈部，当前正中线上，胸骨上窝中央。

一穴多用

按摩

用拇指指尖揉按天突穴200～300次，长期坚持，可治疗哮喘、胸闷、胸中气逆等。

艾灸

用艾条温和灸熏灸天突穴10分钟，每天1次，可防治外感咳嗽、地方性甲状腺肿大等。

355 廉泉穴

利喉舒舌能止痛

【主治】
口舌生疮、舌炎、喉痹、中风失语、聋哑、消渴等。

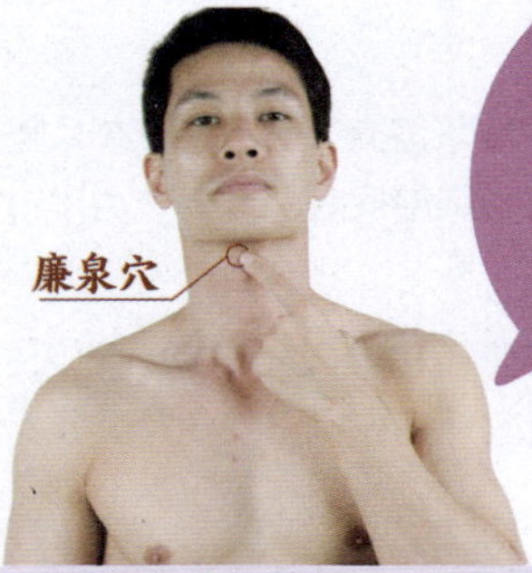

穴位定位

位于颈部，当前正中线上，喉结上方，舌骨上缘凹陷处。

一穴多用

按摩

用拇指指尖揉按廉泉穴2～3分钟，长期坚持，可治疗中风失语、聋哑、消渴等。

艾灸

用艾条温和灸熏灸廉泉穴10～15分钟，每天1次，可治疗口舌生疮、舌炎、喉痹等。

356 承浆穴

生津敛液牙口好

【主治】
口眼㖞斜、牙痛、口舌生疮、中风昏迷、面瘫、糖尿病等。

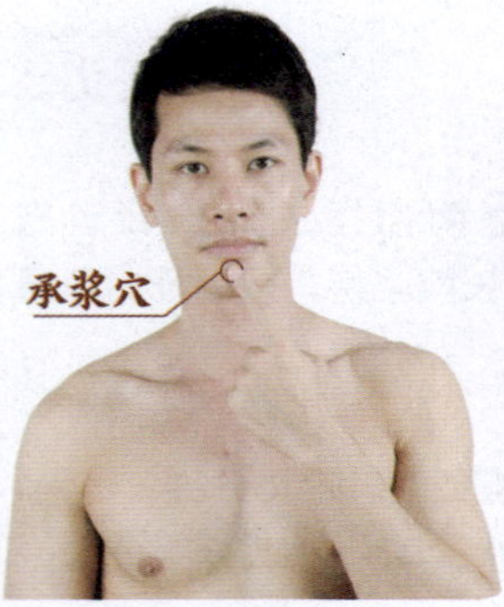

穴位定位

位于面部，当颏唇沟的正中凹陷处。

一穴多用

按摩

用拇指指尖揉按承浆穴5分钟，长期坚持，可治疗口眼㖞斜、牙痛、口舌生疮等。

艾灸

用艾条温和灸熏灸承浆穴10～15分钟，每天1次，防治中风昏迷、面瘫、消渴等。

第16章 经外奇穴

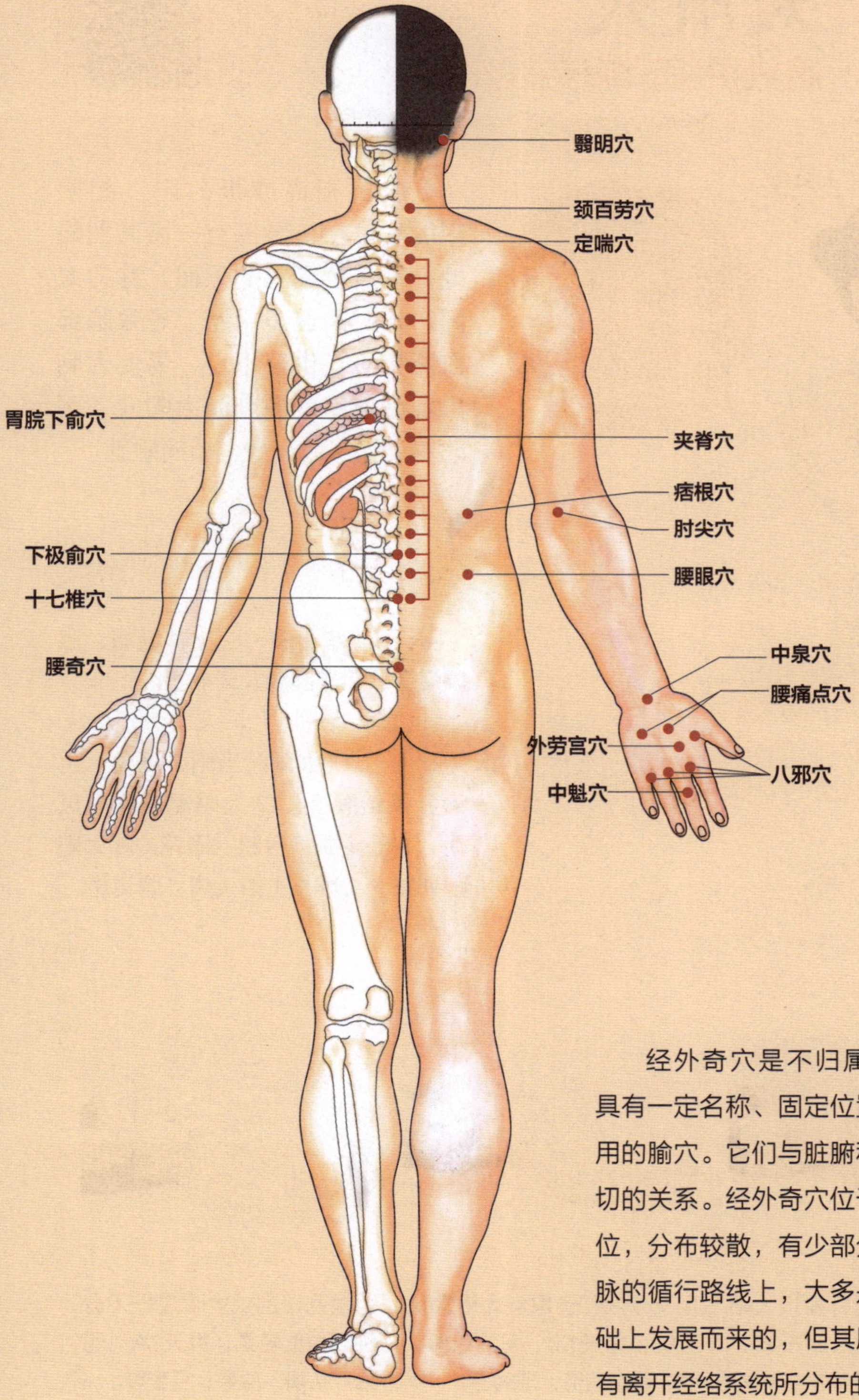

经外奇穴是不归属于十四经，但具有一定名称、固定位置和一定主治作用的腧穴。它们与脏腑和经络也有着密切的关系。经外奇穴位于人体的不同部位，分布较散，有少部分还位于十四经脉的循行路线上，大多是在阿是穴的基础上发展而来的，但其所在的部位并没有离开经络系统所分布的区域。

357 太阳穴

清热护眼消疲劳

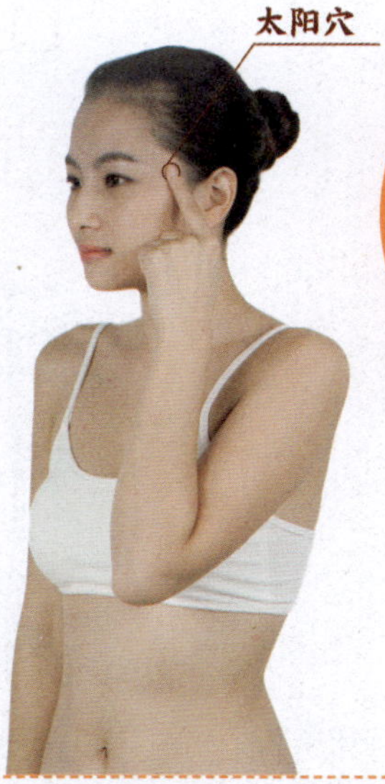

穴位定位

位于颞部，当眉梢与目外眦之间，向后约一横指的凹陷处。

太，指高或极；阳，指阴阳的阳。在头颞部有一微微凹陷处，本穴位于它的上面，称为太阳。长时间过多用脑，导致脑部血液和氧气供应不足，易使大脑出现疲劳感。多刺激太阳穴，可改善大脑气血运行，镇痛醒脑。

【主治】 偏头痛、三叉神经痛、眼睛疲劳、目赤肿痛、牙痛等。

【配伍】 ①太阳配当阳、耳尖，主治急性结膜炎。②太阳配通里、风池，主治头晕、目眩、眼花。③太阳配列缺、头维，主治头痛、偏头痛。

小贴士

太阳穴痘是指太阳穴部位长出来的痘痘，或者叫粉刺、青春痘等。其产生原因是毛孔被堵塞或由于其他原因导致排油不畅，但皮脂腺继续分泌，使得皮脂在毛孔中累积起来，就成了痘。

一穴多用

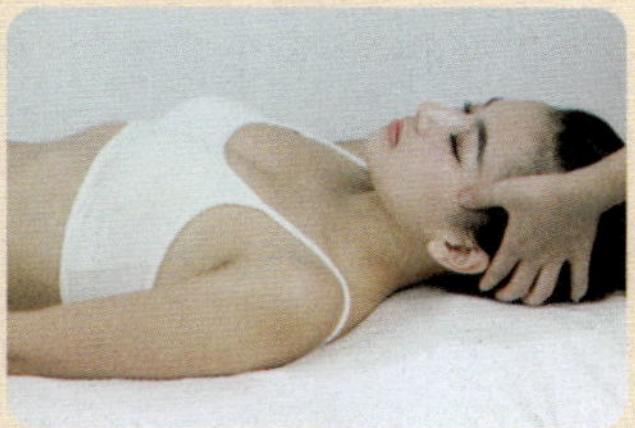

按摩

用拇指指腹顺时针揉按太阳穴30～50次，长期按摩，有改善视力、预防头痛等作用。

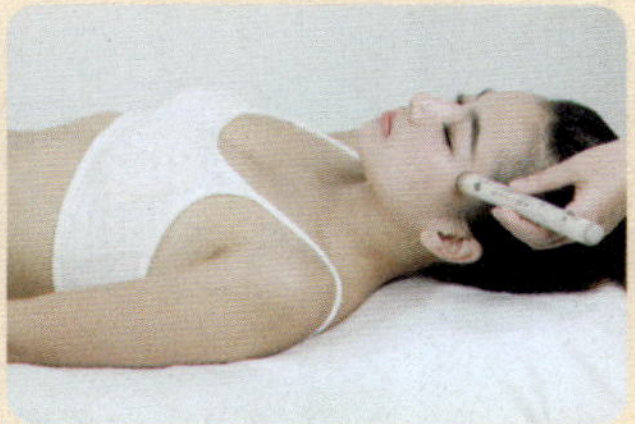

艾灸

用艾条温和灸熏灸太阳穴10分钟，每天1次，可治疗偏头痛、眼睛疲劳、牙痛等。

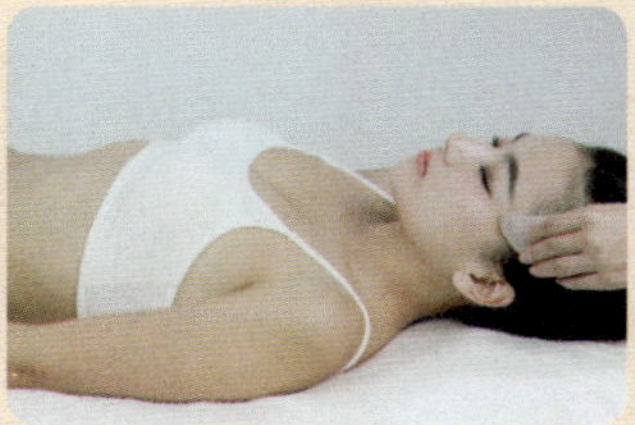

刮痧

用角刮法刮拭太阳穴1～2分钟，力度轻柔，每天1次，可治疗头痛、头晕、目眩等。

358 印堂穴

安神定惊清风热

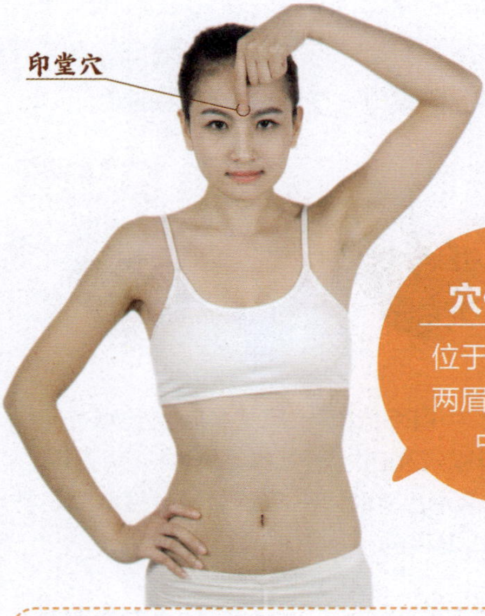

印，原意指图章；堂，庭堂。古代星相家把前额部两眉头之间叫作印堂。本穴位在前正中线上，两眉头连线的中点处，所以也称印堂。

穴位定位

位于额部，当两眉头连线的中点。

【主治】 头痛、头晕、三叉神经痛、痫症、失眠、健忘等神志疾病；鼻出血、鼻渊；小儿惊风、产后血晕、高血压等。

【配伍】 ①印堂配迎香、合谷，主治鼻渊、鼻塞。②印堂配太阳、百会、太冲，主治头痛、眩晕。

小贴士

印堂发黑表明人体心脏功能不佳，脑部供血不足，心、脑缺氧，甚至有心肌坏死的情况。另外，急性腰扭伤时也可以导致印堂发黑。

一穴多用

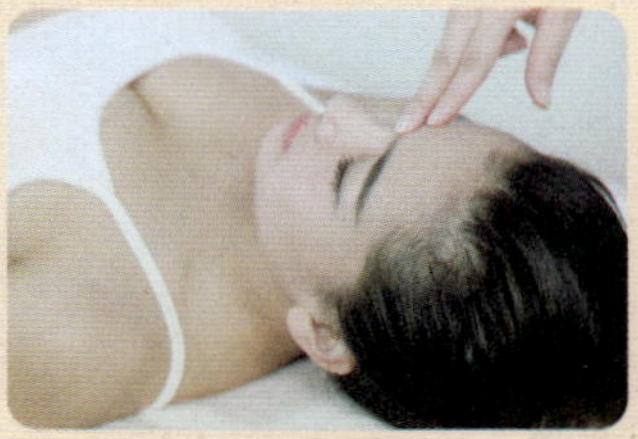

按摩

用食指、中指两指指腹揉按印堂穴2～3分钟，长期按摩，可治疗头痛、头晕、三叉神经痛等。

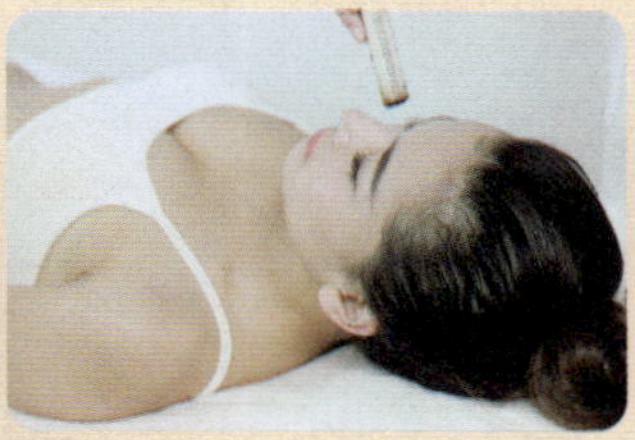

艾灸

用艾条温和灸熏灸印堂穴10分钟，每天1次，可治疗失眠、鼻炎、流鼻涕、高血压等。

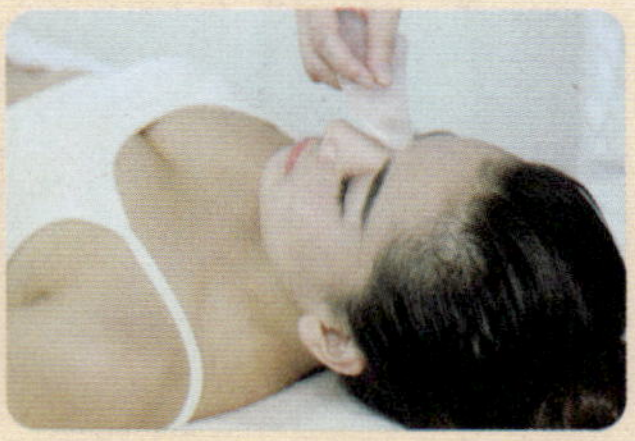

刮痧

用角刮法从上向下刮拭印堂穴2分钟，力度轻柔，隔天1次，可治疗鼻部疾病、眼部疾病等。

359 四神聪穴

提神醒脑治失眠

【主治】
头痛、眩晕、失眠、健忘、神经衰弱等。

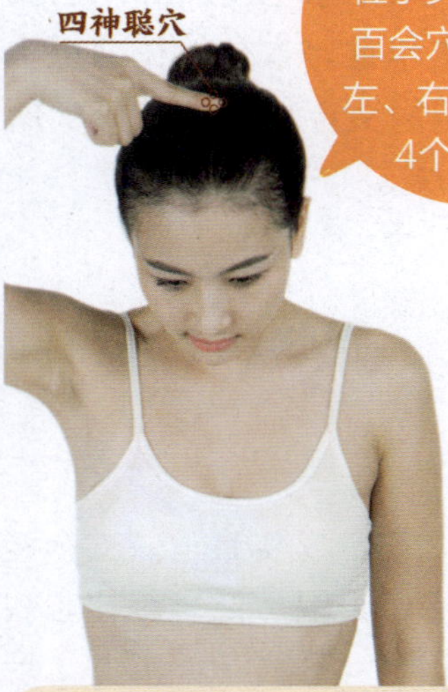

穴位定位

位于头顶部，当百会穴前、后、左、右各1寸，共4个穴位。

原名神聪，位于头顶百会穴前、后、左、右各1寸处，共由4个穴组成，就像四路大神各自镇守一方，故名四神聪。

一穴多用

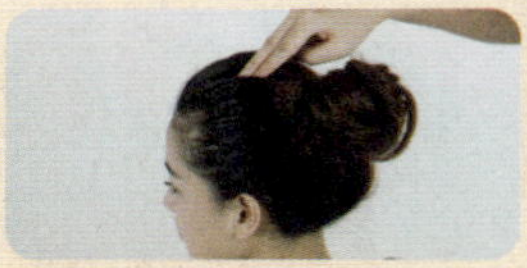

按摩
用食指、中指两指指尖按揉四神聪穴200次，长期坚持，可治疗头痛、眩晕、失眠、健忘等。

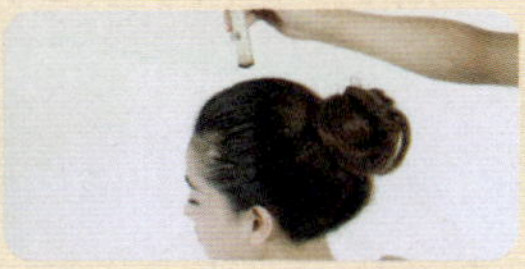

艾灸
用艾条回旋灸熏灸四神聪穴15分钟，每天1次，可防治神经性头痛、神经衰弱等。

360 球后穴

眼部疾病球后求

【主治】
眼部疾病。

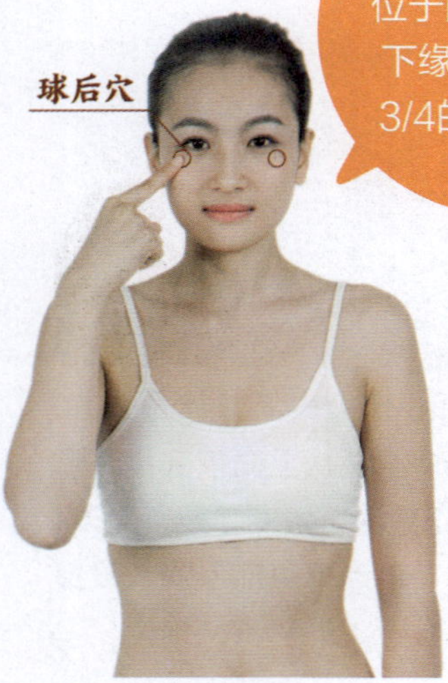

穴位定位

位于面部，当眶下缘外1/4与内3/4的交界处。

球，这里指的是眼球；后，指前后的意思。本穴所在的位置较深，在眼球后部分，故名球后。

一穴多用

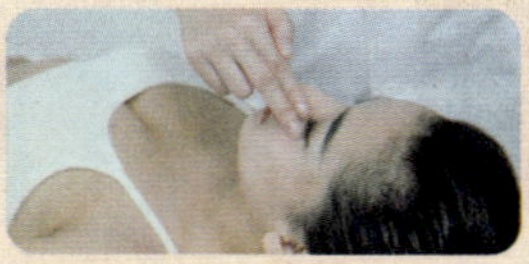

按摩
用食指、中指二指指尖按揉球后穴3~5分钟，每天坚持按摩，可防治眼部疾病。

【配伍】①球后配睛明、光明，防治目视不明。②球后配风池、曲池、合谷、太冲，防治青光眼、近视等。

361 鱼腰穴

近视沙眼鱼腰治

【主治】

近视、沙眼、视神经炎、面神经麻痹、三叉神经痛等。

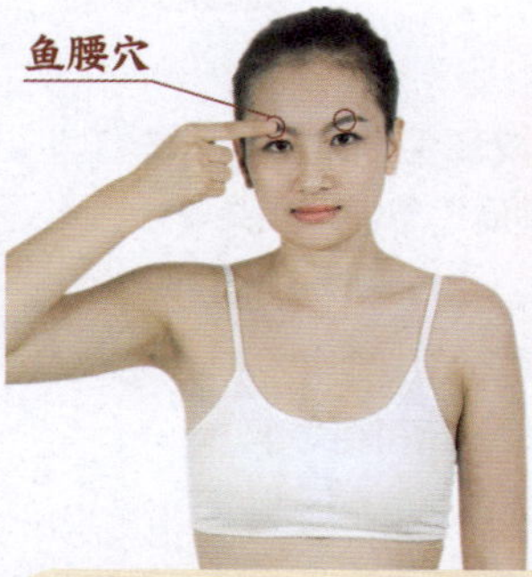

穴位定位

位于额部，瞳孔直上，眉毛中。

一穴多用

按摩

每天用拇指指尖按揉鱼腰穴3分钟，可防治近视、沙眼、青光眼、角膜炎等。

刮痧

用角刮法刮鱼腰穴2～3分钟，隔天1次，可防治面神经麻痹、三叉神经痛等。

362 当阳穴

醒脑通窍疏经络

【主治】

偏头痛、神经性头痛、目赤肿痛、鼻炎、鼻塞等。

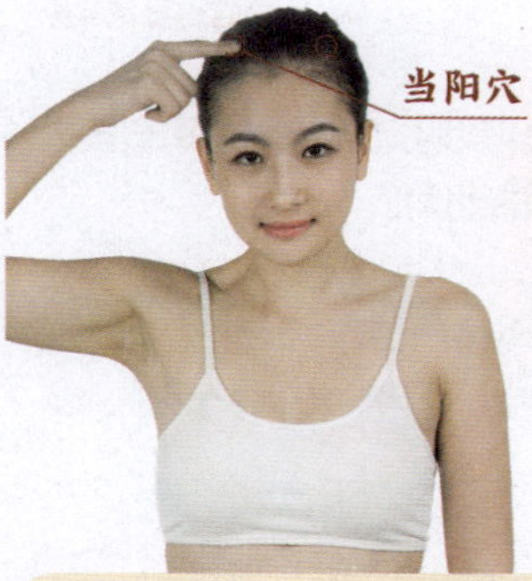

穴位定位

位于头前部，当瞳孔直上，前发际上1寸处。

一穴多用

按摩

用拇指指尖揉按当阳穴2～3分钟，每天坚持按摩，有清头明目的功效。

艾灸

用艾条温和灸熏灸当阳穴10分钟，每天1次，可治头痛、目赤肿痛等。

363 上迎香穴

清利鼻窍治鼻病

【主治】

鼻炎、鼻息肉等鼻部疾病等。

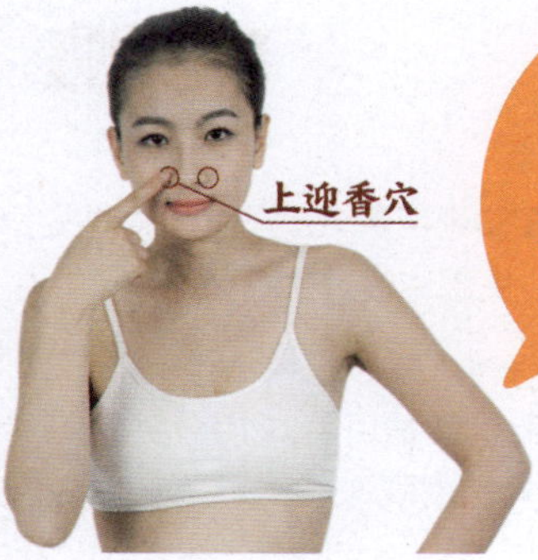

穴位定位

位于面部，当鼻翼软骨与鼻甲交界处，近鼻唇沟上端。

一穴多用

按摩

用拇指指尖揉按上迎香穴2～3分钟，每天坚持按摩，可防治鼻部疾病。

刮痧

用角刮法刮拭上迎香穴2分钟，隔天1次，可防治鼻炎、鼻息肉、鼻塞等。

364 耳尖穴

清热祛风疗目赤

【主治】
偏头痛、目赤肿痛、急性结膜炎等。

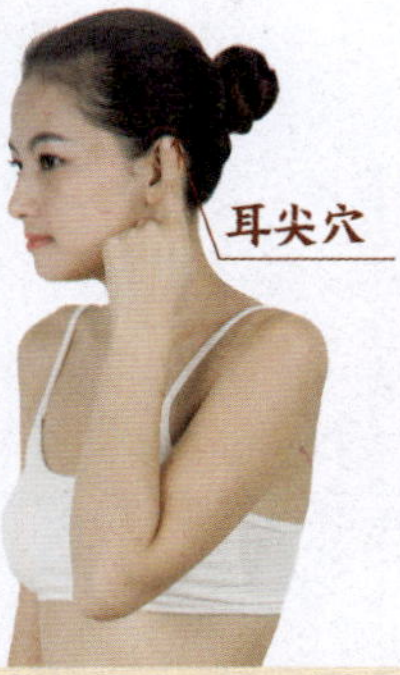

穴位定位

位于耳郭上方，当折耳向前，耳郭上方尖端处。

一穴多用

按摩
用拇指指尖掐按耳尖穴5分钟，长期坚持，可治目赤肿痛、急性结膜炎等。

艾灸
用艾条温和灸熏灸耳尖穴10分钟，每天1次，可治疗偏头痛、角膜炎等。

365 翳明穴

失眠近视按翳明

【主治】
头痛、耳鸣、失眠、近视、远视等。

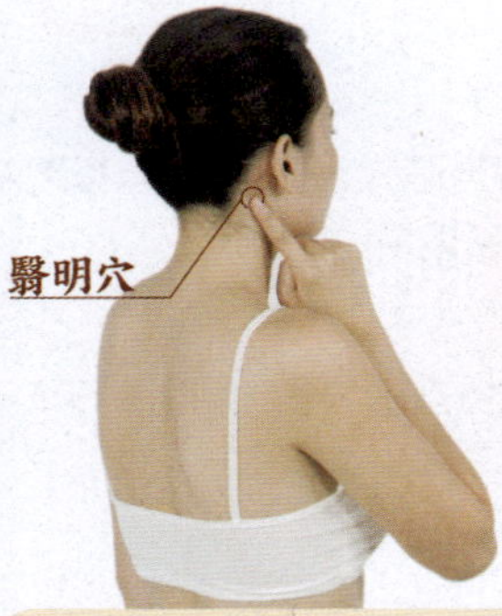

穴位定位

位于项部，当翳风穴后1寸处。

一穴多用

按摩
用拇指指尖点揉翳明穴100次，每天坚持按摩，可防治眼部病症。

艾灸
用艾条温和灸熏灸翳明穴15分钟，每天1次，可防治头痛、耳鸣、失眠、近视、远视等。

366 颈百劳穴

养肺止咳长按摩

【主治】
颈项强痛、角弓反张、哮喘、失眠、瘰疬联珠疮等。

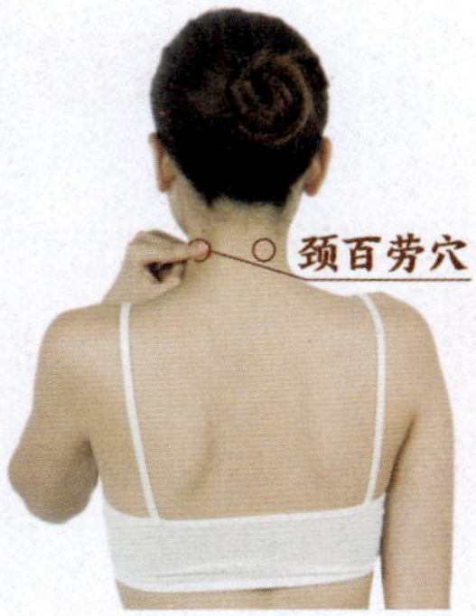

穴位定位

位于项部，当大椎穴直上2寸，后正中线旁开1寸处。

一穴多用

按摩
用拇指指尖揉按颈百劳穴5分钟，长期按摩，对哮喘、失眠有很好的疗效。

艾灸
用艾条回旋灸熏灸颈百劳穴10分钟，每天1次，可治疗瘰疬联珠疮。

367 子宫穴 妇科疾病特效穴

【主治】
月经不调、痛经、带下异常、妇女不孕症等。

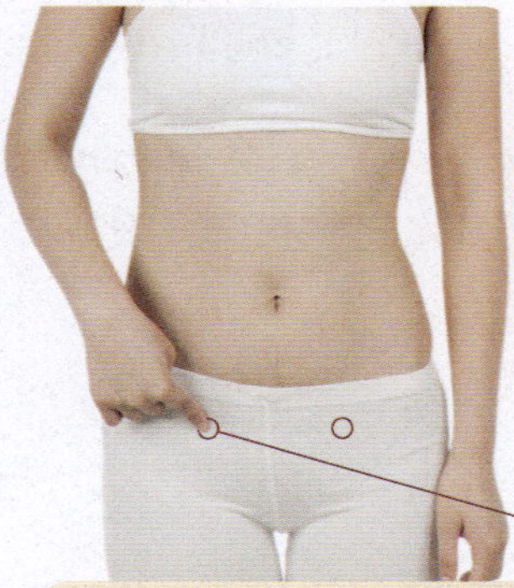

穴位定位

位于下腹部，当脐中下4寸，中极穴旁开3寸处。

一穴多用

按摩

用拇指指尖按压子宫穴2～3分钟，长期按摩，可治疗月经不调、痛经等。

艾灸

用艾条温和灸熏灸子宫穴5～10分钟，每天1次，可治疗妇女不孕症。

368 夹脊穴 舒筋活络调脏腑

【主治】
坐骨神经痛、腰痛、心肺疾病、肠胃疾病等。

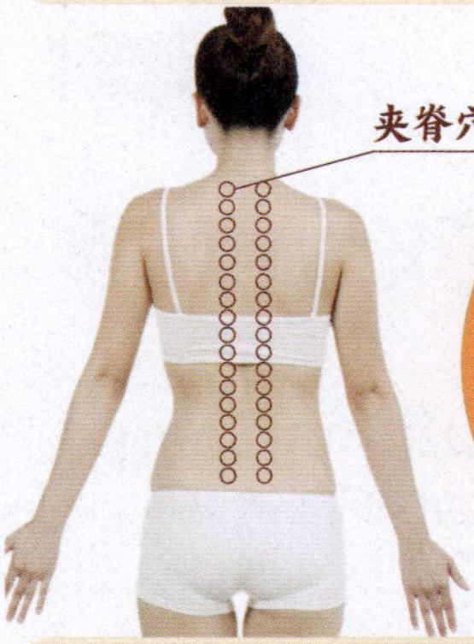

穴位定位

位于第一胸椎至第五腰椎两侧，后正中线旁开0.5寸，一侧共17个穴位。

一穴多用

按摩

每天用拇指指腹沿脊柱两侧由上至下反复推揉夹脊穴5分钟，可防治腰背疾病。

艾灸

用艾条回旋灸熏灸夹脊穴15分钟，每天1次，可治心肺疾病、肠胃疾病、上下肢疾病等。

369 胃脘下俞穴 理气止痛健脾胃

【主治】
消渴病、胃痛、胸胁痛、胸膜炎、咳嗽、咽干、呕吐等。

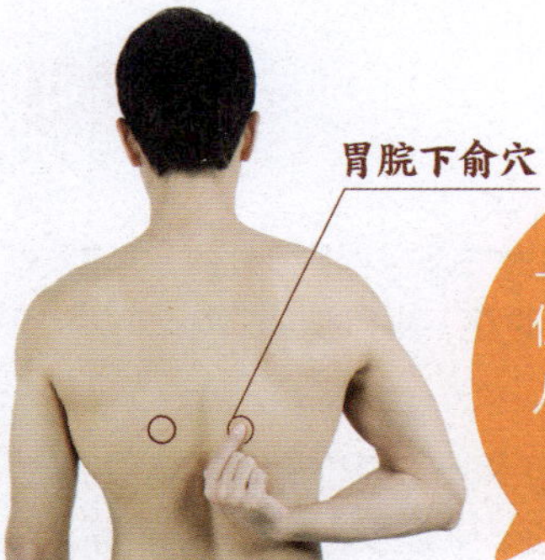

穴位定位

位于背部，当第八胸椎棘突下，后正中线旁开1.5寸处。

一穴多用

按摩

用拇指指尖揉按胃脘下俞穴3分钟，每天坚持，可治疗消渴、胃痛等。

艾灸

用艾条回旋灸熏灸胃脘下俞穴10分钟，每天1次，可治消渴、咳嗽、咽干、呕吐等。

370 痞根穴
理气活血消胃痛

【主治】
腰脊强痛、腰肌劳损、胃痛、反胃、胃炎、完谷不化等。

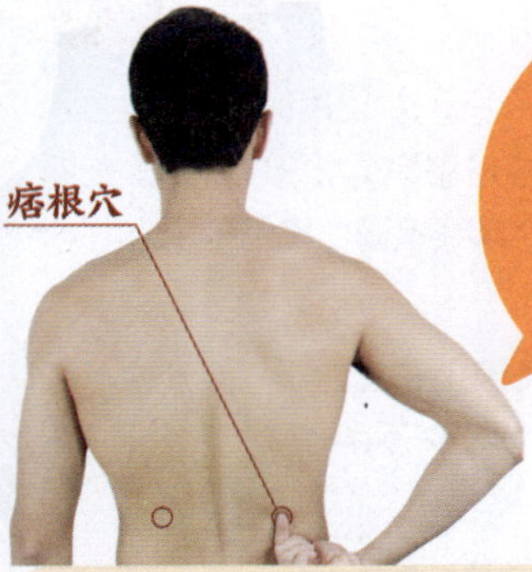

穴位定位

位于腰部，当第一腰椎棘突下，后正中线旁开3.5寸处。

一穴多用

按摩
用拇指指尖揉按痞根穴3分钟，长期按摩，可防治腰脊强痛、腰肌劳损、肾下垂等。

艾灸
用艾条温和灸熏灸痞根穴15分钟，每天1次，可防治胃痛、反胃、胃炎、完谷不化等。

371 定喘穴
肺部疾病定喘求

【主治】
喘哮、久咳、百日咳等肺部疾病。

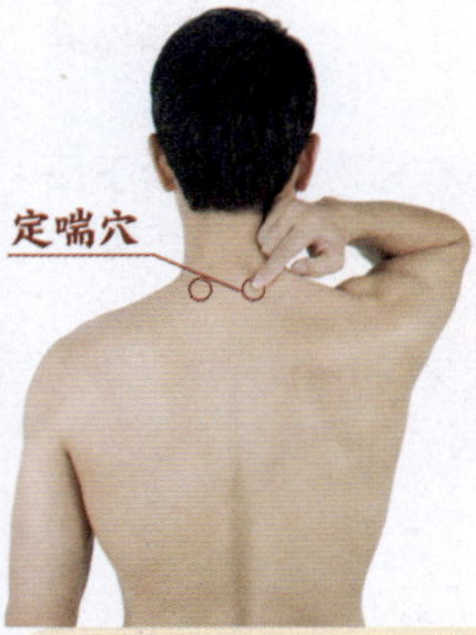

穴位定位

位于背部，第七颈椎棘突下，后正中线旁开0.5寸处。

一穴多用

按摩
用拇指指腹推按定喘穴1～3分钟，长期按摩，可治疗喘哮、久咳等。

艾灸
用艾条温和灸熏灸定喘穴5～10分钟，每天1次，可防治百日咳、肩背痛等。

372 下极俞穴
健脾利湿强腰肾

【主治】
腹痛、坐骨神经痛、腰腿痛、小便不利、膀胱炎、阳痿等。

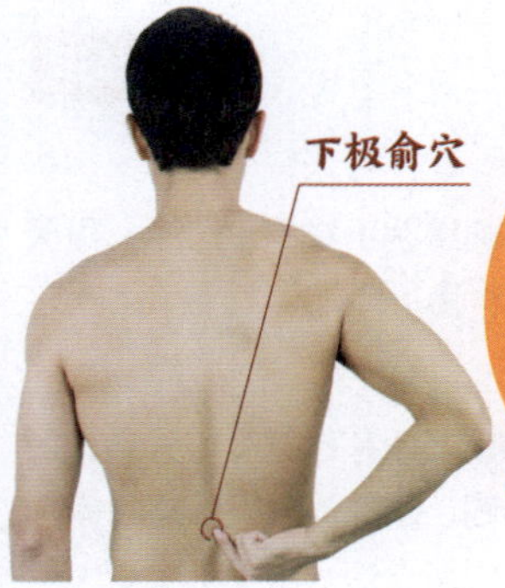

穴位定位

位于腰部，当后正中线上，第三腰椎棘突下凹陷处。

一穴多用

按摩
用拇指指尖揉按下极俞穴3分钟，长期按摩，可治疗腹痛、坐骨神经痛等。

艾灸
用艾条温和灸熏灸下极俞穴15分钟，每天1次，可治膀胱炎、遗尿、遗精、阳痿等。

373 十七椎穴

强腰补肾理胞宫

【主治】
下肢瘫痪、坐骨神经痛、腰腿疼痛、痛经、月经不调等。

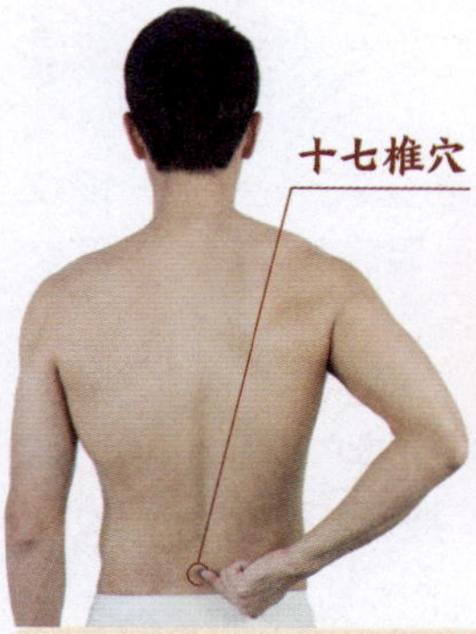

穴位定位

位于腰部，当后正中线上，第五腰椎棘突下凹陷处。

一穴多用

按摩

用拇指指尖揉按十七椎穴3分钟，长期按摩，可防治下肢瘫痪、坐骨神经痛。

艾灸

用艾条温和灸熏灸十七椎穴15分钟，每天1次，可防治崩漏、痛经、月经不调等。

374 腰眼穴

延年益寿强腰身

【主治】
坐骨神经痛、腰腿痛、腰骶疼痛、子宫内膜炎等。

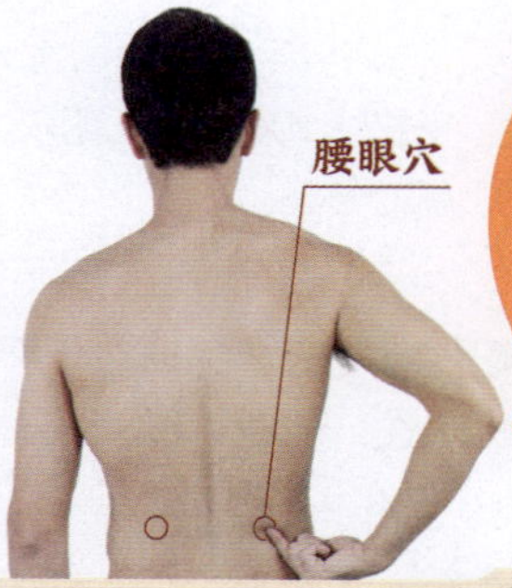

穴位定位

位于腰部，当第四腰椎棘突下，后正中线旁开约3.5寸处。

一穴多用

按摩

用拇指指尖揉按腰眼穴3分钟，长期按摩，可治疗坐骨神经痛、腰腿痛等。

艾灸

用艾条温和灸熏灸腰眼穴15分钟，每天1次，可防治腹痛、消渴、子宫内膜炎等。

375 腰奇穴

利便通窍定癫痫

【主治】
腰脊强痛、坐骨神经痛、便秘、头痛、失眠、月经不调、癫痫等。

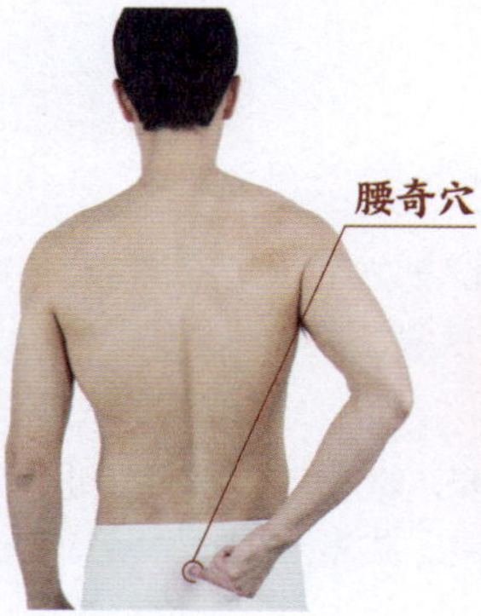

穴位定位

位于骶部，当尾骨端直上2寸，骶角之间凹陷处。

一穴多用

按摩

用拇指指尖按揉腰奇穴3分钟，长期按摩，可防治腰脊强痛、坐骨神经痛、便秘等。

艾灸

用艾条温和灸熏灸腰奇穴5分钟，每天1次，可治疗头痛、失眠、月经不调等。

376 四缝穴

活血行气促消化

【主治】

疳积、消化不良、胃脘痛、哮喘、呃逆、中暑、失眠、神经衰弱、痛风等。

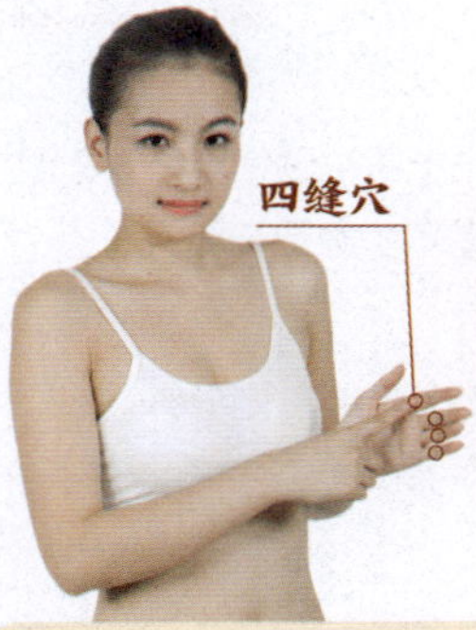

穴位定位

位于第二至第五手指掌面，近端指间关节横纹的中央，共8个穴位。

一穴多用

按摩

用拇指指尖掐揉四缝穴3分钟，长期按摩，可防治疳积、胃痛、哮喘、呃逆、中暑等。

艾灸

用艾条回旋灸熏灸四缝穴15分钟，每天1次，可治疗失眠、神经衰弱、痛风等。

377 十宣穴

清热开窍能醒神

【主治】

失眠、高血压、手指麻木、癔症、急性咽喉炎、中暑等。

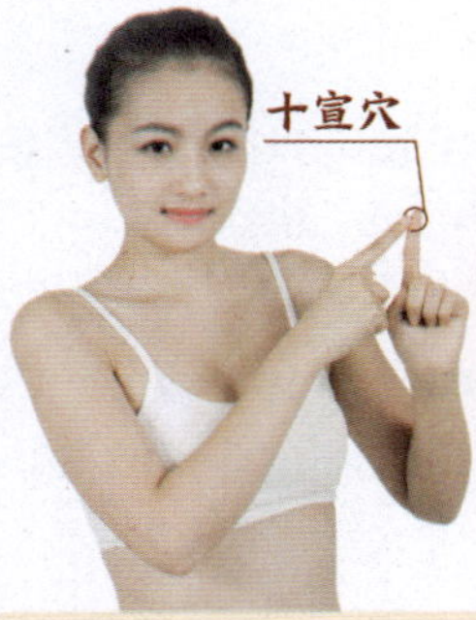

穴位定位

位于手十指尖端，距指甲游离缘0.1寸，共10个穴位。

一穴多用

按摩

拇指指尖对指尖，各掐揉100次，长期按摩，可防治失眠、高血压等。

艾灸

艾条温和灸熏灸十宣穴15分钟，每天1次，可防治急性咽喉炎、急性胃肠炎等。

378 八邪穴

清热解毒手不麻

【主治】

手指关节疾病、头痛、咽痛、手脚冰冷、手麻等。

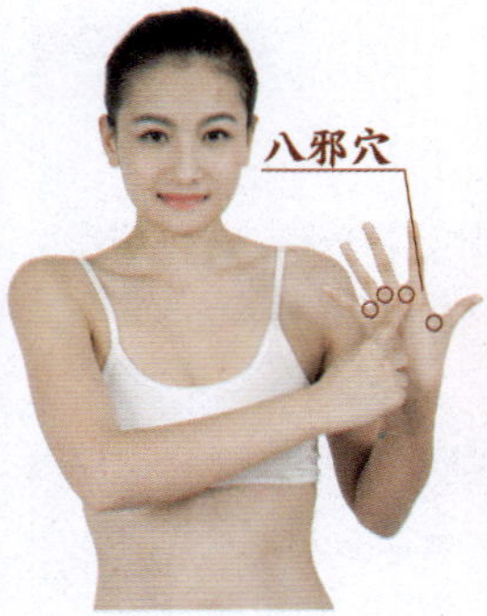

穴位定位

位于手指背面，第一至第五指间，各个手指的分叉处，共8个穴位。

一穴多用

按摩

用拇指指尖压揉八邪穴50次，长期按摩，可治疗手指关节疾病、手指麻木等。

艾灸

用艾条温和灸熏灸八邪穴15分钟，每天1次，可治手指关节疾病、头痛、手脚冰冷等。

379 二白穴 调和气血二白行

【主治】
前臂痛、胸胁痛、痔疮、脱肛、肛裂出血等。

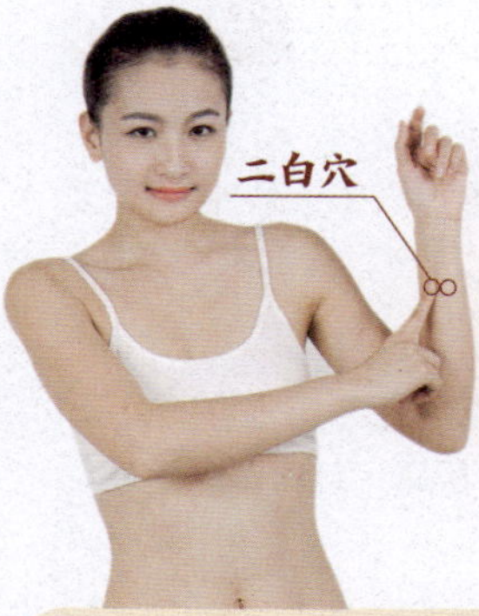

穴位定位

位于前臂，腕掌侧远端横纹上4寸，桡侧腕屈肌腱的两侧，一侧有2个穴位。

一穴多用

按摩

用拇指指尖揉按二白穴3分钟，长期按摩，可治疗前臂痛、胸胁痛等。

艾灸

用艾条温和灸熏灸二白穴10～15分钟，每天1次，可治疗脱肛、里急后重等。

380 肘尖穴 化痰消肿通经络

【主治】
痈疽、疔疮、瘰疬、肠痈等。

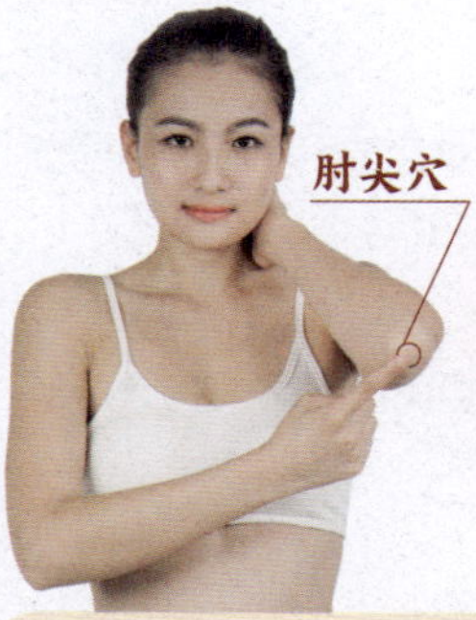

穴位定位

位于肘关节后部，屈肘时，当尺骨鹰嘴的尖端。

一穴多用

按摩

用食指、中指两指指腹揉按肘尖穴3～5分钟，每天1次，可治疗痈疽、疔疮等。

艾灸

用艾条温和灸熏灸肘尖穴15分钟，每天1次，可治疗瘰疬、肠痈等。

381 中泉穴 理气宽胸调气血

【主治】
胸闷、中风、胃痛、呕吐等。

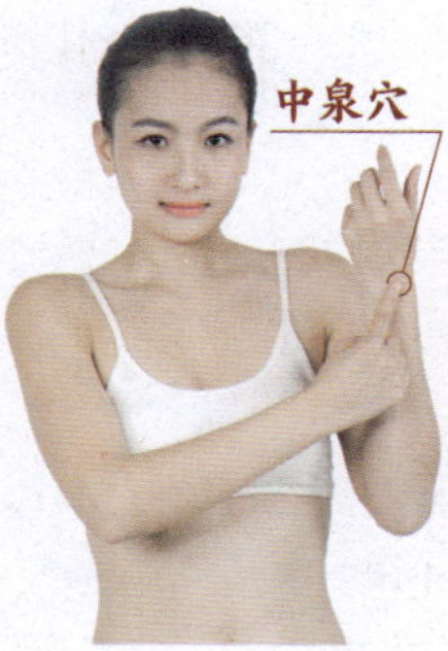

穴位定位

位于腕背横纹中，当指总伸肌腱桡侧凹陷处。

一穴多用

按摩

用拇指指腹揉按中泉穴2～3分钟，可治疗胸闷、中风等。

艾灸

用艾条温和灸熏灸中泉穴10～15分钟，每天1次，可治疗心痛、胃痛、呕吐等。

382 中魁穴

降逆和胃牙痛消

【主治】

消化不良、食欲不振、嗳膈、反胃、牙痛、呃逆等。

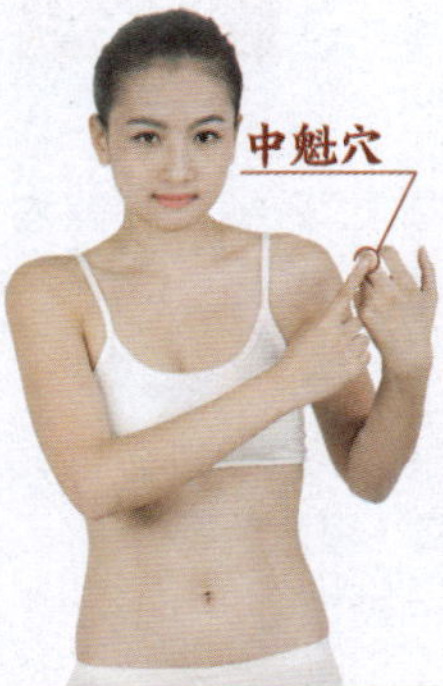

穴位定位

位于中指背侧，近侧指间关节的中点处。

一穴多用

按摩

用拇指指尖揉按中魁穴3～5分钟，长期按摩，可治疗消化不良、食欲不振等。

艾灸

用艾条温和灸熏灸中魁穴15分钟，每天1次，可防治嗳膈、反胃、吐食、呃逆等。

383 腰痛点穴

化瘀止痛疏经络

【主治】

手背红肿疼痛、头痛、耳鸣、急性腰扭伤等。

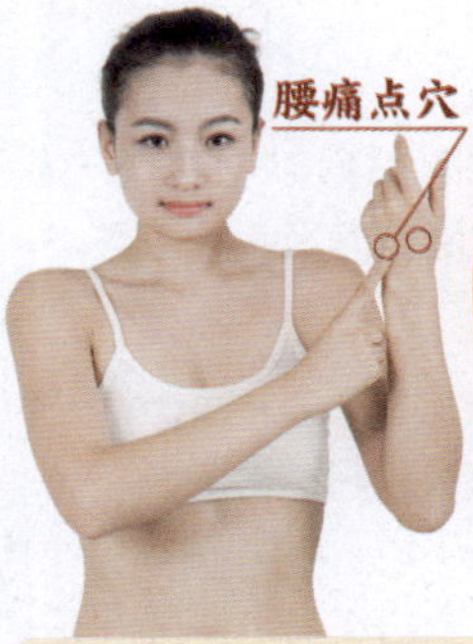

穴位定位

位于第二、三掌骨及第四、五掌骨间，腕横纹与掌指关节的中点，一侧有2个穴位。

一穴多用

按摩

用拇指指尖按揉腰痛点穴5分钟，长期按摩，可防治手背红肿疼痛、头痛、耳鸣等。

艾灸

用艾条温和灸熏灸腰痛点穴5分钟，每天1次，可防治头痛、耳鸣、坐骨神经痛等。

384 外劳宫穴

祛风止痛助消化

【主治】

手背红肿疼痛、腹痛、小儿脐风、消化不良等。

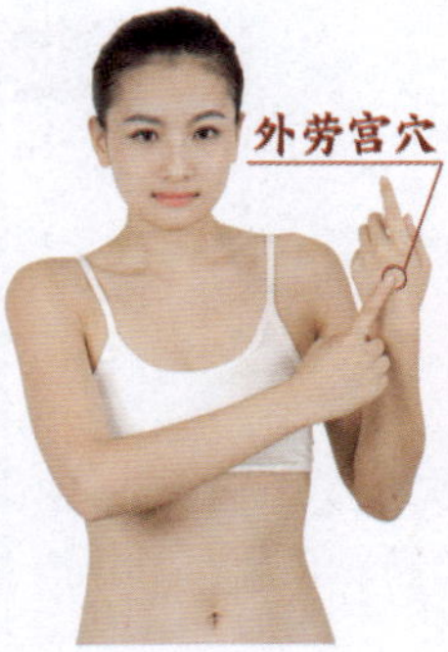

穴位定位

位于手背，第二、三掌骨间，掌指关节后0.5寸处。

一穴多用

按摩

用拇指指尖揉按外劳宫穴5分钟，长期按摩，可防治手背红肿疼痛、腹痛、腹泻等。

艾灸

用艾条温和灸熏灸外劳宫穴3～5分钟，每天1次，可治疗消化不良、小儿脐风等。

385 髋骨穴

祛湿清热利关节

【主治】
中风偏瘫、鹤膝风、膝关节痛等。

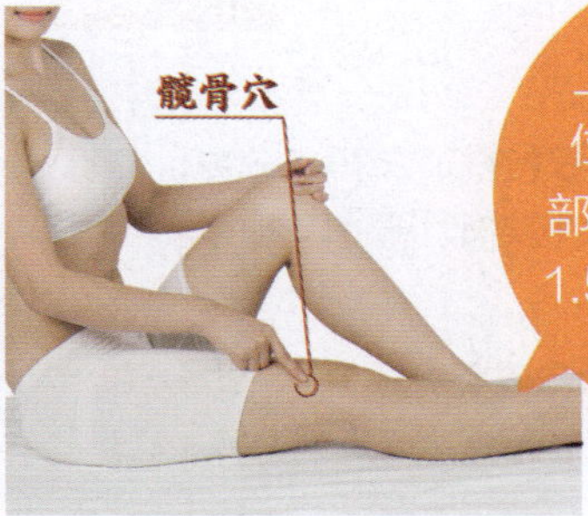

穴位定位

位于大腿前面下部，当梁丘穴旁各1.5寸，一侧有2个穴位。

一穴多用

按摩

用拇指指尖揉按髋骨穴100～200次，长期坚持，可防治中风偏瘫等。

艾灸

用艾条温和灸熏灸髋骨穴5～10分钟，每天1次，可防治鹤膝风、膝关节痛等。

386 百虫窝穴

驱虫止痒祛风湿

【主治】
膝关节病、下肢痿痹、皮肤疾病、蛔虫病等。

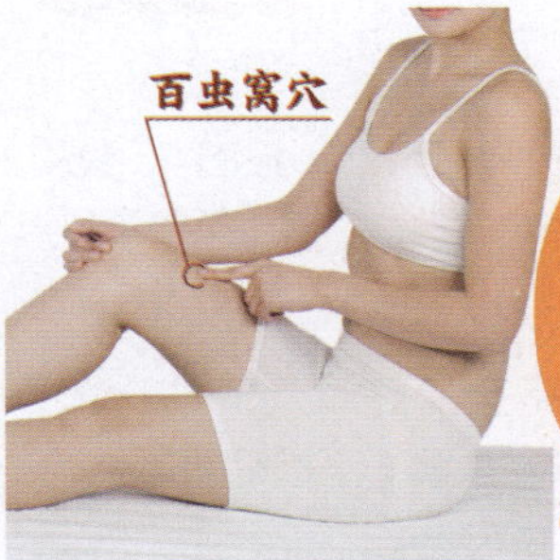

穴位定位

屈膝，位于大腿内侧，髌底内侧端上3寸，即血海穴上1寸处。

一穴多用

按摩

用拇指指尖揉按百虫窝穴300次，长期按摩，可治疗膝关节病、下肢痿痹等。

艾灸

用艾条温和灸熏灸百虫窝穴5～10分钟，每天1次，可治疗皮肤疾病、蛔虫病等。

387 阑尾穴

通调腑气止疼痛

【主治】
阑尾炎、肠炎、消化不良、腹痛、吐泻、膝腿痛等。

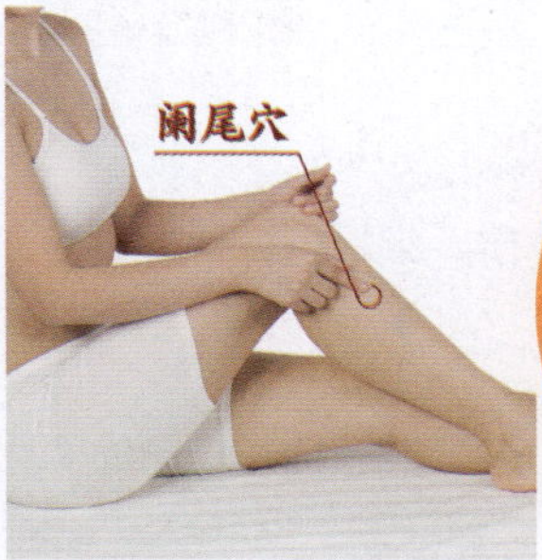

穴位定位

屈膝，位于小腿前侧上部，当犊鼻穴下5寸，胫骨前缘旁开一横指。

一穴多用

按摩

用拇指指尖揉按阑尾穴3～5分钟，长期按摩，可防治阑尾炎、消化不良等。

艾灸

用艾条温和灸熏灸阑尾穴5～10分钟，每天1次，可治疗消化不良、腹痛、吐泻等。

388 鹤顶穴

通利关节祛风湿

【主治】
膝痛、腿痛、下肢麻痹、瘫痪、脚气、腿足无力等。

一穴多用

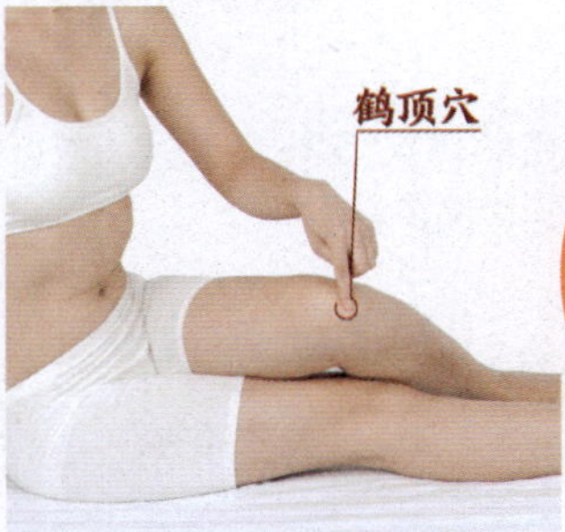

穴位定位

位于膝上部，髌底中点上方凹陷处。

按摩

用拇指指尖揉按鹤顶穴3～5分钟，长期按摩，可治疗膝痛、腿痛、脚气等。

艾灸

用艾条温和灸熏灸鹤顶穴5～10分钟，可防治膝关节酸痛、腿足无力等。

389 外膝眼穴

理气消肿祛足痛

【主治】
膝痛、腓肠肌痉挛、下肢瘫痪、足痛等。

一穴多用

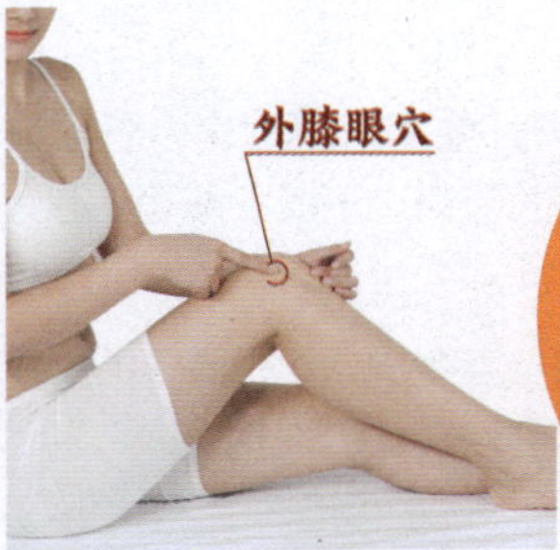

穴位定位

位于膝部，髌骨下方与髌韧带外侧凹陷中。

按摩

用拇指指尖揉按外膝眼穴3～5分钟，长期按摩，可治膝痛、腓肠肌痉挛等。

艾灸

用艾条温和灸熏灸外膝眼穴5～10分钟，可防治膝关节酸痛、下肢瘫痪等。

390 内膝眼穴

活血通络利关节

【主治】
膝痛、腓肠肌痉挛、髌骨软化症、下肢麻木等。

一穴多用

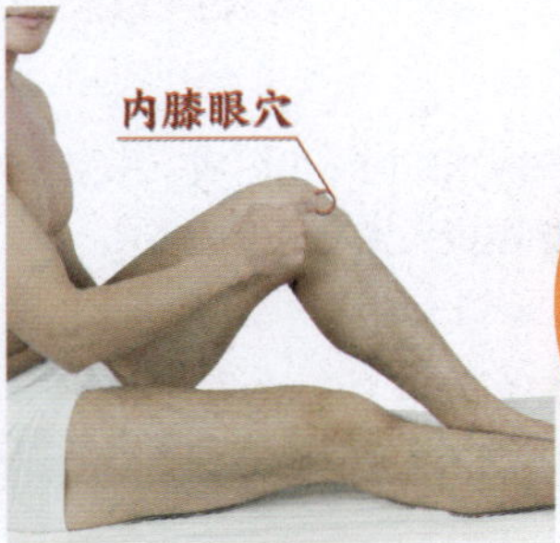

穴位定位

位于膝部，髌骨下方与髌韧带内侧凹陷中。

按摩

用拇指指尖揉按内膝眼穴3～5分钟，长期按摩，可治膝痛、腓肠肌痉挛、髌骨软化症等。

艾灸

用艾条温和灸熏灸内膝眼穴5～10分钟，每天1次，可治膝关节酸痛、下肢瘫痪等。

391 外踝尖穴

疏经活络治脚气

【主治】

小儿重舌、腓肠肌痉挛、足跗肿痛、脚气、牙痛等。

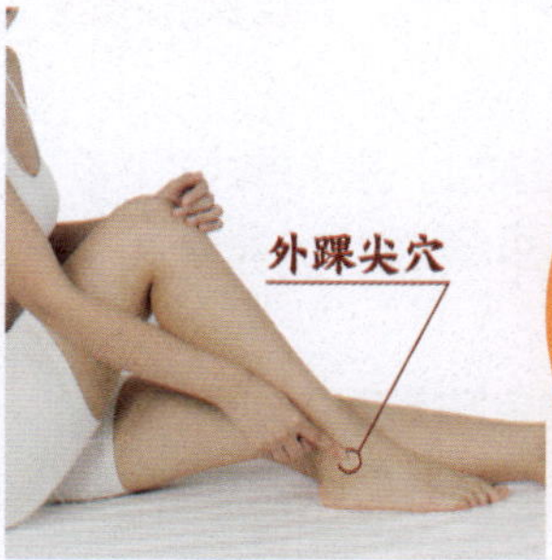

穴位定位

位于足外侧面，外踝凸起处。

一穴多用

按摩

用拇指指尖揉按外踝尖穴3～5分钟，长期按摩，可治疗腓肠肌痉挛、脚气、牙痛等。

艾灸

用艾条温和灸熏灸外踝尖穴10分钟，每天1次，可防治小儿重舌、脚气、牙痛等。

392 内踝尖穴

清热解毒解痉挛

【主治】

小儿重舌、扁桃体炎、脚气、牙痛、腓肠肌痉挛等。

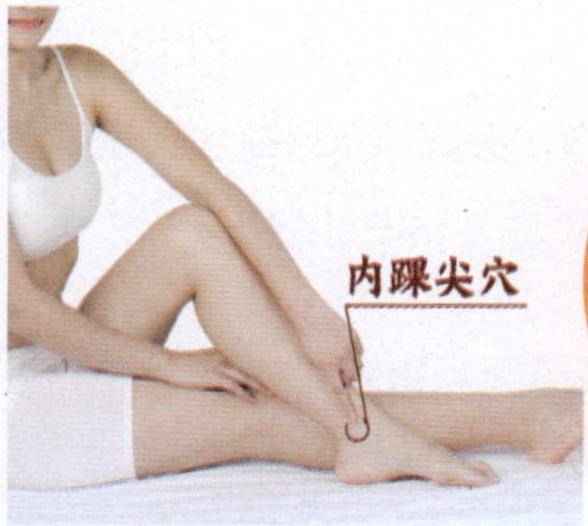

穴位定位

位于足内侧面，内踝凸起处。

一穴多用

按摩

用拇指指尖揉按内踝尖穴5分钟，长期按摩，可治腓肠肌痉挛、牙痛、小儿不语等。

艾灸

用艾条温和灸熏灸内踝尖穴5～10分钟，每天1次，可防治小儿重舌、扁桃体炎等。

393 八风穴

祛风通络月经调

【主治】

牙痛、足跗肿痛、头痛、风湿病、月经不调等。

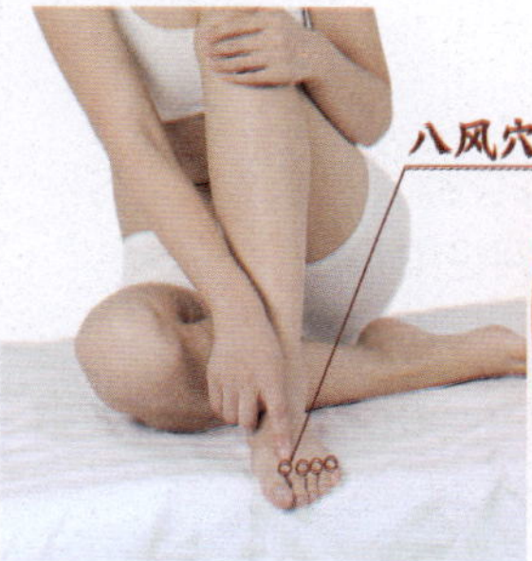

穴位定位

位于第一至第五趾间，趾蹼缘后方，赤白肉际处，一侧4个穴。

一穴多用

按摩

用拇指指尖掐揉八风穴50次，长期按摩，可治牙痛、足跗肿痛、月经不调等。

艾灸

用艾条温和灸熏灸八风穴10～15分钟，每天1次，可治头痛、风湿病等。

394 气端穴

舒筋通络止疼痛

【主治】

麦粒肿、脚气、足趾痛、中风、足趾麻木等。

一穴多用

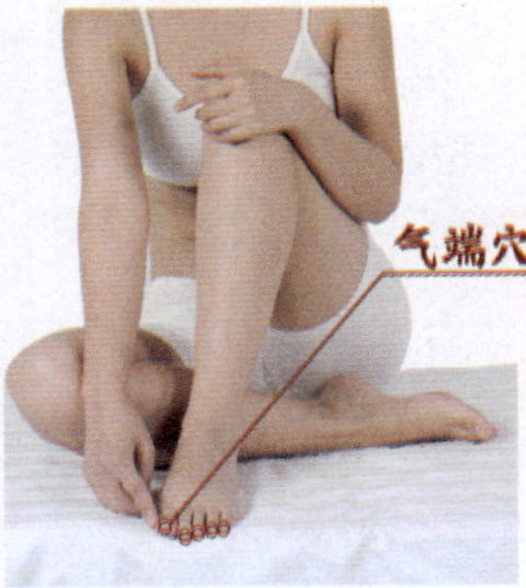

穴位定位

位于足十趾尖端，距趾甲游离缘0.1寸处，左右共10个穴位。

按摩

用拇指指尖对准趾尖，掐揉气端穴100次，长期按摩，可治疗脚气、足痛等。

艾灸

用艾条温和灸熏灸气端穴10～15分钟，可治疗麦粒肿、足趾麻木等。

395 胆囊穴

疏肝利胆护胆囊

【主治】

胆囊炎、胆结石、胆绞痛、慢性胃炎、口眼㖞斜等。

一穴多用

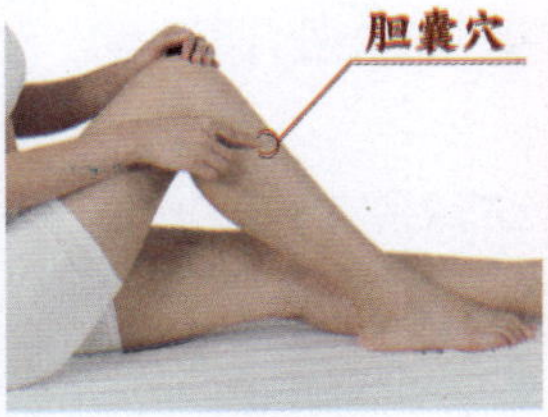

穴位定位

位于腓骨小头前下方凹陷处（阳陵泉穴）直下2寸处。

按摩

用拇指指尖揉按胆囊穴5分钟，长期按摩，可防治胆囊炎、胆结石、胆绞痛等。

艾灸

用艾条温和灸熏灸胆囊穴10～15分钟，可治疗慢性胃炎、口眼㖞斜等。

396 独阴穴

理气活血止疼痛

【主治】

疝气、胃痛、心痛、月经病等。

一穴多用

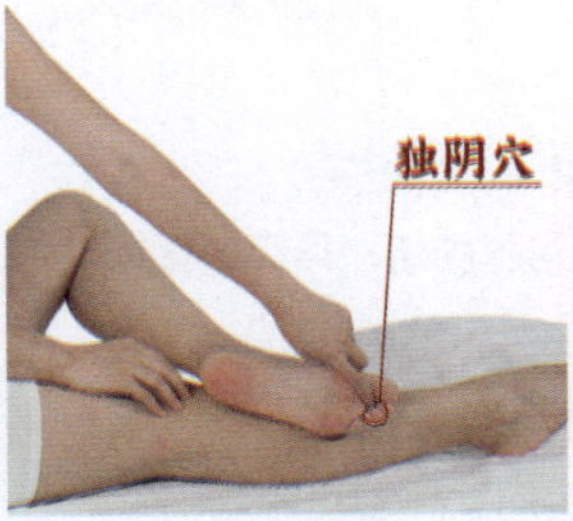

穴位定位

位于足第二趾跖侧远端趾间关节的中点处。

按摩

掐按独阴穴1～2分钟，长期按摩，可治疗疝气、胃痛、月经不调等。

艾灸

用艾条温和灸熏灸独阴穴10～15分钟，可防治心痛、胃痛、月经病等。